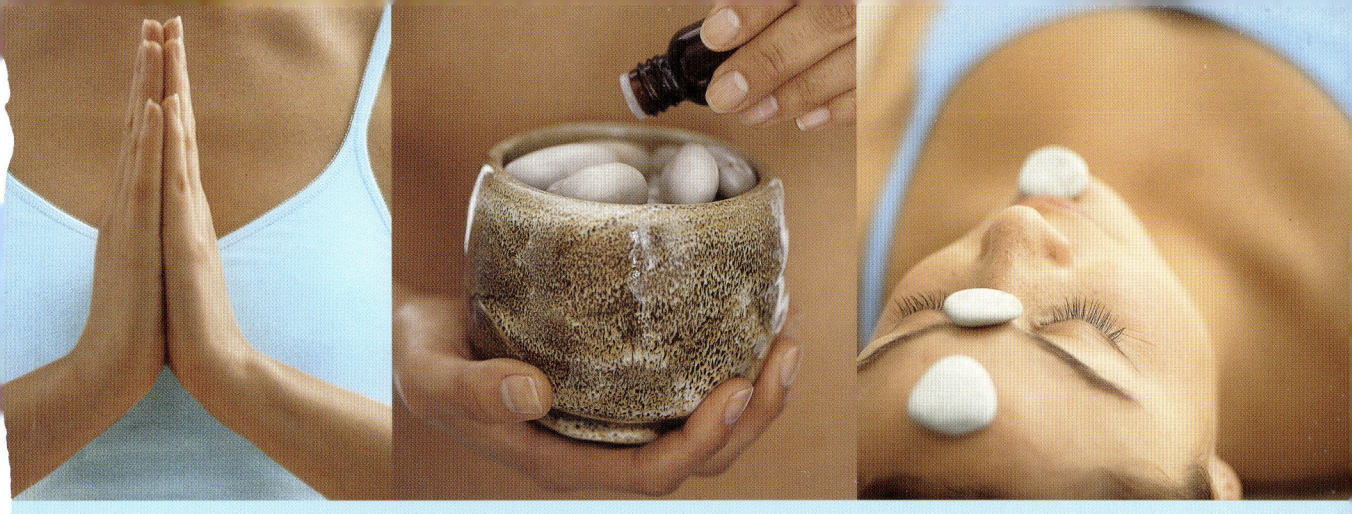

Le guide Body Shop
Soins pour le Corps

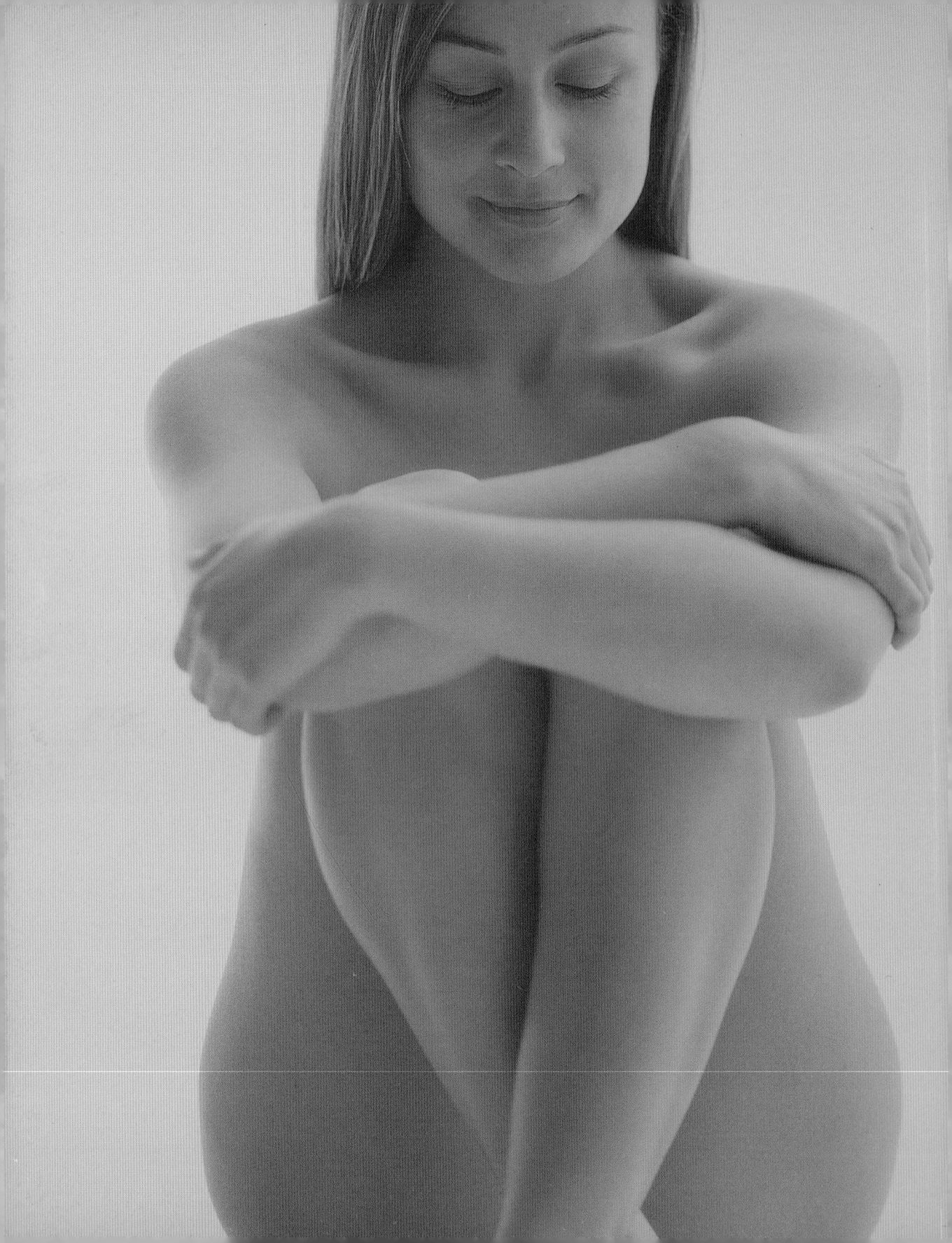

Le guide Body Shop
Soins pour le Corps

DE Mona Behan
et Susan Elisabeth Davis
PHOTOGRAPHIES DE John Robbins
PRÉFACE DE Justine Roddick
TRADUIT ET ADAPTÉ PAR Fabienne Agin

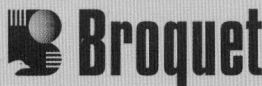

97-B, Montée des Bouleaux, Saint-Constant, Qc, Canada, J5A 1A9
Tél. : (450) 638-3338 / Télécopieur : (450) 638-4338
Site Internet : www.broquet.qc.ca
Courriel : info@broquet.qc.ca

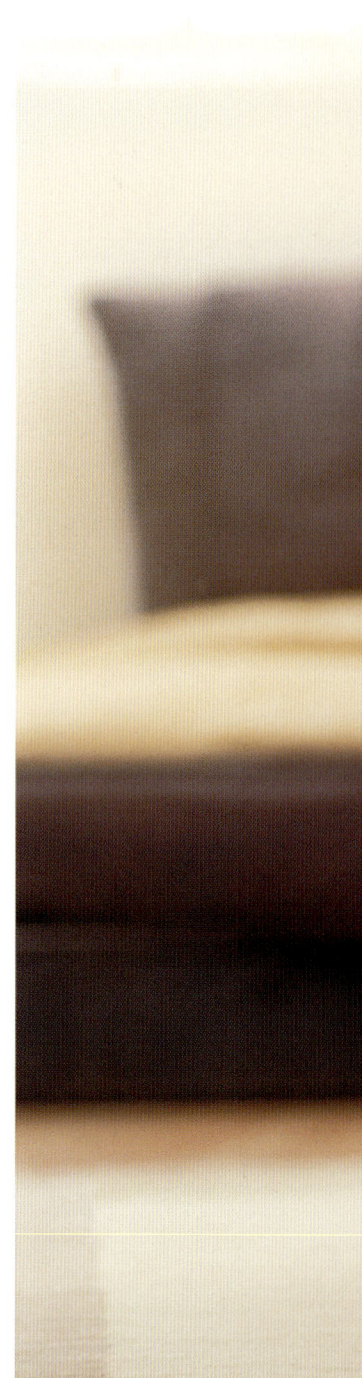

DONNÉES DE CATALOGAGE AVANT PUBLICATION (CANADA)

Vedette principale au titre: Soins pour le corps
  (Body shop)
  Traduction de : The Body Shop Body Care Manual.
  Comprend un index

  ISBN 2-89000-626-3

  1. Femme - Santé et hygiène. 2. Beauté corporelle. 3. Cuisine santé.
  4. Phytocosmétiques. 5. Produits de beauté. I. Agin, Fabienne. II. Body
  Shop (Firme). III. Collection

  RA564.85.B6214 2004   613'.0424   C2003-941576-7

POUR L'AIDE À LA RÉALISATION DE SON PROGRAMME ÉDITORIAL, L'ÉDITEUR REMERCIE :
Le Gouvernement du Canada par l'entremise du Programme d'Aide au Développement de l'Industrie de l'Édition (PADIÉ) ; La Société de Développement des Entreprises Culturelles (SODEC) ; L'Association pour l'Exportation du Livre Canadien (AELC) ; Le Gouvernement du Québec - Programme de crédit d'impôt pour l'édition de livres - Gestion SODEC.

Traduction de l'anglais Fabienne Agin

Révision Audette Provost

TITRE ORIGINAL : BODY CARE MANUAL

  Copyright © Weldon Owen Inc.

POUR L'ÉDITION EN LANGUE FRANÇAISE :

Copyright © Ottawa 2004
Broquet inc.
Dépôt légal - Bibliothèque
  nationale du Québec.
1er trimestre 2004

REMARQUE À PROPOS DE CE LIVRE

Ce livre a été imprimé avec des encres à base de soya sur un papier totalement exempt de chlore (TCF) constitué à 50 % de fibres recyclées. Ce livre est relié avec une colle non-toxique fabriquée à partir de sources non-animales.

ISBN 2-89000-626-3

Imprimé en Chine

Tous droits de traduction totale ou partielle réservés pour tous les pays. La reproduction d'un extrait quelconque de ce livre, par quelque procédé que ce soit, tant électronique que mécanique, en particulier par photocopie, est interdite sans l'autorisation écrite de l'éditeur.

Avis de non-responsabilité
Ce livre n'est pas destiné à servir de guide de référence médicale. Les avis contenus ici ne doivent pas être interprétés comme un diagnostic médical ou un traitement et ne doivent pas être utilisés comme substitut à l'avis d'un médecin. Ni le Body Shop, ni l'éditeur, ni les auteurs ne peuvent être tenus responsables de réactions non désirées, de dommages ou de blessures résultant de l'utilisation des présentes. Toutes les pratiques de massages, spa, aromathérapie, yoga, tai chi ou autres suggestions contenues ici sont données au seul risque du lecteur. Durant la grossesse ou en présence d'un problème de santé à long terme, consultez un médecin qualifié avant d'engager tout traitement ou exercice, de consommer les aliments ou boissons décrits ou d'utiliser l'aromathérapie.

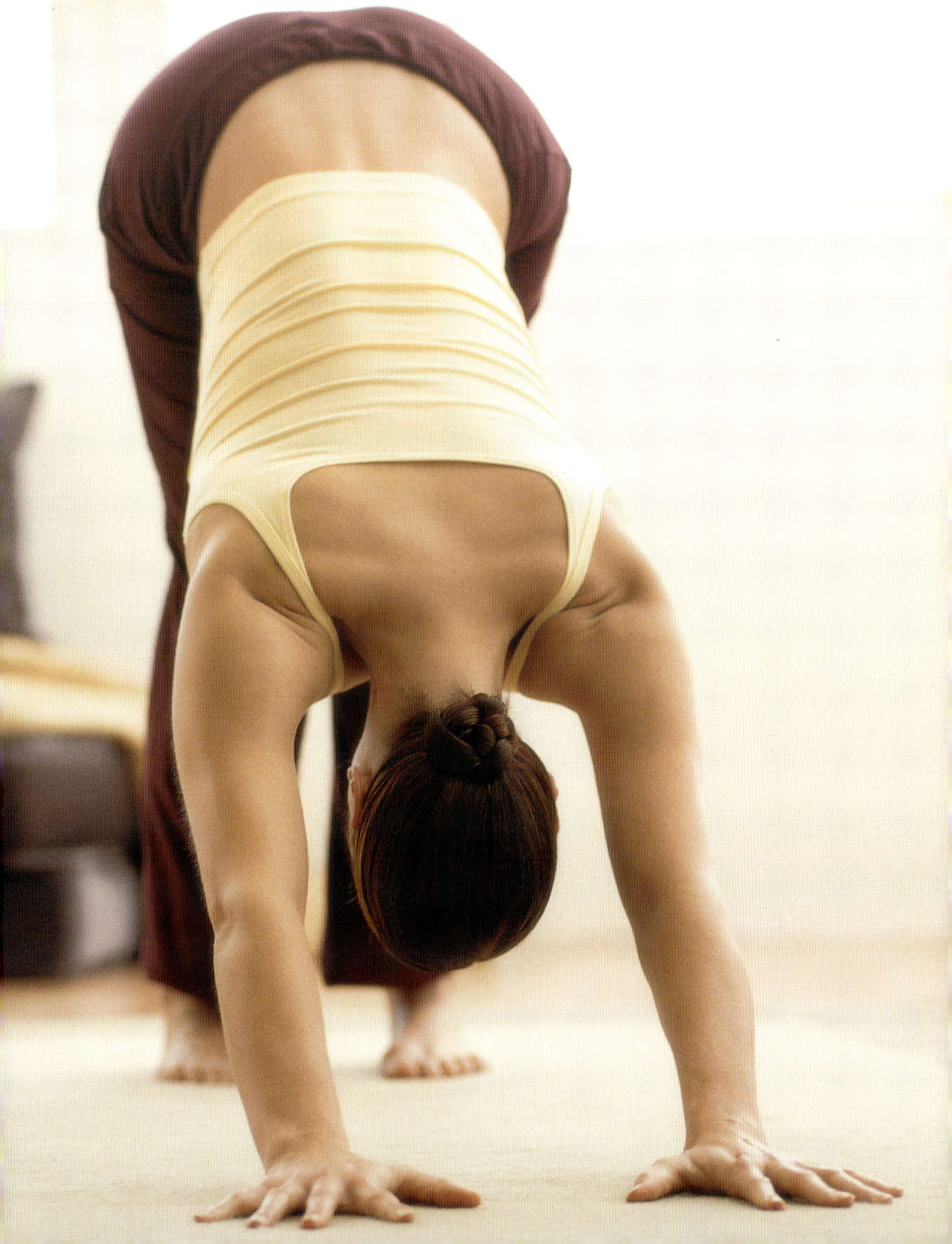

Contenu

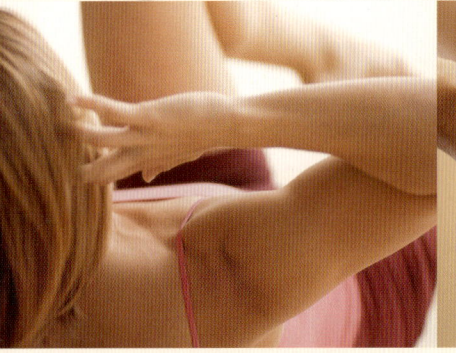
24 Effet énergisant

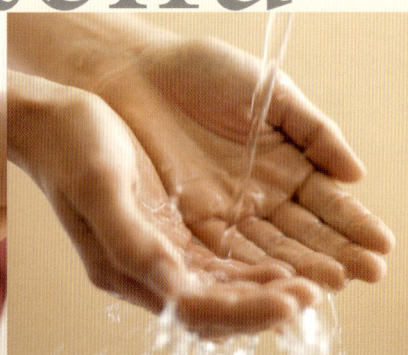
50 Nettoyage

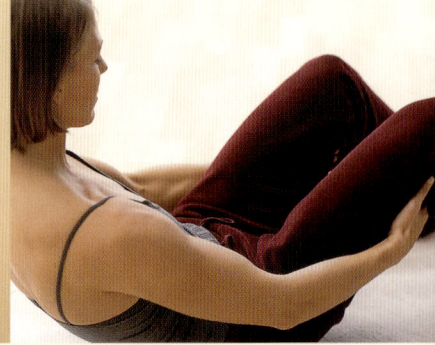
76 Se renforcer

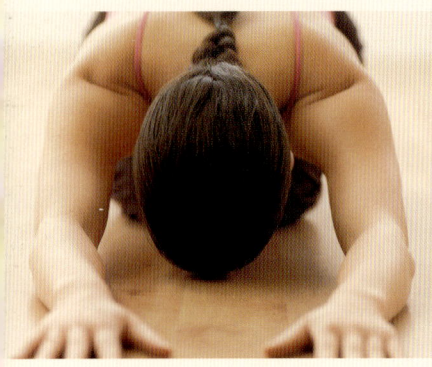
174 Se retirer

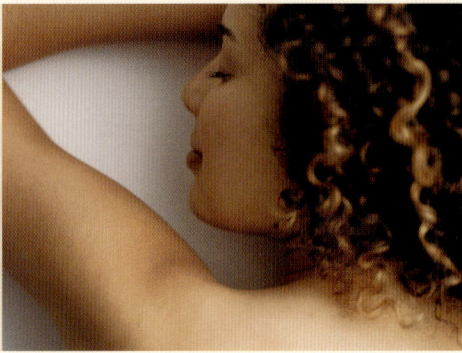
196 Confort

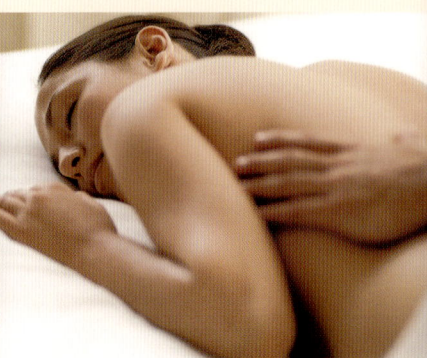
218 Séduction

12 Préface par Justine Roddick
14 Bien-être : Introduction

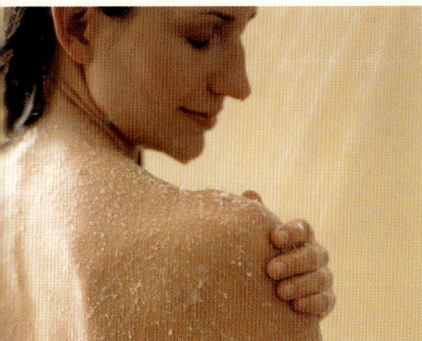
100 Détoxication

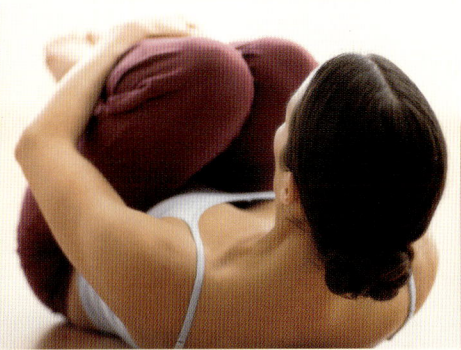
122 Soulager

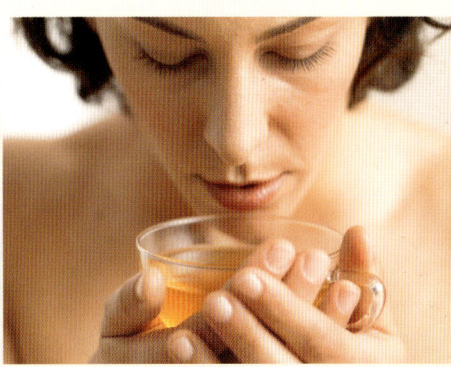
150 Prévenir

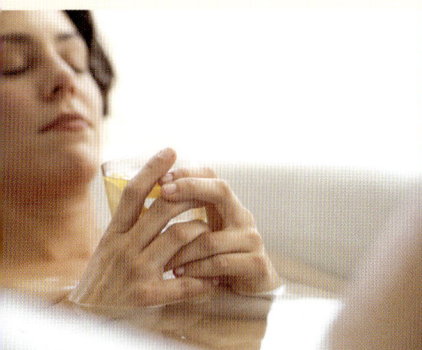
240 Relaxer

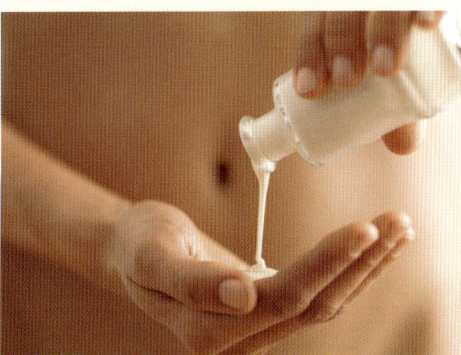
266 Se gâter

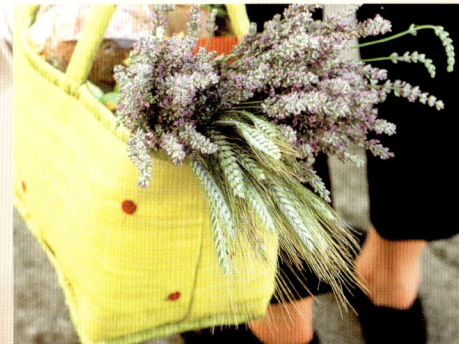
290 Explorer

316 Glossaire
318 Index
320 Remerciements

Traitements et activités

Soins de la peau, soins des cheveux et spa

- 16 Introduction aux soins de la peau, soins de cheveux et spa
- 29 Nettoyage au citron
- 29 Avantages des soins citronnés de la peau
- 35 Spa à la menthe poivrée pour les pieds
- 43 Lotion à l'eucalyptus pour le corps
- 54 Identifier les types de peau
- 54 Suivre le soleil
- 57 Soins de base de la peau
- 57 Comment travaille le savon
- 59 Exfoliation du corps
- 69 Masque à l'huile d'arbre à thé
- 69 Éloigner les rougeurs
- 72 Qu'est-ce qui cause les rides ?
- 105 Application de boue
- 113 Vapeur essentielle
- 113 Ingrédients de bon ton pour la peau
- 119 Frottage à sec du corps
- 119 Donner à la cellulite un coup de brosse
- 133 Pause pour les pieds fatigués
- 135 Huile d'amande douce
- 167 Auto-bronzant
- 173 Bonis beauté
- 183 Bain à la lavande
- 205 Thérapie par le bain
- 205 Un guide des produits pour le bain
- 230 Shampoing pour deux
- 230 Faire travailler la mousse
- 247 Enveloppement bienfaisant du cou
- 252 Prendre les eaux
- 271 Facial de luxe
- 281 Manucure maison
- 281 Soins intensifs pour cuticules
- 283 Hydratation des pieds secs
- 284 Conditionnement en profondeur
- 284 Histoire à faire dresser les cheveux
- 286 Enveloppement reposant

Aromathérapie

- 19 Introduction à l'aromathérapie
- 29 Nettoyage au citron
- 35 Spa à la menthe poivrée pour les pieds
- 35 Le pouvoir de la menthe poivrée
- 40 Massage revigorant
- 43 Lotion à l'eucalyptus pour le corps
- 85 Entraînement au romarin
- 85 Le cerveau en alerte
- 109 Renforcement du soulagement
- 113 Vapeur essentielle
- 117 Massage purifiant
- 139 Diffuseurs d'aromathérapie
- 139 Pouvoir des fleurs
- 140 Soulagement des douleurs menstruelles
- 161 De l'aide pour les craintives du vol
- 165 Aromathérapie au bureau
- 183 Bain à la lavande
- 183 La plante qui a lancé l'aromathérapie
- 205 Thérapie par le bain
- 205 Calmante camomille
- 206 Les plaisirs du pot-pourri
- 227 Romance aux chandelles
- 230 Shampoing pour deux
- 247 Enveloppement bienfaisant du cou
- 247 Beauté de la bergamote
- 251 Massage amical du dos
- 271 Facial de luxe
- 271 Rose au secours
- 275 Aromathérapie dans la chambre à coucher
- 275 « Pas ce soir Joséphine »
- 284 Conditionnement en profondeur
- 286 Enveloppement reposant

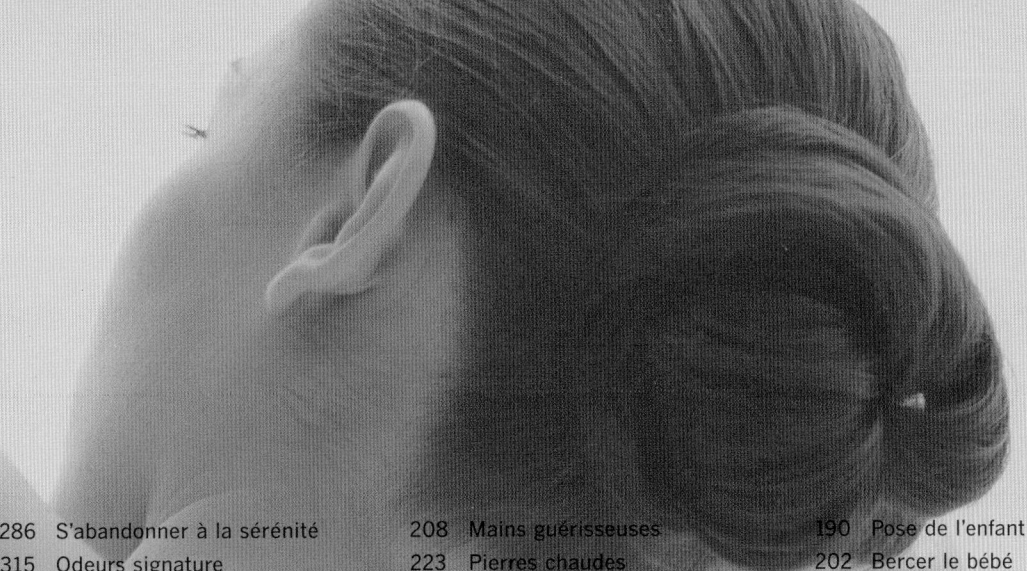

| 286 | S'abandonner à la sérénité |
| 315 | Odeurs signature |

Massage

19	Introduction au massage
40	Massage revigorant
44	Réflexologie des mains
72	Balayages du front
109	Soulagement de la gueule de bois
117	Massage purifiant
126	Massage sportif pour les bras
126	Lorsque les bonnes fibres tournent mal
129	Massage sportif pour les jambes
133	Pause pour les pieds fatigués
133	Rouler pour la réflexologie
143	Soulagement des yeux fatigués
146	Aide-têtes
146	Massez votre mal de tête
155	Étirements des poignets
161	Entraînement en vol
186	Massage en retraite profonde
186	Sur la même longueur d'ondes que la berceuse
186	Frotter les soucis
193	Étirements du cou
201	Réflexologie des pieds
208	Maintien de l'énergie
208	Mains guérisseuses
223	Pierres chaudes
235	Massage sensuel
251	Massage amical du dos
260	Frictions du cou
260	Massage de masses
276	Massage au coin du feu
311	Massage des fesses

Yoga

20	Introduction au yoga
47	Le cobra et l'arc
47	Trucs énergisants du yoga
63	Plier ses ailes, sceau du yoga
63	Simplement respirer
81	Renforcer le ventre
91	Dauphin
97	Respiration de la victoire
97	Respiration et équilibre
97	Sans douleur, aucun acquis ?
114	Demi-pivot lombaire
114	Facile à faire
114	Détoxiquer l'esprit
130	Calmants pour le dos
140	Soulagement des douleurs menstruelles
162	Élan d'immunité
178	Respiration alternée
178	Pose du demi-lotus
180	Diamants
190	Pose de l'enfant
202	Bercer le bébé
211	Respiration de l'abeille bourdonnante
211	Yoga et enfants
228	Mains au cœur
233	Deux bateaux
233	De plus en plus près à travers le yoga
237	Respiration partagée
244	Les sept chakras
248	Poses de montagne
248	Triangle de la stabilité
259	Respiration yogique pleine
263	Euphorie post-yoga
263	Les effets apaisants des oreillers pour les yeux
272	Chien et vache
307	Variations sur le pigeon
307	Différents types de hatha yoga

Méditation et respiration

20	Introduction à la méditation et à la respiration
61	Visualisation créative
63	Simplement respirer
97	Respiration de la victoire
178	Respiration alternée
185	Sourire de Mona Lisa

Traitements et activités

189	Marche de méditation	
211	Respiration de l'abeille bourdonnante	
215	La plus grande évasion	
228	Mains au cœur	
237	Respiration partagée	
237	La joie de se laisser aller	
237	Sexe et respiration	
259	Respiration yogique pleine	
259	À chaque respiration	
259	Les avantages de la respiration profonde	
263	Euphorie post-yoga	
263	Les effets apaisants des oreillers pour les yeux	
295	Apprendre des labyrinthes	
300	Thérapie par la couleur	
312	Thérapie par le rire	

Pilates

- 20 Introduction aux pilates
- 37 Énergiseur matinal
- 93 Travailler les muscles profonds
- 158 Conscience de sa posture
- 303 Ballon de forme physique

Tai chi

- 20 Introduction au tai chi
- 30 Séquence d'ouverture du tai chi
- 30 Pas si lent qu'il n'y paraît
- 65 Fouet simple, mains de nuage
- 65 Effets nettoyants du tai chi
- 82 Brossage du genou
- 82 Se faire des muscles, style tai chi
- 110 La crinière du cheval
- 156 Faisan doré
- 156 Juste équilibre
- 194 Repousser le singe
- 194 Retraites tactiques
- 194 Méditation en mouvement
- 213 Travaux au volant
- 213 Qui pratique le tai chi ?
- 225 Pousser les mains
- 244 Rassembler le chi
- 244 Les sources du chi
- 244 Les sept chakras
- 255 Séquence de fermeture du tai chi
- 255 Combien de temps avant de voir des résultats ?

Forme générale

- 22 Introduction à la mise en forme générale
- 33 Allez jouer dehors
- 35 Mes pieds, ne me lâchez pas maintenant
- 37 Regain d'énergie par l'exercice
- 47 Acte d'équilibre musculaire
- 63 Pourquoi avons-nous mal au cou ?
- 81 Abdos fermes pour la vie
- 87 Exercices de base pour les bras
- 87 Matière de poids
- 88 Exercices de base pour les jambes
- 88 Les exercices seuls ne suffisent pas
- 88 Les femmes gagnent-elles du poids en vieillissant ?
- 91 S'étirer pour avoir du succès
- 93 Pourquoi l'accent sur les muscles profonds ?
- 107 Se faire suer
- 129 Réchauffer ou rafraîchir ?
- 130 Nos dos douloureux
- 143 Vos yeux travaillent-ils trop dur ?
- 155 Étirements de poignet
- 158 « Tiens-toi droite ! »
- 180 Moins de repos pour le fatigué
- 180 Histoire de chevet
- 193 Lorsque le stress donne mal au cou
- 202 Des hanches flexibles peuvent aider votre dos
- 251 Douleur au dos chez les femmes
- 259 Les avantages de la respiration profonde
- 272 Donnez-vous un coup de pouce
- 272 Dorlotez votre dos
- 279 La cure de la marche

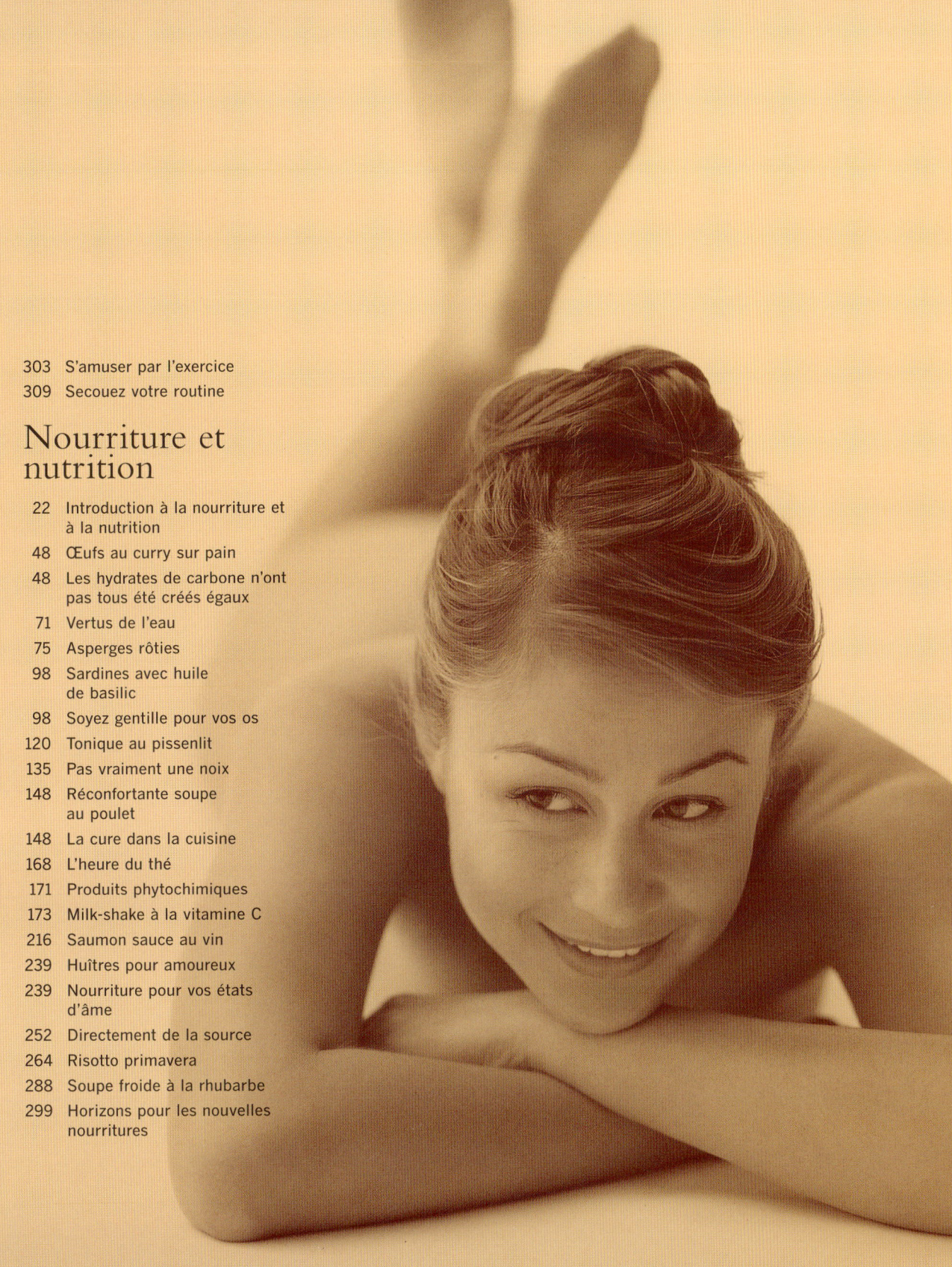

303 S'amuser par l'exercice
309 Secouez votre routine

Nourriture et nutrition

22 Introduction à la nourriture et à la nutrition
48 Œufs au curry sur pain
48 Les hydrates de carbone n'ont pas tous été créés égaux
71 Vertus de l'eau
75 Asperges rôties
98 Sardines avec huile de basilic
98 Soyez gentille pour vos os
120 Tonique au pissenlit
135 Pas vraiment une noix
148 Réconfortante soupe au poulet
148 La cure dans la cuisine
168 L'heure du thé
171 Produits phytochimiques
173 Milk-shake à la vitamine C
216 Saumon sauce au vin
239 Huîtres pour amoureux
239 Nourriture pour vos états d'âme
252 Directement de la source
264 Risotto primavera
288 Soupe froide à la rhubarbe
299 Horizons pour les nouvelles nourritures

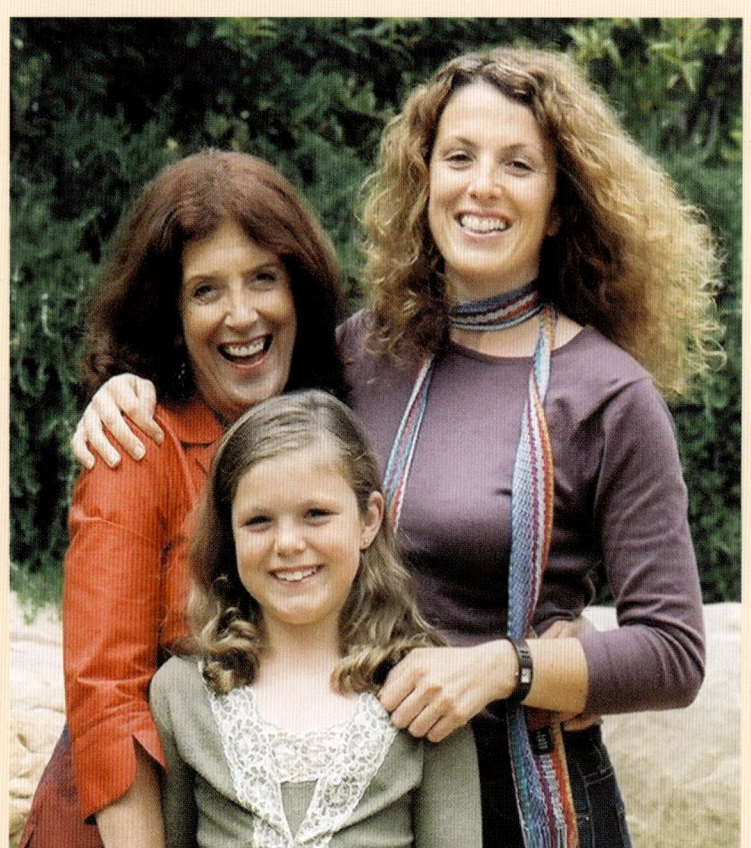
Dame Anita Roddick, Maiya Roddick-Fuller et Justine Roddick (de gauche à droite)

Photo : Rhonda J. Kist

Préface

Lorsque mes parents, Anita et Gordon Roddick, fondèrent Body Shop il y a 30 ans, ils entendaient créer une entreprise de cosmétiques différente des autres. Loin de pousser les femmes à atteindre un idéal de beauté étroit et irréaliste, ils élargirent la notion de beauté pour qu'elle inclue tous les types de corps, tous les âges et toutes les races et ethnies. Ils tirèrent leur inspiration et leurs connaissances des cultures traditionnelles du monde, se tournèrent vers les ingrédients naturels et encouragèrent les femmes à « aimer leur corps » même si elles n'étaient pas de celles qui défilent sur la passerelle.

Mes parents croyaient également que la beauté va de pair avec un corps sain, un esprit perçant et une bonne dose d'estime de soi. Ils firent du bien-être le principe directeur de Body Shop et nous élevèrent, ma sœur et moi, dans cet esprit. Je considère à présent cette éducation comme un héritage inestimable que j'essaie de transmettre à ma fille, Maiya.

Cette approche holistique de la beauté et du bien-être se trouve tout entière dans le présent livre. Elle en a affecté tous les aspects, du vaste éventail d'activités proposées au type de femmes fortes et en santé que nous avons photographiées. Nous espérons que le manuel de soins du corps de Body Shop sera pour vous une grande source d'inspiration, d'information et de renforcement de l'autonomie — un livre sur lequel vous vous appuierez dans votre quête du bien-être mental et physique.

Justine Roddick

Bien-être

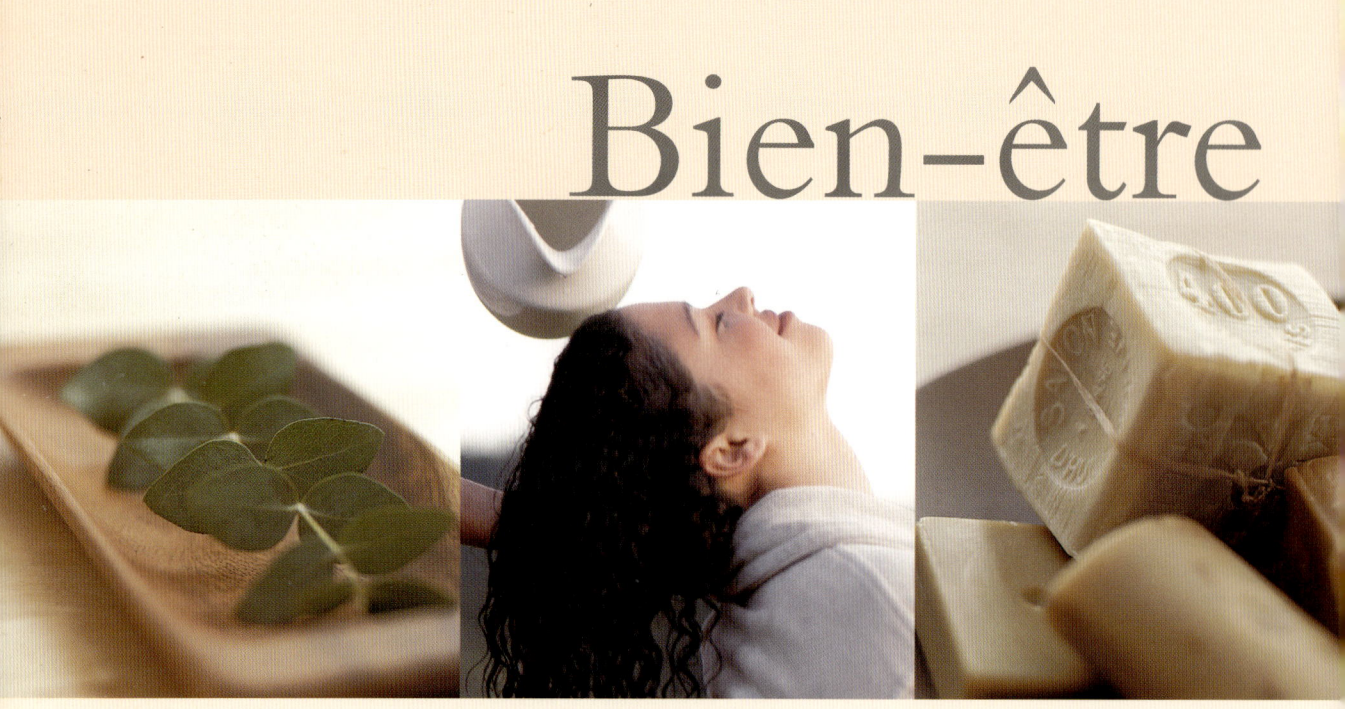

Le mot lui-même est la promesse d'une vie riche. Non pas au sens matériel, mais plutôt d'une vie bien remplie, d'un état de contentement, d'une santé robuste et d'un esprit vigoureux.

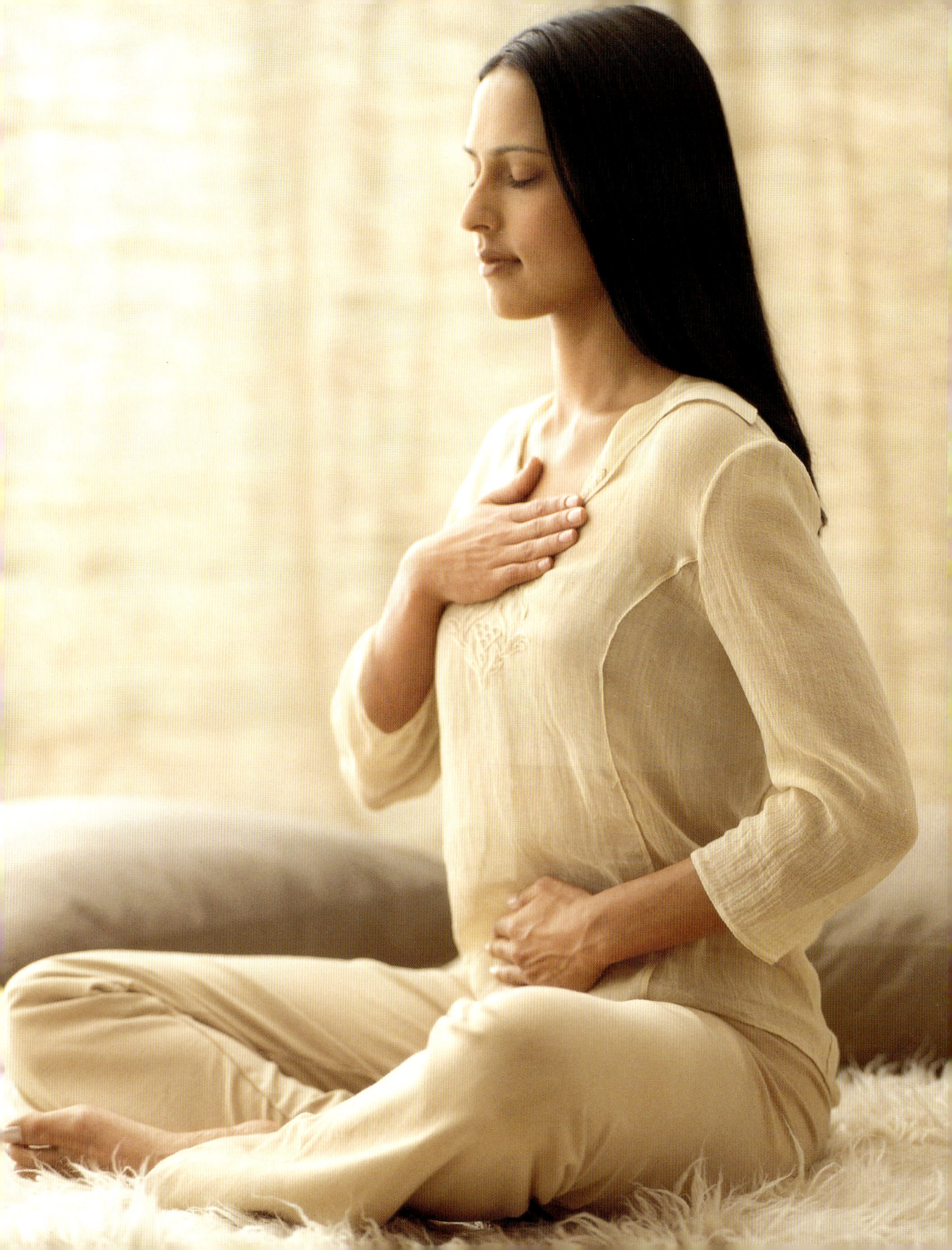

Pour la plupart d'entre nous, femmes, le bien-être est un idéal à communiquer aux autres : à nos enfants, nos conjoints, nos amis. Si bien que nous devons parfois faire un effort concerté pour atteindre notre propre bien-être, pour soigner le soigneur. C'est ici que ce livre est important. À travers ses pages, vous trouverez des centaines d'idées imaginatives et pratiques pour améliorer votre santé et votre apparence, et élargir vos horizons. Ces idées proviennent de plusieurs champs, de l'aromathérapie au yoga, du massage à la nutrition ; elles sont classées par thèmes afin que vous en tiriez des bénéfices précis, comme un regain d'énergie, un corps plus fort, un état de relaxation béate ou des soins bien mérités. L'approche est holistique ; les besoins du corps, de l'esprit et de l'âme sont passés en revue et les activités, à l'élaboration desquelles des experts de chacun des domaines ont participé, combinent les disciplines traditionnelles et les découvertes scientifiques les plus récentes. Grâce à la diversité des exercices proposés et à son approche inspirante et éducative, le livre de soins pour le corps de Body Shop représente votre guide essentiel vers le bien-être.

Les activités que nous y décrivons vous donneront un avant-goût de plusieurs traitements et traditions : soins de la peau, soins des cheveux, traitements spa, aromathérapie, massage, yoga, méditation, techniques de respiration, pilates, tai chi, mise en forme générale et nutrition. Les exercices sont conçus pour les débutants mais les descriptions ne se réduisent pas à des résumés. En effet, nous voulons que ces quelques pistes vous aident à identifier de nouveaux champs d'intérêt et vous amènent à les explorer plus à fond, que ce soit par l'intermédiaire de cours, de livres ou de vidéos. Lisez le livre de soins du corps de Body Shop du début à la fin ou commencez par les chapitres qui retiennent votre attention, que ce soit l'apprentissage de nouvelles façons de décompresser, de nouvelles façons de prévenir la maladie ou de nouvelles raisons de vous gâter avec un peu plus d'attention.

Vous trouverez ci-dessous un bref synopsis des traitements et traditions que nous couvrons.

Soins de la peau, soins des cheveux et spa

Le monde de la beauté a longtemps été le domaine de la femme. Dans ce monde circulent toutes sortes de trucs formidables (et certains qui le sont moins) passés de mère en fille, d'amie à amie et d'esthéticienne à cliente. Tout au long du 20e siècle, les produits de beauté ont fait de plus en plus appel aux produits chimiques et se sont orientés vers l'apparence plutôt que vers l'amélioration de notre bien-être. Mais aujourd'hui, une profusion de produits naturels et simples sont également disponibles pour vous offrir une meilleure apparence et vous aider à vous sentir mieux. Le plus grand des secrets de beauté ? La plupart des traitements ne prennent que quelques minutes et peuvent être faits dans l'intimité

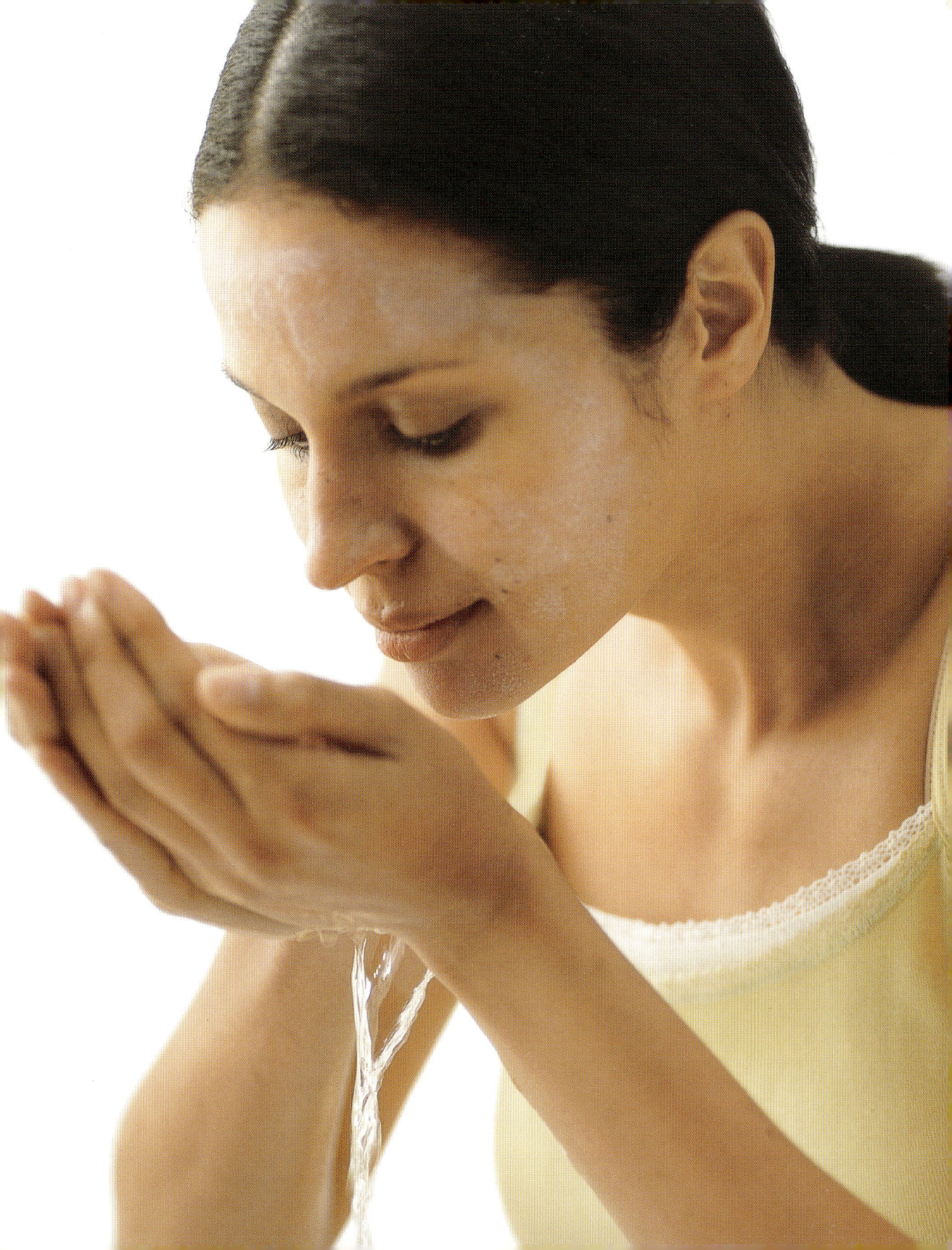

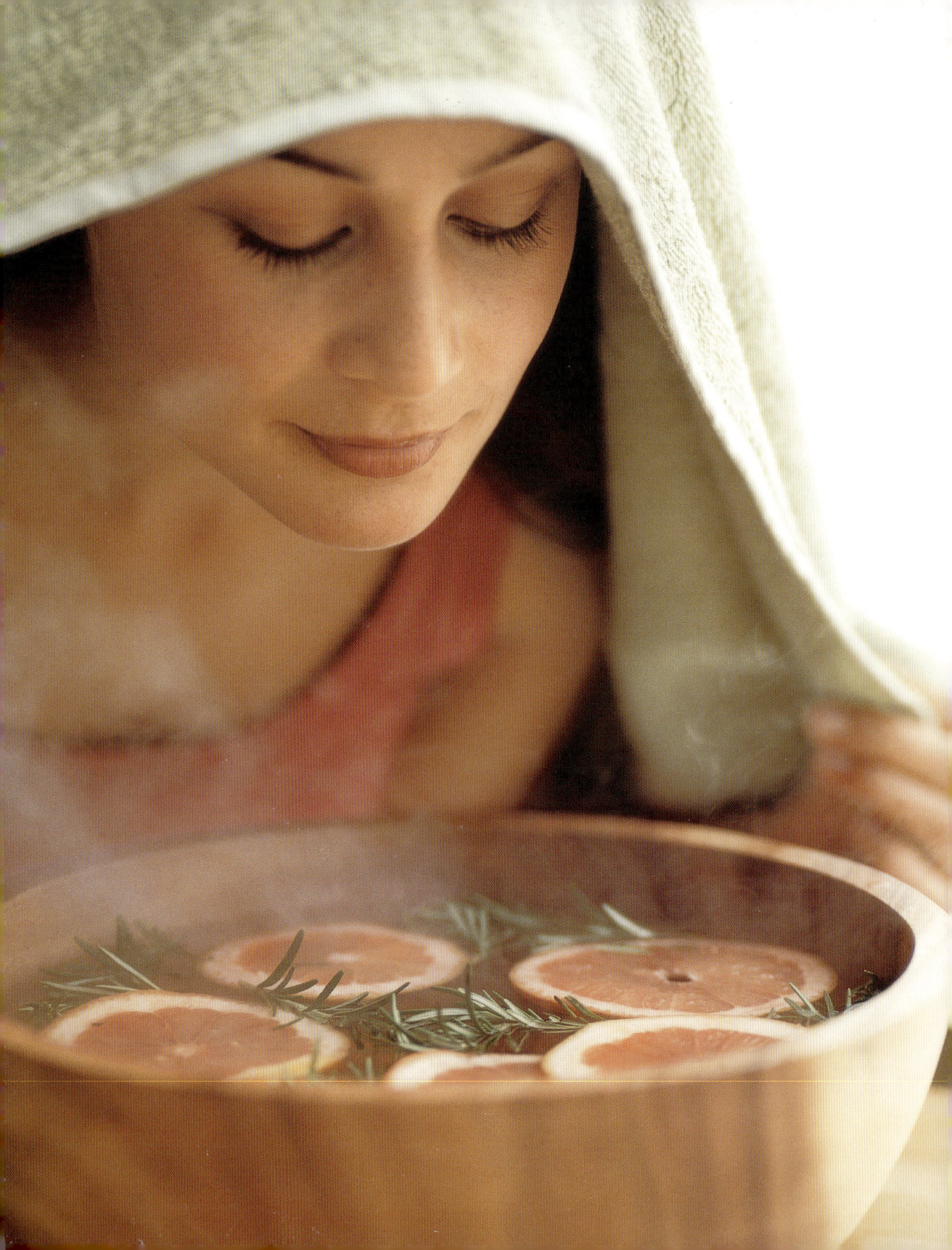

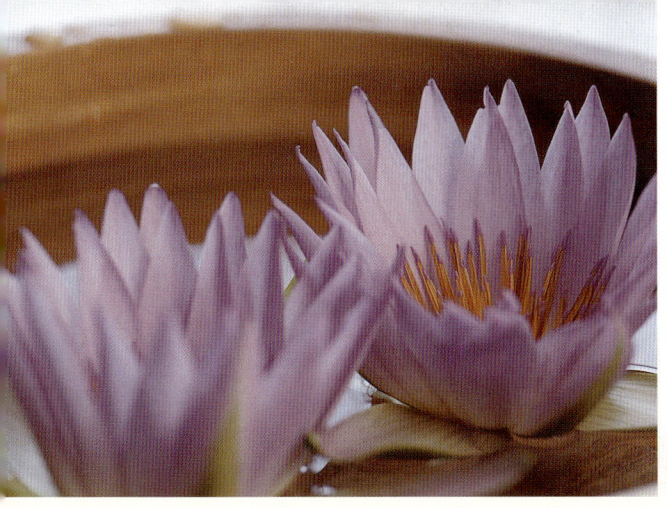
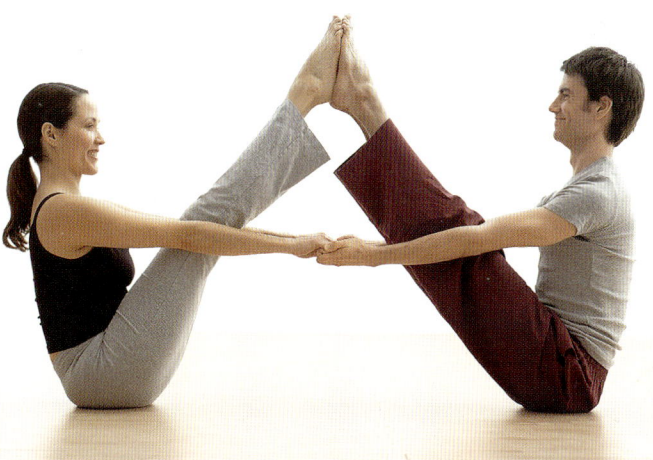

de votre foyer, comme vous le constaterez dans les suggestions que vous trouverez au fil des pages suivantes.

Aromathérapie

L'utilisation des huiles essentielles (huiles distillées à partir de plantes aromatiques) pour promouvoir la santé physique, émotionnelle et spirituelle date d'au moins 6 000 ans. Aujourd'hui, les huiles essentielles sont utilisées de plusieurs façons : sous forme d'huiles de massage ou de lotions pour le corps, diluées dans le bain ou diffusées dans l'air. Disponibles dans les boutiques santé et beauté aussi bien que par Internet, les huiles essentielles sont utilisées pour traiter une pléthore de maladies et d'états de santé, incluant le stress, la dépression, les maux de tête, l'anxiété, l'inconfort dû aux menstruations et les problèmes de peau. Alors que certains disent que tout ce qui sent bon vous fait vous sentir bien, des recherches scientifiques récentes démontrent que l'aromathérapie présente effectivement des avantages pour la santé.

Massage

Dans le monde changeant et individualiste d'aujourd'hui, une leçon essentielle est souvent oubliée : les humains ont besoin d'être touchés. Le toucher est un guérisseur puissant. En effet, pendant des milliers d'années, plusieurs cultures ont pratiqué certaines formes de massage dans le but de soulager les affections physiques, mentales et spirituelles. Il ne s'agit pas simplement de folklore : les recherches démontrent que le toucher peut réduire le stress, soulager la dépression, donner un élan au système immunitaire et diminuer la douleur. Et un massage efficace n'est pas nécessairement et uniquement donné par des thérapeutes qualifiés. Des massages simples, comme ceux que nous avons choisis ici, peuvent être échangés à la maison entre conjoints, amis et membres de la famille, aussi bien qu'on peut se les administrer à soi-même.

Yoga, méditation et respiration

En sanskrit (la langue ancienne des brahmanes de l'élite indienne), *yoga* signifie «union» ou intégration du corps, de l'esprit et de l'âme. Le yoga est né il y a 5 000 ans en Inde et sa pratique est à présent extrêmement populaire partout dans le monde, les cours attirant aussi bien les enfants que les vedettes. La discipline consiste en une série de poses (appelées *asanas*), d'exercices respiratoires (*pranayamas*) et de techniques de méditation, tous conçus dans le but d'améliorer la santé, la force et la flexibilité aussi bien que pour nous aider à trouver la paix intérieure. De tous les types de yoga, nous avons choisi de mettre l'accent sur le hatha-yoga, qui a pour but de réunifier l'énergie et de détendre le corps. Vous trouverez également des techniques de respiration utiles lorsque vous prenez les poses du yoga mais qui valent en soi aussi bien que des exercices de méditation générale, comme la visualisation créatrice qui implique une concentration systématique de l'esprit sur une base régulière pour atteindre à la clarté de pensée et au calme.

Pilates

Ce régime d'exercices, mis au point par le danseur et boxeur allemand Joseph Pilates (puh-LAH-tees) vers 1920, s'est révélé de plus en plus populaire au fil du temps, car il améliore la posture, augmente la flexibilité et développe des muscles forts, en particulier ceux de l'abdomen, du dos et des fesses. Contrairement à l'entraînement avec des poids, les pilates allongent les muscles, donnant au corps une apparence longue et mince. De plus, les pilates mettent l'accent sur l'importance de développer une relation étroite entre le corps et l'esprit, et ils comportent des techniques respiratoires. Cette combinaison promise de concentration, de flexibilité et de force s'est révélée très attrayante pour les danseurs et acteurs — aussi bien que pour les athlètes, les gens d'affaires, les mères et les étudiants, à travers le monde.

Tai chi

Art martial ancien né en Chine, le tai chi est également connu comme combat simulé chinois. On l'utilise à présent comme technique de combat et technique de ressourcement aussi bien que de méditation mobile. En chinois, *tai* signifie «grand» et *chi* signifie «énergie». Cette pratique se concentre sur l'expérimentation, le renforcement et l'amélioration du flot d'énergie vitale dans le corps. Le tai chi est constitué d'une série de mouvements lents, gracieux mais finalement très puissants, qui engagent le corps en entier et exigent une concentration mentale intense. Une séquence de mouvements de tai chi est appelée *forme* et si vous

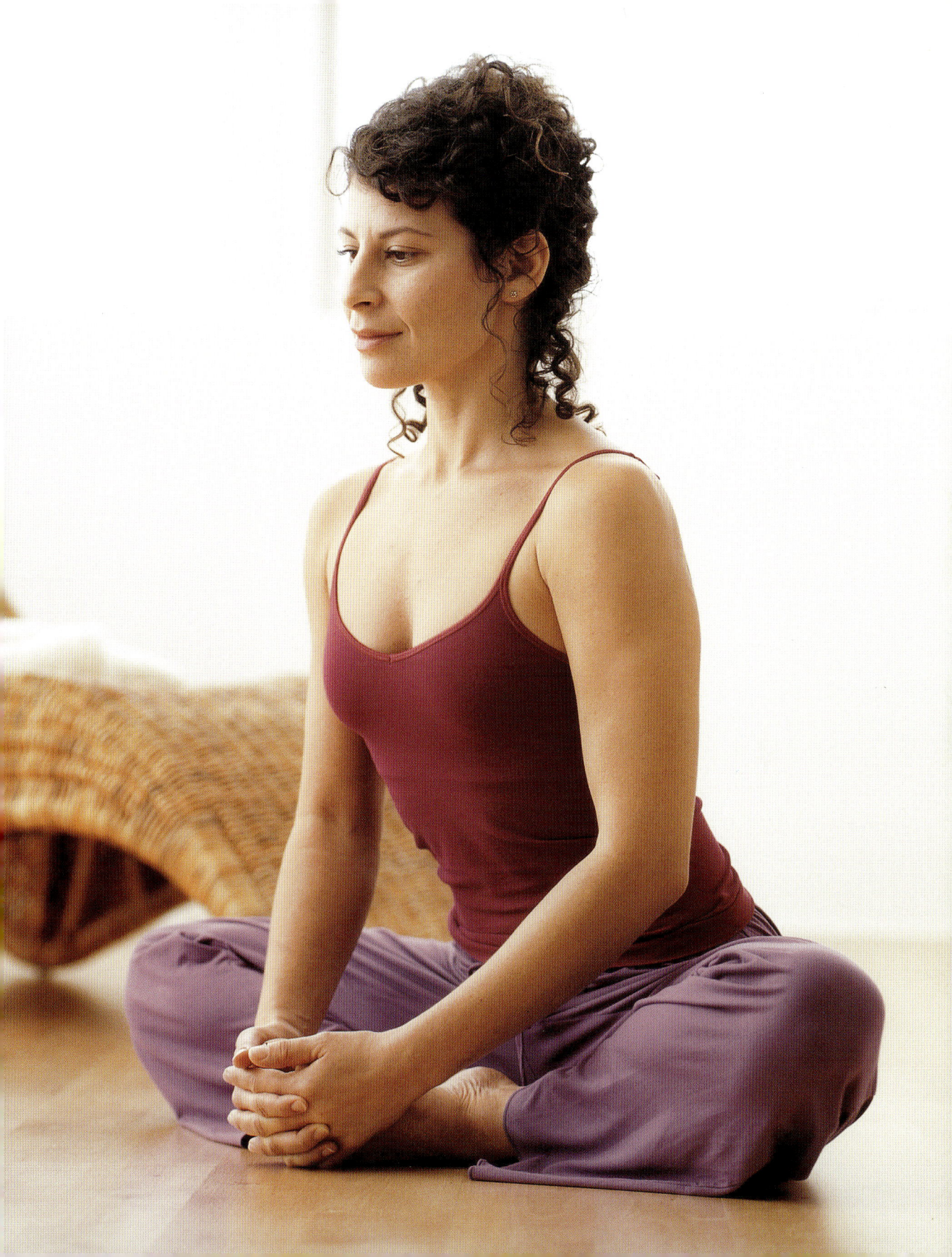

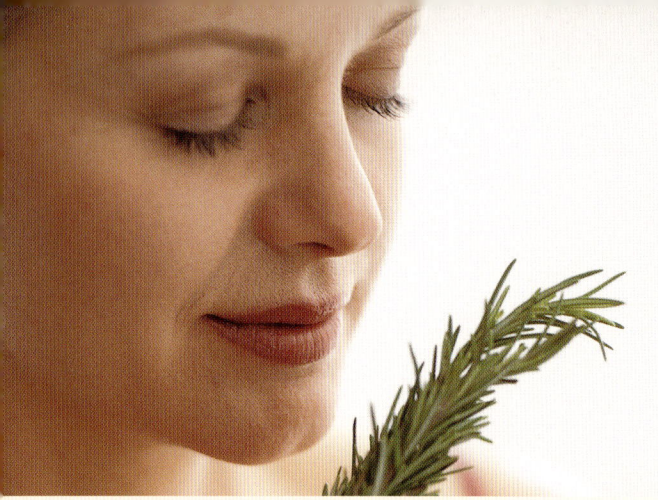
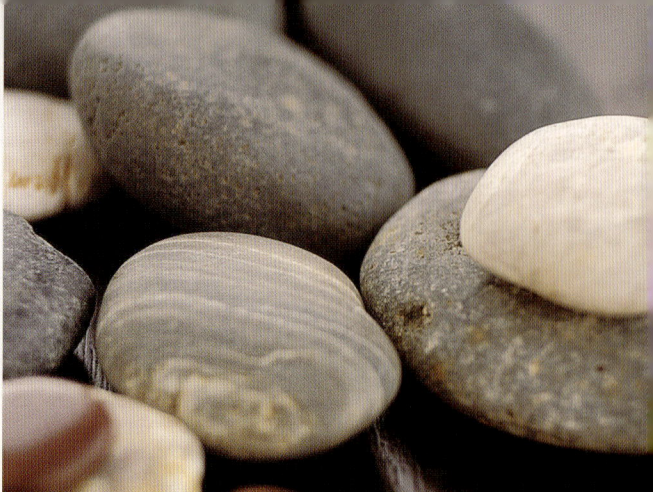

pratiquez ces formes sur une base régulière, elles vous aideront à rester en bonne santé, avec une conscience aiguë et spirituellement bien ancrée. Certaines formes sont difficiles ; celles qui sont présentées ici sont assez simples pour que chacune puisse les exécuter à la maison.

Mise en forme générale

Un corps solide vous permet de vous déplacer dans le monde avec confiance. Les gens en bonne forme se sentent énergiques et en possession de tous leurs moyens ; ils réduisent également les risques de maladies, d'obésité, de tomber et de se blesser. Nous avons choisi un éventail d'exercices de mise en forme générale pour vous aider à renforcer votre corps et à rafraîchir votre routine d'entraînement.

Nourriture et nutrition

Dans la plupart des pays occidentaux, les femmes ont accès plus que jamais à une grande variété de nourriture saine et à beaucoup d'informations sur des habitudes alimentaires saines. Malheureusement, les femmes ont également accès à des nourritures et à des régimes qui peuvent leur être nuisibles et à des images médiatiques de mannequins d'une minceur maladive. Cette combinaison rend plus difficile le fait de manger des aliments qui nourrissent nos corps et nos esprits, même si les recherches confirment que la nourriture absorbée contribue à notre bien-être comme à nos maladies. Vous trouverez à travers ce livre des recettes soigneusement sélectionnées (et délicieuses), car nous croyons fermement que la santé (et le bonheur) passent par ce que nous absorbons et pas seulement par ce que nous faisons de notre corps.

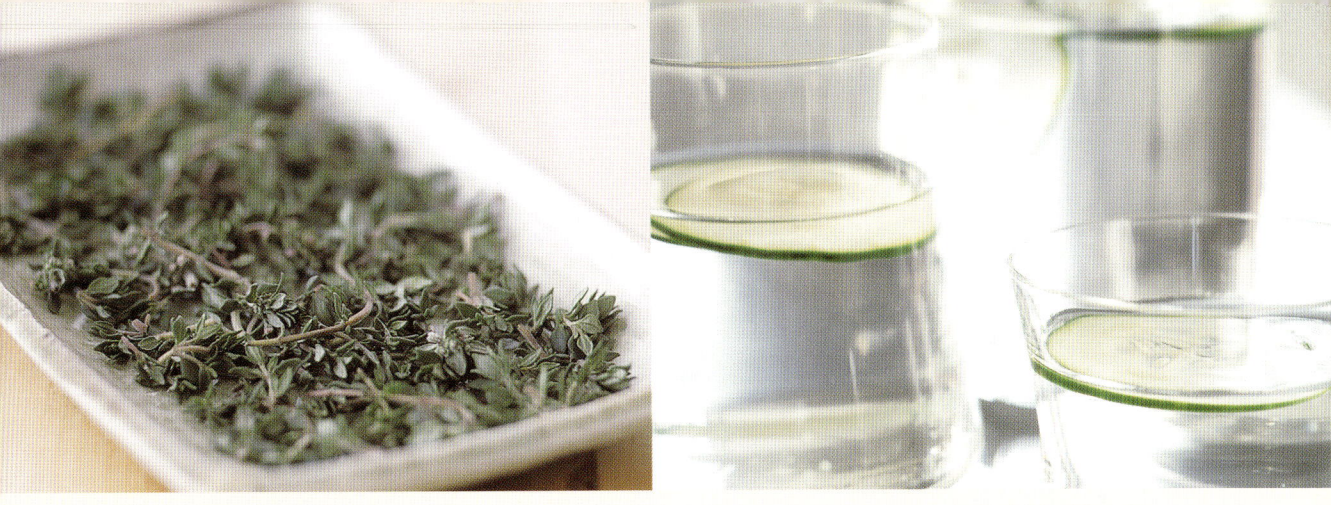

Quelques avertissements

Quelques-unes des activités décrites dans ce livre peuvent s'avérer dangereuses si elles sont incorrectement accomplies. Lorsque vous effectuez des exercices physiques, par exemple, ne faites pas que regarder les images prenez le temps de lire le texte : et ne poussez jamais assez fort pour souffrir. Lorsque vous donnez un massage, rappelez-vous de ne jamais masser directement le haut de la colonne vertébrale ou sur des veines variqueuses, des plaies ouvertes, des zones de douleur intense, des éruptions cutanées, des infections ou des ecchymoses. Si vous êtes enceinte, évitez les exercices qui impliquent l'abdomen de même que ceux qui exigent un appui intense sur les mains ou les pieds. Les femmes enceintes ne doivent pas non plus expérimenter l'aromathérapie et quiconque utilisant des huiles essentielles doit tout d'abord lire les instructions et avertissements sur les étiquettes du produit avant même d'ouvrir les bouteilles. Par exemple, les huiles essentielles ne doivent presque jamais être appliquées directement sur la peau et les personnes souffrant de haute pression doivent éviter l'utilisation d'huiles stimulantes. Finalement, bien que les recettes proposées dans ce livre soient conçues pour procurer une nourriture équilibrée et saine, vous devez toujours tenir compte des restrictions diététiques, comme les limites de sodium, ou des états maladifs, comme un cholestérol élevé, qui rendraient une recette en particulier non indiquée dans votre cas.

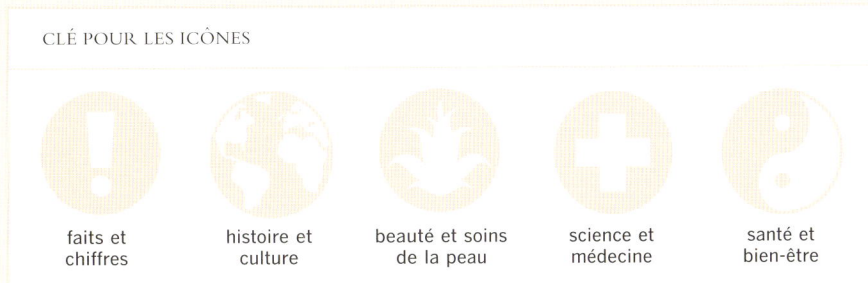

CLÉ POUR LES ICÔNES

faits et chiffres | histoire et culture | beauté et soins de la peau | science et médecine | santé et bien-être

Effet énergisant

Rafraîchie, renouvelée, prête à tout. Nous avons toutes besoin d'un peu d'aide pour nous sentir remplies d'énergie, que ce soit pour démarrer du bon pied le matin ou recharger nos batteries au milieu d'une journée trépidante.

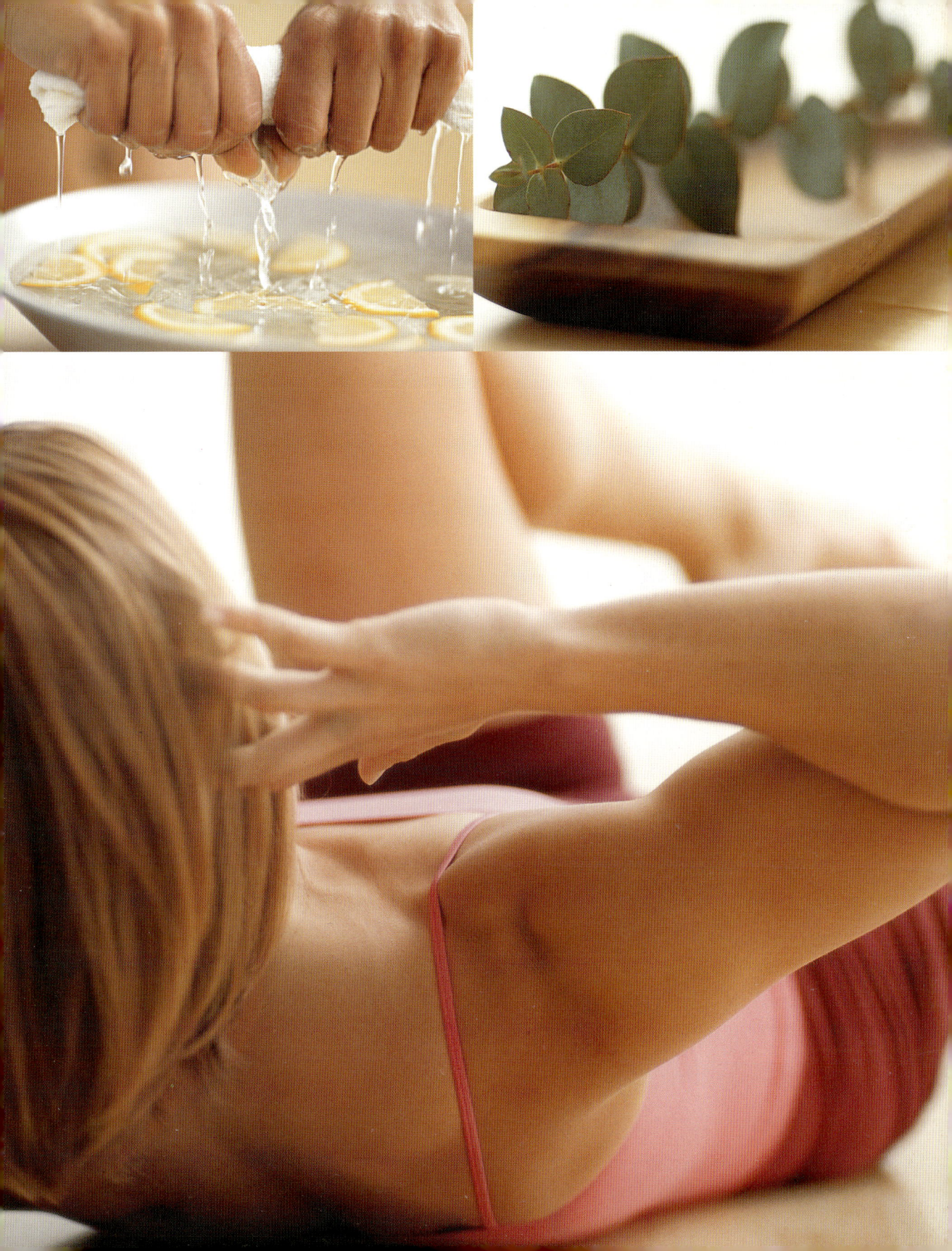

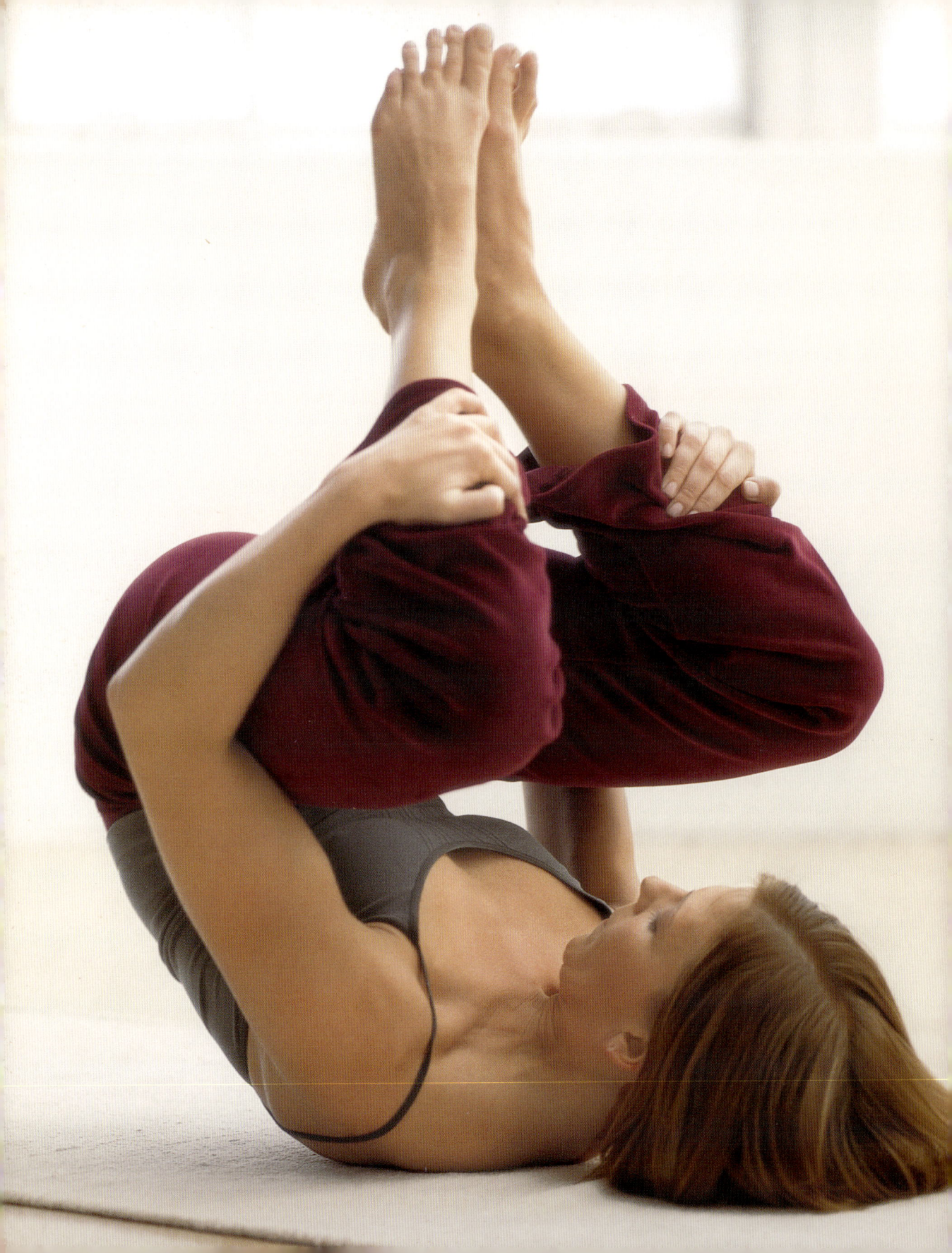

Effet énergisant

Avec toutes ces choses que nous aimerions accomplir et que nous devons laisser de côté, pas étonnant que très peu d'entre nous traversent la journée et la terminent avec de l'énergie à revendre. En fait, la fatigue chronique est l'une des plaintes les plus communes qu'entendent les médecins. Quelquefois, on peut blâmer la maladie, mais bien plus souvent, les coupables du manque d'énergie sont des facteurs liés à notre style de vie. Par exemple un régime alimentaire inadapté, trop peu de sommeil, un horaire trop chargé et, par-dessus tout, le stress.

Si votre horaire trop chargé a fait surgir une Némésis, sachez qu'il n'y a personne pour agiter une baguette magique et ajouter quelques heures à vos 24 heures quotidiennes — ne serait-ce pas fantastique ? — Mais vous pouvez repenser votre vie familiale, sociale et professionnelle, et apprendre à dire non aux engagements moins plaisants ou moins pressants. Si le manque de sommeil est votre ruine, la solution évidente est de dormir plus mais, ce qui dans les faits n'est pas si aisé (voir le chapitre sur la retraite à la page 174 ▸ pour quelques trucs). Examiner attentivement et sans complaisance ses habitudes alimentaires devrait être fait par chacun de temps à autre. Vous trouverez dans ce livre un éventail d'idées pour vous alimenter de manière saine. Si vous vous sentez stressée, la cause numéro un de la fatigue chronique, les exercices, traitements et activités contenus dans ce chapitre vous aideront à mieux gérer le stress quotidien et à rendre vos pas plus légers.

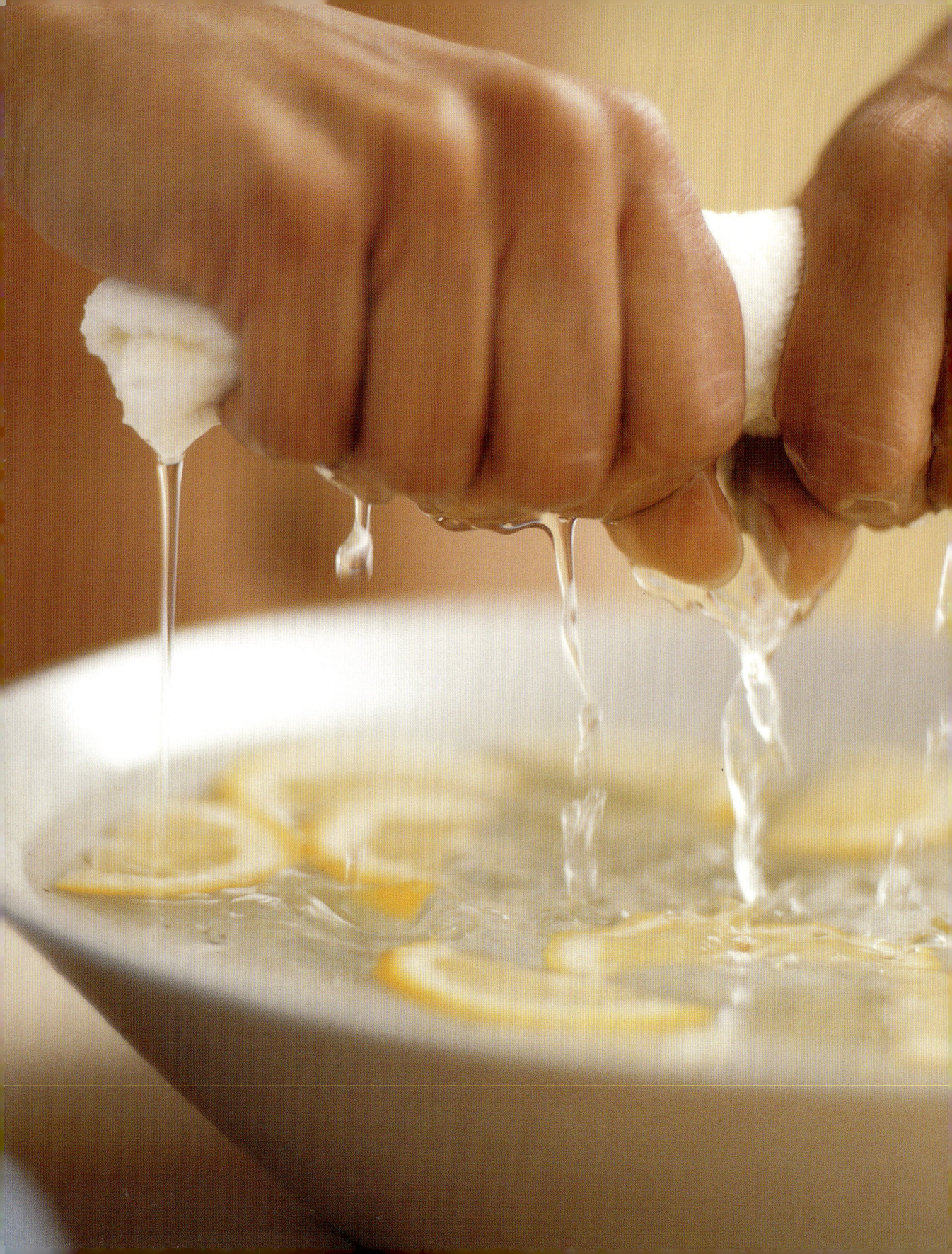

Lavage au citron

effet énergisant

Les aromathérapeutes disent que le citron, grâce à son odeur fraîche et vivifiante, est l'une des huiles essentielles les plus bénéfiques pour la stimulation de l'esprit et l'augmentation de la vivacité.

Commencez votre journée par ce traitement rafraîchissant ou essayez-le comme remontant avant de sortir : Ajoutez de l'huile essentielle de citron et des tranches de citron frais à un bol d'eau tiède (voir recette à droite). Placez-y un gant de toilette propre et laissez-la tremper pour qu'elle soit infusée d'huile de citron. Après quelques minutes, ramassez avec le gant de toilette toutes les petites gouttes d'huile flottant à la surface de l'eau puis essorez-la. Placez le gant de toilette à proximité de votre douche.

Faites couler une douche tiède (si elle est trop chaude, elle vous rendra apathique). Nettoyez rapidement votre corps avec un savon au citron si possible, et rincez abondamment. Une fois la douche fermée, pliez le gant de toilette en un carré compact et commencez à frotter votre corps avec ce carré. Commencez par les pieds et déplacez-vous vers le haut, toujours en frottant en direction de votre cœur, ce qui aide à stimuler la circulation. Essuyez-vous et conservez cette sensation de fraîcheur en appliquant un hydratant pour le corps à odeur de citron.

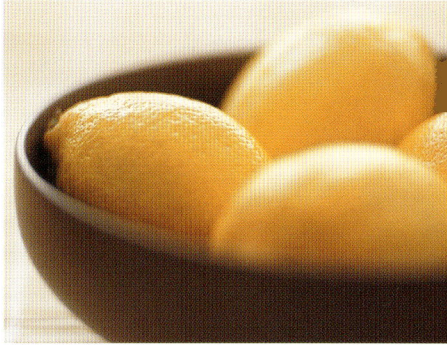

Frottage au citron frais
5   gouttes d'huile essentielle de citron
6   tranches ou plus de citron frais
Petit bol d'eau tiède
Gant de toilette
Savon à odeur de citron (facultatif)
Hydratant pour le corps à odeur de citron

UNE LONGUE ET FRUCTUEUSE HISTOIRE

On croit que le citron a tout d'abord été cultivé dans la vallée de l'Indus aux environs de 2 500 avant Jésus-Christ. Depuis, grâce aux commerçants arabes, le citron est prisé par de nombreuses cultures : Il s'est mérité une mention dans la littérature chinoise la plus ancienne et dans les pièces d'Aristophane, un écrivain grec du 5e siècle avant Jésus-Christ. Les Romains croyaient que le citron était un antidote aux poisons les plus violents et leur forme peut être aperçue sur les mosaïques de Pompéi. Pendant le règne de Louis XIV, les dames de la noblesse française mordaient dans un citron pour obtenir des lèvres roses et les marins britanniques du 19e siècle emportaient du citron avec eux pour éviter le scorbut : ils mêlaient son jus amer à une bonne rasade de rhum.

Avantages des soins citronnés de la peau

Le citron contient de généreuses quantités de vitamine C, antioxydant puissant, de même que des quantités appréciables d'acide citrique et de vitamines A et B_1. Ces composantes sont reconnues pour favoriser l'exfoliation de la peau morte, stimuler la circulation, équilibrer les glandes cutanées suractives, adoucir les rides et améliorer la complexion. Une pincée de jus de citron diluée dans de l'eau offre un tonifiant efficace.

effet énergisant

Séquence d'ouverture du tai chi

Cet exercice libère le flot de l'énergie à travers le corps. Habituellement effectué au début d'une session de tai chi, il peut être pratiqué seul pour son effet stimulant.

Pas si lent qu'il n'y paraît
Avec son rythme lent et ses mouvements simples, le taï chi peut d'abord apparaître comme une expérience tout sauf énergisante. Regardez mieux. Bien que ces mouvements délicats et souples soient exécutés si lentement, ils accélèrent tout de même votre pouls, aident vos membres à se détendre, votre esprit à se concentrer et tout votre corps à travailler. Forme de méditation mobile, le tai chi est aussi extrêmement utile pour soulager le stress, sapeur d'énergie le plus évident.

1 Yeux fermés, colonne vertébrale bien droite et pieds joints, commencez par vider votre esprit de ses pensées et soucis. Concentrez-vous sur l'idée de récolter le chi (ou énergie) de votre corps (voir page 244 ▶). Respirez profondément et de façon naturelle. Restez une minute ou deux à apaiser votre esprit et à vous concentrer sur le réveil de votre énergie dormante.

2 Ouvrez les yeux et déplacez un de vos pieds pour que vos pieds soient alignés avec vos épaules ; laissez pendre vos bras de chaque côté de votre corps. Imaginez votre poids descendre vers la terre.

3 À partir de vos poignets, laissez flotter vos bras à hauteur de vos épaules, coudes et poignets légèrement pliés, paumes vers le bas et doigts pointant vers la terre. Tout au long de cette séquence, souvenez-vous de garder vos épaules baissées et détendues. Vos jambes doivent également être détendues et immobiles. Rentrez le coccyx (vous ne voulez pas que vos fesses ressortent) et pointez légèrement le menton vers le bas.

4 À présent, prenez une position accroupie basse ; assurez-vous que vos genoux sont toujours légèrement pliés, avec vos orteils pointant vers l'avant et les genoux directement au-dessus de vos orteils. Comme vous commencez à vous accroupir, partez des poignets et baissez vos coudes tandis que vos avant-bras flottent vers le haut, vos doigts pointant vers le haut et vos paumes dirigées vers l'extérieur. Lorsque vous vous relevez, relevez vos coudes et laissez vos mains retomber vers l'arrière. Répétez ces motions de haut en bas huit fois. Tout en travaillant, pensez à garder une bonne tenue physique et mentale en montant et redescendant : en tai chi, il faut que le corps reste détendu, les angles des jointures doux et l'esprit concentré.

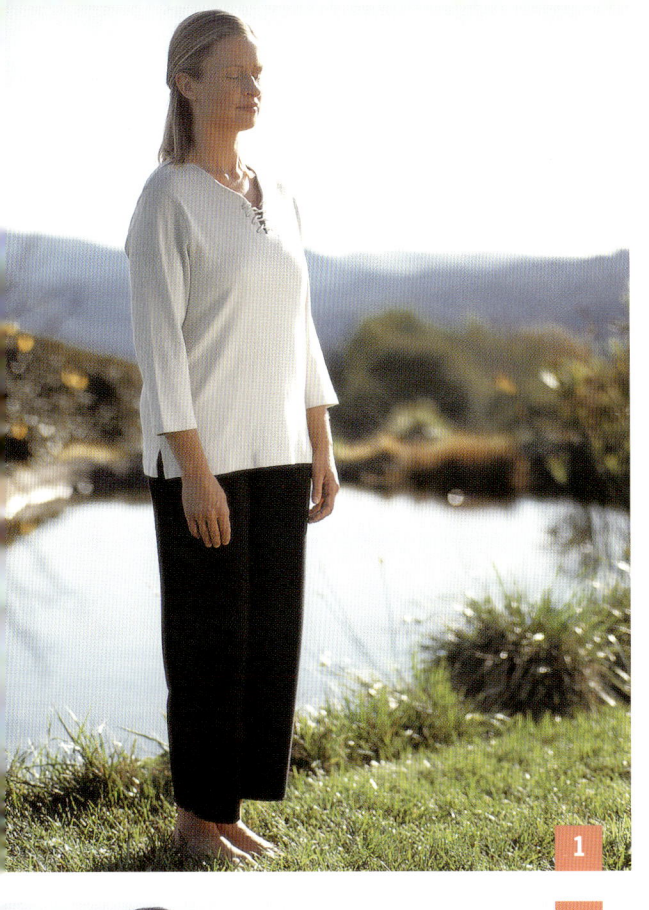
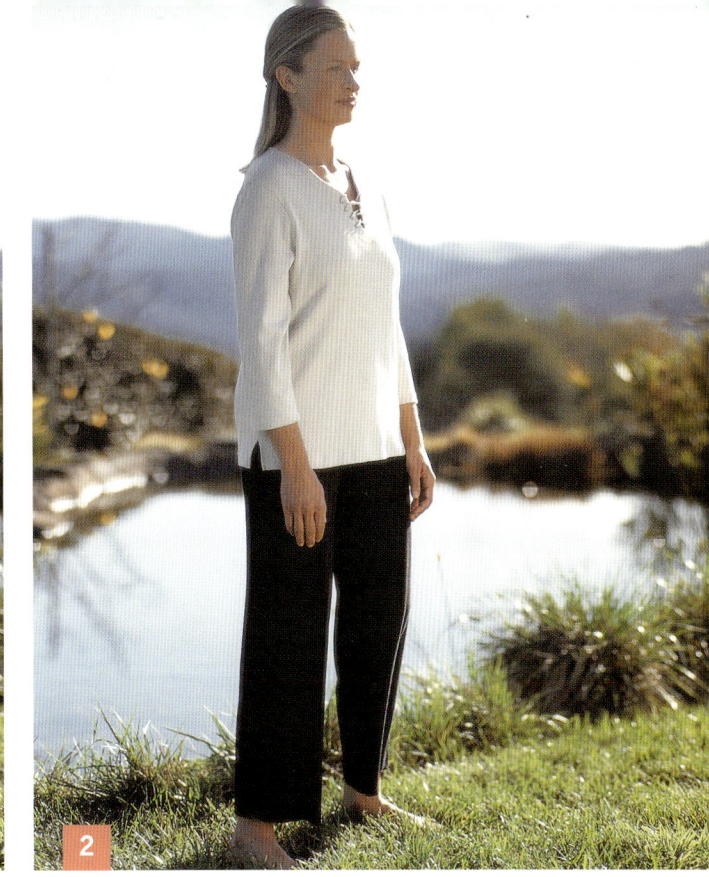
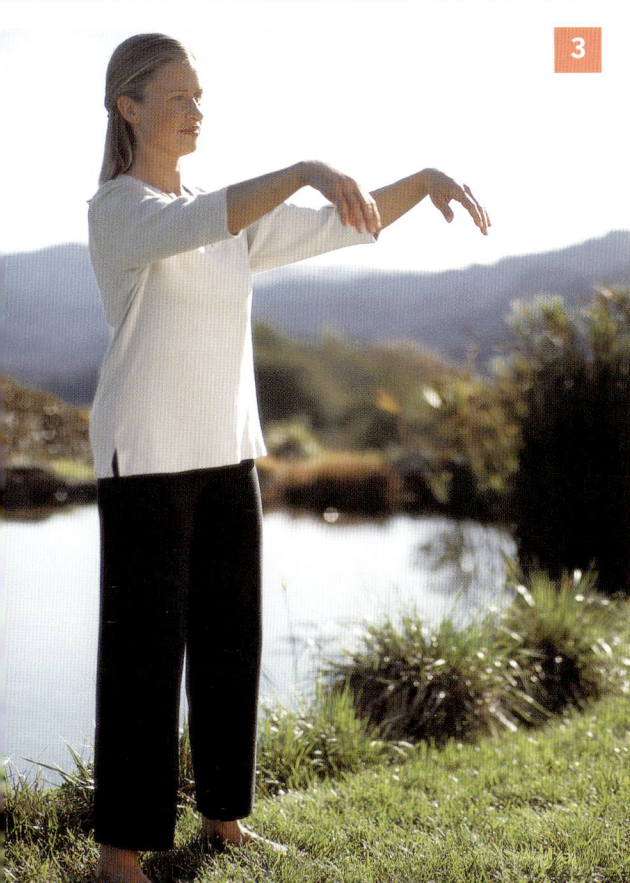
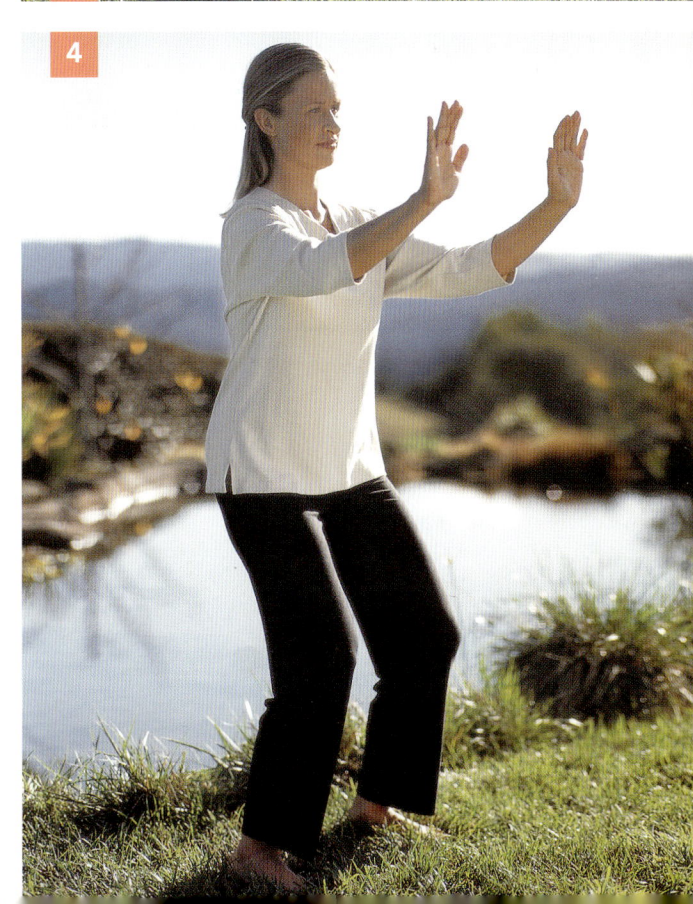

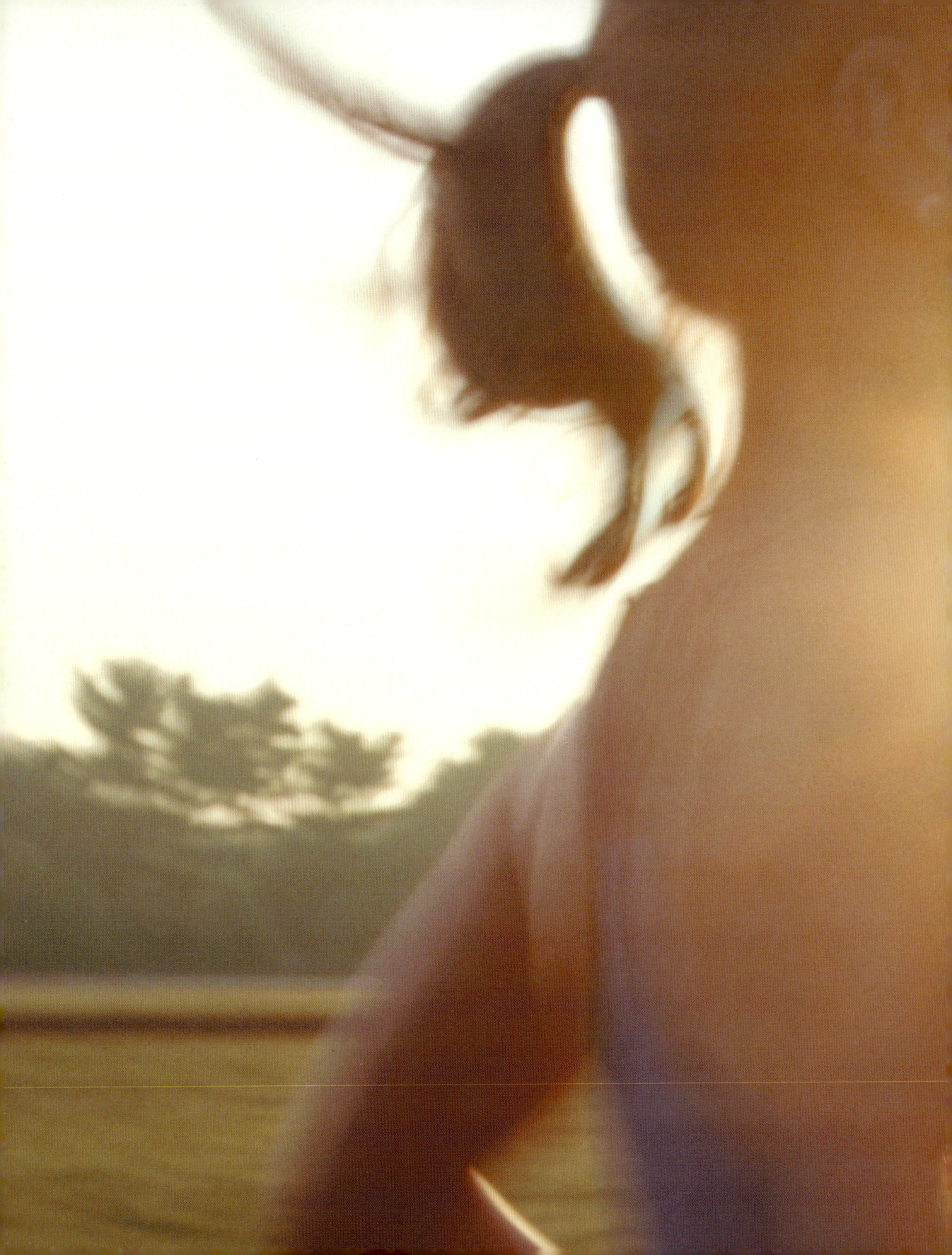

Oui, le centre de conditionnement physique est doté des machines à lever des poids les plus récentes, et votre cours de danse aérobique vous satisfait pleinement. Pédaler sur votre bicyclette stationnaire vous permet de faire un petit exercice matinal tout en jetant un coup d'oeil aux journaux, et vous sentez que vous brûlez des calories lorsque vous suivez votre vidéocassette de brûlez-le-gras-de-votre-popotin-pour-débutants. Mais même une routine d'exercices a besoin d'être rafraîchie, et rien n'offre plus de plaisir à votre esprit et à votre corps que de sortir dehors pour un entraînement vigoureux.

Sortez jouer dehors

Il existe une foule de possibilités et, suite à quelques expériences, vous trouverez certainement l'activité qui vous convient. C'est peut-être le vélo de montagne ou le patinage à roues alignées, la marche en sentiers ou les longueurs à la piscine locale. Allez au parc pour exécuter votre routine de tai chi, ou inscrivez-vous à ces leçons de kayak qui vous font envie depuis toujours. Profitez des saisons au maximum : allez skier ou faire de la planche à neige, courez sur la plage ou promenez-vous à cheval dans la forêt automnale. (Ne laissez pas le temps frisquet vous servir d'excuse pour vous confiner à la maison ou au centre de conditionnement physique ; en réalité, vous brûlez cinq pour cent de plus de calories lorsque vous faites de l'exercice au froid, votre corps devant travailler plus fort pour maintenir sa température interne. Ne voilà-t-il pas un argument de taille?) Peu importe la forme d'activité extérieure que vous choisirez, vous verrez que nouveau décor et air frais auront sur vous un effet rafraîchissant : changer vos habitudes en matière d'exercices (voir page 309 ▶) vous permettra de faire travailler de nouvelles parties de votre cerveau et de votre corps.

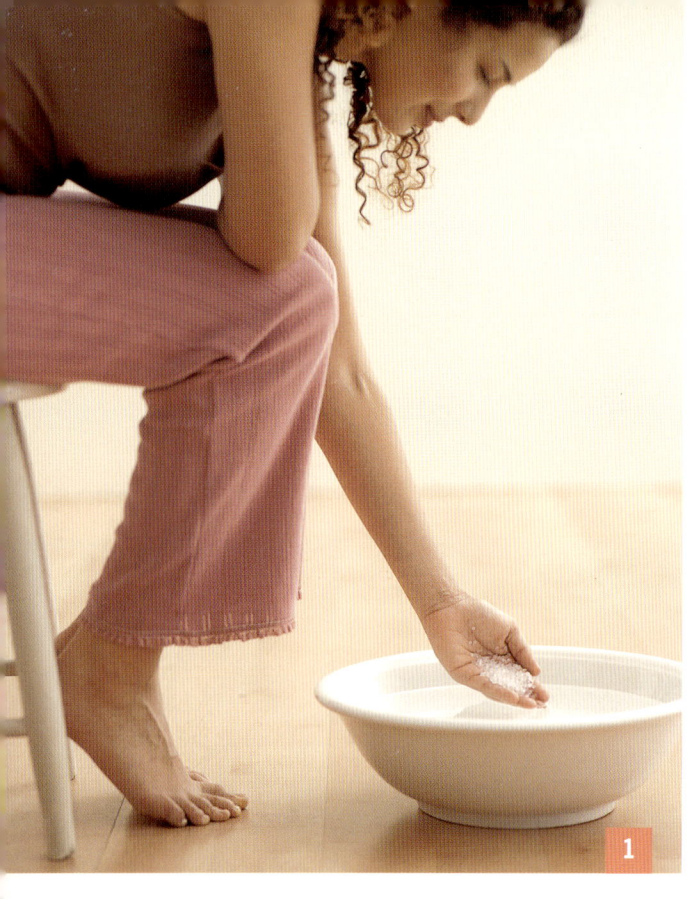
1

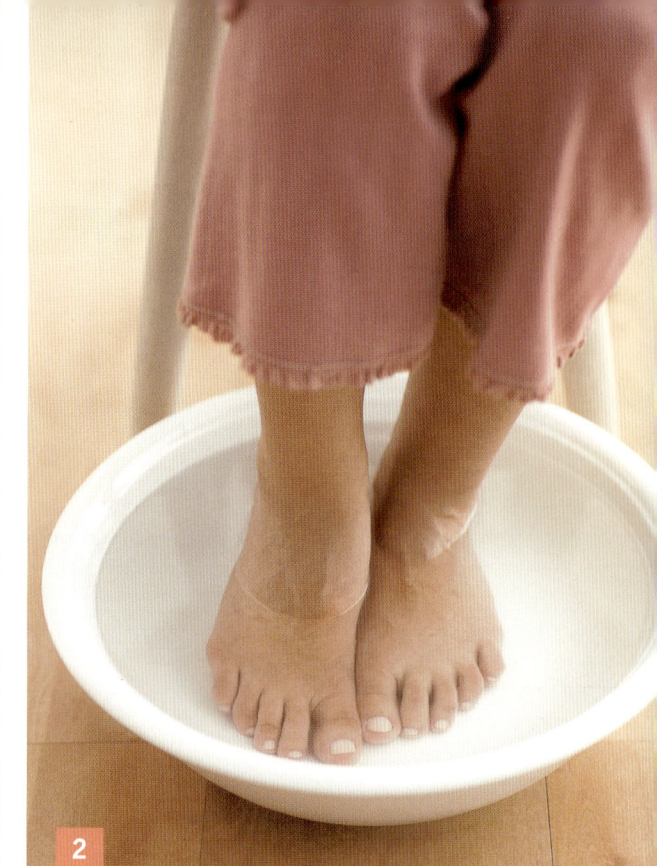
2

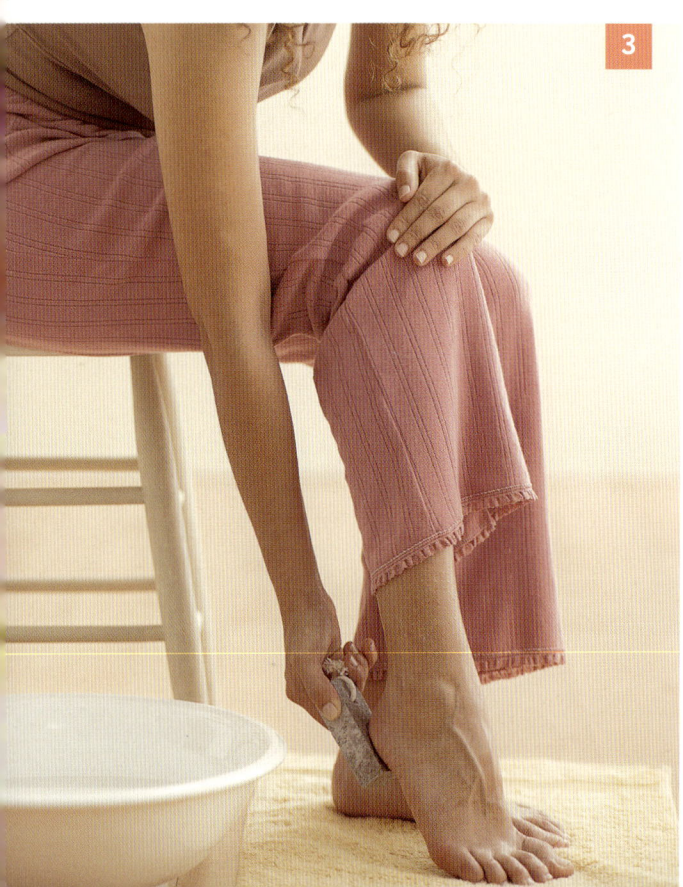
3

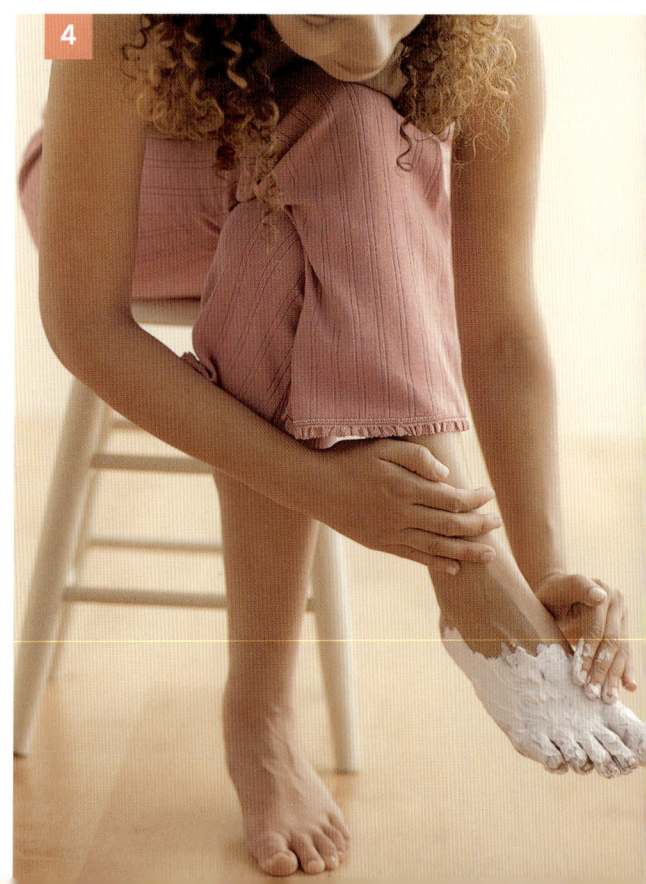
4

Spa à la menthe poivrée pour les pieds

Animé par l'une des huiles aromatiques les plus versatile et rafraîchissante, ce traitement revigorant pour les pieds est une façon sûre de donner du ressort à vos pas.

1 Remplissez un grand bol d'eau tiède, en vous assurant que le niveau de l'eau arrivera juste sous vos chevilles. Ajoutez à l'eau une cuillère à table comble de cristaux minéraux d'huile de menthe poivrée.

2 Trempez vos pieds pendant au moins dix minutes pour adoucir et rafraîchir votre peau. En plus d'être immensément calmant, le bain de pieds rendra la prochaine étape, l'exfoliation, plus facile et plus efficace.

3 Une fois vos pieds bien séchés, utilisez une pierre ponce pour adoucir toute partie rugueuse de vos talons. Frottez fermement avec la pierre de haut en bas depuis l'arrière de votre talon jusqu'au bas de votre pied. Continuez jusqu'à ce que la peau soit plus douce. Répétez sur l'autre pied.

4 Si vous avez un peu plus de temps, faites suivre d'un masque de pied hydratant et énergisant. Étendez une couche épaisse du masque sur les dessus et les dessous de vos pieds et entre vos orteils. Appliquez délicatement et ne frottez pas. Laissez reposer pendant 15 minutes, puis enlevez bien le masque en essuyant avec un gant de toilette ou en rinçant dans le bain.

LES PIEDS, NE ME LÂCHEZ PAS MAINTENANT

Avez-vous déjà remarqué que lorsque vos pieds sont fatigués, c'est toute votre énergie qui baisse? Pas étonnant lorsque vous considérez les demandes que nous faisons à nos pauvres pieds, structures complexes constituées de 26 os, 30 muscles finement ciselés et 114 ligaments. En moyenne, les pieds humains absorbent 10 000 pas quotidiennement et chacun de ces pas soumet ces structures relativement petites à environ trois fois notre poids. Pour les coureurs, les pieds sont plus susceptibles de souffrir de blessures que toute autre partie du corps, la plainte la plus courante étant la douleur au talon causée par l'inflammation. Quant au problème le plus commun, c'est la formation de corne.

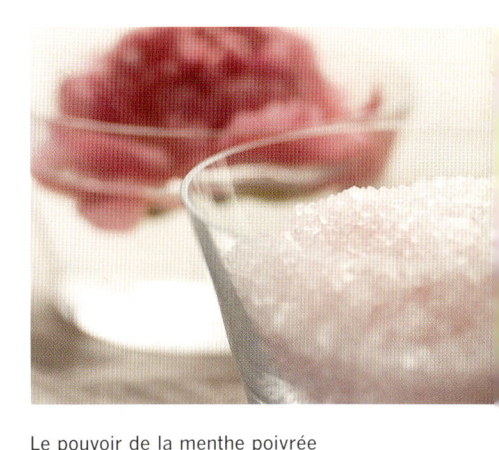

Le pouvoir de la menthe poivrée

Le menthe poivrée a été utilisée pour tout, de la guérison des maux de tête à l'apaisement des estomacs à l'envers. Cette plante médicinale populaire est considérée comme un décongestionnant nasal et un stimulant mental puissant. Sa principale composante active est le menthol. Lorsqu'il est appliqué sur la peau, le menthol produit rapidement une sensation rafraîchissante, à laquelle le corps réagit en augmentant le débit de sang dans la zone, ce qui produit une agréable sensation de chaleur.

effet énergisant

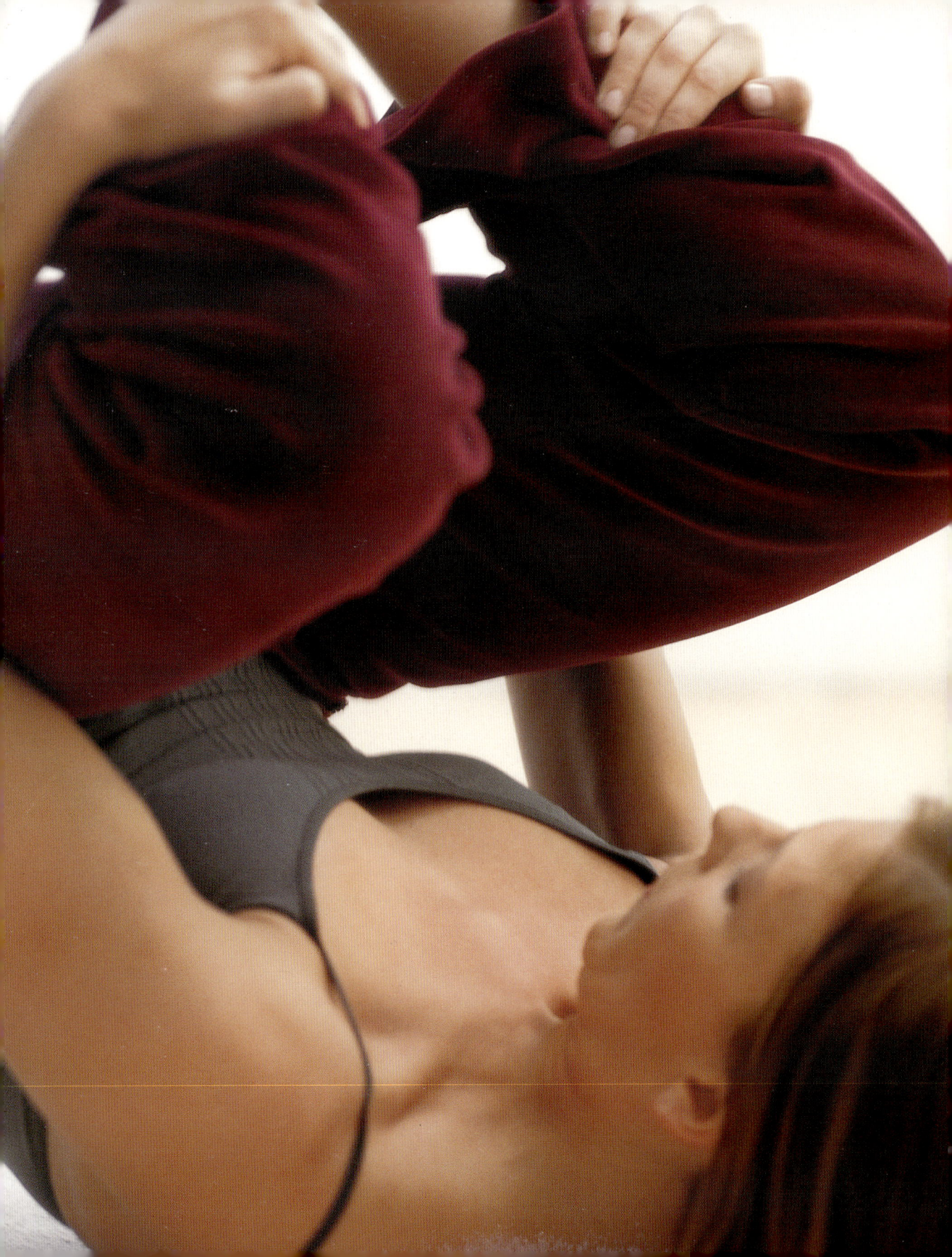

Énergisant matinal

Laissez tomber la caféine et commencez votre journée par un entraînement aux pilates pour clarifier votre esprit et détendre votre corps : vous serez concentrée, flexible, et prête à partir.

Bien entendu, vous pouvez aussi vous tourner vers le café crème et les croissants au chocolat pour vous stimuler le matin. Mais les sommets que vous atteignez grâce à la caféine et au sucre peuvent d'abord vous rendre agitée pour ensuite vous laisser fatiguée ; de plus, les substances elles-mêmes ne sont pas des meilleures pour votre corps. Vous pouvez développer une énergie plus soutenue par la pratique des pilates, un système d'exercices lents et concentrés conçus pour allonger le corps, augmenter la flexibilité, renforcer les muscles et permettre à votre esprit de se concentrer. Des variations de ces exercices, basées sur le travail original de Joseph Pilates (un Allemand qui croyait profondément à l'importance du conditionnement mental et physique) sont à présent enseignés dans les studios de conditionnement physique partout dans le monde.

Les avantages d'une routine matinale de pilates, tels qu'ils sont décrits à la page suivante, sont évidents. Des muscles forts qui bougent librement (c'est-à-dire sans limite ni rigidité) confèrent naturellement plus d'énergie au corps. Et un esprit calme (c'est-à-dire pas obscurci par le stress) se sent naturellement plus clair.

REGAIN D'ÉNERGIE PAR L'EXERCICE

Des études ont démontré que faire de l'exercice peut combattre la fatigue et raviver votre apparence. Dans une étude américaine, les chercheurs ont conclu que les étudiantes de niveau collégial qui font de la bicyclette stationnaire à une allure modérée dix minutes par jour affichent « Une diminution significative de leur niveau de fatigue et de confusion et des améliorations marquées de leur niveau d'énergie ». Le fait que les participantes aient de tels résultats en faisant si peu d'exercice est une nouvelle particulièrement bonne pour les femmes sédentaires, qui hésitent à s'engager dans une routine d'exercices longue et épuisante. Le chercheur en forme physique James Annesi, qui a également étudié les effets psychologiques de l'exercice, déclare qu'« atteindre des buts modestes peut vous donner un regain d'énergie et d'estime de vous-même, ce qui vous gardent motivée ».

séquence étape par étape ▶

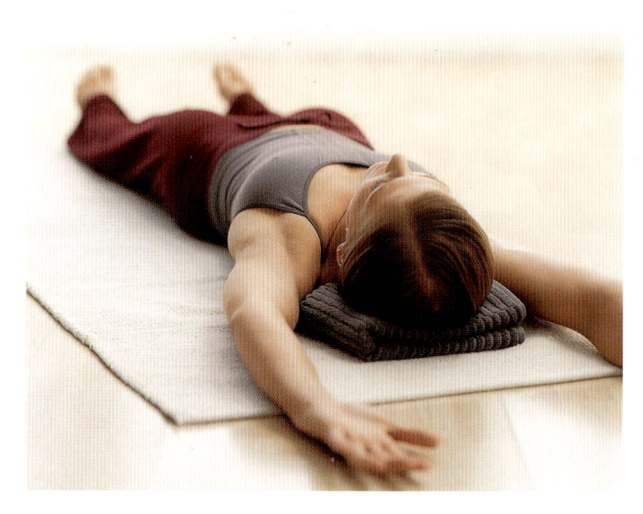

1 Pour commencer, étendez-vous sur le dos sur un tapis ou toute autre surface rembourrée confortable ; si vous le désirez, utilisez une serviette pliée en guise d'oreiller. Gardez entre vos jambes un écart correspondant à la largeur de vos hanches, vos bras étendus bien au-dessus de votre tête et vos doigts bien écartés. Poussez avec la pointe de vos pieds pour étirer votre colonne mais n'arquez pas votre dos.

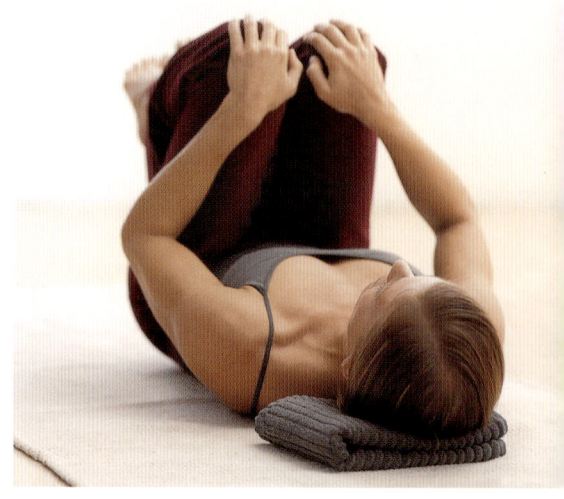

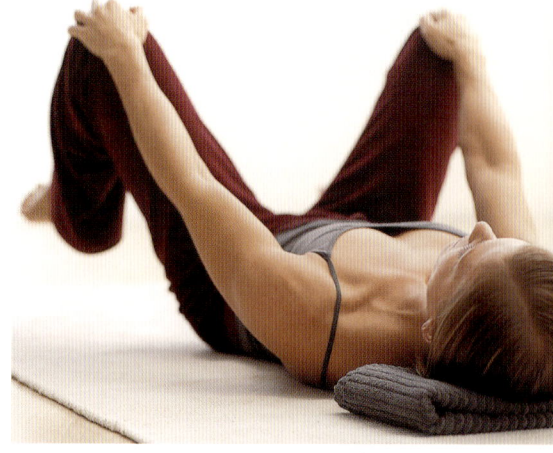

2 Pliez vos genoux afin que vos cuisses soient perpendiculaires au plancher tandis que vous laissez aller la partie inférieure de vos jambes. Placez vos mains sur vos genoux. Conservez un petit espace entre le plancher et le bas de votre dos.

3 Tout en appuyant vos paumes sur vos genoux, encerclez vos jambes et éloignez-les l'une de l'autre, éloignez-les de votre torse et ; ramenez-les ensemble. Gardez votre pelvis immobile. Formez un cercle huit fois, puis huit fois dans l'autre direction.

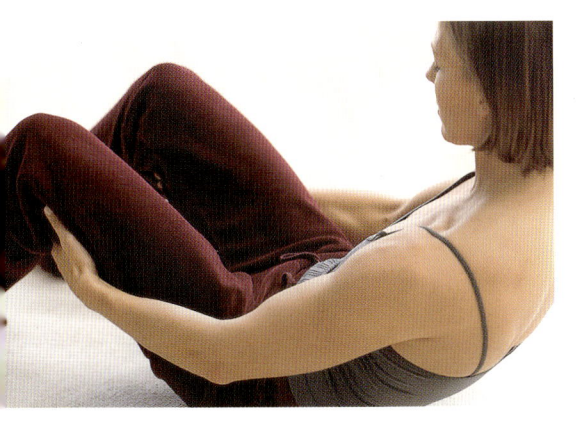

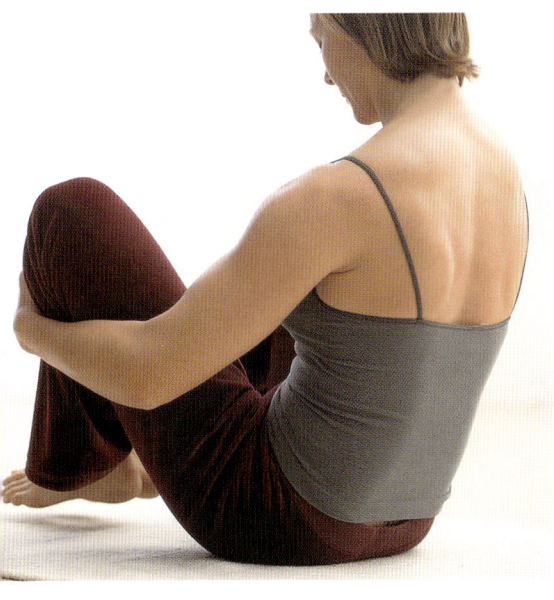

4 Jambes pliées et mains sur l'arrière de vos cuisses, bercez-vous en utilisant vos abdominaux. Bercez-vous doucement vers l'arrière en arrondissant votre dos et en appuyant l'arrière de votre cage thoracique au plancher. Bercez-vous vers l'avant. Répétez huit fois.

5 Bercez-vous de nouveau et assoyez-vous, les pieds sur le plancher ou surélevés (selon la position la plus facile pour vous). S'ils sont déposés sur le plancher, balancez-vous sur vos fesses.

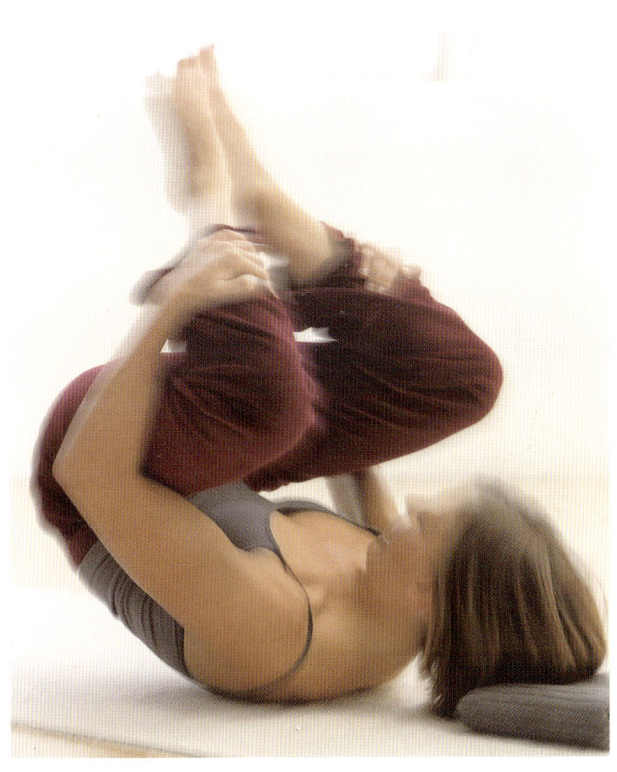

6 Resserrez vos abdominaux, arrondissez le bas de votre dos, ouvrez vos genoux et retenez l'avant de vos tibias avec vos mains. Gardez vos coudes ouverts et votre menton légèrement rentré. Demeurez roulée comme une petite balle et bercez-vous sur votre dos. Attention de ne pas rouler sur votre cou. Concentrez-vous sur l'inspiration lorsque vous vous bercez vers l'arrière et sur l'expiration lorsque vous vous bercez vers l'avant. Répétez huit fois.

effet énergisant

Massage revigorant

Tous les massages ne sont pas conçus pour apaiser. Les mouvements intenses de cette technique sont parfaits pour vous donner un élan avant une séance d'entraînement ou une journée de travail exigeante.

Demandez à un(e) ami(e) de vous donner ce massage revigorant, particulièrement indiqué lorsque vous souffrez de stress. Commencez le massage étendue sur le ventre, sur une surface ferme mais confortable, et demandez à votre partenaire de suivre ces quatre étapes :

1 Réchauffez entre vos paumes l'huile de massage (voir la recette à gauche) et étendez une couche légère et égale sur le dos et les côtés de votre amie. Commençant par la taille, appuyez vos mains le long des côtés de la colonne vertébrale et glissez jusqu'en haut. Étalez vos mains en travers de ses épaules, faites pivoter vos doigts le long des côtes et ramenez vos mains à la taille. Vos mains doivent rester détendues et se mouler sur les contours du corps. Appliquez plus de pression pour le mouvement vers le haut que pour le mouvement vers le bas. Continuez pendant plusieurs minutes.

2 Votre amie étendue sur le ventre ou sur le dos, étendez l'huile de massage également sur une jambe. À l'aide de mouvements glissants, encerclez le plus possible sa jambe. Le mouvement se fait à partir du pli interdigital de la main (la peau entre le pouce et l'index). Commencez par la cheville et continuez avec le mollet et la cuisse en appliquant une pression ferme (appliquez une pression légère sur le genou) ; glissez vers la cheville avec une pression légère. Faites des mouvements lents, puis accélérez pendant deux minutes. Répétez sur l'autre jambe.

3 Soulevez l'une de ses mains et glissez fermement votre autre main de son poignet à son coude à l'articulation de son bras ; revenez doucement vers le poignet. Menez le mouvement avec le pli interdigital du creux de votre main. Suivez un rythme de travail intense pendant environ une minute. Répétez sur l'autre bras.

4 Pétrissez son dos. Faites travailler en douceur les muscles plus petits avec votre pouce et le bout de vos doigts dans un mouvement qui ressemble à celui d'un chat ouvrant et refermant sa patte lorsqu'il est content. Poussez et tirez les muscles plus grands avec des mouvements plus larges et plus profonds, comme pour pétrir de la pâte. Continuez pendant quelques minutes.

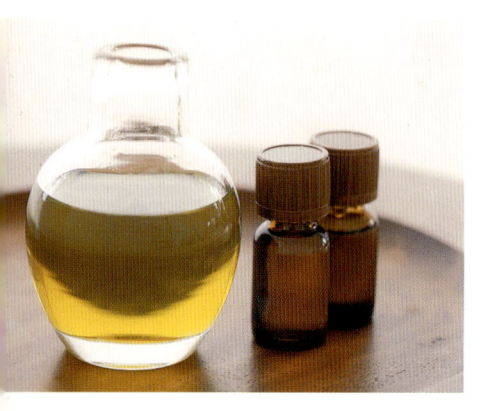

Mélange de massage énergétique
- 60 ml d'huile de préservation (comme de l'huile de pépins de raisins, de jojoba ou d'amande douce)
- 16 gouttes d'huile essentielle de géranium
- 7 gouttes d'huile essentielle de romarin
- 2 gouttes d'huile essentielle de menthe poivrée

Qu'il reste court et bon
Les massages sportifs revigorants peuvent être tout autant bénéfiques avant qu'après la séance d'entraînement. Ils sont en général de courte durée, quelques minutes à peine, pour restaurer celle qui en bénéficie sans la détendre trop. Les frottements brefs sont également moins difficiles pour la personne qui donne le massage, car ils requièrent peu d'énergie.

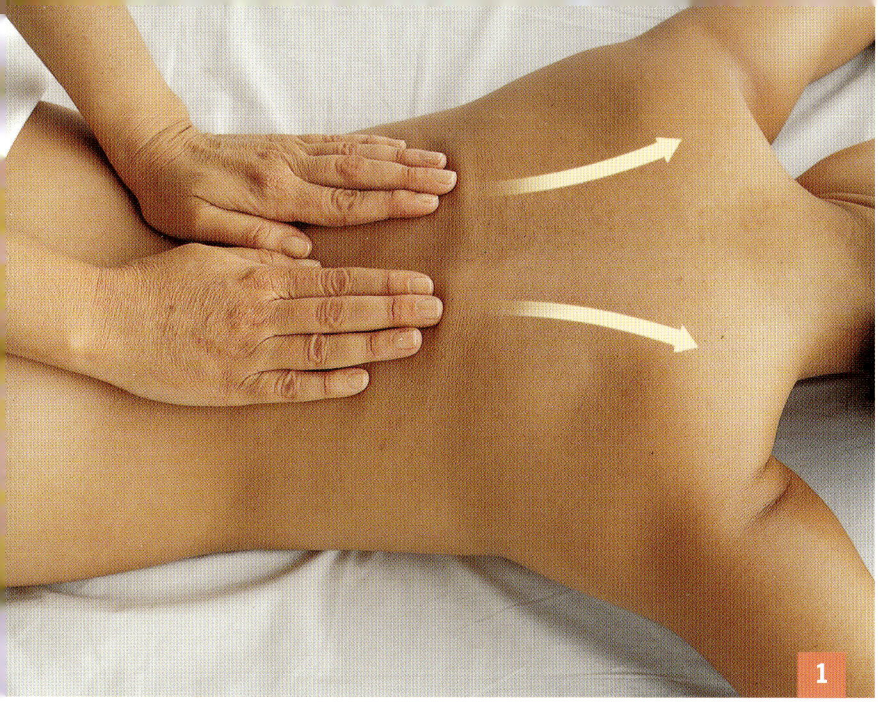
1

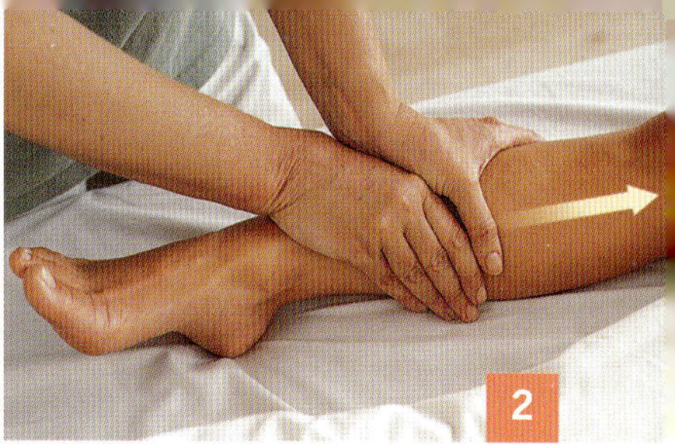
2

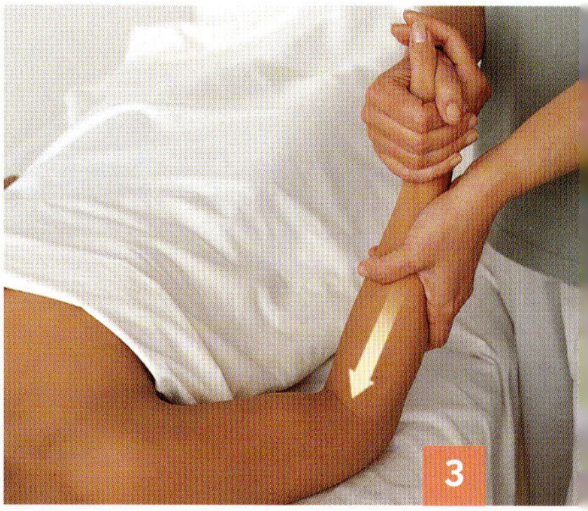
3

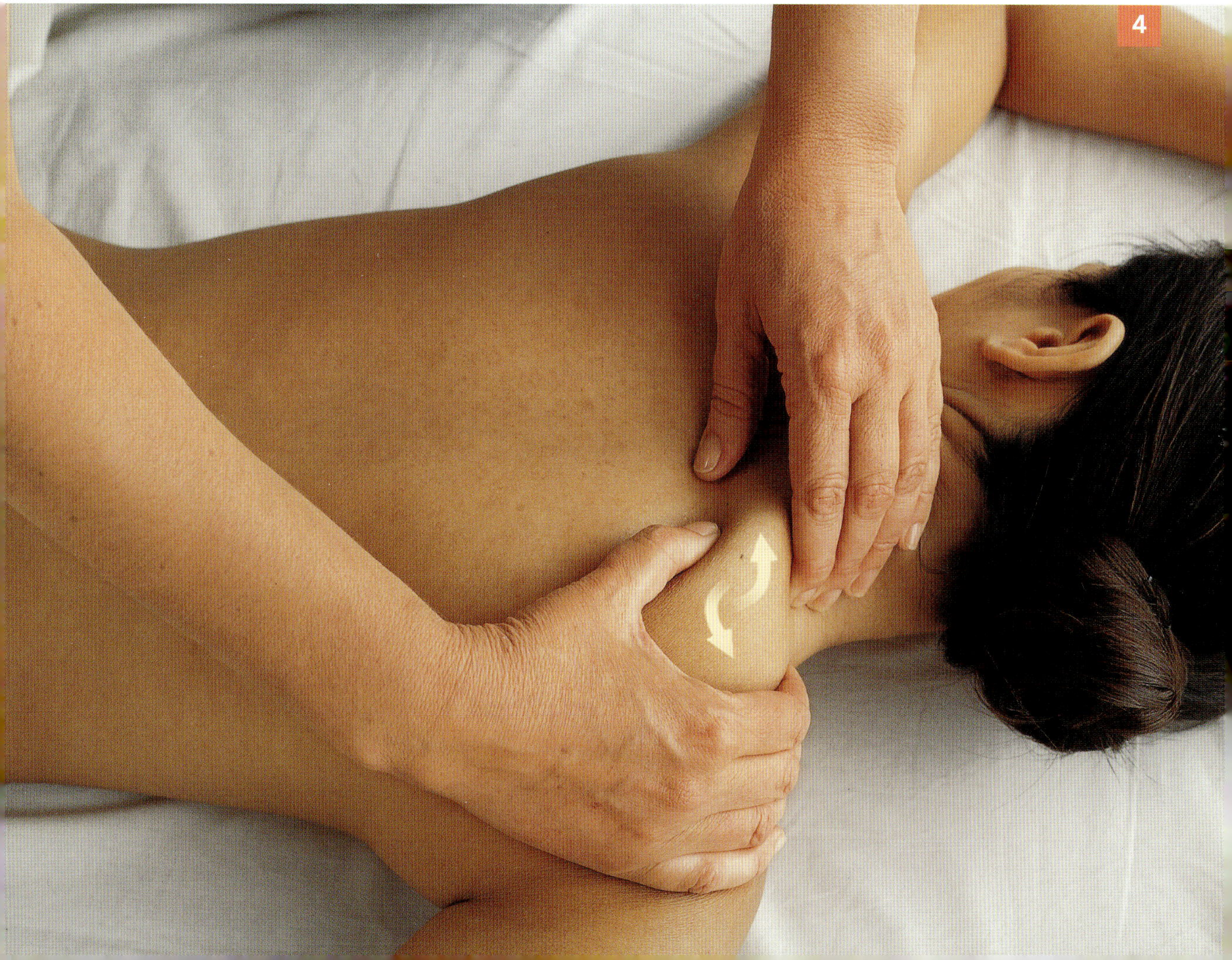
4

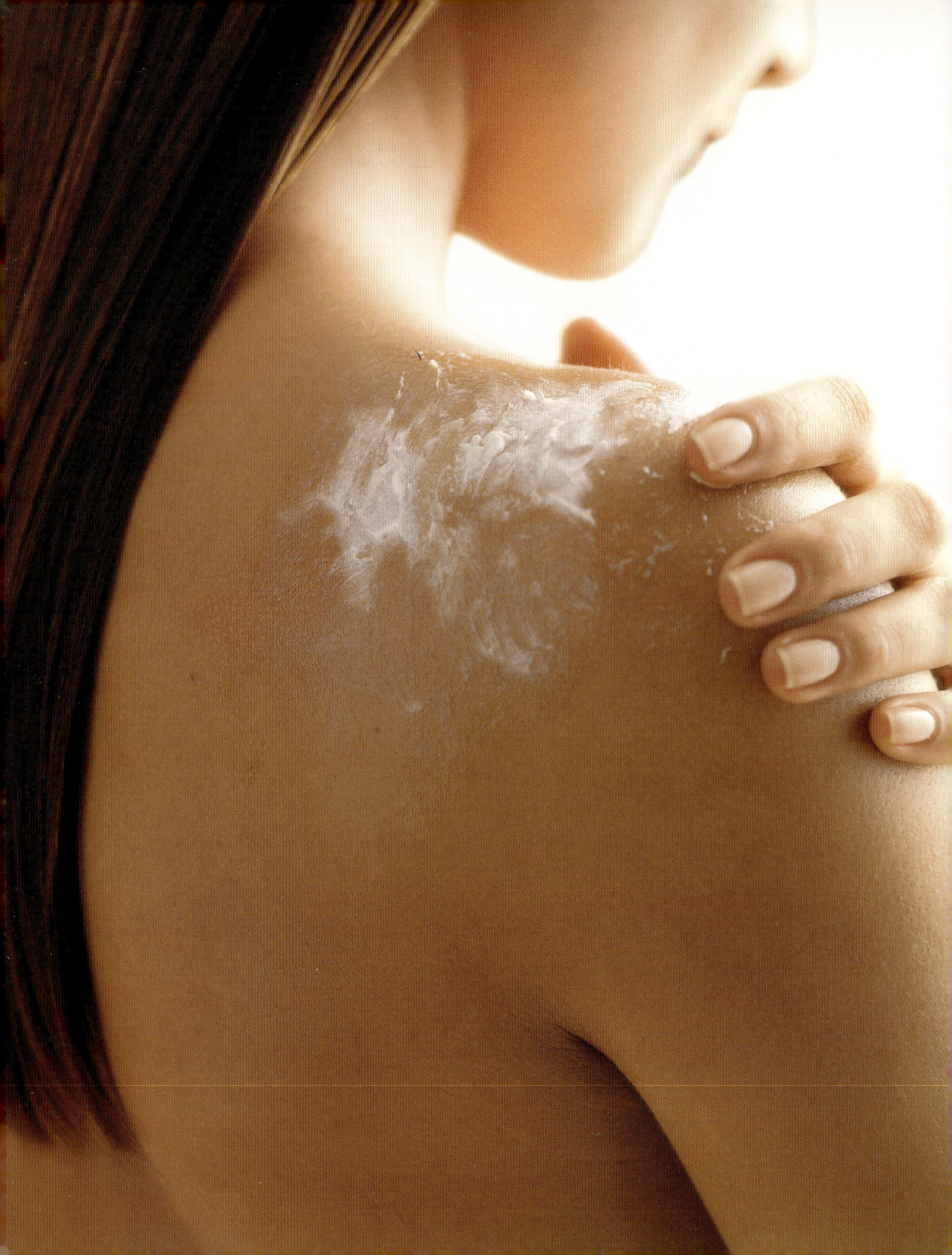

Lotion pour le corps à l'eucalyptus

effet énergisant

Après votre douche, prenez quelques minutes pour une étape qui fera une grosse différence pour le reste de la journée : hydratez votre corps avec un produit à l'odeur rafraîchissante.

Prenez une douche tiède rapide et essuyez-vous légèrement, en gardant votre peau humide. Cela emprisonnera un peu d'humidité dans votre peau lorsque vous appliquerez la lotion pour le corps. En commençant par les épaules et en travaillant vers le bas, appliquez une bonne quantité d'hydratant. Faites-le bien pénétrer et ajoutez-en un peu sur les zones sèches de la peau.

L'odeur que vous choisissez peut grandement influer sur votre humeur, et si c'est d'énergie dont vous avez besoin, l'eucalyptus (illustré à droite) est imbattable. Son arôme vivifiant est un appel à l'éveil pour l'esprit ; ses composantes chimiques agissent comme désodorisant et comme stimulant pour le corps. Si l'odeur ne vous plaît pas, explorez d'autres huiles essentielles énergisantes comme le romarin, le cyprès, le laurier et le basilic. Le citron et l'orange sont également rafraîchissants, mais soyez avertie qu'ils augmentent la photosensibilité.

Vous pouvez utiliser un produit préformulé ou simplement ajouter quelques gouttes d'huile essentielle d'eucalyptus ou un mélange d'huiles (voir recette à droite) à un hydratant non parfumé. Ne vous limitez pas à une lotion : il existe plusieurs types d'hydratant. Si votre peau est très sèche, une huile parfumée, un beurre pour le corps ou un hydratant en crème laisseront votre peau douce et bien hydratée. Si votre peau est de type normal, une lotion pour le corps riche en émollients ou une crème fera l'affaire. Si votre peau est grasse ou sujette aux boutons, utilisez une lotion pour le corps plus légère et assurez-vous qu'elle est non comédogène (ce qui signifie qu'elle n'obstruera pas les pores).

Vous trouverez des centaines de choix dans chaque catégorie. Vous avez donc intérêt à faire des essais pour trouver celle qui combinera l'odeur et la sensation que vous désirez. Utilisez les produits testeurs en magasin et gardez en tête que les produits qui semblent huileux, collants ou épais dans le pot ou le tube peuvent être merveilleusement absorbés par votre peau une fois appliqués. N'oubliez pas que certains d'entre eux offrent une bonne résistance ; ils conserveront à votre peau son hydratation beaucoup plus longtemps que les autres.

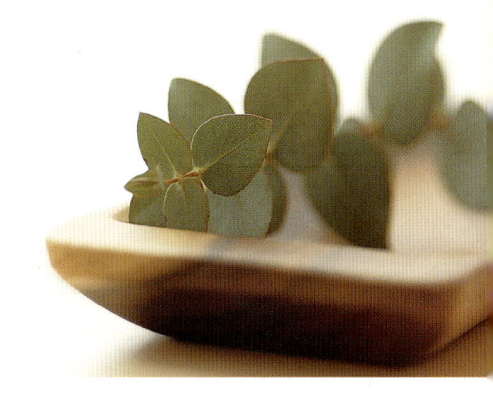

Lotion vivifiante pour le corps
- 60 ml de lotion non parfumée
- 10 gouttes d'huile essentielle d'eucalyptus
- 7 gouttes d'huile essentielle de romarin
- 5 gouttes d'huile essentielle de pin
- 3 gouttes d'huile essentielle de verveine indienne (*lemongrass*)

Remèdes parfumés
Provenant de l'Australie et des îles environnantes, l'eucalyptus est une source de remèdes médicinaux et spirituels depuis des siècles. De nos jours, l'huile parfumée de l'eucalyptus se retrouve dans une infinité de produits, soulageant les nez congestionnés et les gorges irritées, tuant les germes, soignant les rougeurs de la peau et calmant les douleurs musculaires.

effet énergisant

Réflexologie des mains

Le corps humain possède des zones d'énergie, selon les réflexologistes qui recommandent l'activation de ces zones pour améliorer santé et sensation de bien-être.

La réflexologie consiste en l'application de pressions fermes en des points précis des mains et des pieds, pressions qui exerceront une influence sur les autres parties du corps, les organes, les glandes et les systèmes. Ces points de réflexologie sont reliés par des chemins neurologiques et énergétiques à des parties spécifiques du corps, souvent éloignées du point. Une pression sur un point donné effacera les blocages d'énergie et aura un effet stimulant ou relaxant. Tout ce dont vous avez besoin, c'est une carte de réflexologie (voir illustration à gauche) pour connaître les principaux points de vos mains (consultez également la page 201▶ pour une carte de réflexologie de vos pieds).

1 Pour réveiller vos organes internes le matin, stimulez leurs points réflexologiques en appuyant le pouce d'une main profondément dans la paume de l'autre main. Déplacez votre pouce en petits cercles du bas de la paume à la base de chaque doigt. (Vous pouvez également utiliser une autre méthode : placez votre pouce dans le centre de votre paume et balancez la paume sur le bout de votre pouce. Puis, retirez votre paume, déplacez votre pouce à un autre endroit et répétez.) Assurez-vous que la surface de votre paume soit couverte en entier. Une pression constante et directe réduit la douleur alors qu'une pression suivie d'un relâchement (souvent appelée pression alternative) stimule le point. Lorsque vous identifiez une partie de votre corps qui semble demander une attention particulière, essayez de travailler le point réflexologique correspondant pendant au moins 30 secondes.

2 Pour stimuler l'énergie dans les zones réflexologiques de vos sinus, tête, cerveau, cou et gorge, appuyez fermement et encerclez le bout de chacun de vos doigts et la longueur de votre pouce. Travaillez les deux mains.

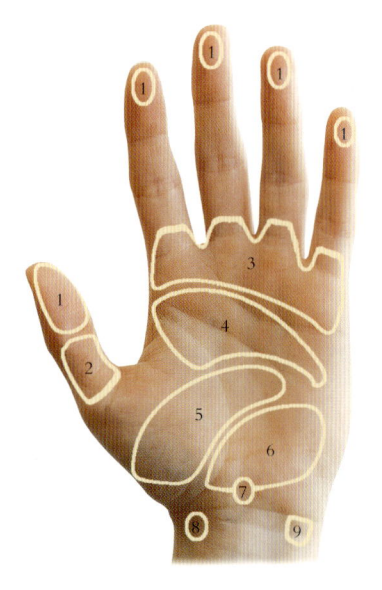

Points réflexologiques de la main gauche
Voici quelques-uns des points réflexologiques clés de la paume de votre main gauche :

1 sinus, tête et cerveau
2 cou et gorge
3 œil et oreille
4 poumons, poitrine, dos et cœur
5 estomac et pancréas
6 intestins
7 vessie
8 utérus
9 ovaires

1

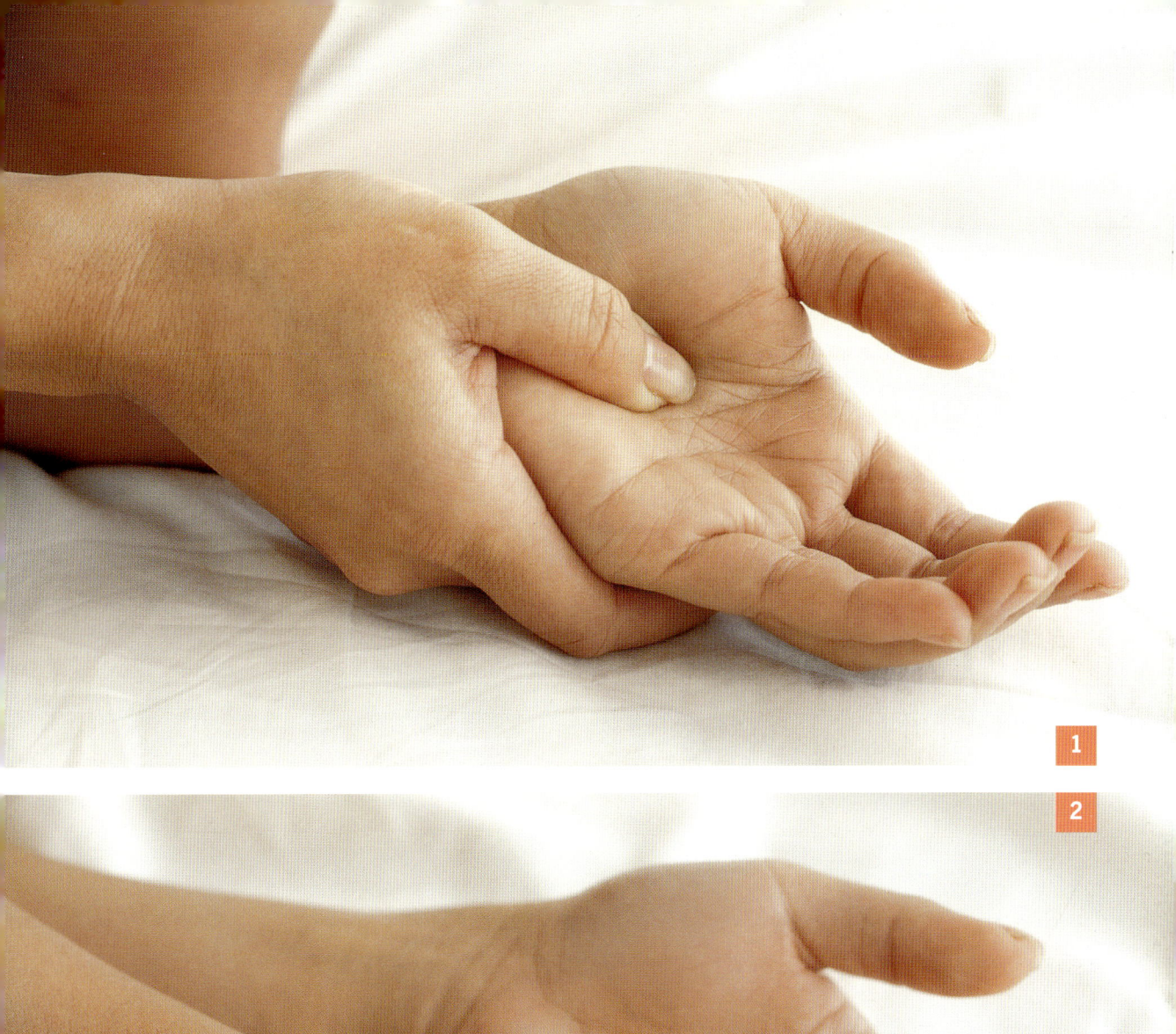

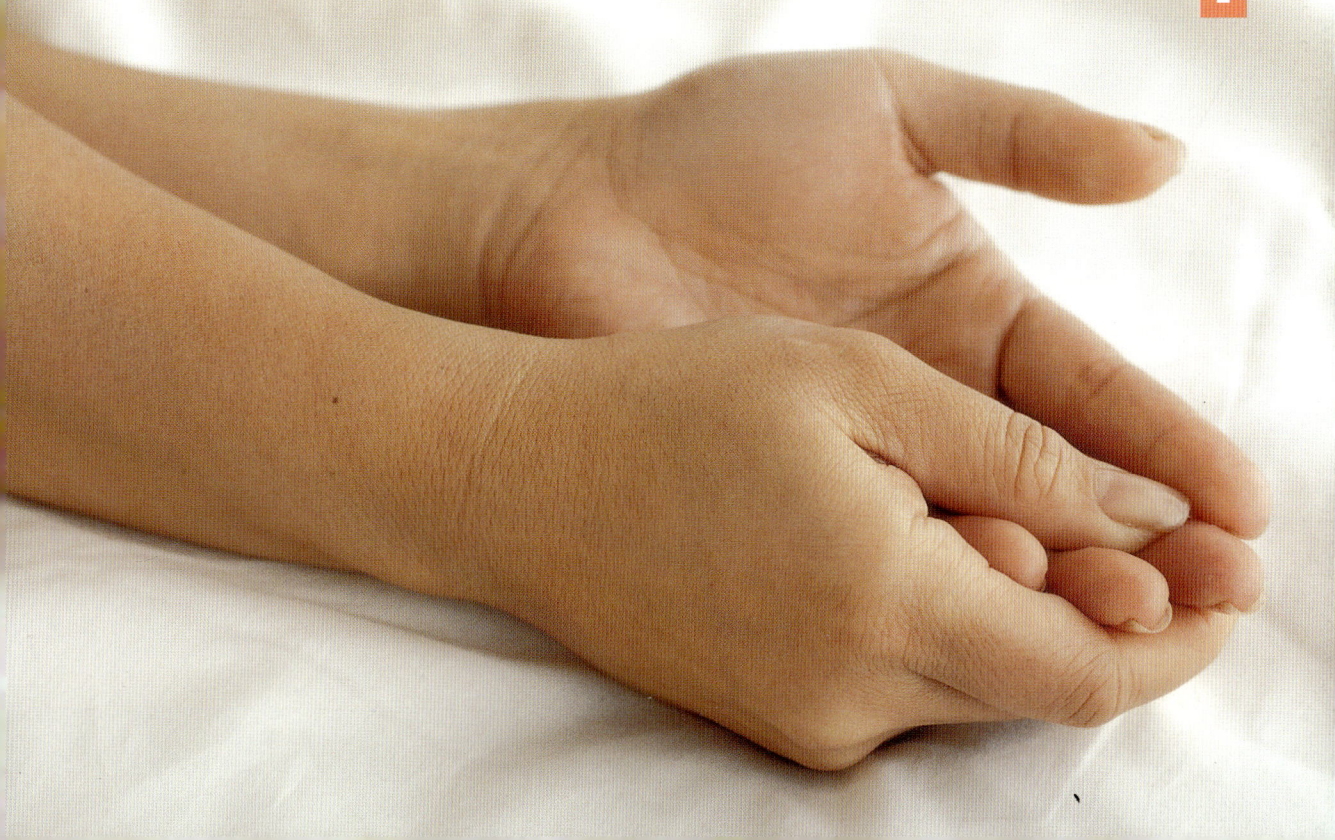

2

1

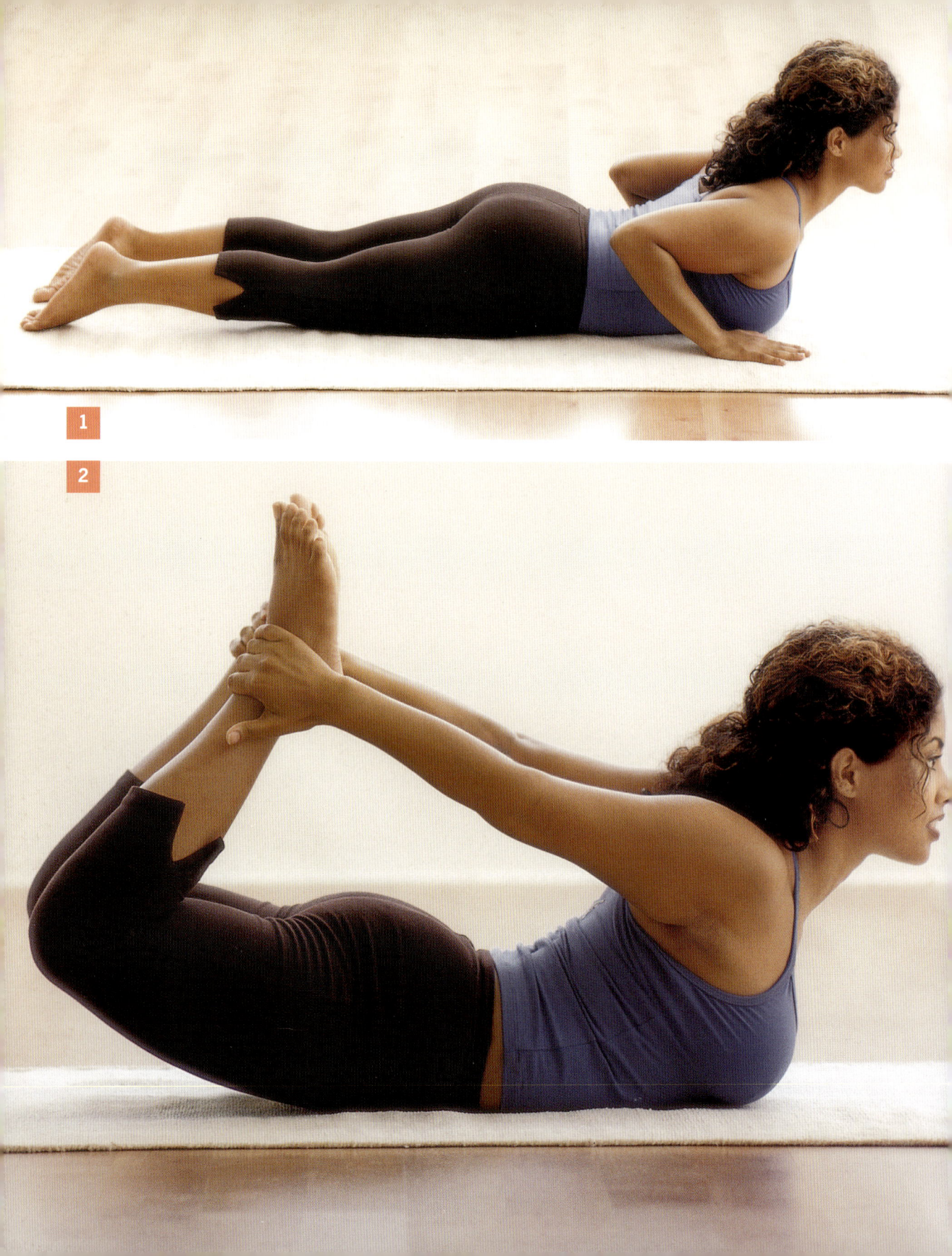

2

Cobra et courbe

Les poses de repli arrière du yoga développent la force, exercent une délicate pression sur les glandes surrénales et vous permettent de respirer à fond, vous procurant une impression de vigueur.

1 Pour accomplir la pose du cobra (également connue sous le nom de *asana*), étendez-vous à plat ventre sur une surface confortable. Écartez vos pieds à la largeur de vos hanches et pointez vos orteils. Tout en reposant votre front sur le plancher, placez vos paumes à plat sur le plancher directement au-dessous de vos épaules en ramenant vos coudes vers vos côtes. Inspirez et étendez doucement votre menton en relevant votre tête, cou et poitrine aussi haut que vous le pourrez sans mettre de pression sur vos paumes. Gardez vos omoplates basses. Tenez la pose pendant quatre à dix respirations, puis relâchez.

2 La pose de l'arc est plus stimulante. Toujours à plat ventre, pliez vos genoux et amenez vos talons vers vos hanches; étirez-vous vers l'arrière pour attraper vos pieds ou vos chevilles, selon ce qui vous semble le plus confortable. Laissez vos jambes s'écarter, mais gardez les talons sur les fesses. Inspirez et relevez la tête, le cou, la poitrine et les cuisses, en appuyant vos pieds dans vos mains et en écartant vos talons de votre dos. La qualité de votre effort est plus importante que la distance où vous pouvez soulever vos jambes ou votre poitrine, alors ne forcez pas. Tenez la pose pendant quatre à six respirations. À la dernière expiration, redescendez lentement sur le plancher.

Acte d'équilibre musculaire
Les muscles de votre dos stabilisent votre colonne vertébrale, vous permettent de vous tenir debout et font plier ou se redresser votre corps. Ils procurent un support à votre poitrine et donnent de la puissance à vos bras. Ces muscles travaillent de concert avec vos muscles abdominaux et vous aident à respirer et à protéger vos organes internes. Maintenir un équilibre entre les deux groupes de muscles est vital, il est donc important de combiner les poses de renforcement du dos avec les exercices abdominaux comme ceux que vous trouverez à la page 81 ▶.

TRUCS ÉNERGISANTS DU YOGA

Pour se sentir plein d'énergie le matin, les yogis ayurvedic recommandent une gamme de pratiques qui vont bien au-delà du fait de commencer la journée par une routine de yoga. Elles impliquent tout, du moment où vous vous levez jusqu'aux nourritures que vous absorbez au déjeuner. Ayurveda, la médecine traditionnelle de l'Inde, est un système de soins de santé holistiques vieux de centaines d'années. En sanskrit, *ayur* signifie « vie » et *veda* signifie « savoir ». Le système enseigne la façon d'équilibrer nos énergies vitales et d'atteindre l'harmonie avec l'environnement, nous renvoyant à un état naturel de santé et de bonheur.

RÉVÉLATEURS AYURVEDIC

- Levez-vous au moins 20 minutes avant le soleil.
- Aspergez votre visage d'eau fraîche sept fois.
- Buvez un verre d'eau tiède garni d'une tranche de citron ou de lime.
- Utilisez un grattoir pour la langue, en vous déplaçant de l'arrière de la langue vers l'avant.
- Claquez des dents pour stimuler les *nadis*, canaux à travers lesquels l'énergie s'écoule.

effet énergisant

effet énergisant

Œufs au curry sur pain

Ce mets idéal en tout temps combine les complexes glucides des grains entiers et les protéines de haute qualité des œufs pour vous donner de l'énergie.

Ingrédients
- 6 œufs durs
- 80 ml de mayonnaise faible en gras ou au goût
- 1 cuillère à table de moutarde de Dijon
- ½ cuillère à thé de poudre de curry
- ½ cuillère à thé de sauce jalapeño verte Tabasco.
- Sel casher et poivre fraîchement moulu
- 1 à 2 cuillères à table d'échalotes fraîchement hachées
- 4 tranches de pain entier

- Pour 4
- Temps de préparation : 10 minutes
- Temps de cuisson : 10 à 15 minutes (pour les œufs durs)

Avec toute la publicité faite aux diètes faibles en hydrates de carbone, il est facile d'oublier que ces derniers représentent la principale source d'énergie du corps. Mais certains hydrates de carbone sont nutritionnellement supérieurs à d'autres et ils doivent être compris dans une diète équilibrée. Voici une recette facile qui vous donne amplement de protéines et de glucides pour vous donner l'énergie nécessaire à démarrer la journée. (Remarque : la plupart des nutritionnistes déclarent que, à moins que votre taux de cholestérol ne soit très élevé, vous pouvez consommer cinq jaunes d'œufs par semaine.)

1 Écaillez et hachez grossièrement les œufs. Placez-les dans un bol de taille moyenne.

2 Dans un petit bol, combinez la mayonnaise, la moutarde, la poudre de curry et la sauce jalapeño. Versez ce mélange sur les œufs et mélangez. Ajoutez sel et poivre au goût. Ajoutez les échalottes hachées.

3 Tartinez les tranches de pain.

Information nutritionnelle par portion
Le pain de blé entier donne à ce repas son élan énergétique.

Calories	220
Kilojoules	940
Protéines	12 g
Hydrates de carbone	19 g
Gras total	10 g
Gras saturé	2.5 g
Cholestérol	320 mg
Sodium	530 mg
Fibres alimentaires	2 g

TOUS LES HYDRATES DE CARBONE NE SONT PAS CRÉÉS ÉGAUX.

Même les régimes qui exigent que l'on coupe (quelquefois radicalement) la consommation d'hydrates de carbone font en général la distinction entre les bons hydrates de carbone et les mauvais. Les mauvais hydrates de carbone incluent le sucre et les aliments contenant de l'amidon comme les pommes de terre, les pâtes et les aliments fabriqués à partir de farine blanche. Ces hydrates de carbone ne fournissent pas assez de bienfaits nutritionnels pour compenser le fait que le corps les convertit rapidement en sucre, entraînant par la suite une baisse d'énergie. Les bons hydrates de carbone comprennent les fruits, les légumes et les noix. Ils prennent plus de temps à se convertir en sucre et sont riches en vitamines, en minéraux, en fibres, en antioxydants et autres nutriments essentiels. Bien qu'elle soit chaudement débattue, fions-nous à la recommandation générale des autorités en matière de nutrition : au moins la moitié des calories que nous absorbons doit provenir des hydrates de carbone.

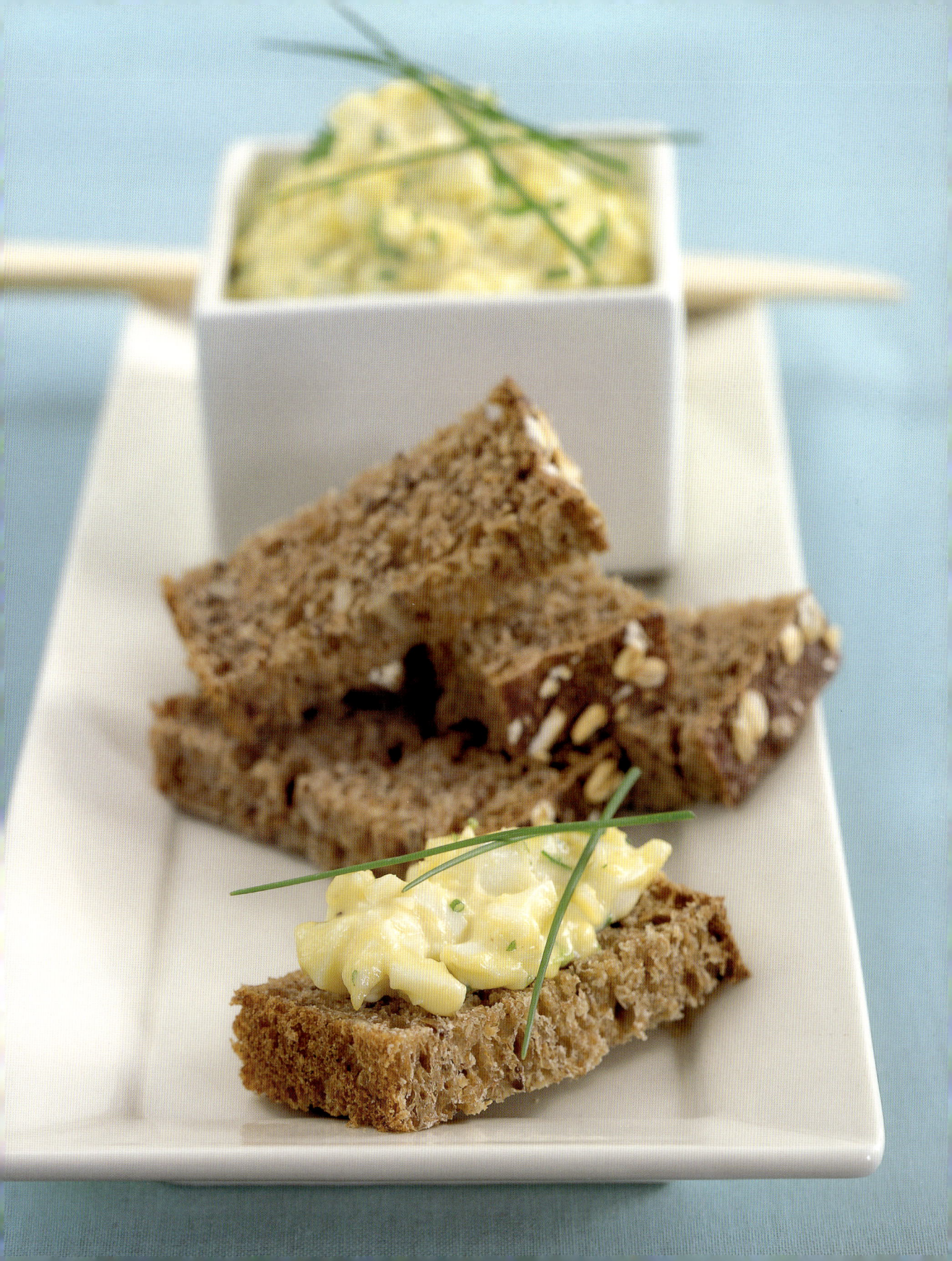

Nettoyer

Bien plus qu'une question de toilette et de bonne hygiène, un nettoyage efficace rafraîchit l'esprit et l'âme aussi bien que le corps.

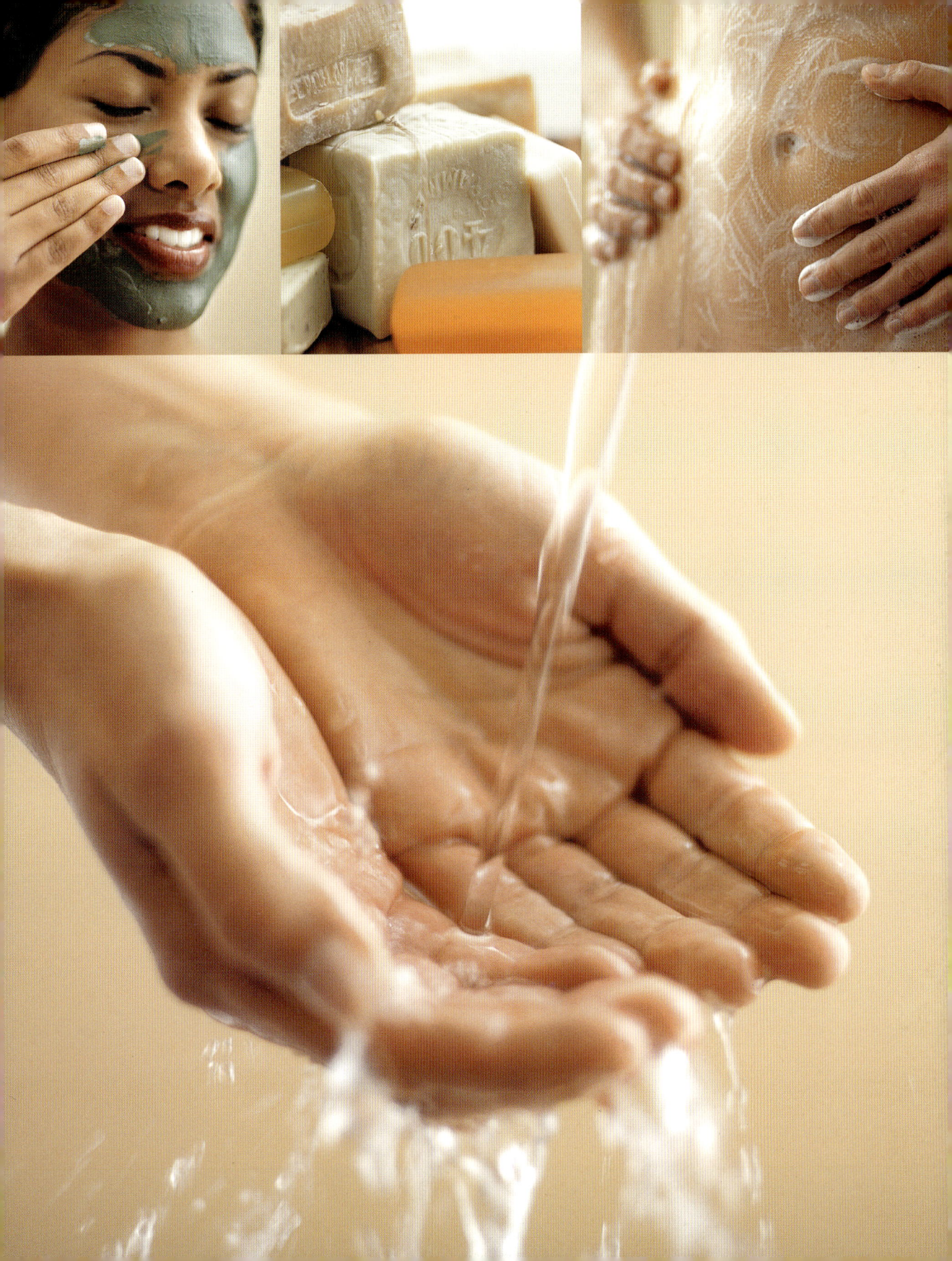

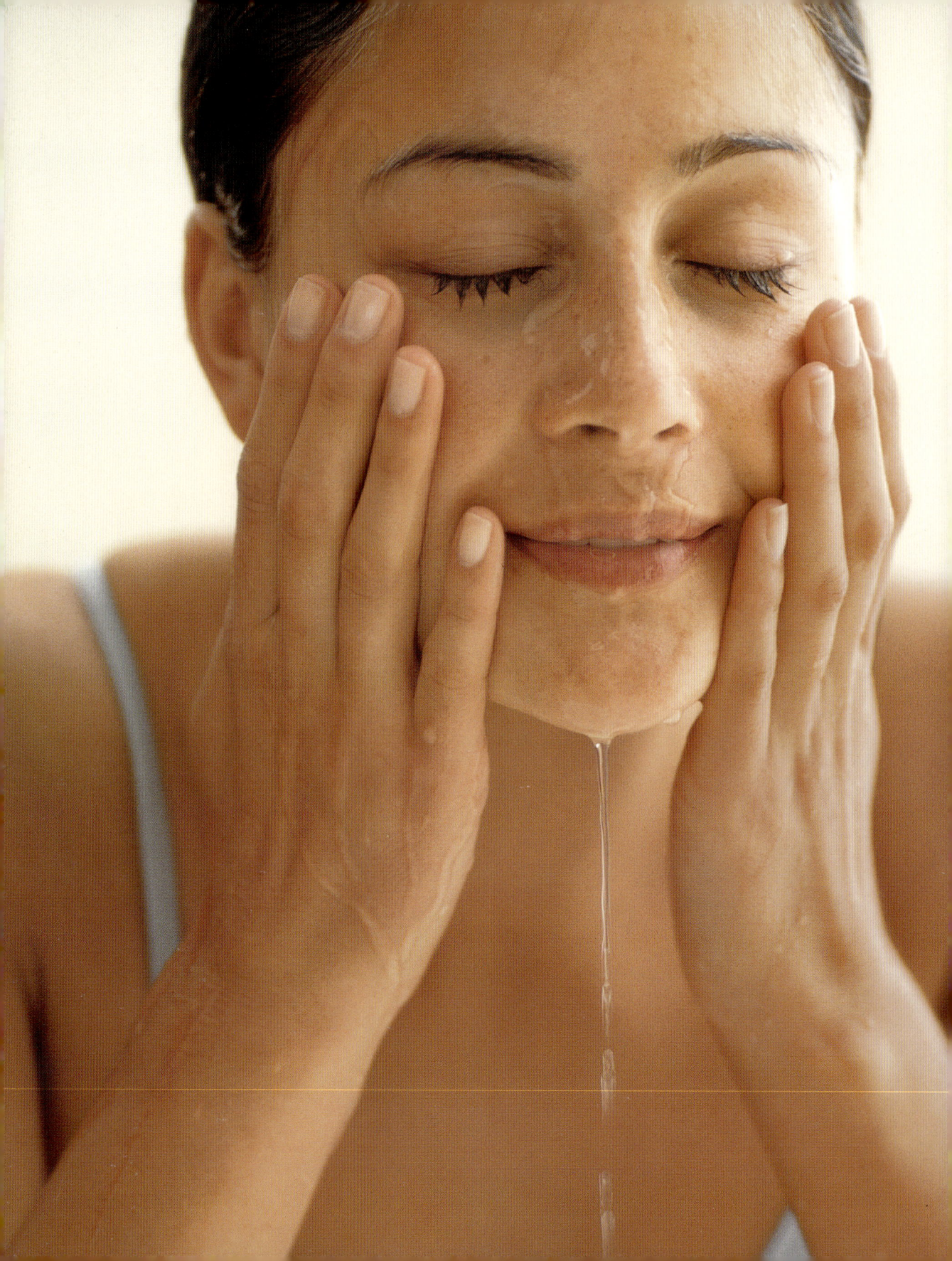

Nettoyer

Lorsque vous pensez nettoyage, vous pensez probablement à des tâches banales comme laver votre visage ou prendre une douche. Ce chapitre vous offre d'excellents conseils sur ces rituels quotidiens essentiels aussi bien que sur plusieurs autres aspects des soins personnels, mais il faut plus que cela pour être vraiment propre.

Un bon nettoyage implique également le balayage de ces toiles d'araignée que sont les soucis et les pensées négatives. De plus, en ce qui concerne notre corps, l'intérieur aussi bien que l'extérieur doit être pris en considération. Nettoyer signifie annuler certains effets qu'une mauvaise nutrition, un manque d'exercice et d'autres mauvaises habitudes, sans parler du stress et de la pollution, peuvent avoir eus sur nos corps assiégés. Ce processus peut sembler drôlement exigeant et peut-être même un peu idéaliste, mais vous trouverez dans les pages qui suivent une vaste gamme d'idées prosaïques et accessibles pour mettre de l'ordre dans vos affaires.

Identifier les types de peau

La première étape de bons soins pour la peau est de déterminer votre type de peau : sèche, grasse, normale ou mixte. Puis passez à la maîtrise de quelques éléments essentiels des soins quotidiens.

Les cosméticiennes et les spécialistes des soins de la peau basent leur recommandations de nettoyage, tonification et hydratation de la peau du visage (voir page 57 ▸) sur son degré d'huile. La peau sèche est en général affamée de corps gras, par exemple, et elle a tendance à être mate, rugueuse, squameuse et fragile. Ses pores sont généralement petits et elle ride souvent prématurément.

Certaines parties de la peau grasse deviennent luisantes quelques heures après le nettoyage à cause d'une trop grande production d'huile et d'une surabondance de glandes cutanées produisant de l'huile. Elle offre souvent une texture grossière, de larges pores, et elle a tendance à produire boutons et points noirs. La bonne nouvelle est que la peau grasse est plus résistante aux rides.

La peau normale produit suffisamment d'huile pour protéger sa couche supérieure et la garder souple sans interférer avec le processus naturel d'élimination des cellules mortes. Vous n'aurez pas la sensation d'avoir la peau « raide » après un lavage au nettoyant doux et à l'eau. Les pores sont en général de taille moyenne. Dans la peau mixte, la zone en T (front, nez, menton) est grasse, tandis que les zones autour des yeux, des joues et du cou sont sèches.

Les besoins changeants de votre peau
Gardez en tête que votre type de peau peut changer avec le temps, à cause de facteurs comme le régime alimentaire, la température, les hormones et les médicaments. Demeurez attentive à la façon dont votre peau réagit et soyez prête à modifier vos habitudes quotidiennes au besoin.

TYPE DE PEAU PHOTOSENSIBLE	NO
Brûle toujours sans jamais bronzer.	I
Brûle facilement, bronze légèrement.	II
Brûle d'abord puis bronze également.	III
Brûle peu, bronze bien.	IV
Brûle rarement, bronzage profond.	V
Ne brûle presque jamais, fonce légèrement.	VI

SUIVRE LE SOLEIL

Les dermatologues voient en général les différents types de peau en termes de leur sensibilité au soleil. Connaître votre propre degré de sensibilité aux rayons UV est important, car vous pourrez ainsi mieux comprendre les précautions à prendre pour réduire les risques de cancer de la peau et de vieillissement prématuré. Si vous êtes du type I, II ou III, assurez-vous d'utiliser un écran solaire avant un facteur de protection (SPF) de 15 ou plus. Attention toutefois de ne pas vous laisser bercer par un faux sentiment de sécurité si votre type de peau est plus élevé : les peaux d'ébène offrent une protection naturelle de 6 à 8 seulement. (Voir page 167 ▸ pour information sur l'autobronzant).

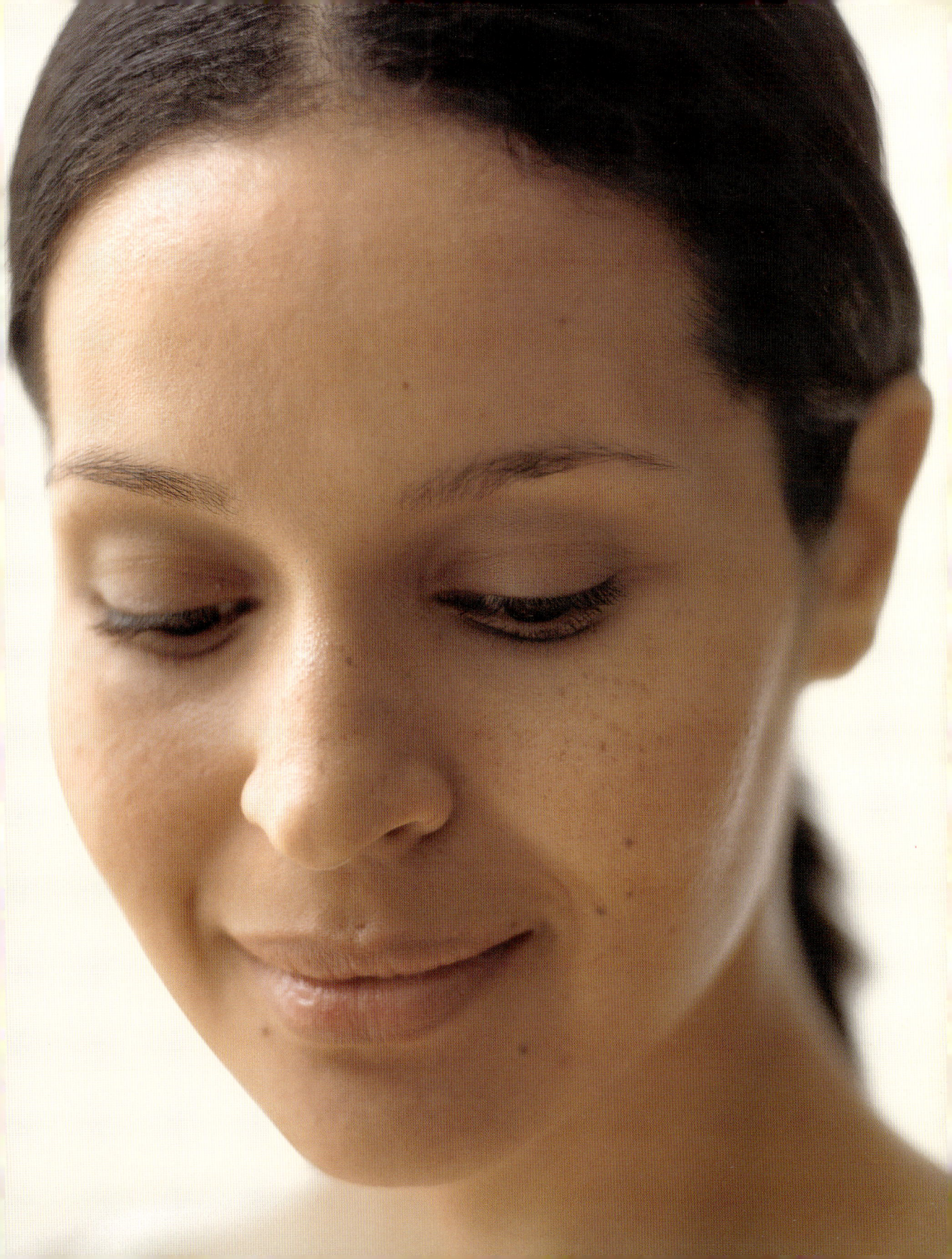

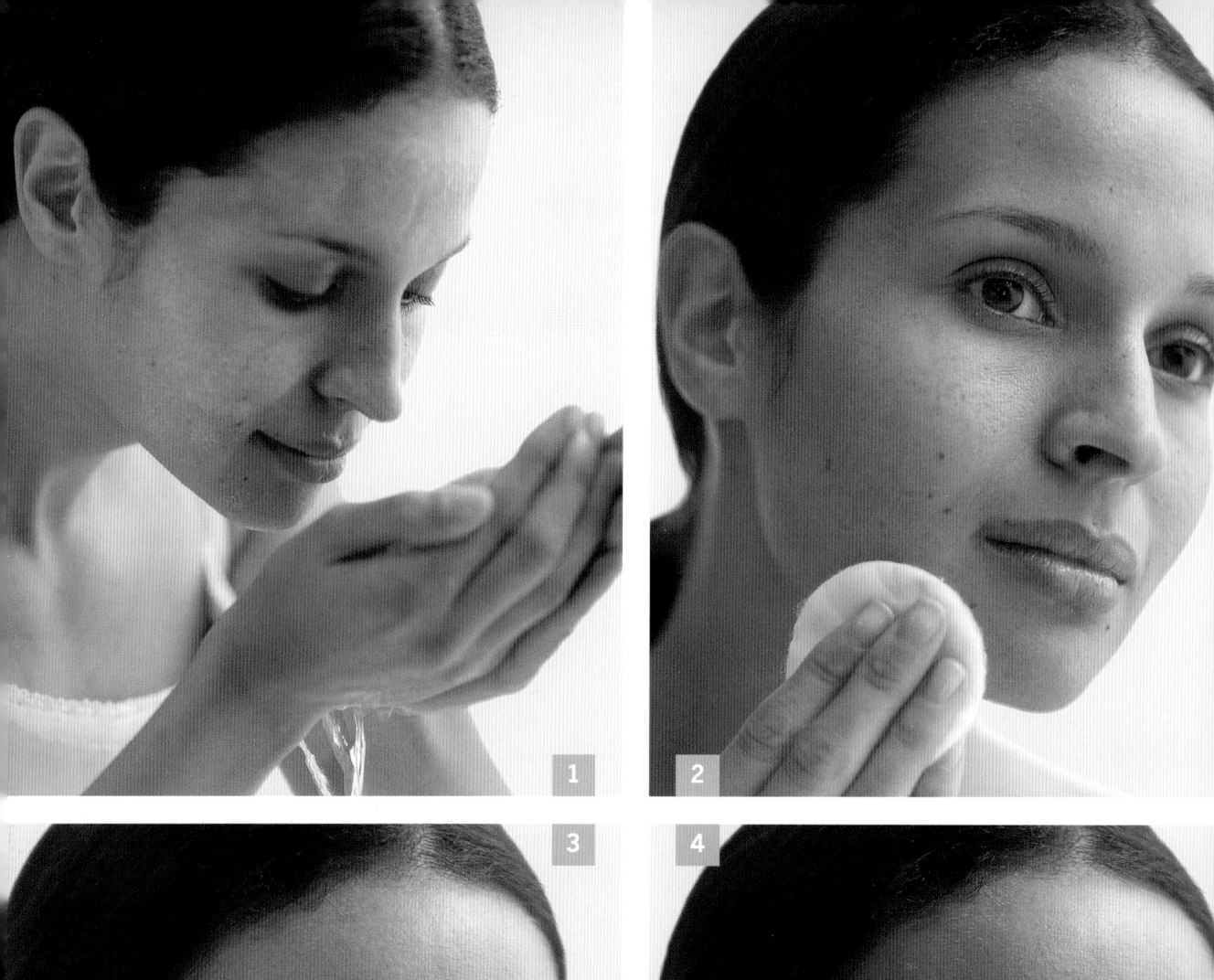

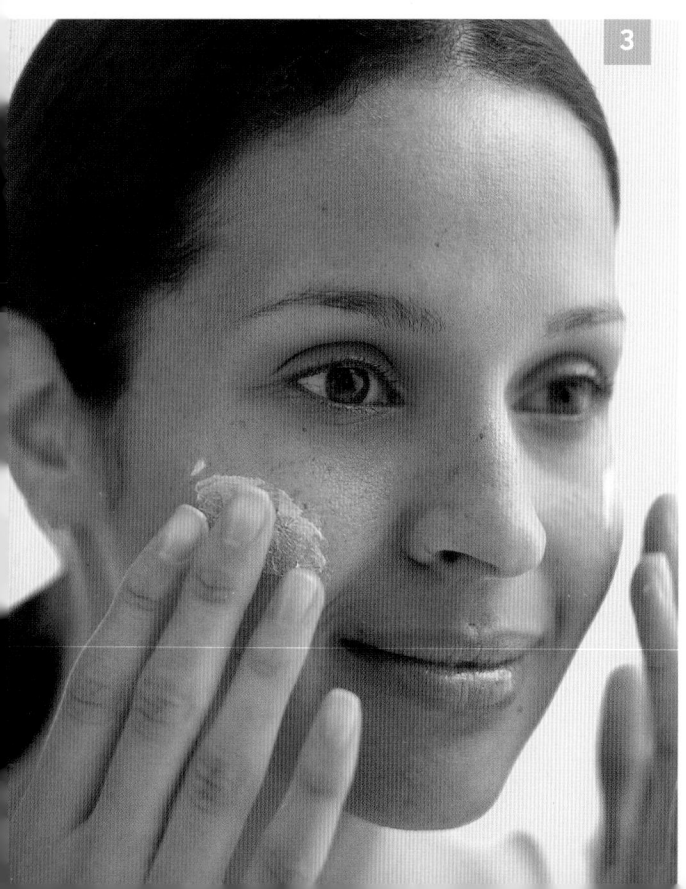

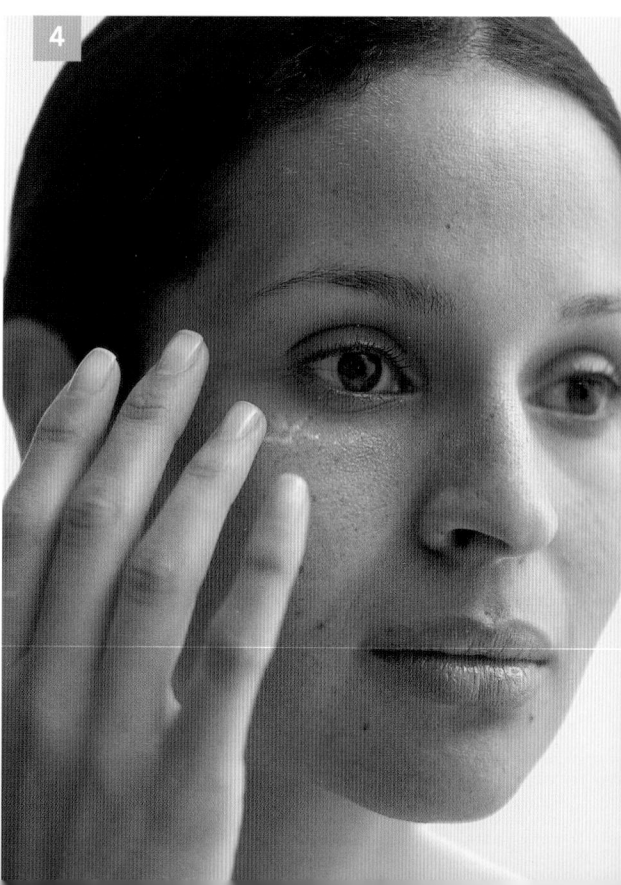

Soins de base de la peau

Les quatre étapes de base — nettoyage, tonique, hydratant et soins de la zone des yeux — vous aideront à conserver à votre peau un éclat et une apparence des meilleurs.

1 Lavez votre visage (deux fois par jour serait idéal, mais au moins chaque soir!) à l'aide d'un nettoyant conçu spécialement pour votre type de peau (voir page 54 ◂). La peau sèche tire avantage d'un lait nettoyant ou d'une crème. Certaines consignes sur les produits recommandent de tout simplement essuyer le nettoyant avec un gant de toilette ou un papier-mouchoir après l'avoir bien fait pénétrer, mais si votre peau est toujours un peu huileuse, rincez plutôt le nettoyant à l'eau tiède. Si votre peau est grasse, elle répondra en général très bien à une mousse ou à un gel rafraîchissant. La peau normale peut tolérer bien des sortes de produits nettoyants : le choix est simplement une question de préférence personnelle. (Si vous utilisez un nettoyant savon et que votre peau tire et semble sèche après le nettoyage, essayez un produit légèrement plus émollient). Pour une peau mixte, vous devrez probablement vous occuper des zones plus grasses à l'aide d'un nettoyant en gel ou en mousse puis hydrater adéquatement (voir étape 3).

2 Appliquez un tonique en versant une petite quantité sur un tampon de coton puis en essuyant votre visage au complet. Les toniques ou astringents vous aident à enlever toute trace résiduelle de maquillage et d'impuretés. Certains rafraîchissent (bon pour la peau grasse) ; certains hydratent et adoucissent (un plus pour la peau sèche). Pour les peaux normales ou mixtes, essayez différents types pour trouver celui qui vous convient le mieux.

3 Une fois le tonique asséché, appliquez l'hydratant. Une formule sans huile est adaptée à la peau grasse, un produit aux riches émollients nourrit la peau sèche et quelque chose entre les deux convient à la peau normale. Si votre peau est de type mixte, appliquez un hydratant sans huile sur la zone en T (front, nez, menton) et un produit plus riche sur les zones plus sèches.

4 Prenez un soin particulier de la zone autour des yeux, délicate et sujette aux rides. Utilisez un démaquillant doux pour les yeux tous les soirs, plus une crème ou un gel pour les yeux matin et soir. Tapotez délicatement sous les yeux et aux coins externes (où se forment les pattes d'oie) avec votre annulaire, qui est le doigt le plus faible et donc le moins à même de tirer votre peau.

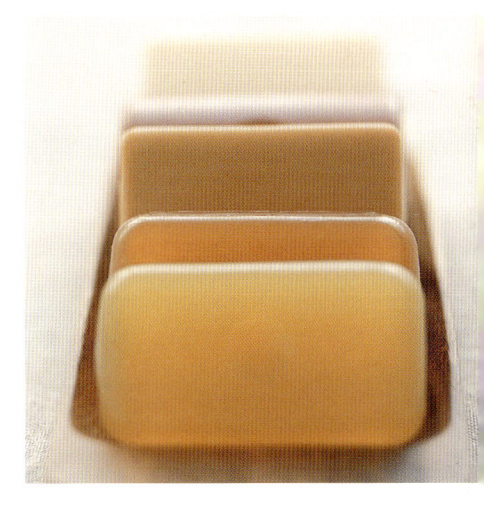

Comment travaille le savon
Le savon brise la règle qui veut que l'eau et l'huile ne se mêlent pas. Une composante du savon, appelée surfactif, possède une structure moléculaire qui attire l'eau à une extrémité et les substances non solubles à l'eau à l'autre. Lorsque vous faites mousser, l'huile lie le surfactif (et la saleté) à l'eau ; rincez simplement et la poussière et l'huile s'éliminent en même temps que l'eau. Un savon trop acide pour votre peau contient peut-être trop de surfactif. Essayez un produit plus doux.

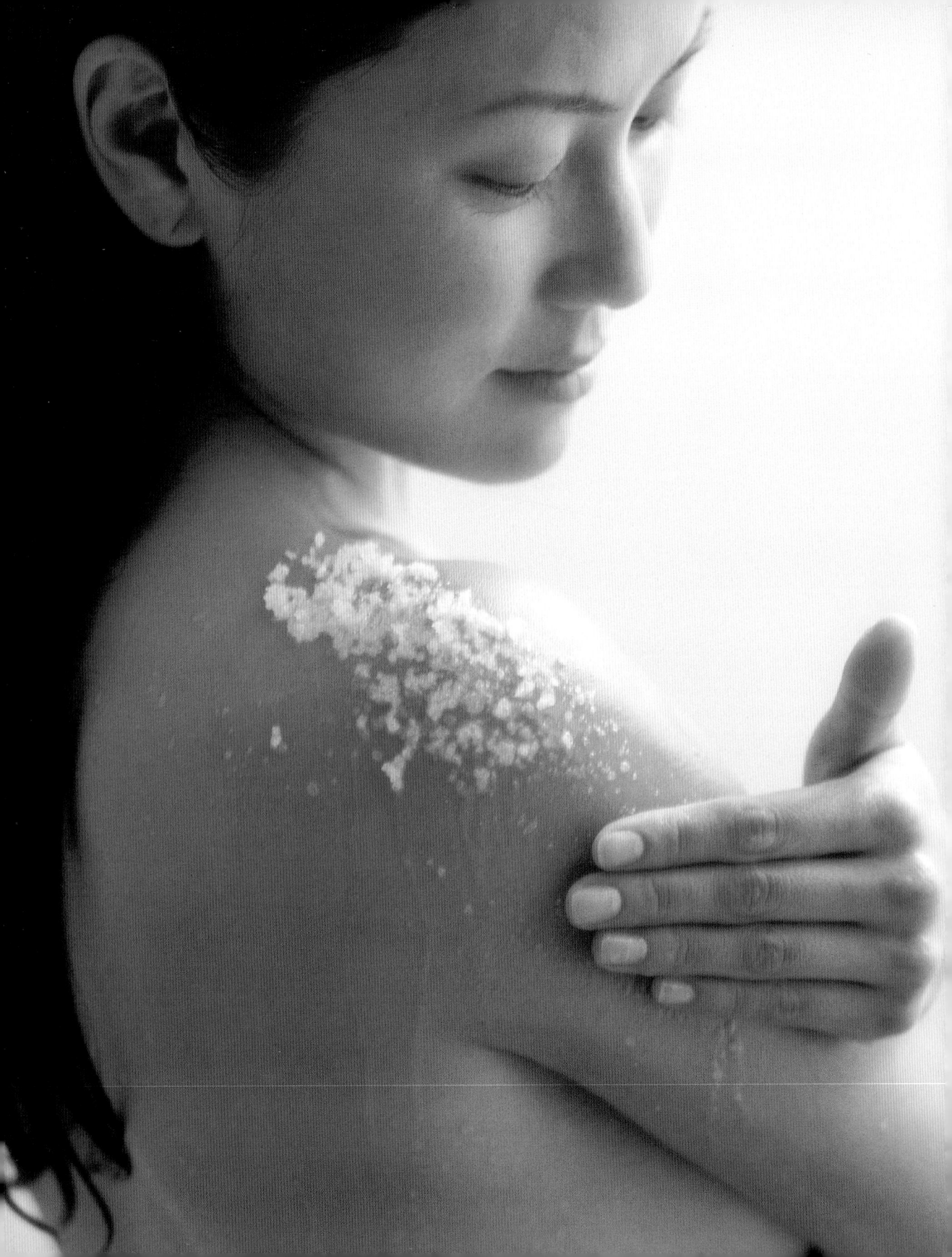

Exfoliation du corps

Étape souvent négligée du nettoyage, l'exfoliation manuelle aide le corps à se débarrasser des cellules mortes de la peau, donnant ainsi une peau d'apparence saine et radieuse.

Lorsque vous prenez une douche ou un bain, étalez une petite quantité de gel nettoyant sur un gant de toilette ou une éponge luffa, faite d'un végétal fibreux et charnu. Faites mousser le gel et frottez le gant de toilette ou le luffa partout sur votre corps, en direction de votre cœur pour aider l'écoulement des fluides lymphatiques.

Vous obtiendrez le même résultat en utilisant un exfoliant plutôt que le rugueux applicateur. D'abord, lavez-vous comme d'habitude sous la douche. Une fois tout le savon ou le gel douche rincé, fermez la douche. Utilisez un exfoliant au sucre, au sel marin ou aux noix (ou de la recette à droite), versez environ deux cuillères à table dans votre main et appliquez l'exfoliant fermement partout sur votre peau selon de petits mouvements circulaires, en commençant par vos pieds et jambes, puis vos bras. Soyez attentive en particulier aux zones de peau sèche, comme les talons et les coudes. Ensuite, exfoliez vos fesses, votre estomac, votre dos (enfin ! autant que faire se peut) et votre poitrine, diminuant la pression lorsque vous travaillez dans des zones délicates et ajoutant du produit au besoin. Rincez à fond à l'eau tiède, en utilisant vos mains pour enlever tout l'exfoliant.

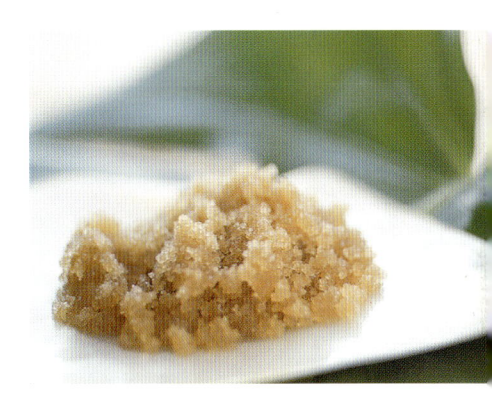

Poli doux et épicé pour le corps
- 1 cuillère à table de sucre à la démérara
- 1 cuillère à table de sucre brun
- 1 cuillère à table de sucre superfin
- 4 cuillères à table de miel
- 2 cuillères à thé de jus de citron ou de lime
- 1 cuillère à thé de gingembre moulu
- ½ cuillère à thé de cannelle moulue

ALLEZ-Y POUR LA LUMINESCENCE

Le corps se déleste d'environ 500 millions de cellules mortes quotidiennement, à partir de sa couche de peau supérieure, l'épiderme. Si ces cellules restaient là, elles formeraient une couche épaisse emprisonnant l'humidité et rendant la peau mate et squameuse. L'exfoliation manuelle aide le corps à se débarrasser des cellules mortes et révèle une nouvelle couche de peau, plus rose. Elle aide également à stimuler la circulation, à desserrer les poils incarnés et à se débarrasser de la saleté et de l'huile. À mesure que nous vieillissons, les cellules mortes prennent plus de temps à parvenir à la surface de l'épiderme et à s'éliminer ; l'exfoliation devient donc un rituel de plus en plus important.

Trop d'une bonne chose

Si votre peau est sèche ou sensible, n'utilisez pas à la fois un exfoliant et un gant de toilette à l'agave ou un luffa — cette combinaison est susceptible de causer une irritation. N'exfoliez jamais une peau brûlée par le soleil ou endommagée. Assurez-vous d'y aller généreusement avec l'hydratant (voir page 43 ◄) après l'exfoliation, car cette procédure peut vider le réservoir d'humidité de la peau.

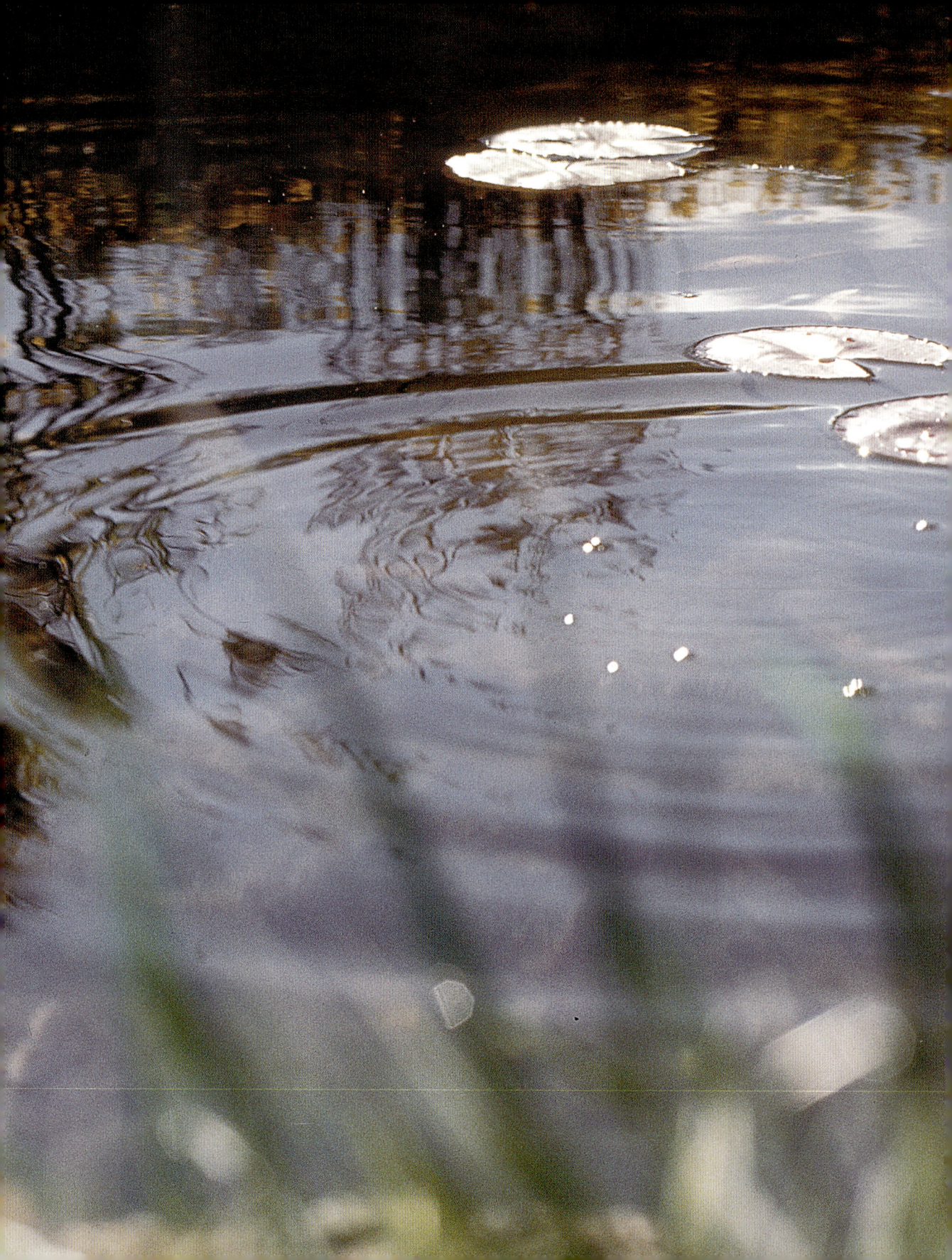

Cette version simple d'une technique de méditation classique et aux nombreuses vertus vous aidera à nettoyer votre esprit en lui offrant un répit qui est le bienvenu. Tout d'abord, trouvez un endroit tranquille, loin des distractions, et asseyez-vous sur le plancher dans une pose de méditation (voir page 178 ▶) ou sur une chaise, pieds sur le sol, mains reposant sur vos jambes ou sur les bras de la chaise. Gardez votre colonne vertébrale bien droite, détendez vos épaules et ne laissez pas votre menton tomber sur votre poitrine. À présent fermez vos yeux et respirez profondément à quelques reprises, remplissez vos poumons entièrement pendant l'inspiration et videz-les complètement quand vous expirez.

Visualisation créatrice

Lorsque votre respiration aura pris un rythme lent et aisé, commencez par visualiser un petit étang rempli d'eau claire dans un paysage pictural. Un ciel bleu clair s'étend au-dessus de votre tête et quelques nuages cotonneux se reflètent à la surface lisse de l'étang. Imaginez un caillou tombant dans l'étang. Regardez-le lentement couler à travers l'eau claire, plus bas, plus bas, jusqu'au fond. À présent, imaginez que vous êtes ce caillou, délicatement posé au fond de l'étang et que vous regardez vers le ciel. Imaginez que les nuages représentent vos pensées, vos soucis et toutes ces choses que vous avez à faire. Pendant quelques minutes, regardez-les s'éloigner. Vous savez que vous devrez vous en occuper plus tard, mais, pour l'instant, votre esprit est immobile, reposant sereinement dans son refuge liquide.

1

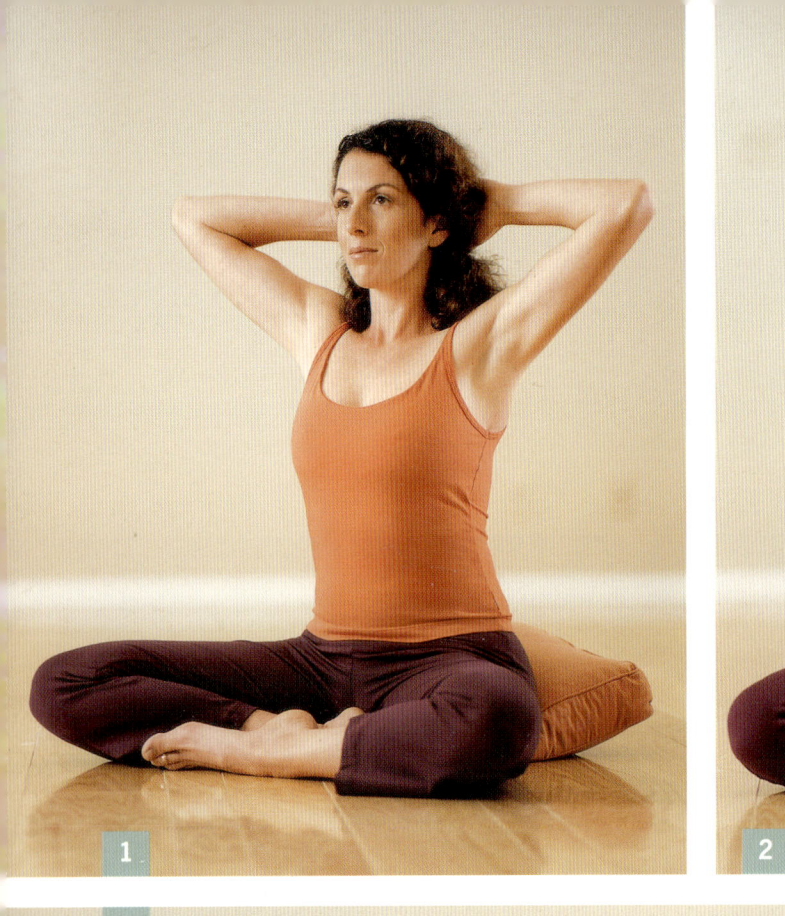

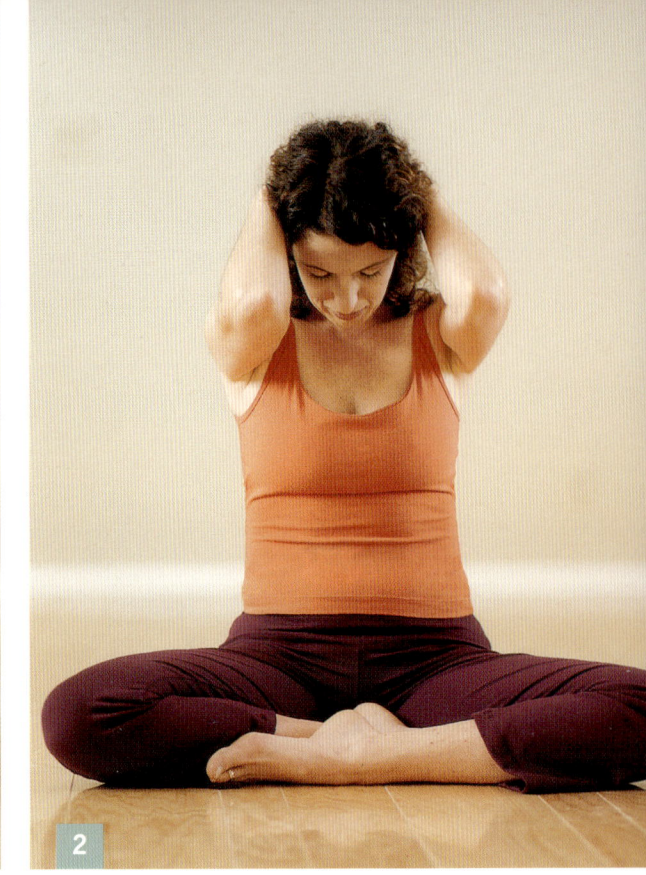

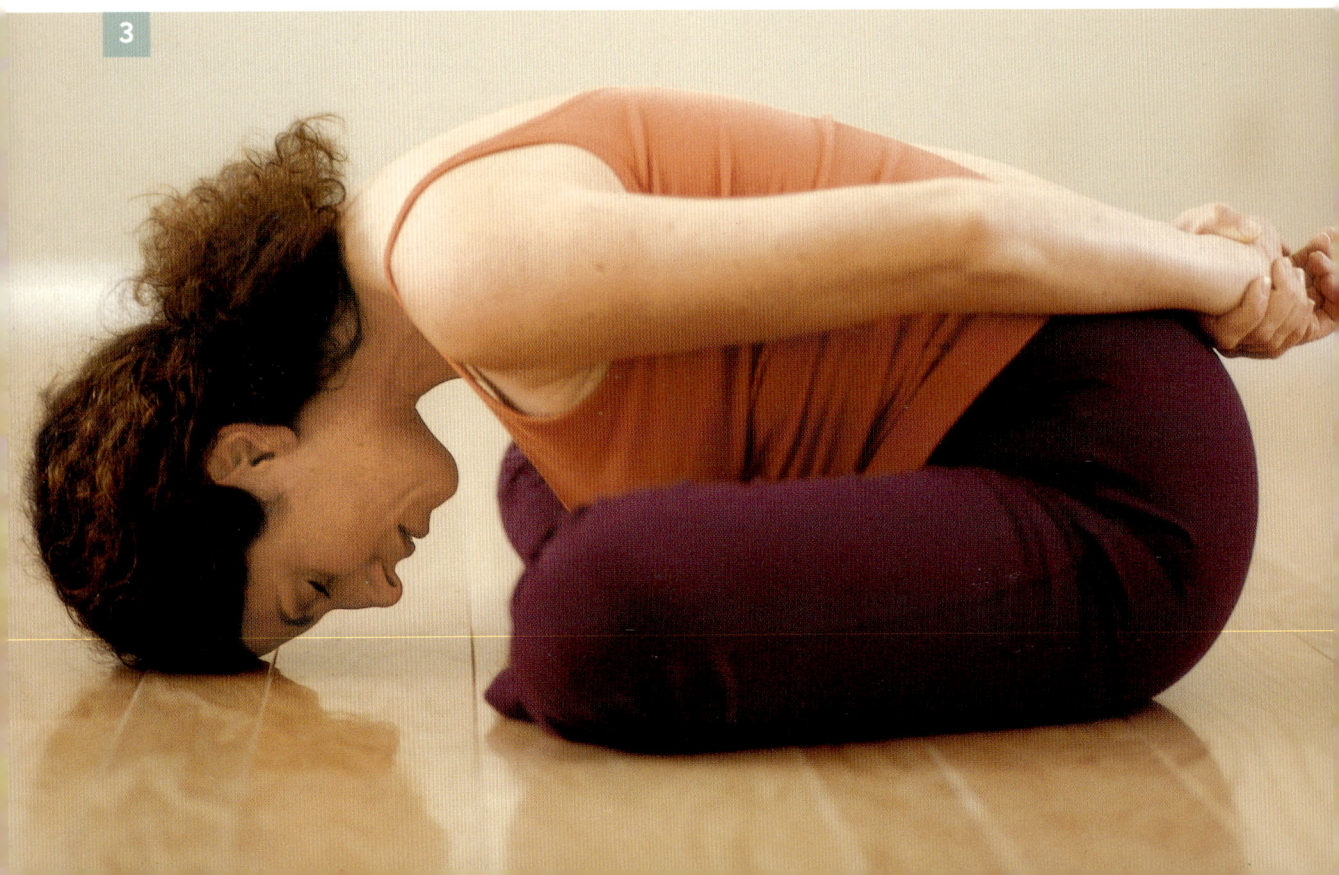

2

3

Plier ses ailes, sceau du yoga

Gâtez-vous avec deux poses de yoga qui libèrent l'énergie emprisonnée dans votre cou, vos épaules et les muscles de votre dos, vous aidant à découvrir en vous une zone de calme.

1 Pour la pose des ailes repliées, asseyez-vous jambes croisées sur le plancher, étirez votre colonne vertébrale, entrelacez vos doigts et placez vos mains à l'arrière de votre tête. Lorsque vous inspirez, étirez vos coudes vers l'arrière, en faisant attention de ne pas mettre trop de pression sur votre tête, et ouvrez bien grand vos omoplates.

2 Lorsque vous expirez, repliez vos bras sur vos oreilles, étirez l'arrière de votre cou et baissez votre menton vers votre poitrine. Inspirez à mesure que vous relevez votre tête et étirez de nouveau vos coudes vers l'arrière. Répétez ces mouvements d'ouverture et de fermeture pendant quatre respirations.

3 Ajoutez encore à cette sensation de relâchement en faisant le sceau du yoga. Toujours en position assise et jambes croisées, amenez vos mains derrière votre dos et agrippez délicatement le poignet de votre main dominante avec votre autre main. Inspirez en allongeant votre colonne, puis expirez en vous repliant vers l'avant à partir des hanches. Vos mains se trouvent toujours détendues contre votre dos. Laissez votre tête pendre vers le sol ou s'y reposer. Si la position est inconfortable, placez un coussin ferme sous votre tête. Dirigez votre esprit vers un endroit où règne un calme absolu. Maintenez la pose de 30 à 60 secondes, puis asseyez-vous lentement en inspirant.

Simplement respirer
Portez une attention particulière à votre respiration lorsque vous pratiquez ces mouvements aussi bien que tout autre mouvement de yoga. Dans le yoga, l'inspiration est en général liée aux mouvements qui détendent la poitrine et l'abdomen et l'expiration est liée aux mouvements qui compressent l'abdomen. Lorsque vous maintenez une pose, essayez de respirer par le nez et ne retenez jamais votre respiration à moins que des consignes vous demandent expressément le contraire.

POURQUOI AVONS-NOUS MAL AU COU ?

Le cou humain, le plus long chez les primates, supporte le poids de la tête : quatre kilogrammes ou plus chez un adulte. C'est l'une des parties les plus actives du corps humains, mais il est moins protégé que le reste de la colonne vertébrale. Le cou accomplit en général admirablement bien son travail lorsque nous avons une bonne posture et que nous laissons notre tête reposer directement sur le haut de notre colonne. Mais trop souvent, nous persistons dans de mauvaises habitudes. Par exemple, nous nous penchons vers l'écran de l'ordinateur pendant des heures, en forçant les muscles du cou à travailler plus fort et à exercer une énorme pression sur les vertèbres cervicales.

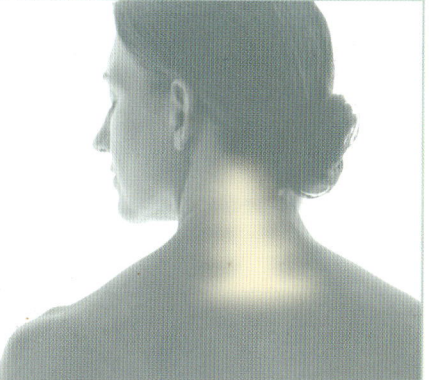

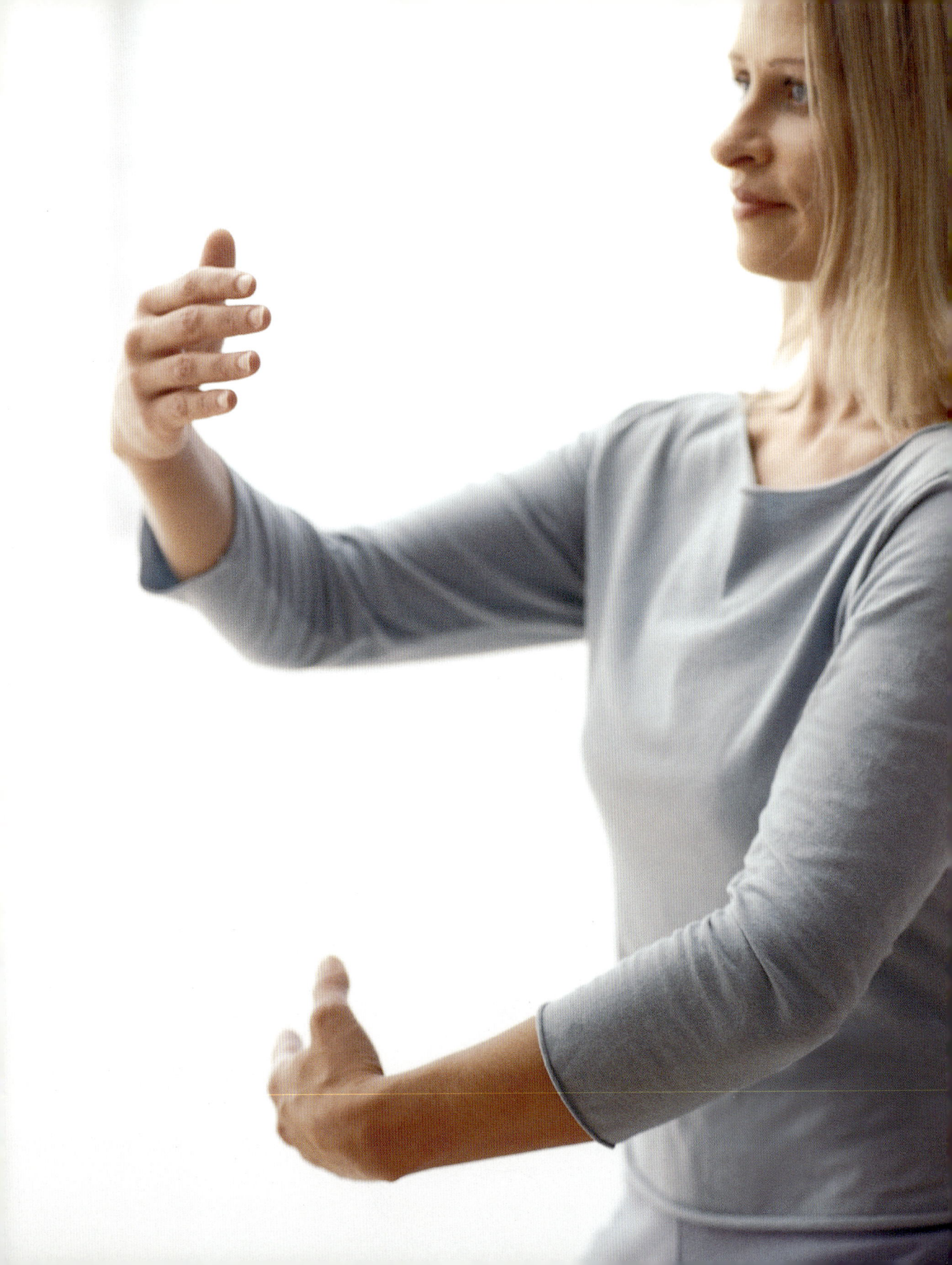

Fouet simple, mains de nuage

Les mouvements circulaires et les délicats pivots de cet exercice de tai chi sont réputés nettoyer et relaxer les organes du corps, en particulier ceux du système digestif.

Ceux qui pratiquent le tai chi croient que cet art ancien nettoie le corps et l'esprit de plusieurs manières vitales. La séquence de mouvements lents et liés conserve le chi (ou énergie vitale) du corps équilibré et fluide, ce qui en retour aide à prévenir la maladie, favorise la guérison et vous garde en harmonie avec les autres et avec la nature. La concentration nécessaire pour rester conscient du mouvement et de l'énergie du corps garde également l'esprit libre des distractions, du fouillis mental qui l'encombre trop souvent, ce qui favorise la clarté et la sensation de paix.

Les étapes décrites dans les pages suivantes illustrent comment passer de la position du fouet simple à celle des mains de nuage. Également appelée mains ondulantes comme des nuages ou mains nuageuses, cette séquence est une forme de tai chi fondamental. Ses gracieux mouvements et pivots circulaires aident à relier les parties inférieure et supérieure du corps, à relâcher la tension accumulée et sont excellents pour les organes digestifs, en particulier l'estomac.

EFFETS NETTOYANTS DU TAI CHI

Plusieurs de ceux qui le pratiquent affirment que les postures spécifiques du tai chi profitent à des organes spécifiques, parce que ses positions déplacent physiquement les organes et activent les méridiens énergétiques qui correspondent à ces organes. Les mouvements du fouet simple et des mains de nuage, par exemple, sont destinés à masser les organes digestifs, en les aidant à se débarrasser des impuretés et à fonctionner plus efficacement. De plus, les aspects méditatifs du tai chi aident à nettoyer l'esprit des soucis et tensions, ce qui peut réduire la quantité d'acide sécrété par l'estomac. En fait, les médecins des hôpitaux d'Asie incluent souvent le tai chi dans le traitement des ulcères.

séquence étape par étape ▶

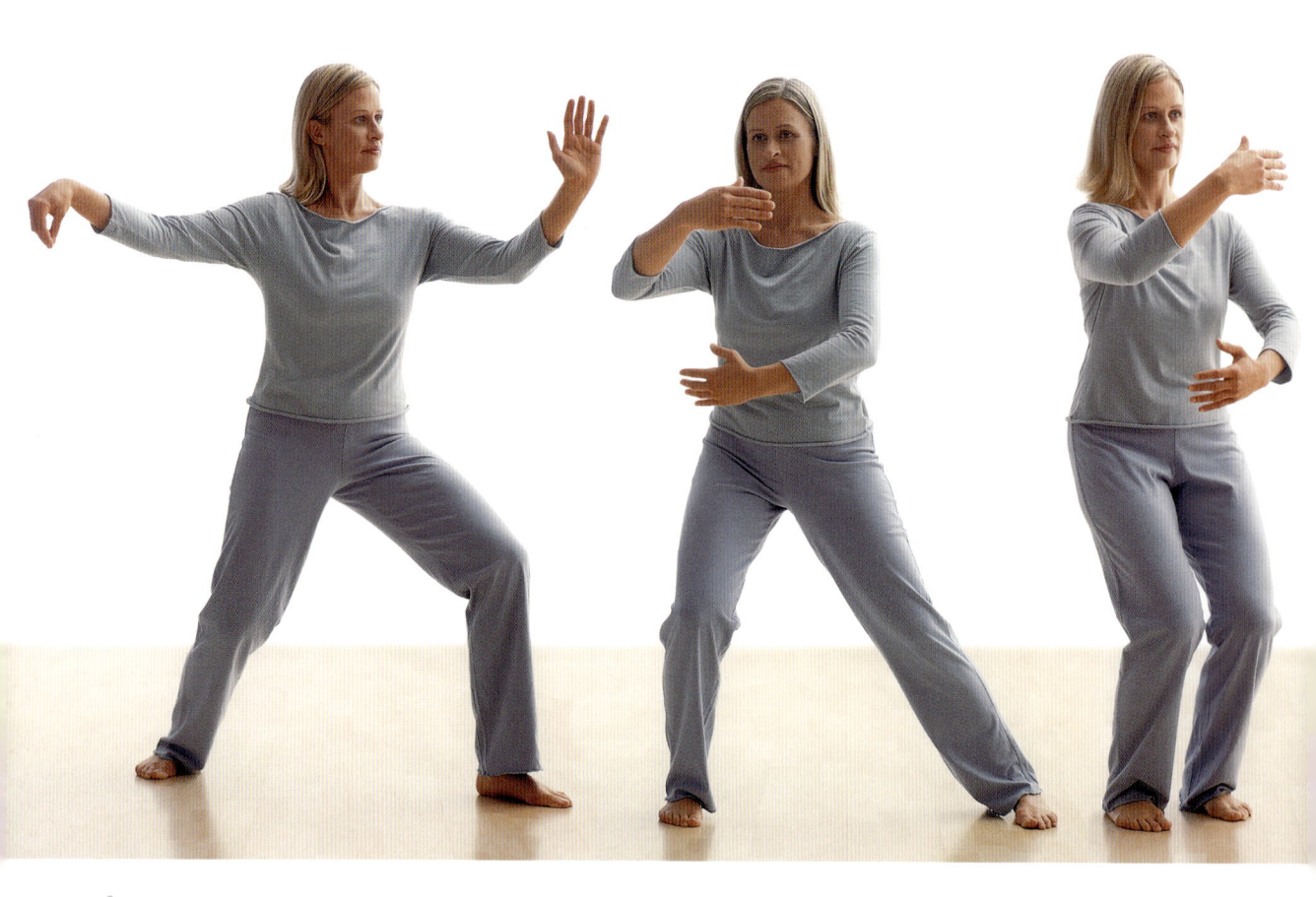

1   Commencez par la position du fouet simple : jambes écartées, avec la gauche en avant et pliée au genou et la droite vers l'arrière et presque droite. Les orteils de votre pied gauche pointent vers la gauche, et ceux du pied droit légèrement vers la droite. Élevez vos bras un peu sous la hauteur des épaules, bras gauche replié au coude et paume vers l'extérieur. Étendez votre bras droit derrière vous, légèrement plié au coude, et fermez vos doigts en les faisant pointer vers le bas (comme si vous faisiez un crochet). Détendez vos épaules.

2   Pour entrer dans la séquence mains de nuage, pivotez sur votre pied gauche afin que vos orteils soient face à l'avant et votre jambe gauche étendue. Gardez votre poids sur votre jambe droite repliée. À mesure que vous bougez, ramenez votre bras gauche vers le bas et vers l'intérieur, jusqu'à ce que votre main soit près de votre nombril, paume vers l'intérieur. Amenez votre bras droit vers le haut ; ce faisant, votre main se trouvera au niveau de votre menton, paume vers vous. Gardez vos bras arrondis.

3   Faites un pas avec votre pied gauche, gardant vos genoux pliés à environ 45 degrés. Souvenez-vous que vos genoux doivent restés légèrement pliés tout au long de l'exercice. (Lorsque vous pratiquez le tai chi, gardez toujours les angles des jointures détendus.)

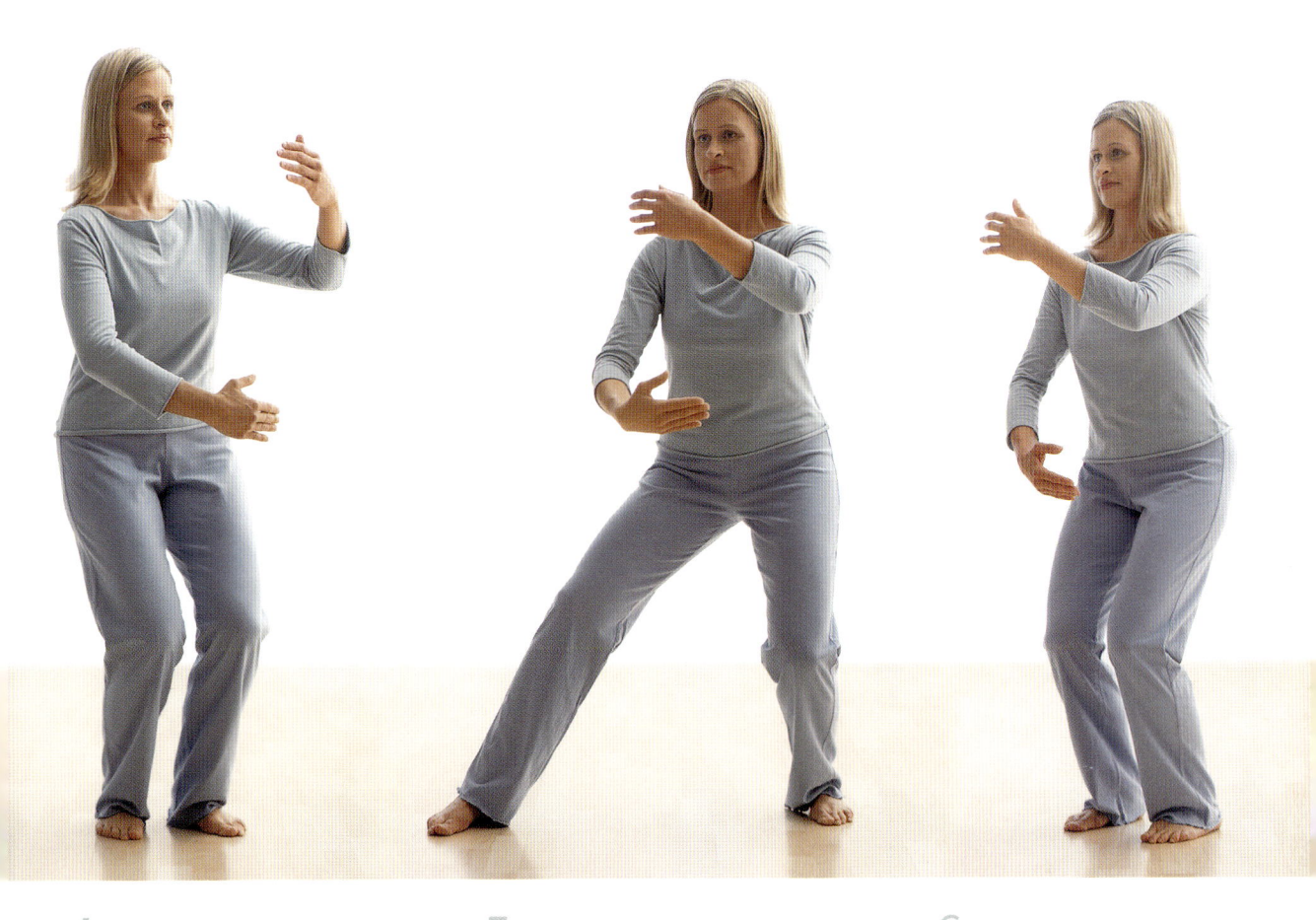

4 Commencez à pivoter la taille vers la droite. Dans un mouvement fluide et contrôlé, échangez la positions de vos mains : la main droite se dirige vers le bas et la gauche vers le haut. Vos paumes sont toujours tournées vers l'intérieur et vos bras demeurent arrondis, comme si vous teniez un baril.

5 Comme faisant partie du flot continu de mouvements vers la droite, étendez votre jambe droite vers le côté, tout en gardant le genou légèrement plié. En même temps, concentrez-vous pour mettre tout votre poids sur votre jambe gauche. En termes de tai chi, votre jambe droite devrait se sentir vide, tandis que la gauche (qui porte le poids) devrait se sentir pleine. Assurez-vous que vos épaules restent basses et détendues.

6 Faites un pas avec votre pied droit en gardant vos genoux légèrement pliés. Votre main gauche reste en l'air et votre main droite reste en bas. Vous pouvez dès maintenant revenir à la position du fouet simple (voir étape 1) et répéter la séquence quatre fois.

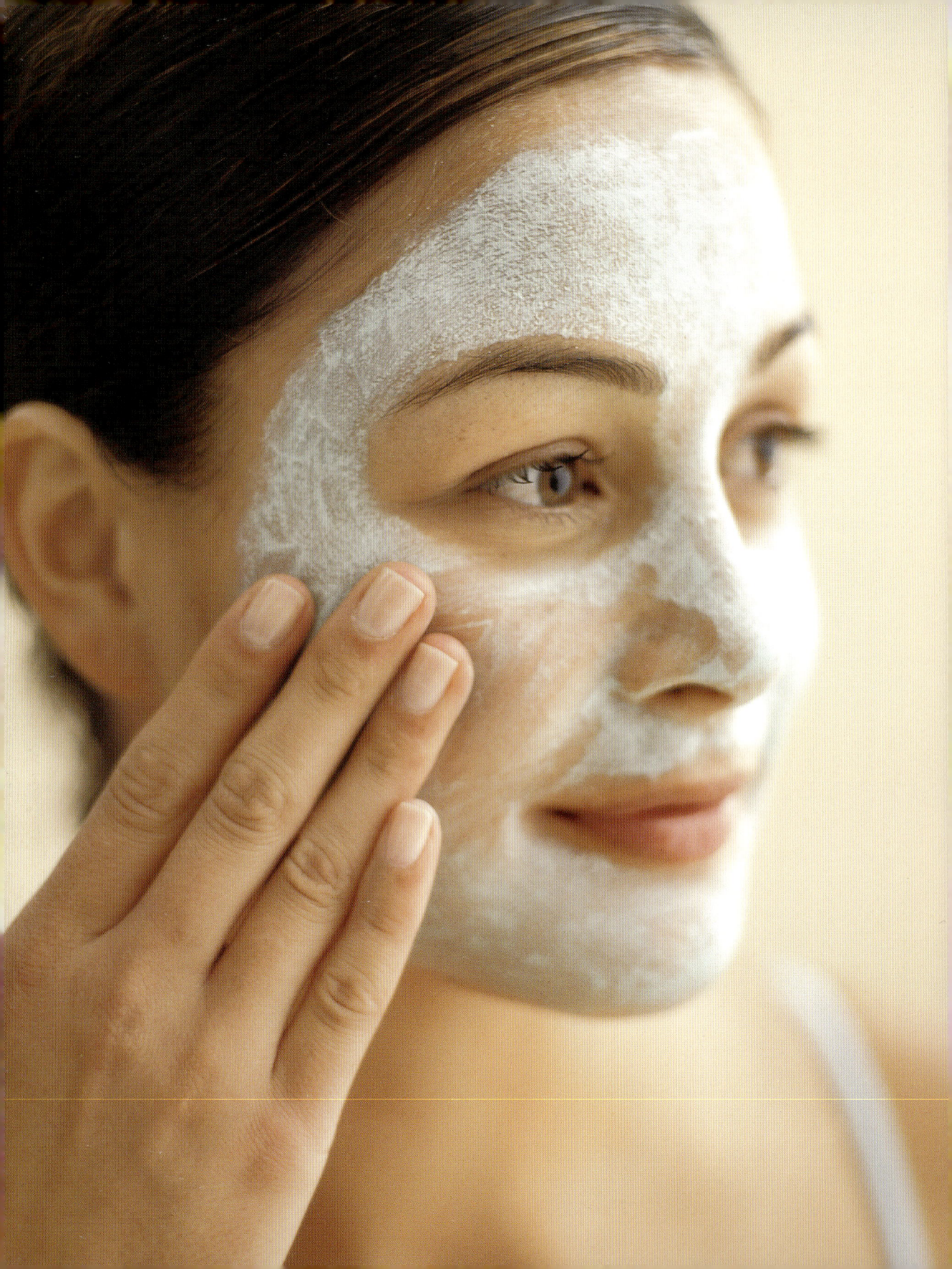

Masque à l'huile d'arbre à thé

Si votre peau est grasse ou sujette aux rougeurs, l'utilisation régulière d'un masque de nettoyage à base d'huile d'arbre à thé contrôlera la production excessive d'huile.

La peau grasse est causée par une surproduction des glandes sébacées ou simplement par leur surabondance. Le film huileux qui recouvre la peau lui donne une apparence luisante et obstrue les pores, entraînant ainsi rougeurs et points noirs. Les propriétés de nettoyage en profondeur de l'huile de l'arbre à thé vous aideront à combattre ces problèmes : ses propriétés antibactériennes réduisent les rougeurs tout en prévenant leur apparition. (L'huile de l'arbre à thé peut également prévenir l'infection en cas de coupure et soulager les boutons de fièvre et les coups de soleil.)

Une fois votre visage bien lavé, appliquez un masque à base d'huile d'arbre à thé (plusieurs produits commerciaux excellents sont disponibles mais vous pouvez également consulter la recette à droite pour une version maison). Étalez une couche mince et égale sur votre visage, en évitant les lèvres et le tour des yeux. Laissez pendant dix minutes. Retirez le masque en rinçant votre visage à l'eau tiède et en essuyant tout résidu à l'aide d'un tampon de coton ou d'un gant de toilette.

N'oubliez pas que même la peau grasse peut avoir besoin d'hydratation. Un gel hydratant à base d'huile d'arbre à thé adoucit et hydrate votre peau sans être trop lourd ou irritant. Appliquez une quantité de gel de la grosseur d'un euro (vingt-cinq sous) sur vos doigts propres et faites pénétrer.

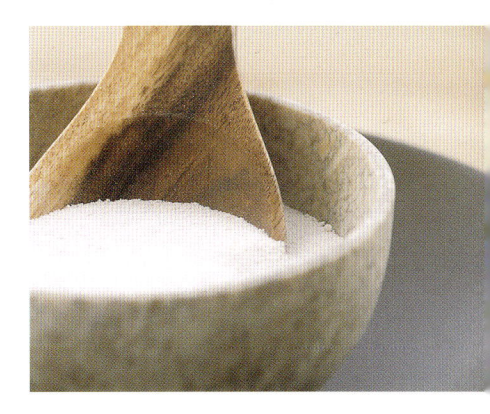

Masque de nettoyage en profondeur
- 1½ cuillère à table de kaolin (argile blanche illustrée ci-dessus)
- 1 cuillère à table de farine d'avoine
- 3 à 4 cuillères à table de jus d'orange
- 1 cuillère à table de feuilles de menthe finement hachées
- 1 cuillère à thé d'huile d'olive extra-vierge
- 5 à 8 gouttes d'huile d'arbre à thé

ÉLOIGNER LES ROUGEURS

Un excès de production d'huile, en particulier dans la zone en T (front, nez, menton) est la principale cause des boutons. Bien qu'il s'agisse d'un problème d'ordre génétique, on croit que l'alimentation et le stress jouent aussi un rôle dans la formation de boutons. Une grande quantité de produits sont censés combattre les rougeurs, mais plusieurs contiennent des ingrédients extrêmement asséchants pour la peau, qui causent une irritation et activent la production d'huile. Si vous êtes tourmentée par un problème de boutons, consultez un dermatologue et voyez quels sont les traitements recommandés par le médecin.

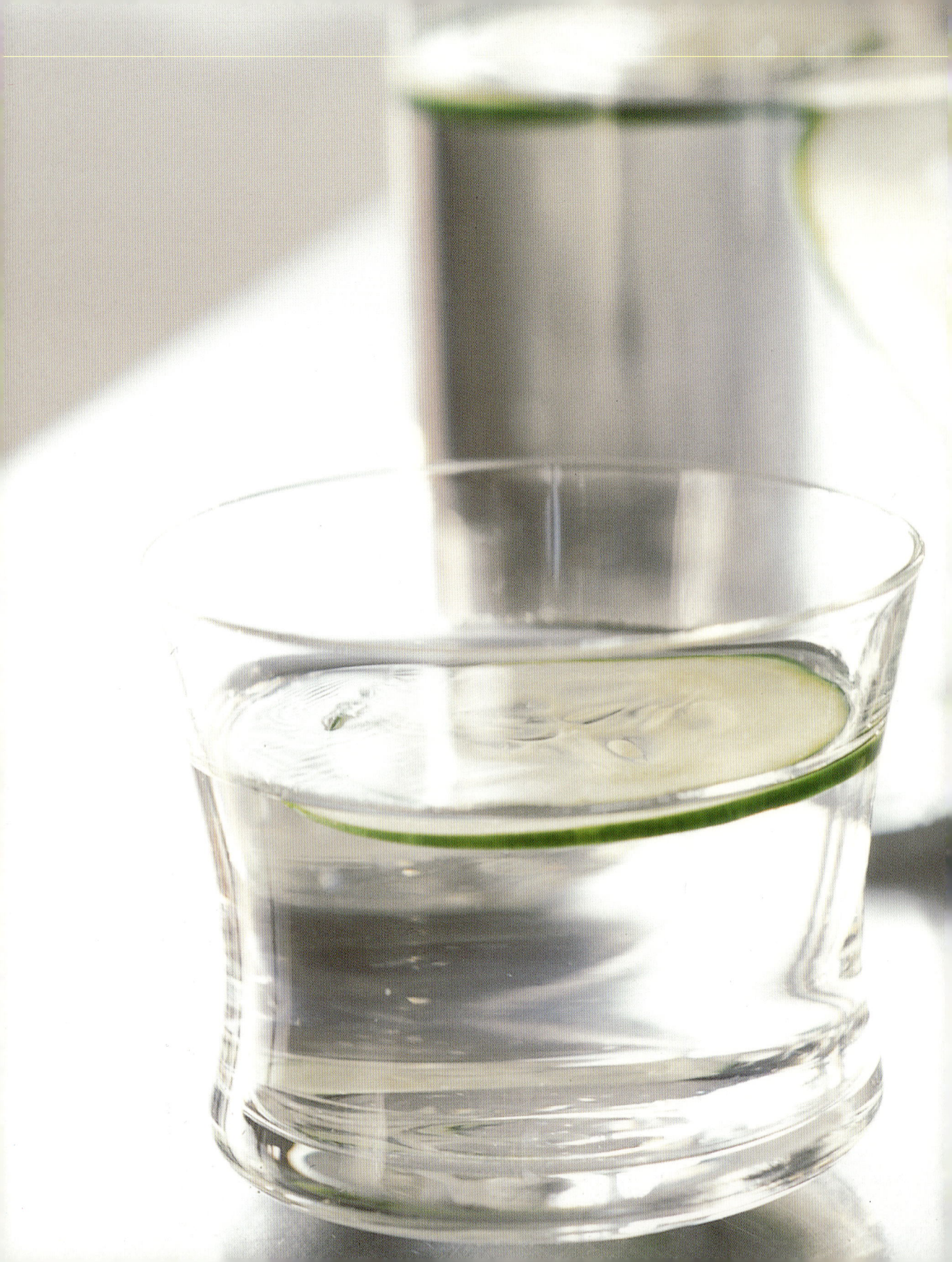

Vous pouvez trouver de nombreuses potions exotiques sur le marché promettant toutes sortes de bénéfices pour la santé. Pourtant, l'une des façons les plus simples (et les moins onéreuses) de nettoyer votre système est de boire beaucoup d'eau. Après l'oxygène, c'est d'eau que votre corps a le plus besoin. En réalité, environ la moitié du corps d'une femme adulte est fait d'eau.

Les vertus de l'eau

L'eau joue un rôle primordial dans le fonctionnement de votre corps. Elle rend votre peau élastique et souple et aide les systèmes principaux (la digestion, la circulation, la régulation de la température, le métabolisme) à travailler adéquatement. Elle lubrifie également les jointures et les muscles, combat la fatigue et élimine vos toxines, empêchant un stress indu sur vos reins et votre foie. Une déshydratation mineure peut causer une concentration défaillante et provoquer l'irritabilité ; quant à la déshydratation sévère, elle peut être mortelle.

Alors, de quelle quantité de cet élixir magique avez-vous vraiment besoin ? Les scientifiques n'ont pas encore de réponse définitive, mais la norme actuelle est de huit verres d'eau par jour (environ deux litres), plus encore si vous faites souvent de l'exercice ou que vous vivez dans un climat chaud. Si cette quantité vous semble énorme, souvenez-vous qu'il s'agit de deux litres de liquide et que ce liquide inclut le jus, le lait et les tisanes aussi bien que l'eau contenue dans les aliments que vous ingurgitez.

Balayages du front

Une fois votre visage bien nettoyé, prenez un moment pour vous faire un massage du front. Il stimule le drainage lymphatique et modifie la position habituelle des muscles faciaux.

Mouvements de massage en sus
Pour augmenter encore l'effet relaxant des balayages du front, libérez l'énergie accumulée autour de la tête en faisant quelques mouvements amples. Fermez vos yeux et couvrez votre front d'une main, en la plaçant horizontalement en travers de votre front. Massez délicatement depuis vos sourcils vers le desssus de votre tête. Changez de main et répétez. En changeant de main, répétez les mouvements deux douzaines de fois.

Non seulement le massage facial soulage la tension mais il peut améliorer votre apparence. Le massage améliore la circulation du sang, vous assurant ainsi un éclat rayonnant, et il détend les muscles tendus qui donnent à votre visage une apparence fatiguée et pincée.

1 Détendez-vous en prenant une position confortable. Fermez vos yeux, placez le majeur de chacune de vos mains aux centres internes de vos sourcils (la partie la plus près de votre nez).

2 D'une pression douce mais ferme, tracez lentement un chemin du dessus de vos sourcils à vos tempes. (La pression ferme facilite le relâchement de la tension musculaire.) Revenez à votre position de départ.

3 Balayez de nouveau, cette fois en vous déplaçant de la partie juste sous vos sourcils et en allant vers les tempes. Appuyez sur l'os du sourcil et non sur votre œil.

4 Pour le troisième mouvement, tracez un chemin des coins internes de vos sourcils jusqu'à la ligne supérieure de vos cheveux. Glissez vos doigts le long de votre front et jusqu'à vos tempes. Répétez trois fois cet ensemble de balayages.

QU'EST-CE QUI CAUSE LES RIDES ?

Le mouvement des muscles faciaux creuse des ridules dans la peau et l'âge, accompagné de la perte de collagène, de l'accumulation de gras facial et de la production d'huile, transforme ces ridules en sillons. Ajoutez à cela les effets du soleil (voir page 54 ◄) et de la fumée (dans laquelle les chercheurs ont trouvé un gène qui détruit le collagène) et voilà la meilleure recette de rides qui soit. Pour vous aider à ralentir leur formation, utilisez un écran solaire et des hydratants avec des antioxydants, ne fumez pas et portez lunettes de soleil et chapeaux. Le massage aide également à détendre les muscles faciaux, prévenant ainsi la formation de ridules.

1

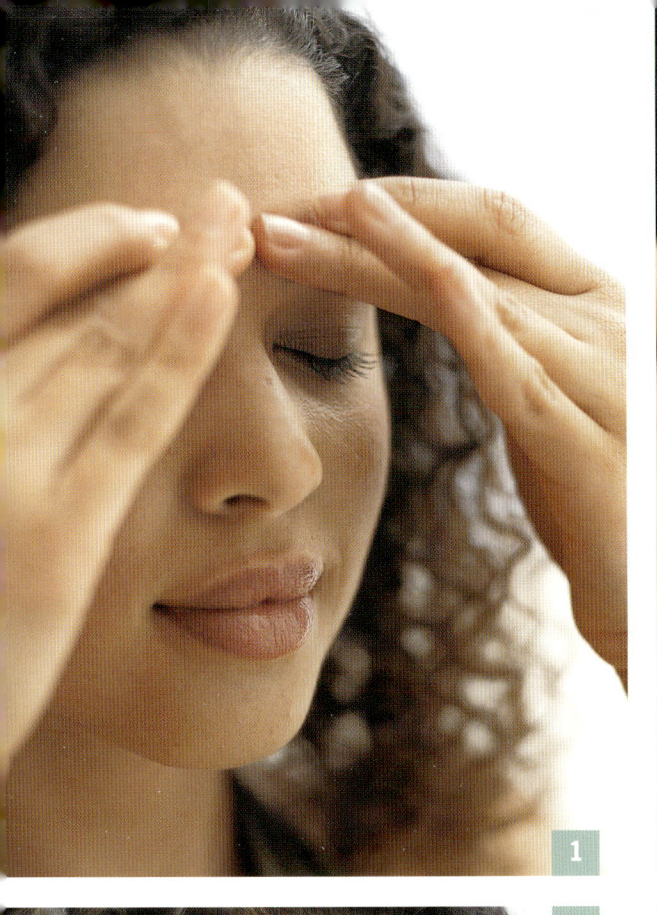

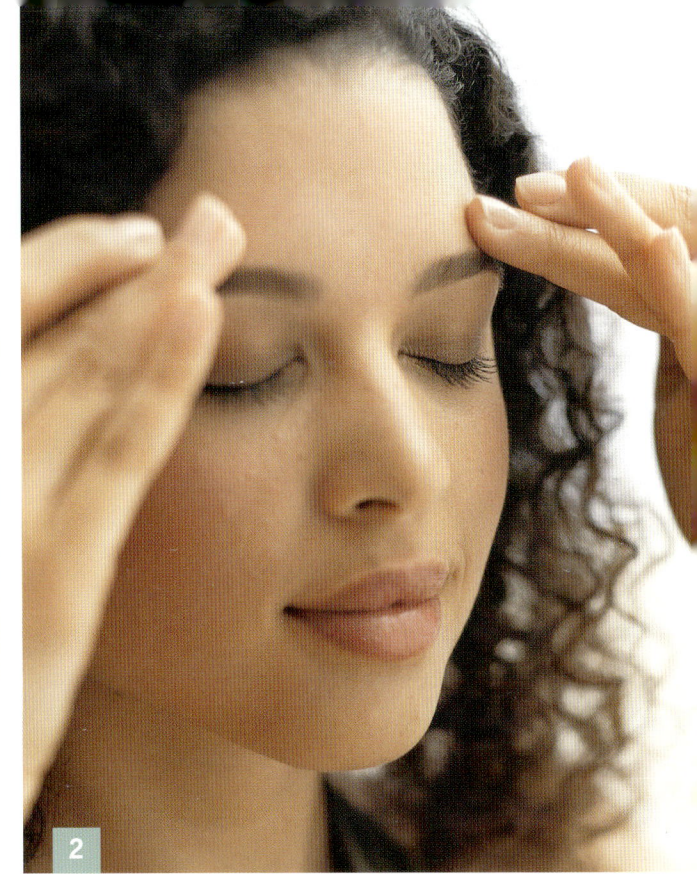

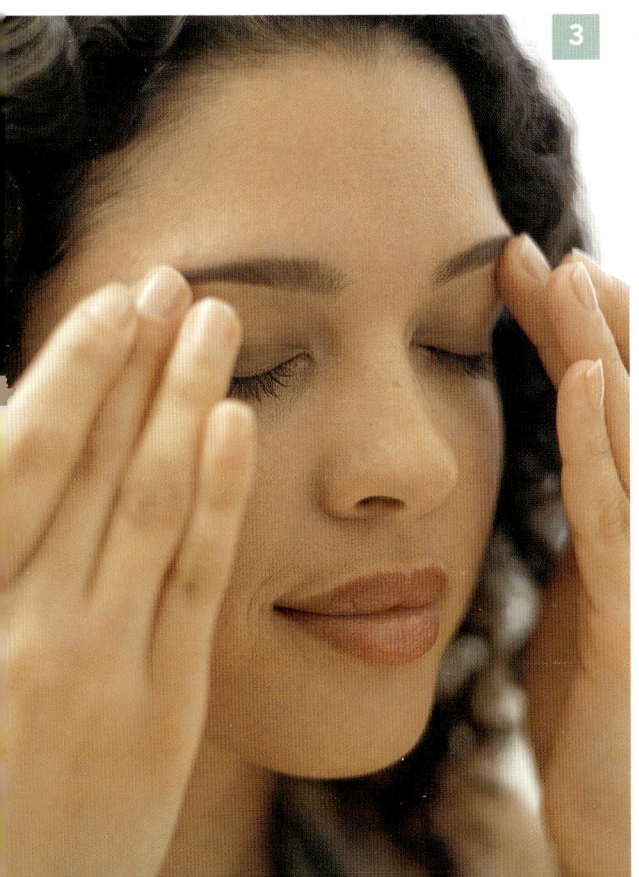

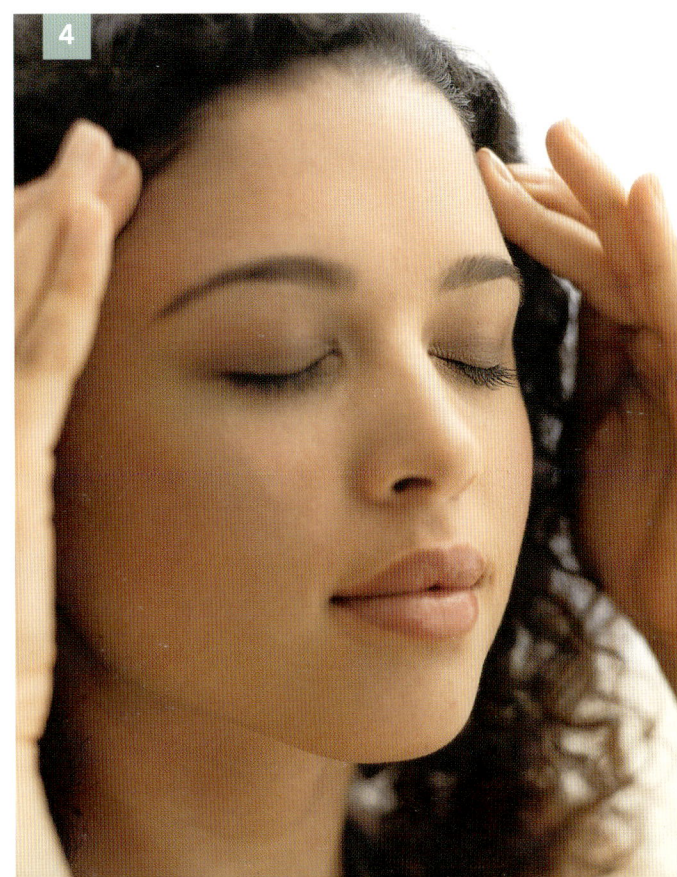

2

3

4

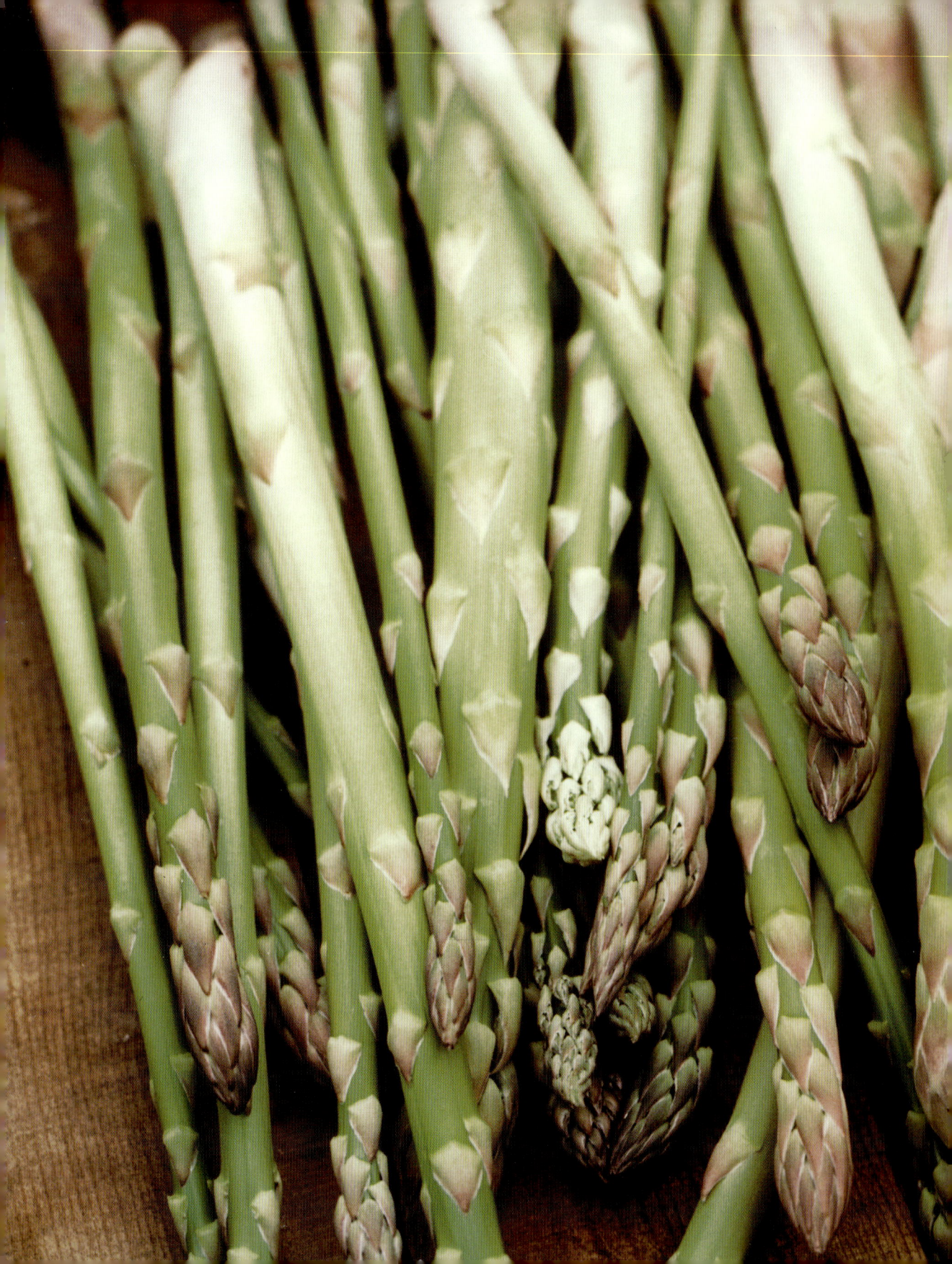

Asperges rôties

Une poignée de pointes d'asperges printannières et tendres ajoutent une touche d'élégance à n'importe quel plat. Leurs propriétés vivifiantes font à votre corps l'effet d'un véritable nettoyage du printemps.

Les asperges se sont mérité une place de choix parmi les légumes dans plusieurs cultures, à cause de leur goût aussi bien que de leurs qualités médicinales. Elles donnent au risotto italien un croquant savoureux ; mijotées avec oignons et aneth, elles créent des soupes russes ; combinées à la sauce aux fèves noires, elles deviennent cuisine chinoise. En médecine traditionnelle, les asperges (en général la racine) sont utilisées pour guérir les maux de dents, empêcher les pierres aux reins, retarder la perte des cheveux et tenir le cancer à distance. Diurétique puissant, elles aident à nettoyer le corps des excès de fluides et de toxines.

Les asperges fraîches se prêtent à plusieurs types de préparation, de la plus sublimement simple (à la vapeur, parsemées de sel et de poivre, peut-être avec un zeste d'huile d'olive) à la plus élaborée (cuites entre de minces tranches de jambon et servies avec une sauce crémeuse au citron, par exemple). La recette qui suit est un bon compromis : accompagnées d'un jet de vinaigre balsamique et d'un zeste de citron, les asperges sont assez faciles à préparer pour accompagner un repas familial et assez sophistiquées pour un dîner officiel.

1 Préchauffez le four à 200 °C (400 °F). Doublez une rôtissoire de papier d'aluminium et versez-y de l'huile d'olive.

2 Tamponnez les pointes d'asperges pour les sécher et enrobez-les d'huile d'olive. Assaisonnez au goût de sel et de poivre.

3 Faites rôtir pendant 20 à 25 minutes, en les retournant deux ou trois fois durant la cuisson. L'asperge est prête quand sa pointe peut être percée avec une fourchette (attention de ne pas trop cuire).

4 Disposez sur un plat de service. Aspergez de vinaigre balsamique, en retournant pour bien enrober. Garnissez d'un zeste de citron. Servez tiède ou à la température de la pièce.

Ingrédients
- 2 cuillères à thé d'huile d'olive extra-vierge
- ½ kg de grosses pointes d'asperges, ébarbées et coupées en morceaux de 2 cm
- Sel casher et poivre fraîchement moulu
- 2 cuillères à thé de vinaigre balsamique
- Zeste de citron finement râpé pour garnir

- Pour 4
- Temps de préparation : 10 minutes
- Temps de cuisson : 20 à 25 minutes

Information nutritionnelle par portion
Acide aspartique et potassium donnent à l'asperge ses qualités diurétiques.

Calories	40
Kilojoules	170
Protéines	3 g
Hydrates de carbone	3 g
Gras total	2.5 g
Gras saturé	0.5 g
Cholestérol	0 mg
Sodium	2 mg
Fibres alimentaires	1 g

nettoyer

Se renforcer

Il n'y a pas si longtemps, beaucoup de femmes recherchaient une apparence raffinée et délicate. Mais de nos jours, les femmes sont plus enclines à célébrer les vertus d'un corps solide, d'un esprit vif et concentré ainsi que d'une grande force morale.

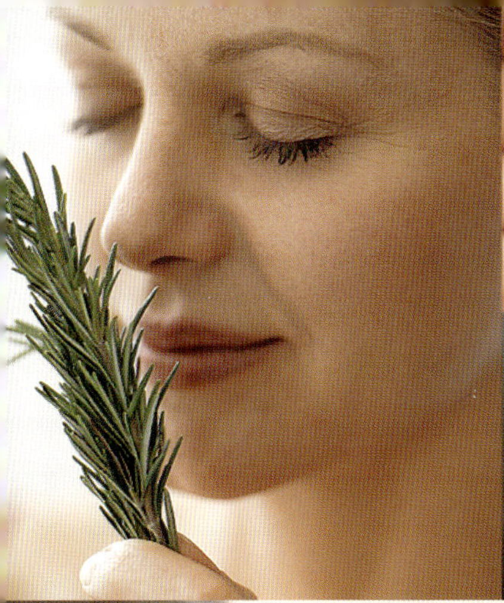
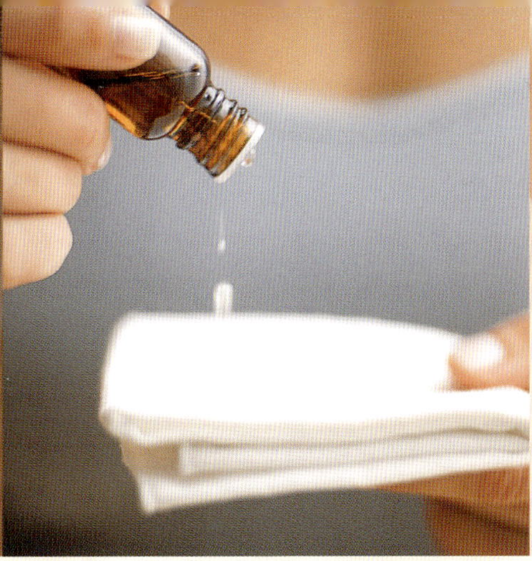
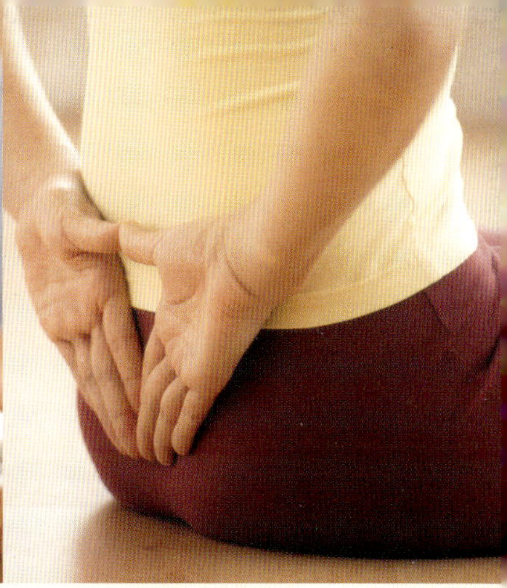
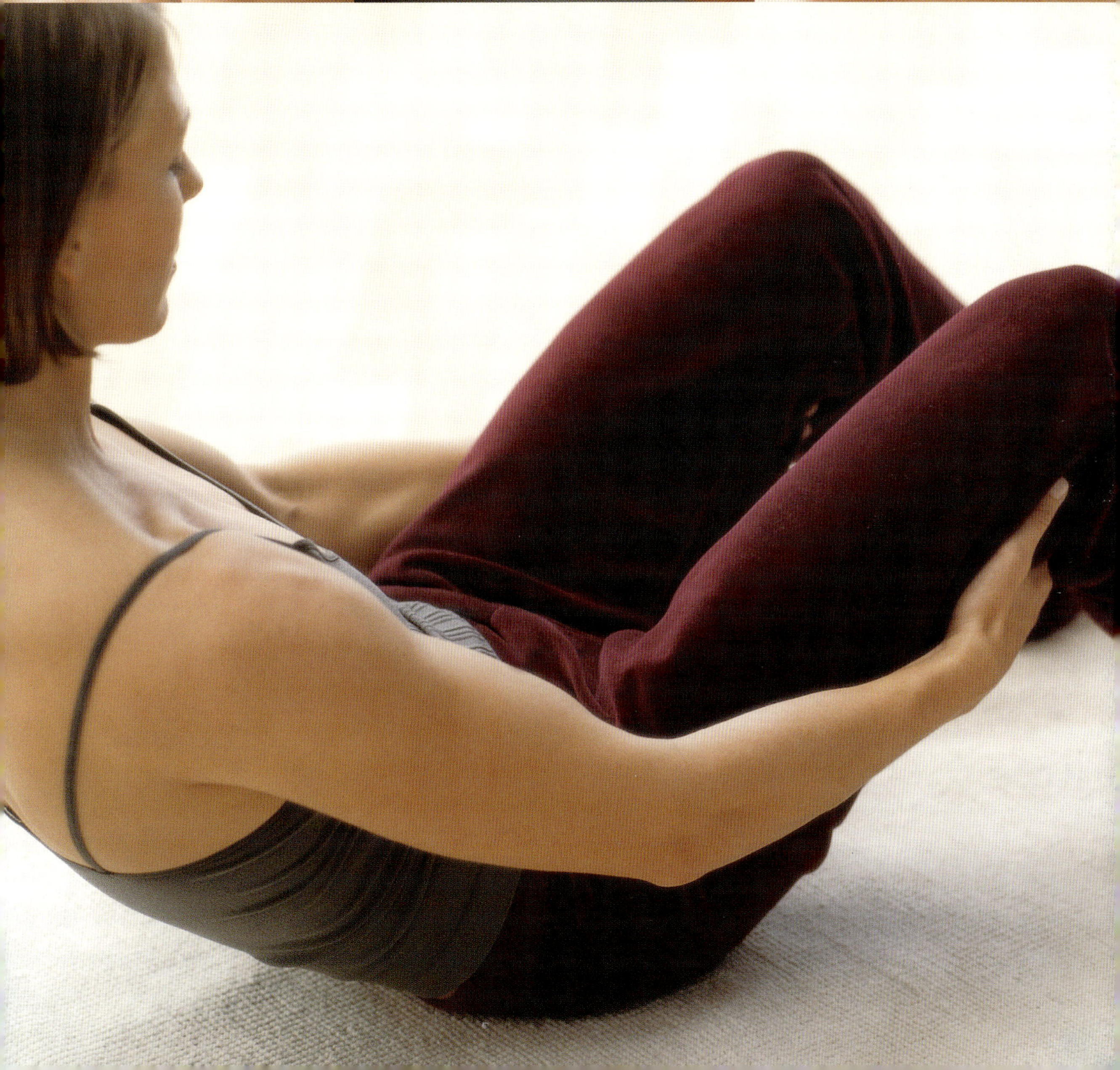

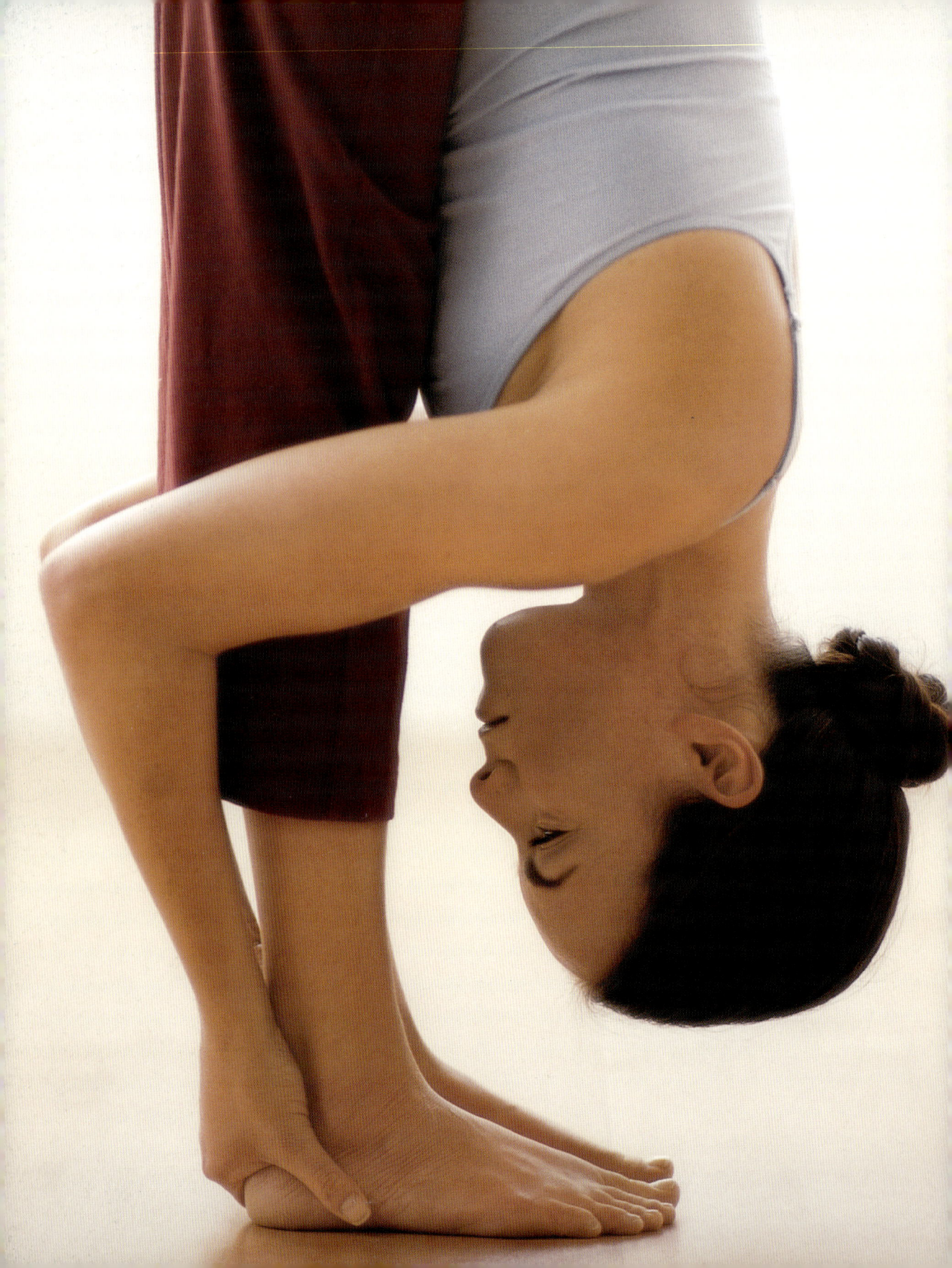

Se renforcer

Lorsqu'une femme est décrite comme une femme forte, quelle image vient à l'esprit ? Une athlète accomplie, une femme d'affaires redoutable, un pilier de la famille ? Toutes sont des interprétations valables de cette expression sans être pour autant exclusives, car de nos jours la femme doit porter plus d'un chapeau et se doit d'être forte de plus d'une façon.

Être forte vous permet non seulement de profiter de la vie dès maintenant, mais vous préserve également des inconvénients du vieillissement. C'est une triste réalité que dès notre mi-vingtaine, nous commençons déjà à perdre de notre tonus musculaire — vers l'âge de 74 ans, 66 pour cent des femmes ne peuvent même plus lever un seau de cinq litres de lait. Mais les choses peuvent être différentes. S'entraîner avec des poids et exercer ses articulations portantes, par exemple en faisant de la course ou des exercices aérobiques, tiendront à distance les signes de perte musculaire. Ces muscles vigoureux, en retour, aident à réduire la quantité de gras corporel que vous auriez accumulé en vieillissant, et vous protègent contre les blessures aux genoux, aux hanches et au dos. Les exercices pour articulations portantes vous aident également à prévenir les ravages de l'ostéoporose. Ainsi, quel que soit votre âge, rester forte veut dire garder un esprit alerte et une pensée positive, vous trouverez également dans les pages suivantes des considérations relatives à ces sujets.

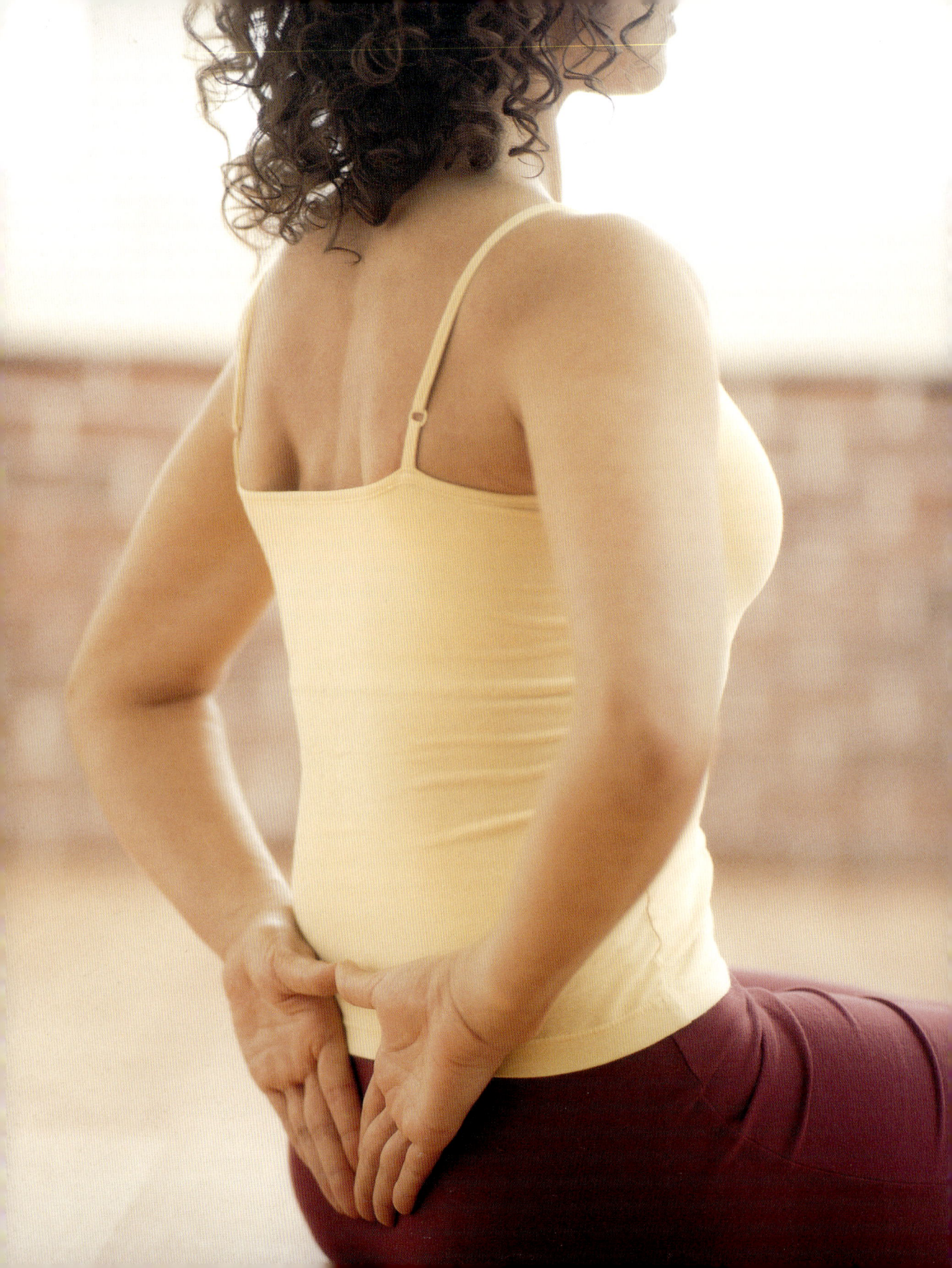

Raffermissement abdominal

Cette série de poses de yoga propices au raffermissement abdominal vous permet d'augmenter graduellement l'intensité des exercices à mesure que vous améliorez votre tonus musculaire ainsi que votre confiance en vous.

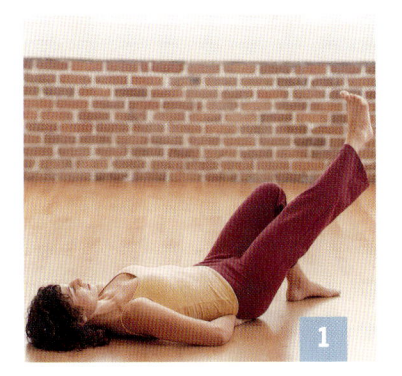

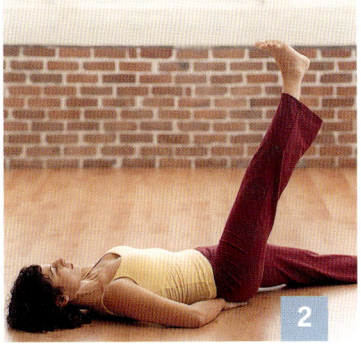

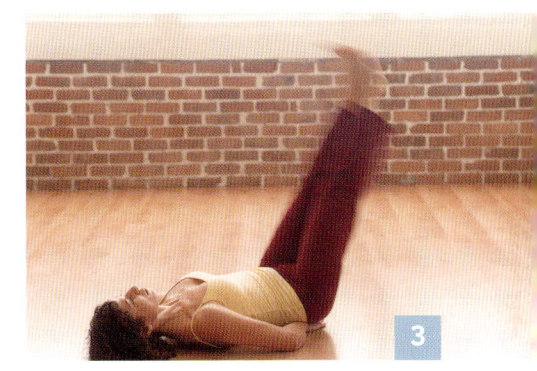

Tout au long des positions suivantes, utilisez la pose base diamant (illustrée à gauche) pour que votre dos soit toujours supporté. Placez vos mains contre le bas de votre dos, les paumes vers l'extérieur, avec le bout des index et des pouces qui se touchent. Souvenez-vous que vous devez aussi appliquer fermement une pression avec le bas du dos. Si votre dos se soulève — un indice qu'il est en tension — arrêtez et reposez-vous.

1 Étendez-vous sur le dos et placez votre pied gauche sur le sol de manière à ce que votre genou gauche pointe vers le haut. Tout en gardant votre jambe droite étendue et votre pied fléchi, inspirez en relevant votre jambe aussi haut que possible tout en restant confortable (pas plus de 90 degrés). Pendant que vous expirez, abaissez votre jambe en gardant votre pied fléchi. Répétez l'exercice six fois, et recommencez avec l'autre jambe.

2 Pour rendre cet exercice de base un peu plus difficile, gardez votre jambe au repos étendue sur le sol pendant l'exercice. Relevez la jambe six fois et alternez. N'augmentez l'intensité que graduellement ; si vous sentez une tension, revenez à la version facile de l'exercice.

3 Lorsque vous vous sentez prête, vous pouvez rendre l'exercice plus difficile en gardant la jambe au repos pointée vers le plafond pendant que vous soulevez et abaissez l'autre jambe. Répétez l'exercice six fois par jambe.

Abdos fermes pour la vie
La vanité peut être la motivation pour pratiquer ces exercices abdominaux, mais d'avoir de solides abdominaux est en fait essentiel à la santé générale et à la bonne forme. Ils vous libèrent de la tension au dos, aident la digestion et peuvent soulager les douleurs menstruelles. Ils peuvent même vous aidez à vivre plus longtemps : Une récente étude canadienne a comparé la force, la flexibilité et l'habitude de faire de l'exercice de 8,116 personnes avec leur taux de mortalité, sur une période de 13 ans. Le facteur commun relié à un taux de mortalité supérieur ? De faibles muscles abdominaux.

se renforcer

Brossage du genou

Dans ce mouvement de tai chi, le travail subtil du déplacement du poids vous donnera équilibre, agilité et force. Exercez-vous lentement pour un bénéfice maximum.

Se faire des muscles, style tai chi
Les mouvements lents et fluides du tai chi peuvent donner l'impression de n'offrir qu'un bien faible défi à vos muscles. Mais parce que vous effectuez les exercices en garde debout basse et que vous transférez votre poids d'une jambe et l'autre, vous raffermissez les muscles de vos jambes tout en évitant les risques inhérents aux exercices à impact élevé. Les mouvements de torsion et de rotation du tai chi aident également à développer les muscles abdominaux.

1 Débutez en collant vos jambes ensemble, légèrement pliées. Votre pied droit doit être en arrière du gauche avec le talon vers le haut; gardez votre pied gauche fermement appuyé sur le sol. Relevez votre main jusqu'au niveau du menton avec vos doigts écartés et pointant vers l'extérieur. Votre main gauche doit être près de votre tête; votre bras droit doit être étendu, le coude légèrement plié. Regardez au-dessus de votre main droite.

2 Déplacez-vous avec votre pied droit, en gardant les deux pieds à plat. Les instructeurs de tai chi disent que vous devez sentir votre jambe gauche « pleine » (en fait, elle doit supporter la plus grande partie de votre poids) et votre votre jambe droite « vide ».

3 Abaissez votre bras droit, en pliant légèrement le coude et en gardant la paume de la main vers le sol. Faites mine de pousser avec votre main gauche, les doigts pointés vers le haut. Comme toujours en tai chi, lorsque vous effectuez ces mouvements, essayez de garder vos jointures — poignets, genoux, épaules, etc. — détendus, légèrement à angle. Quand vous avez terminé, vous pouvez répéter ces étapes de l'autre côté, et alterner de nouveau de chaque côté.

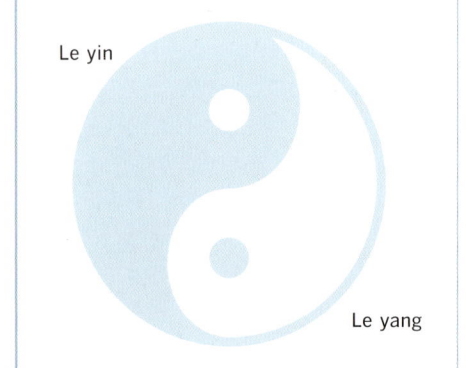

UN ÉQUILIBRE DE FORCES

Le symbole du yin et du yang représenté à gauche illustre le principe qui repose au cœur même de l'ancienne pratique du tai chi : la constante interaction entre ce qui semble opposer les énergies universelles. La moitié foncée du cercle représente le yin (une énergie passive, réceptive, féminine et stable); la moitié pâle représente le yang (une énergie active, créative, masculine et changeante). Transposée à des mouvements physiques, l'inspiration et la retenue sont liées au yin, alors que l'expiration et la poussée sont liées au yang. Le yin et le yang sont complémentaires. Les points à l'intérieur des deux parties (les « graines ») indiquent que le potentiel du yang est implicite dans le yin, et vice versa.

Le yin

Le yang

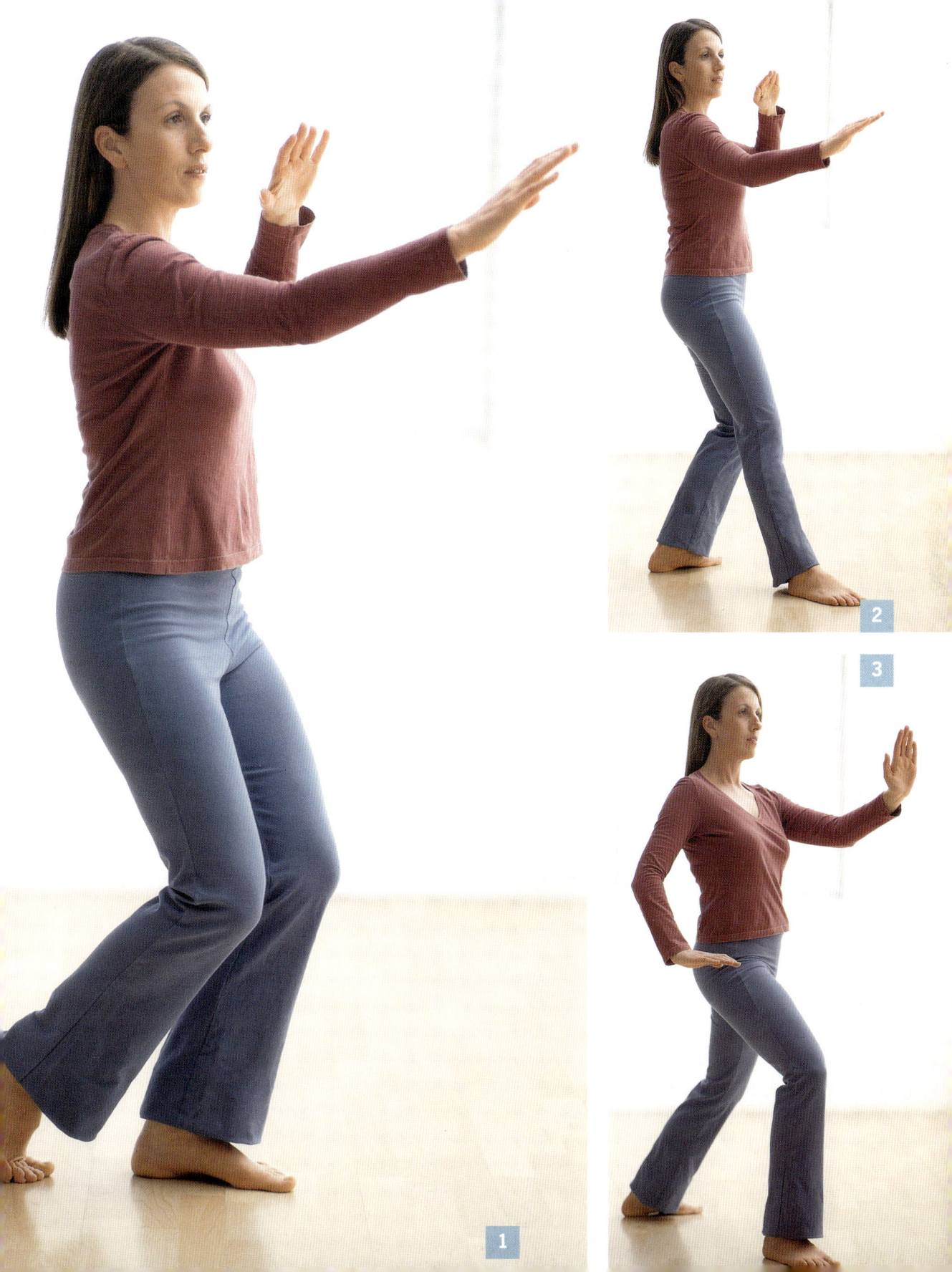

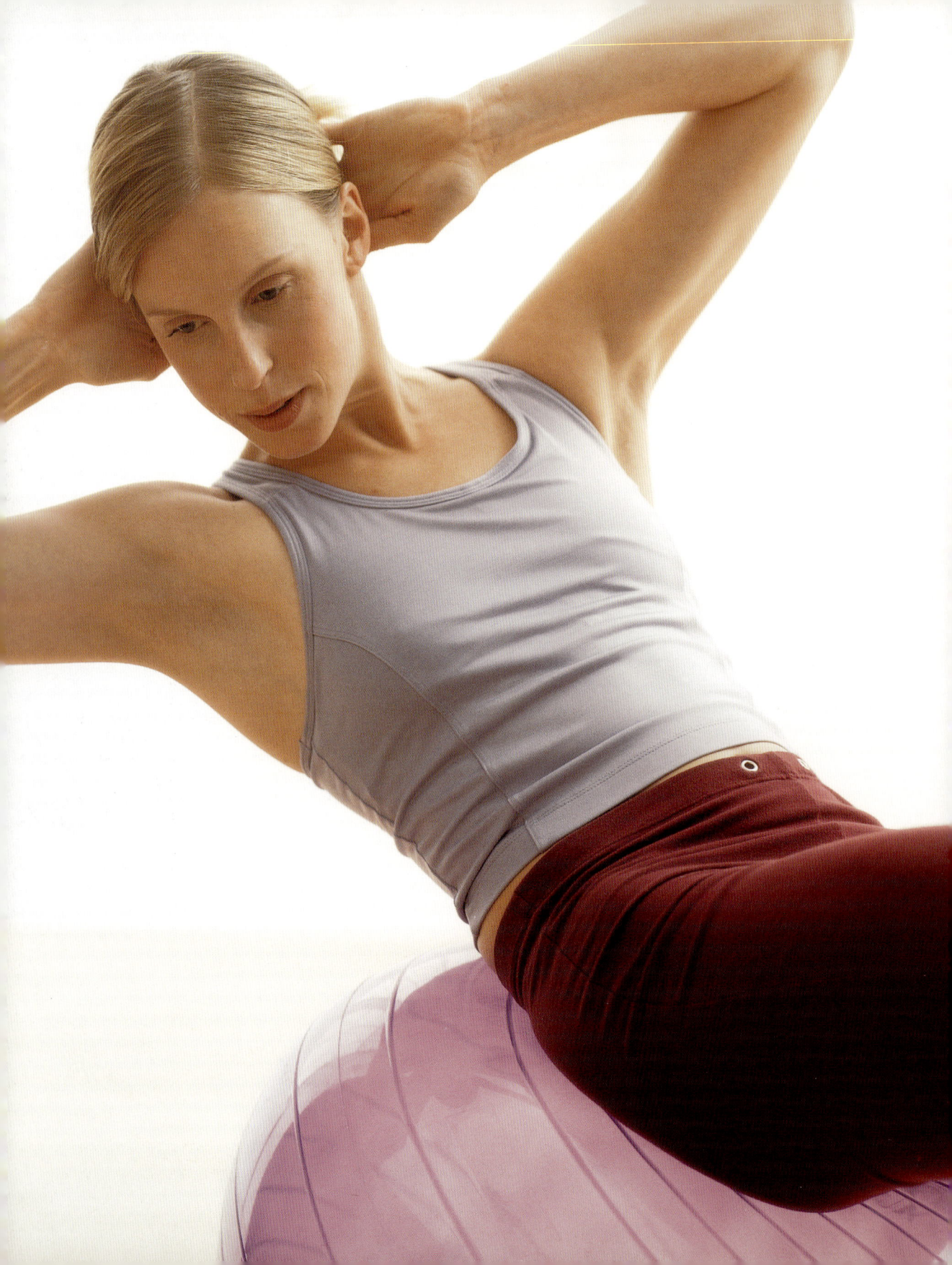

Entraînement au romarin

Améliorez votre jogging matinal, votre séance au centre de conditionnement physique ou votre partie de tennis en intégrant à votre programme d'exercice la revigorante aromathérapie.

La prochaine fois que vous sortirez vous entraîner, emportez un nouvel accessoire dans votre sac de sport : un mouchoir vaporisé d'huile essentielle de romarin. Les aromathérapeutes affirment qu'inhaler l'odeur revigorante du romarin avant l'entraînement favorise la concentration et combat la fatigue. L'arôme camphré vous permet de respirer plus facilement et plus profondément et d'ainsi augmenter le flux d'oxygène dans votre corps.

Il est si simple d'adopter cette forme d'aromathérapie à la sauvette : vous n'aurez qu'à déposer une goutte ou deux d'huile essentielle de romarin sur un mouchoir propre, le placer dans un sac de plastique refermable et l'emporter avec vous en partant pour l'entraînement. En gardant vos yeux fermés (pour que les vapeurs ne les irritent pas), ouvrez le sac et inspirez profondément pendant vingt secondes environ. Vous ressentirez presque immédiatement l'effet oxygénant du romarin.

Le romarin a également plusieurs autres utilités dans le vestiaire. Par exemple, un mélange d'huile à massage contenant de l'huile essentielle de romarin peut stimuler la circulation. Et après l'exercice, une friction ou un bain au romarin soulage la tension et les muscles endoloris — et remonte le moral.

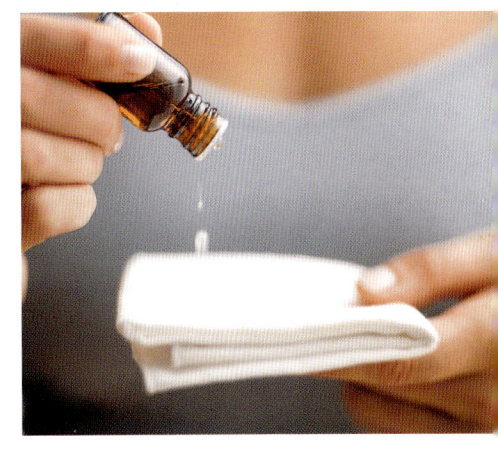

Autres possibilités stimulantes
Lorsque vient le temps de choisir la bonne huile essentielle à transporter dans votre sac de sport, le romarin est souvent présenté comme l'ultime arôme. Mais si le romarin n'est pas votre premier choix, les aromathérapeutes recommandent aussi d'autres huiles essentielles qui améliorent les performances physiques et mentales, comme l'eucalyptus, la menthe poivrée et la marjolaine espagnole.

LE CERVEAU EN ALERTE

L'arôme d'une huile essentielle peut-il affecter le cerveau ? La science dit que oui. Un groupe d'étude américain a découvert que des personnes qui ont inhalé de l'huile de romarin pendant trois minutes, ont démontré une vivacité accrue, moins d'anxiété et une capacité à résoudre des problèmes mathématiques plus rapidement (toutefois sans plus d'exactitude) qu'avant la séance d'aromathérapie. Des chercheurs britanniques ont également observé que les personnes ayant inhalé de l'huile de lavande (ou n'ayant rien inhalé) étaient moins alertes et ont éprouvé plus de difficulté à résoudre des tâches de mémoire que celles ayant inhalé de l'huile de romarin avant le début des tests.

1 2
3 4

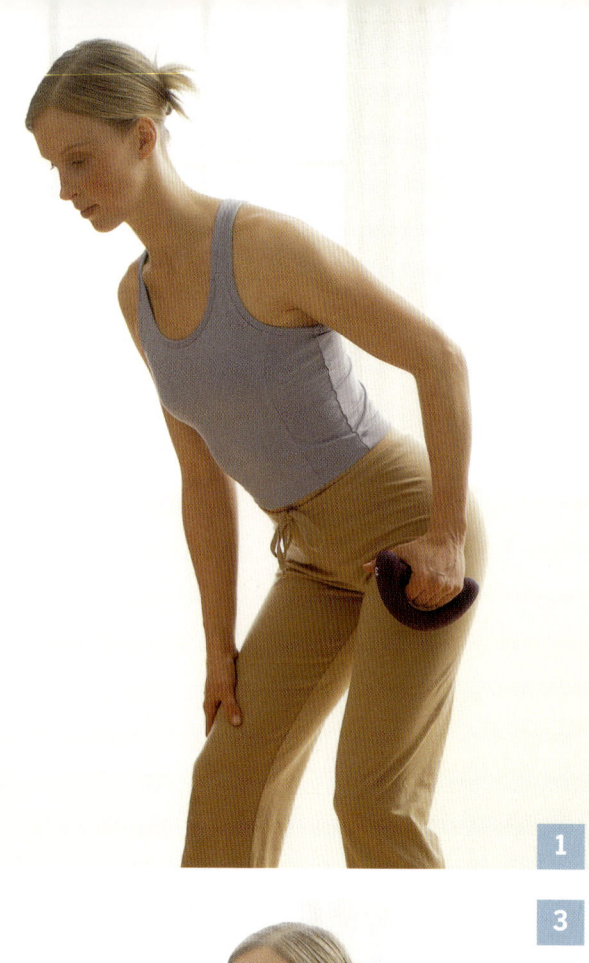

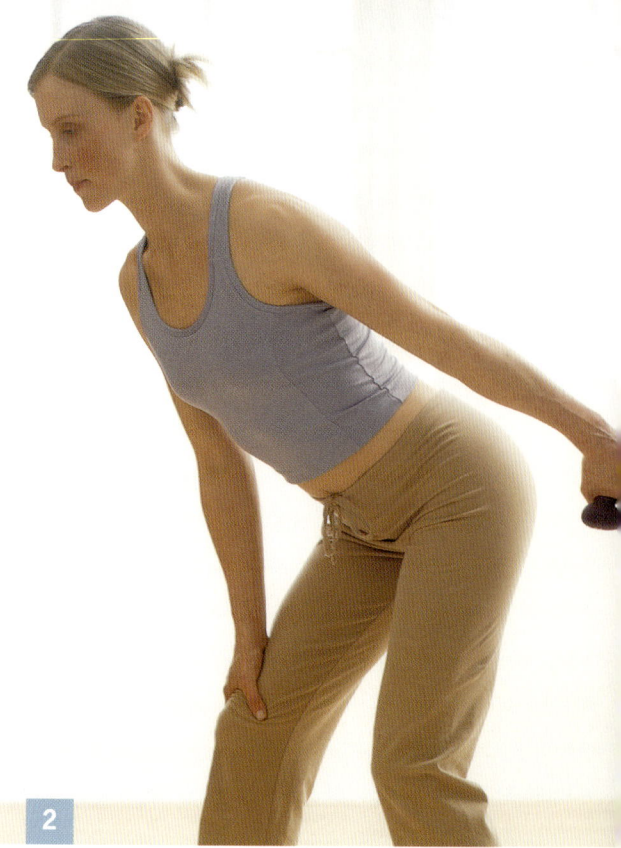

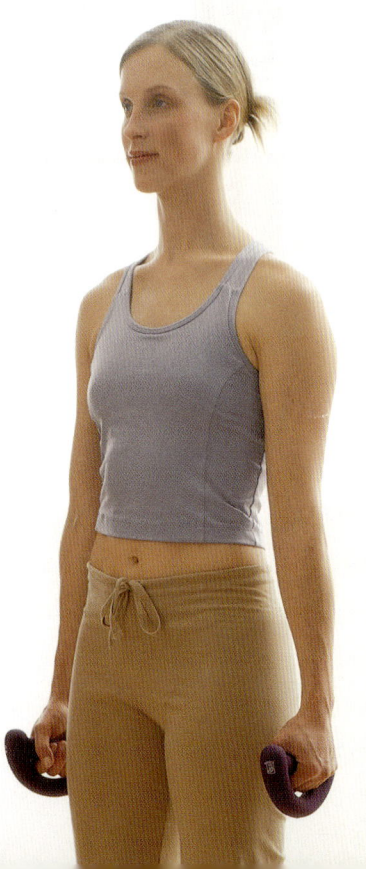

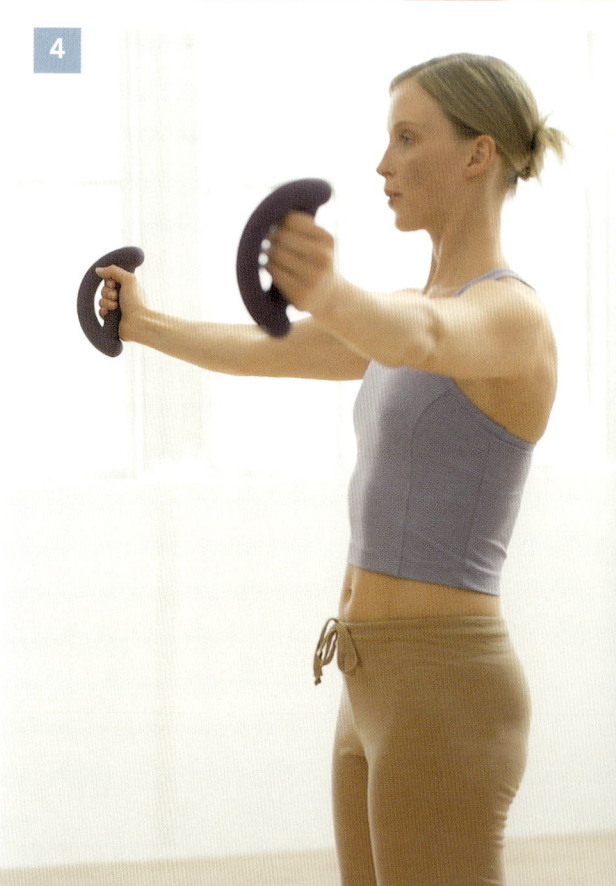

Exercices de base pour les bras

Les muscles des bras sont parmi les plus sollicités de votre corps, qui se portent instantanément vers toute tâche. Exécutez chaque jour les mouvements suivants pendant quelques semaines et vous verrez.

1 Tenez-vous droit, en tenant un poids dans votre main gauche. Ensuite avancez votre jambe droite et pliez votre genou ; alignez votre genou avec votre deuxième orteil. Posez votre main droite sur votre cuisse, juste au-dessus de votre genou plié. Votre jambe gauche demeure confortablement en arrière, vos orteils vers l'avant et votre genou légèrement plié. Rentrez vos muscles abdominaux, comme si vous tiriez votre nombril vers votre colonne vertébrale. Assurez-vous que vos épaules et vos hanches soient droites, relevez légèrement le coccyx, et gardez le cou droit comme si vous fixiez directement le plancher. Relevez votre bras gauche pour qu'il soit aligné avec votre torse, en vous assurant que votre coude soit plié à environ 90 degrés.

2 Tout en gardant votre tronc et vos jambes aussi immobiles que possible, en expirant, allongez votre bras, en pivotant à partir du coude. Le poignet doit rester droit, le bras stable et aligné avec votre torse. Pliez le bras pour le ramener à sa position initiale. Répétez quinze fois. Pour vous aidez à adopter le bon rythme, relevez votre bras durant un intervalle de deux temps, retenez pendant un temps et rabaissez-le en deux temps. Ensuite, en tenant le poids dans votre main droite et en plaçant votre jambe gauche pliée vers l'avant, répétez ce même exercice quinze fois avec la main droite.

3 Maintenant, en tenant un poids dans chaque main, tenez-vous droit, les pieds alignés avec vos hanches et vos bras longeant votre corps. Vos orteils doivent être pointés vers l'avant, vos épaules relâchées et vers l'arrière, et vos genoux légèrement pliés. Rentrez vos abdominaux et regardez droit en avant.

4 En expirant, les pouces vers le haut, relevez vos deux bras, écartés de votre corps à angle de 30 degrés, jusqu'à ce que vos mains atteignent le niveau des yeux. Relâchez les omoplates en gardant les clavicules déployées et ne laissez pas s'arquer votre dos. Gardez la position un instant et, tout en expirant, ramenez lentement les bras à leur position initale. Répétez cette étape dix fois. (Si vos muscles sortent endoloris de cet exercice, essayez le massage à la page 126 ▶.)

Une question de poids

Ajouter des haltères à votre programme d'exercices en maximisera les résultats. Pour vous assurer de ne pas forcer les muscles de vos poignets et bras, débutez avec des poids avec lesquels vous vous sentez ergonomiquement confortable. Ils peuvent à prime abord vous sembler légers, mais vous mettront à l'épreuve lorsque vous devrez exécuter un certain nombre de répétitions. À mesure que vous gagnez en force, augmentez le poids des haltères (par exemple, de 1,5 kg à 2,5 kg et ensuite 3,5 kg). Les trois dernières répétitions devraient toujours vous sembler plus difficiles sans toutefois vous faire abandonner la bonne posture.

Exercices de base pour les jambes

Cette série a pour but de faire travailler vos fessiers, les tendons des jarrets, les quadriceps et le bas des jambes, tout en améliorant votre équilibre ainsi que votre habileté à effectuer des transferts de poids, si importants pour le ski et bien d'autres sports.

Les exercices seuls ne suffisent pas
Vous pensez pouvoir vous débarrasser de la graisse accumulée sur vos cuisses ou sur votre ventre par des exercices localisés? Pensez-y deux fois. L'exercice ou la levée de poids raffermiront les muscles et amélioreront localement leur tonus sans toutefois faire disparaître la graisse. (Si vous vous faites des muscles en-dessous de la graisse, il se peut que celle-ci ressorte de plus belle!) Pour vous débarrasser des couches de graisse souscutanées, vous devez perdre du poids.

1 Tenez-vous droit avec les jambes légèrement plus espacées que la largeur de vos hanches, les mains de chaque côté de votre corps. Rentrez votre menton légèrement, répartissez le poids de votre corps également entre la saillie des orteils et le talon ; tendez vos abdominaux en tirant votre nombril vers la colonne vertébrale.

2 En inspirant, exécutez une flexion : abaissez votre bassin et pliez vos jambes. Relevez votre poitrine et pointez vos bras vers l'avant afin de garder l'équilibre. Essayez de positionner vos cuisses parallèlement au sol, mais sans forcer. Alignez les genoux avec le deuxième orteil de chaque pied.

3 Maintenant redressez-vous en poussant sur les talons, tout en expirant et en abaissant les bras. Dès que vous êtes revenue à la position debout, relevez votre jambe droite et dressez-la à environ dix degrés à l'arrière de votre corps en gardant l'équilibre à l'aide de la jambe gauche. Tout en conservant votre colonne étirée et vos abdominaux tendus, contractez le fessier droit. Ramenez ensuite la jambe au sol et exécutez une autre flexion ; cette fois redressez votre jambe gauche en même temps que vous vous relevez. Changez de jambe jusqu'à ce que vous complétiez dix répétitions pour chaque jambe, pour un total de 20 flexions. (Si vos jambes sortent endolories de cet exercice, essayez le massage à la page 129 ▶.)

LES FEMMES GAGNENT-ELLES DU POIDS EN VIEILLISSANT ?

Oui, les femmes gagnent généralement du poids en vieillissant car leur métabolisme basal (le MB correspond à la quantité de calories brulées en une jounée pour simplement rester en vie) baisse à mesure que la masse musculaire est naturellement convertie en graisse. Étant donné que les muscles brûlent huit fois plus de calories que les graisses, perdre de la masse musculaire réduit votre MB. Pour contrecarrer ce processus, créez (ou améliorez) un programme d'exercices aérobiques de manière à brûler plus de calories et suivez un programme d'entraînement musculaire de manière à conserver un rapport muscle-graisse élevé.

1

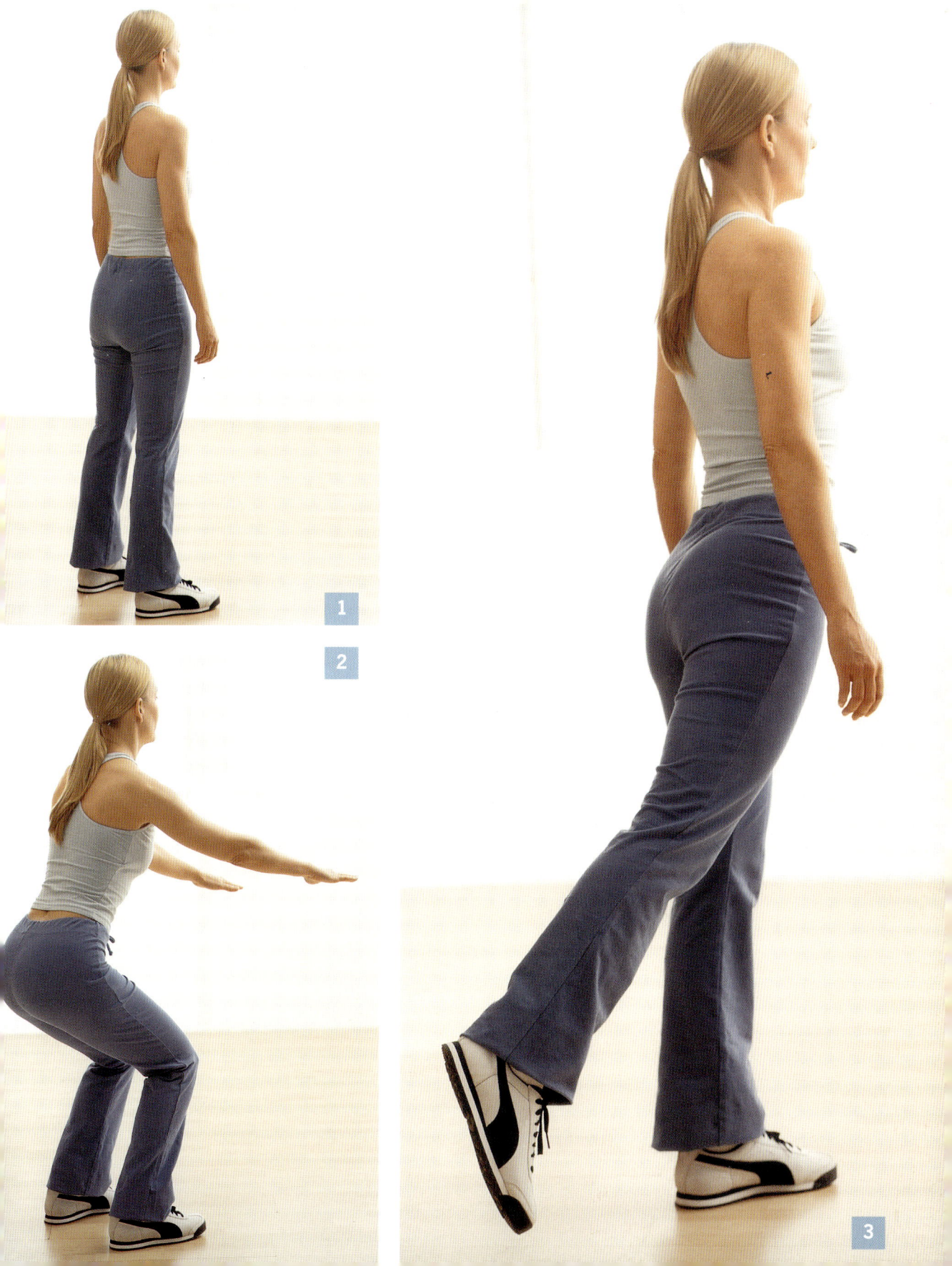

2

3

1

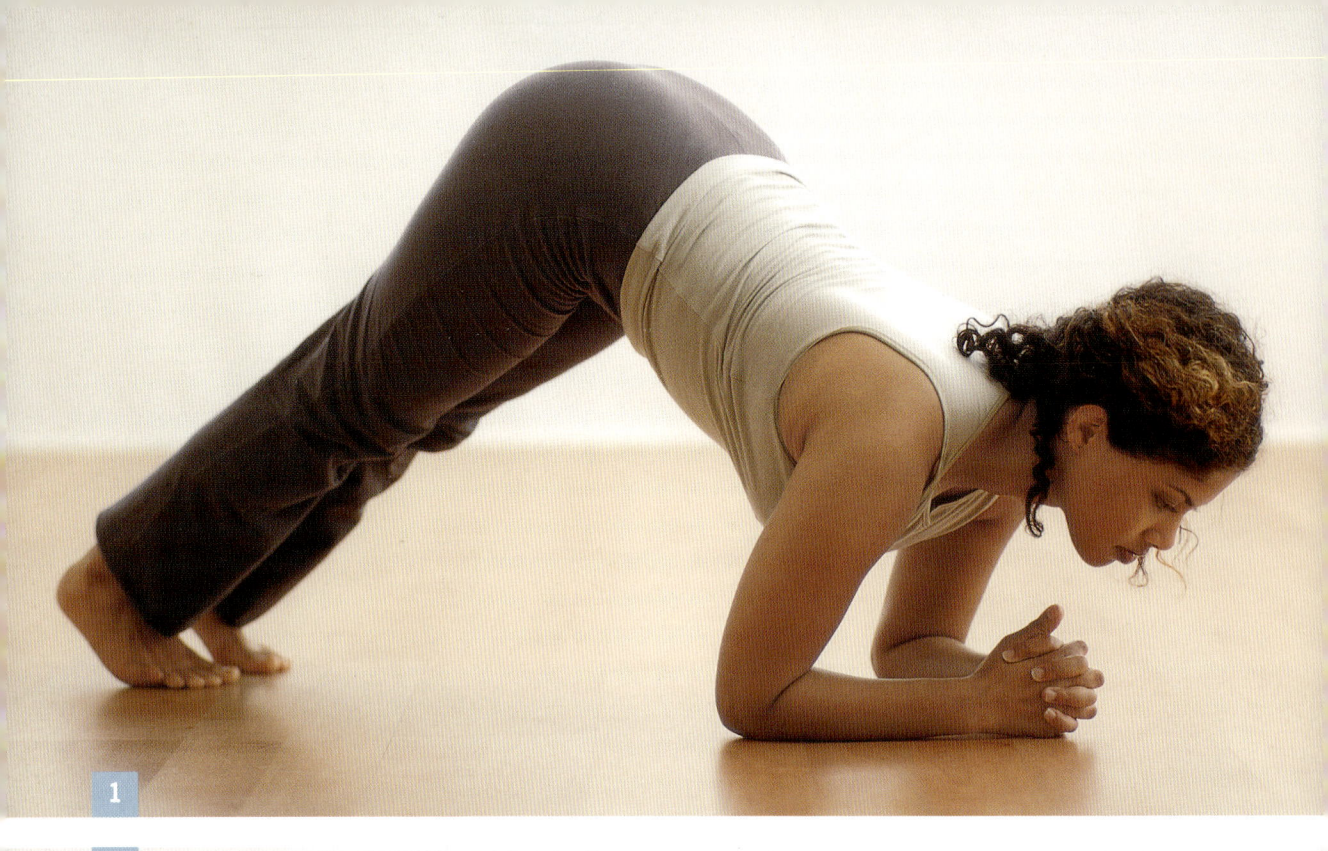

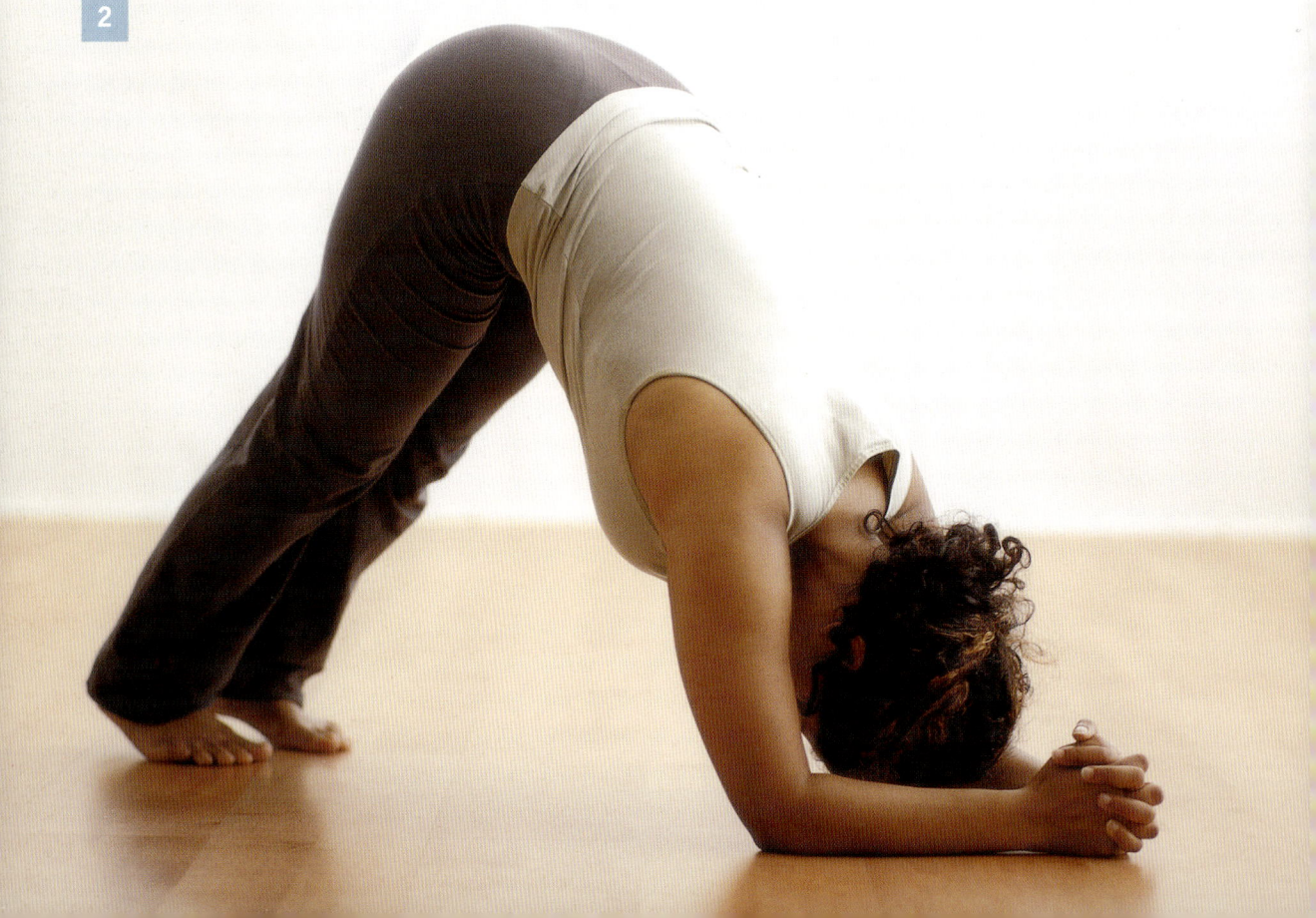

2

Dauphin

Cette exigeante pose de yoga, qui rappelle l'arc gracieux que forme le dos du dauphin, aide à renforcer les muscles des bras, du haut du dos, des épaules et du cou.

La position du dauphin développe la puissance du haut du corps et procure un agréable étirement des muscles du dos situés le long de la colonne vertébrale. Elle aide aussi à développer la puissance du cou, ce qui est important dans le cas de positions comme la chandelle et autres *asanas*, ou poses.

1 Pour vous mettre en position, agenouillez-vous et agrippez chacun de vos bras avec la main du côté opposé. Ensuite, toujours en tenant votre bras, placez vos coudes sur le sol. En gardant les coudes en position, relâchez vos mains et entrelacez vos doigts ; abaissez vos avant-bras au plancher. Assurez-vous que vos coudes soient légèrement plus rapprochés que ne le sont vos épaules. Ensuite, appuyez avec vos deux bras simultanément, comme si vous tentiez de pousser le sol loin de votre poitrine, et relevez les hanches tel qu'illustré. Étirez votre colonne en laissant pendre votre tête. Le dos bien droit, inspirez et amenez votre tête au-delà de vos mains, en avançant votre menton.

2 Expirez et poussez votre poitrine vers vos pieds jusqu'à ce que votre tête passe à l'intérieur de vos bras. Laissez votre cou se détendre. Bougez de l'avant à l'arrière, d'une position à l'autre, autant de fois que vous le pouvez mais sans aller jusqu'à l'inconfort.

Quand suffisamment est-il suffisant ?
Moins d'étirements que vous le pensez sont nécessaires pour rester souple et forte. Selon plusieurs experts en conditionnement physique, vous n'avez qu'à vous étirer seulement dix minutes par jour, trois fois ou plus par semaine pour réaliser à quel point ces exercices sont bénéfiques.

S'ÉTIRER POUR AVOIR DU SUCCÈS

Il est tentant de croire que vous êtes en forme si vous êtes forte et que vous avez une bonne capacité aérobique. Mais le troisième élément essentiel de tout programme de mise en forme est la flexibilité. Des muscles qui sont courts et rigides sont plus sujets aux blessures, tout comme les articulations qui sont à proximité de ces muscles. Alors que des muscles étirés (et leurs articulations) possédant une bonne amplitude de mouvement (acquise à force d'étirements) résistent plus facilement aux blessures et performent mieux tant dans les compétitions sportives que dans la vie de tous les jours.

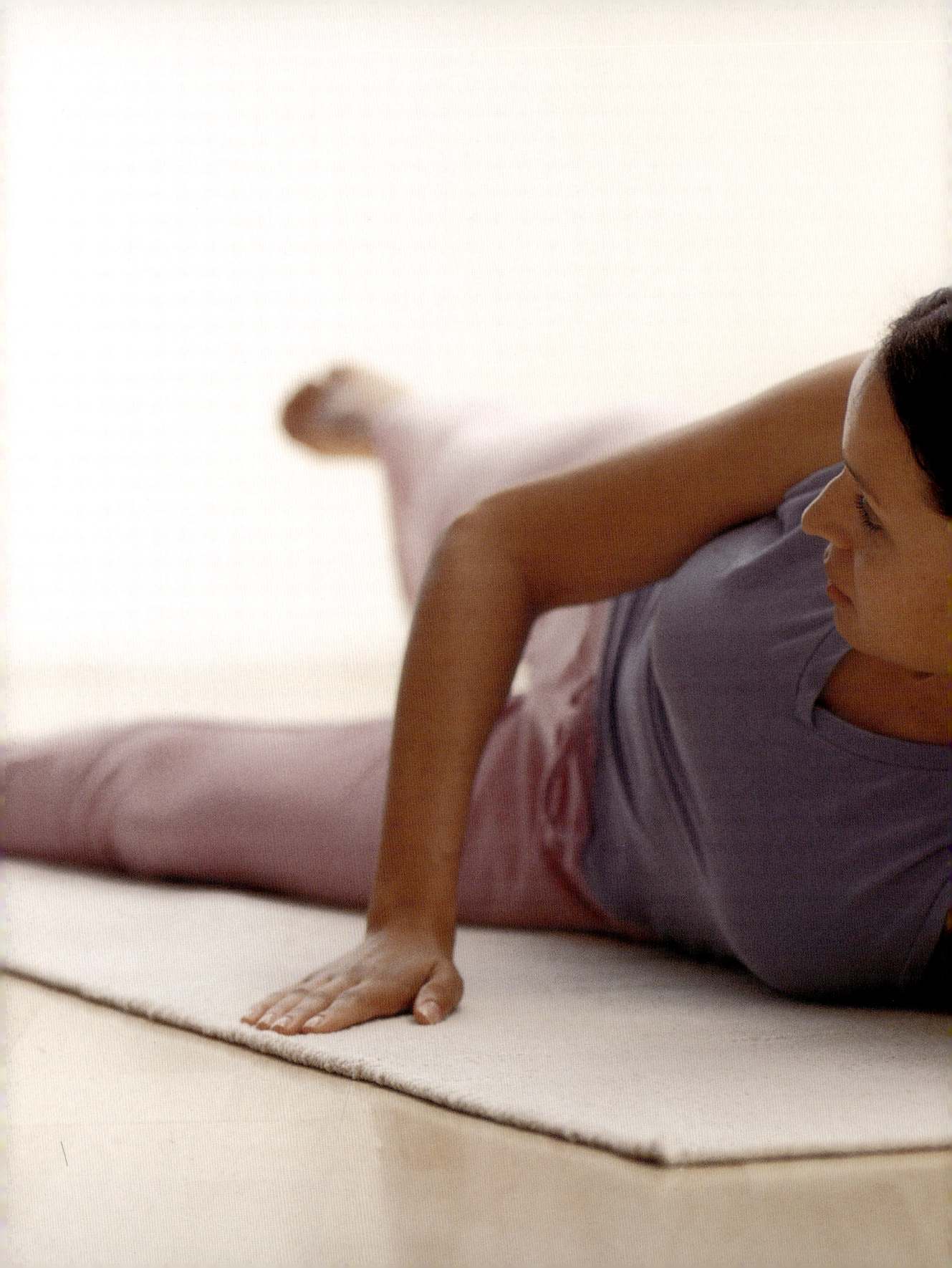

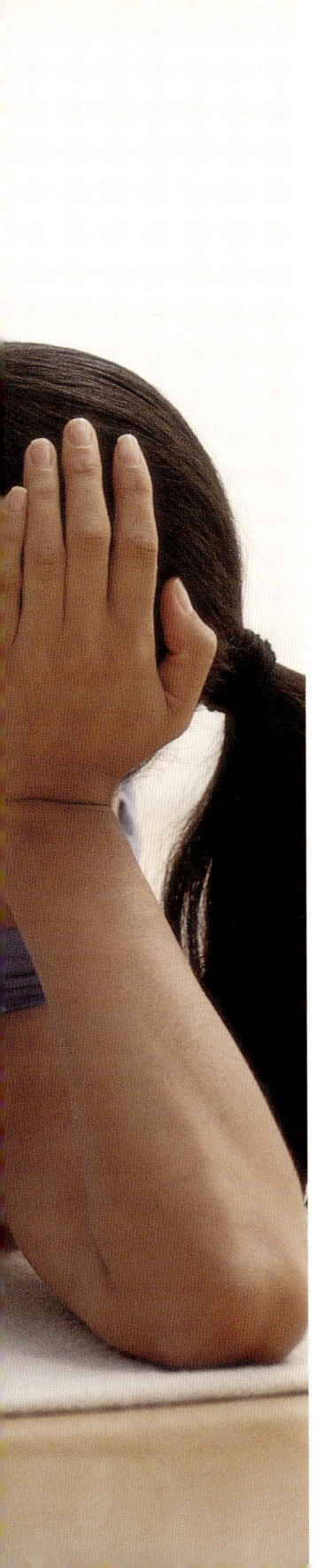

Exercez les muscles du tronc

Le programme de pilates met l'accent sur l'allongement. Il donnera du tonus à votre abdomen, à votre dos et à vos hanches et le renforcement des muscles plutôt que sur l'exécution de contractions rapides et brusques.

Lorsque dans les années 20 Joseph Pilates inventa sa technique d'exercice, il l'a nommée *contrology*. C'est qu'elle aide les participants à développer un contrôle accru de leurs muscles, en particulier des muscles profonds — ou muscles du tronc — de l'abdomen, du dos et des fesses. En fait, les adeptes des exercices pilates aiment dire que le système raffermit leurs muscles de l'intérieur vers l'extérieur, plutôt que de l'extérieur vers l'intérieur.

Le série d'exercices pilates suivante développera les muscles de votre abdomen, de votre dos et de vos hanches — régions que de nombreuses femmes ont besoin de renforcer pour développer un meilleur équilibre et une plus grande souplesse (sans parler d'une meilleure apparence). Le premier exercice vous demande de synchroniser les bras et jambes opposés, ce qui en plus vous aidera à améliorer votre coordination. Concentrez-vous sur l'extension autant que sur la contraction pour éviter de courber le dos. Assurez-vous de tirer votre nombril vers la colonne vertébrale lorsque vous exécutez l'exercice. Gardez les muscles abdominaux contractés lorsque vous vous couchez sur l'estomac pour empêcher toute compression excessive sur le bas du dos. (Pour un exercice encore plus intense de vos muscles du tronc, essayez avec un ballon d'entraînement; voir page 303 ▶.)

POURQUOI L'ACCENT SUR LES MUSCLES DU TRONC ?

Les exercices pilates se concentrent sur les muscles qui se trouvent profondément au centre du corps — muscles décrits par les adeptes de pilates comme étant la « centrale électrique » —, incluant les abdominaux, les muscles du dos, des fesses et des cuisses. Réaligner, renforcer et allonger ces muscles du tronc améliore la posture et la circulation sanguine, réduit les risques de blessure, permet une meilleure amplitude de mouvement, amène à une meilleure flexibilité et peut même prévenir l'incontinence. Les bienfaits de la technique pilates ont certes contribué à sa popularité, elle s'est répandue à travers le monde comme une traînée de poudre.

séquence étape par étape ▶

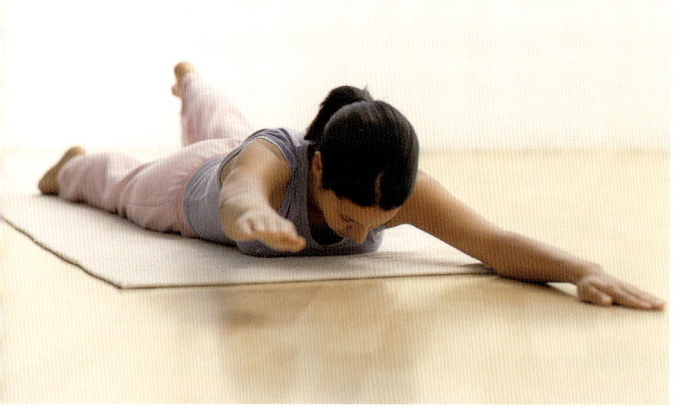

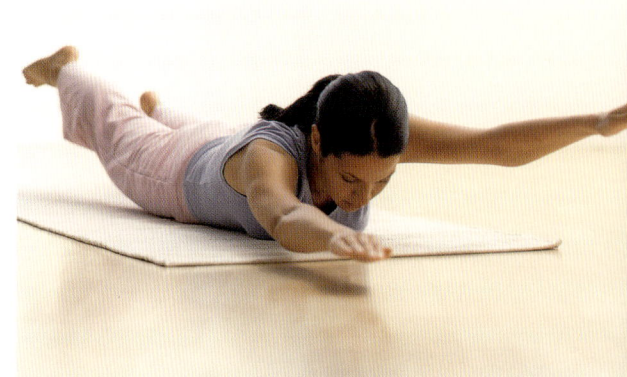

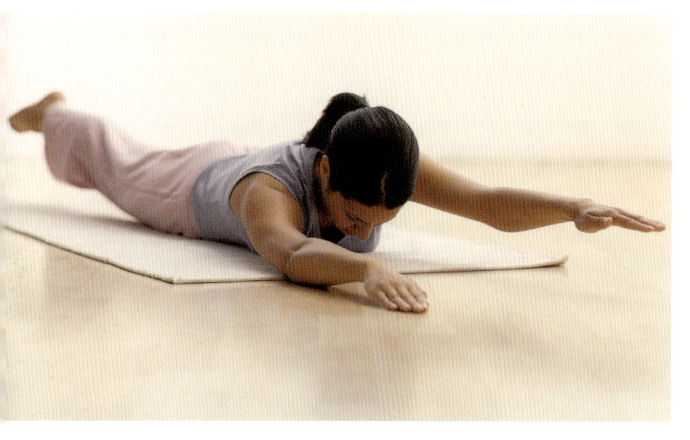

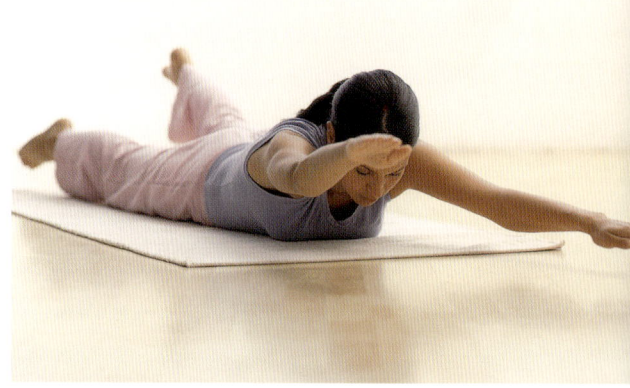

1 Cet exercice s'appelle «la nage». Couchez-vous sur l'estomac, avec vos bras directement au-dessus de votre tête, les pieds alignés avec les hanches. Levez la tête en regardant le sol ; gardez le cou et la colonne étirés, les abdos rentrés et les pieds pointés. Inspirez et soulevez un bras ainsi que sa jambe opposée d'environ 20 cm. Étirez les membres soulevés vers l'extérieur. Expirez et redescendez-les.

2 Inspirez et soulevez l'autre bras et l'autre jambe, étirez les membres soulevés vers l'extérieur et redescendez-les. Poursuivez en alternant pendant deux ou trois minutes.

3 Pour rendre l'exercice plus difficile, soulevez les deux bras et les deux jambes en même temps. Alternez le mouvement des bras et des jambes opposés pour simuler la nage.

4 À mesure que vous vous renforcerez, accélérez les mouvements de nage. Si ce mouvement vous semble trop difficile ou si vous ressentez une douleur au dos, revenez à la version simple de l'exercice. Alternez les mouvements de nage avec seulement deux membres soulevés en tout temps.

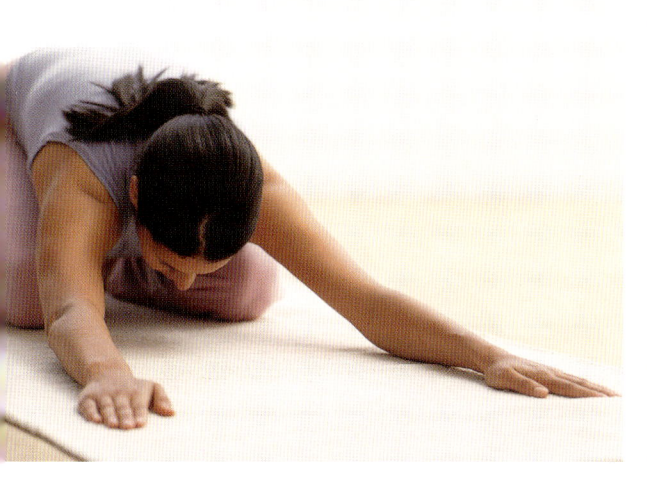

5 Maintenant détendez votre dos en exécutant ce qui est connu sous le nom d'étirement du prieur. Asseyez-vous sur vos talons, les genoux légèrement distancés, votre torse détendu et près du sol, et les bras confortablement étirés vers l'avant. Retenez cette position pendant environ vingt secondes, tout en respirant profondément et naturellement durant toute la durée de l'exercice.

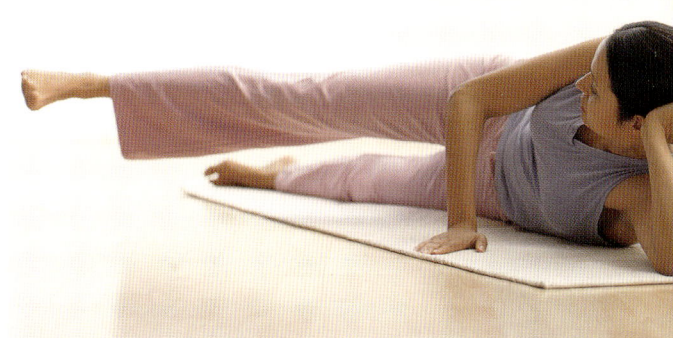

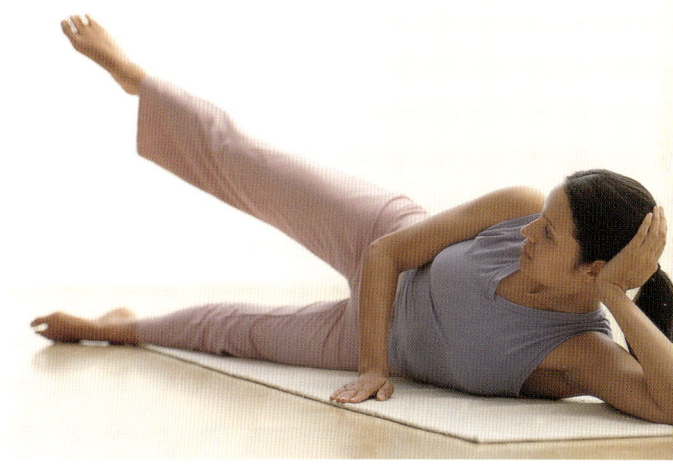

6 Couchez-vous sur le côté. Supportez votre tête avec un bras ; placez l'autre en avant de vous. Soulevez la jambe du dessus de quelques centimètres et déplacez-la en avant avec le pied plié. Ensuite, ramenez-la en arrière d'environ dix degrés ; pointez vos orteils. Gardez votre torse immobile. Faites ce mouvement huit fois pour chaque jambe.

7 Relevez et rabaissez votre jambe du dessus, celle-ci légèrement tournée vers l'extérieur avec les orteils pointés. Relevez et rabaissez votre jambe huit fois de chaque côté.

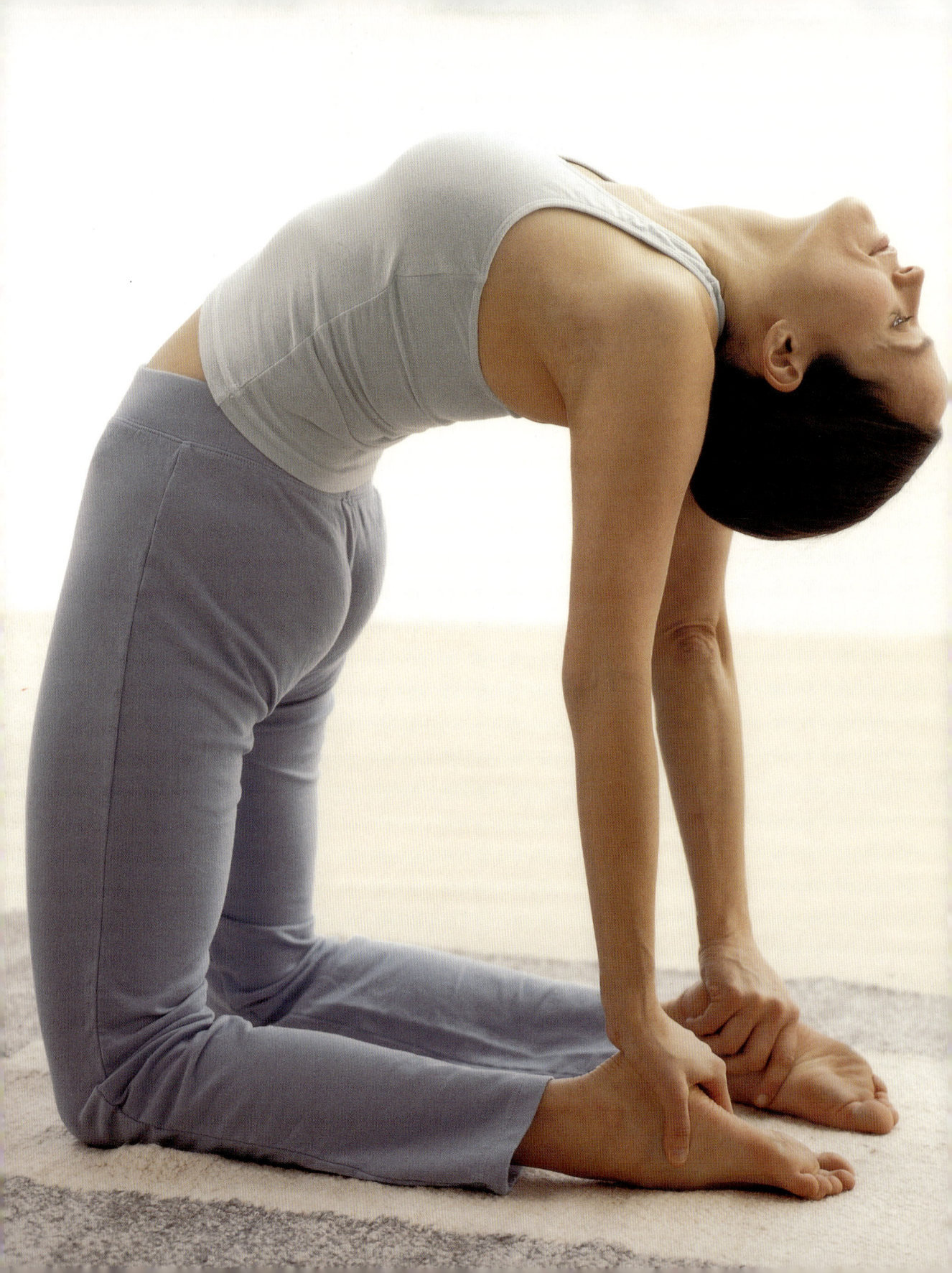

La respiration de la victoire

Cette technique de respiration du yoga classique vous aide à unir stabilité et force, ce qui sera utile lorsque vous vous initierez à de nouvelles poses plus exigeantes.

Dans le cas de poses de yoga plus avancées, comme celle illustrée à gauche, utilisez la respiration de la victoire (une technique de respiration appelée *ujjayi* en sanskrit) pour vous aider à renforcer et à stabiliser votre corps autant que votre esprit.

D'abord, installez-vous confortablement en position assise, sur le plancher ou sur une serviette roulée. Expirez lentement par le nez en même temps que vous contractez le haut de votre gorge. Cet exercice implique les mêmes muscles de la gorge que ceux sollicités lorsque vous expirez par la bouche en essayant d'embuer un miroir, mais vous le faites la bouche fermée. (En yoga, la respiration est presque toujours exécutée la bouche fermée.) Inspirez lentement et profondément, en gardant la gorge légèrement contractée. Vous devriez entendre un sifflement étouffé. (Si votre souffle s'engouffre dans votre gorge comme un ronflement, votre gorge est trop contractée.)

Visez à une grande concentration lorsque vous pratiquez la respiration de la victoire pour stabiliser votre esprit et votre corps avant de prendre une pose ou de la tenir, surtout dans le cas de celles qui sont plus exigeantes.

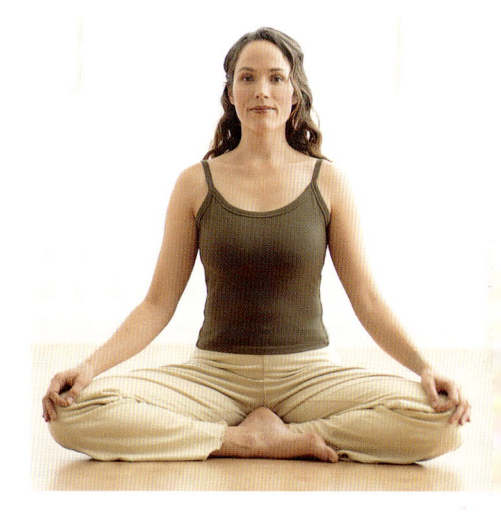

Respiration et équilibre
Les techniques de respiration vous aideront à travailler les poses de yoga les plus difficiles. Il est tout aussi important d'équilibrer les *tapas* («chaleur» en sanskrit), pratique de l'ascétisme et de la discipline de croissance, et l'*ahimsa* («sans douleur»), principe de compassion pour vous-même et les autres. Trop de tapas se manifestent par une tension physique. Ayez pour but un point d'effort maximal sans tension.

SANS DOULEUR, AUCUN ACQUIS ?

Il est commun dans les cours de yoga de sentir un peu de compétition relativement aux poses : les débutants, en particulier, désirent souvent prouver qu'ils sont tout aussi flexibles et qu'ils ont autant d'endurance que les vétérans de la classe et, quelquefois même, que les professeurs. Comment savoir si vous poussez trop ? Les signes les plus courants de tension durant une session de yoga sont le tremblement, une respiration instable (ou une tendance à retenir la respiration), des étourdissements, de l'anxiété et un inconfort aigu et soudain. Souvenez-vous que l'idée du yoga est de bouger lentement, doucement et consciemment, pas d'être meilleure que vos collègues yogis. Mesurez-vous à vos propres améliorations, et non à la performance des autres.

se renforcer

Sardines à l'huile de basilic

Parfumée d'huile aromatique infusée de basilic frais, cette recette simple, d'inspiration méditerranéenne, contient une dose de calcium propre à renforcer les os.

Ingrédients
60 g de feuilles de basilic fraîches, sans les tiges
1½ cuillère à thé de jus de citron frais
250 ml d'huile d'olive extra-vierge, plus environ 4 cuillères à thé pour badigeonner
Sel casher et poivre fraîchement moulu
12 sardines fraîches, écaillées et égouttées

- Pour 4
- Temps de préparation : 25 minutes
- Temps de cuisson : 5 minutes

1 Mettez de côté un bol d'eau glacée. Dans une casserole de taille moyenne, amenez-la à ébullition. Ajoutez les feuilles de basilic et faites bouillir pendant une minute, jusqu'à ce que les feuilles soient fanées. Essorez, plongez dans l'eau glacée, essorez de nouveau et éliminez autant d'eau que vous le pouvez.

2 Placez le basilic et le jus de citron dans le bol d'un mélangeur. Faites mélanger en ajoutant l'huile d'olive en filet, d'un mouvement lent et égal. Une fois toute l'huile mélangée, assaisonnez au goût avec sel et poivre. Laissez la mixture reposer pendant 30 minutes à la température de la pièce.

3 Assaisonnez légèrement les sardines avec du sel. Réfrigérez pendant 30 minutes.

4 Tamisez le mélange d'huile dans un bol à travers une passoire doublée d'un linge à fromage humide. Utilisez une cuillère en bois pour pousser tout le liquide à travers la passoire. Si l'huile n'est pas claire, tamisez une seconde fois.

5 Préchauffez un barbecue à chaleur élevée. Brossez les sardines avec de l'huile d'olive. Grillez le poisson pendant deux ou trois minutes de chaque côté, jusqu'à ce qu'il soit opaque. Vaporisez d'huile de basilic et servez immédiatement.

Information nutritionnelle par portion
Les sardines fraîches ont plus de goût, mais les sardines en boîte contiennent plus de calcium.

Calories	270
Kilojoules	1 140
Protéines	12 g
Hydrates de carbone	1 g
Gras total	23 g
Gras saturé	6 g
Cholestérol	70 mg
Sodium	80 mg
Fibres alimentaires	0 g

SOYEZ GENTILLE POUR VOS OS
Le rôle du calcium dans la prévention de l'ostéoporose (perte des os) est bien connu, mais les chercheurs lui donnent également le crédit d'empêcher les maladies cardiaques. Les produits laitiers sont les meilleures sources de calcium, mais d'autres aliments les valent presque : les légumes aux feuilles foncées comme le chou vert et les feuilles de moutarde ; les amandes et autres noix ; les céréales et jus fortifiés de calcium et les fruits de mer comme les crevettes, le saumon, le homard et la truite. Pour un goûter, essayez les sardines en boîte ; avec leurs os souples et comestibles, elles offrent encore plus de calcium que les fraîches.

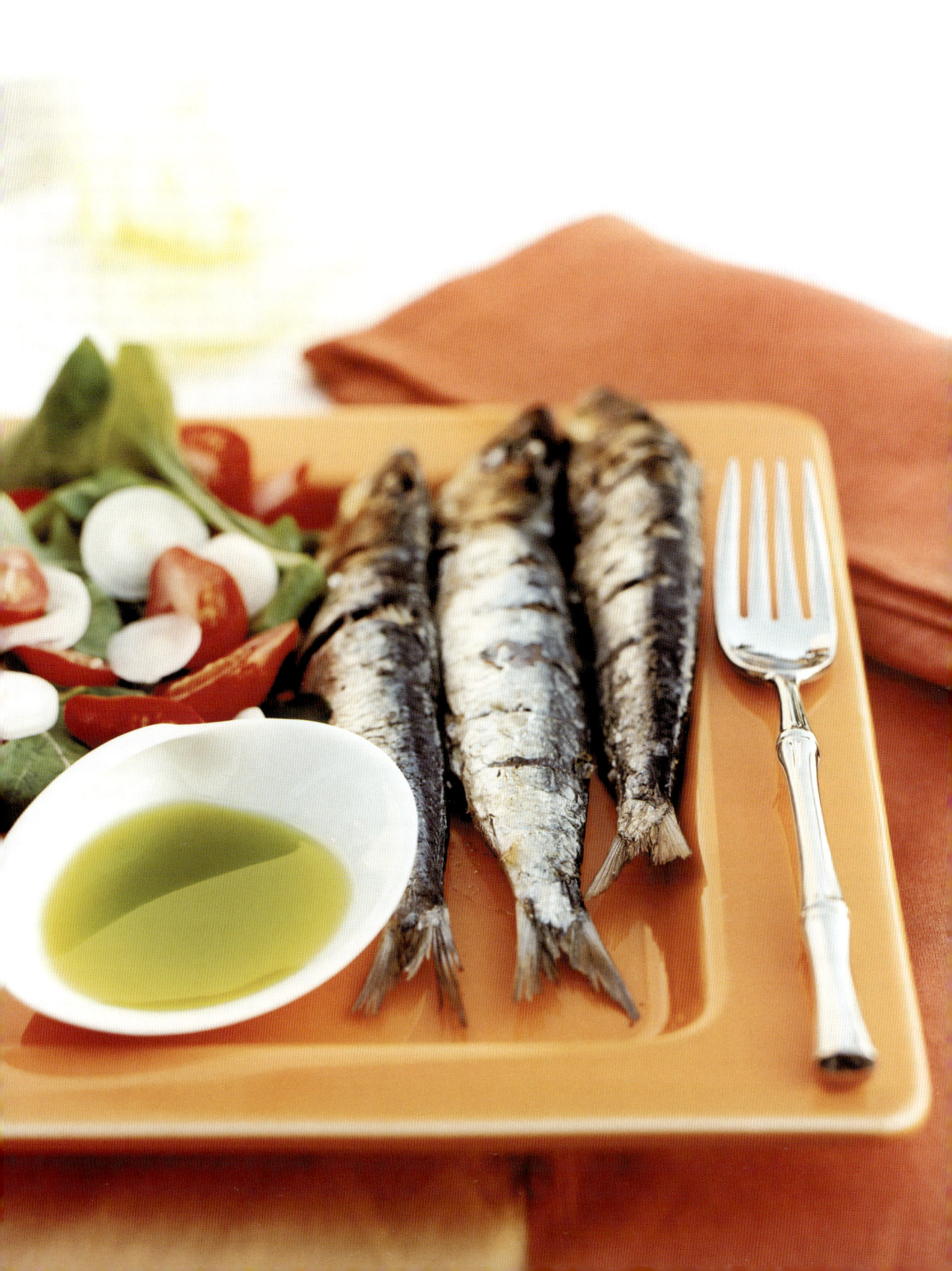

Détoxication

Votre esprit est lent, vous êtes stressée, vous attrapez un rhume après l'autre et vous avez autant d'énergie qu'une limace. Si ces symptômes vous sont familiers, il est peut-être temps de faire une petite cure de détoxication.

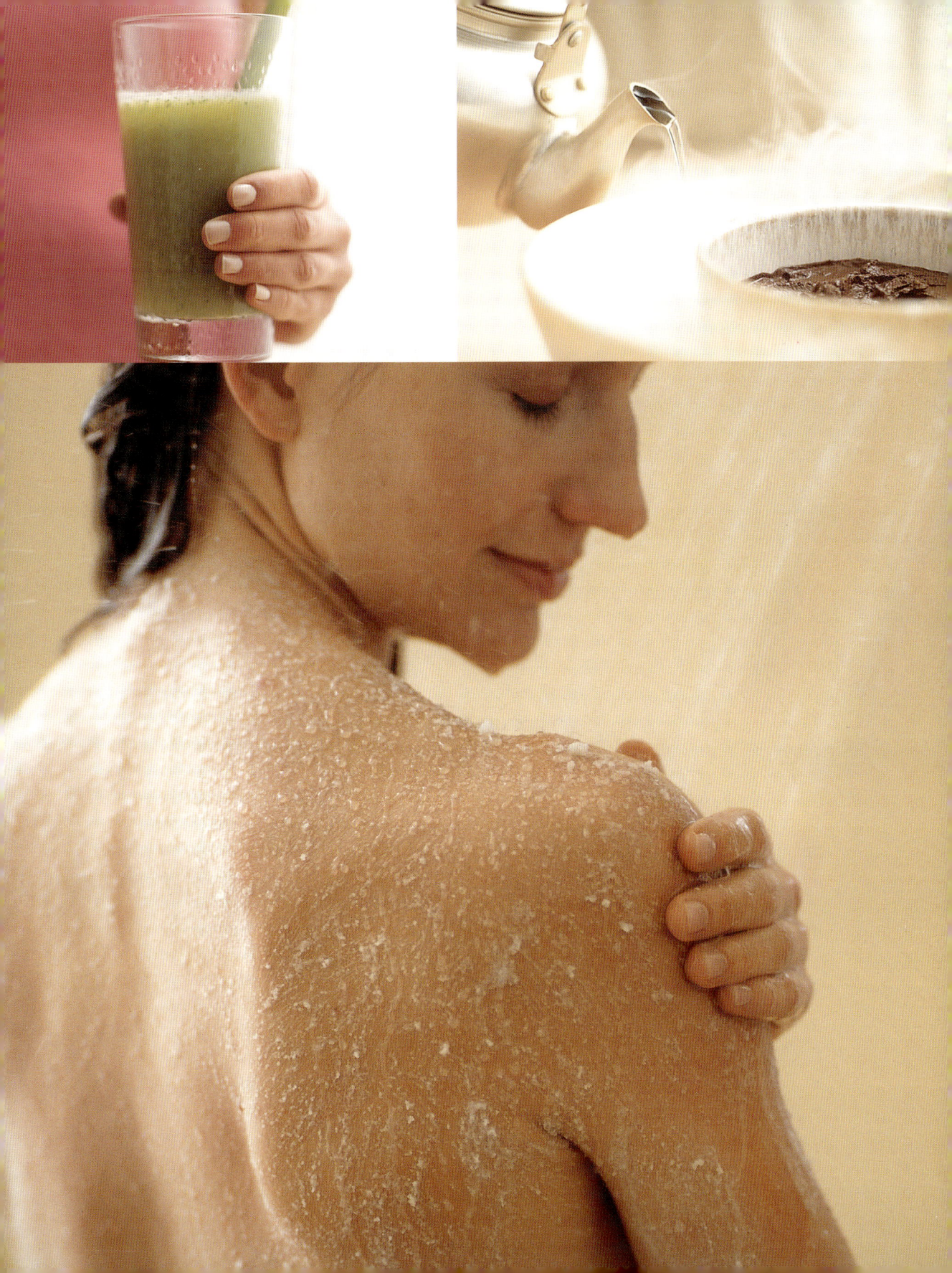

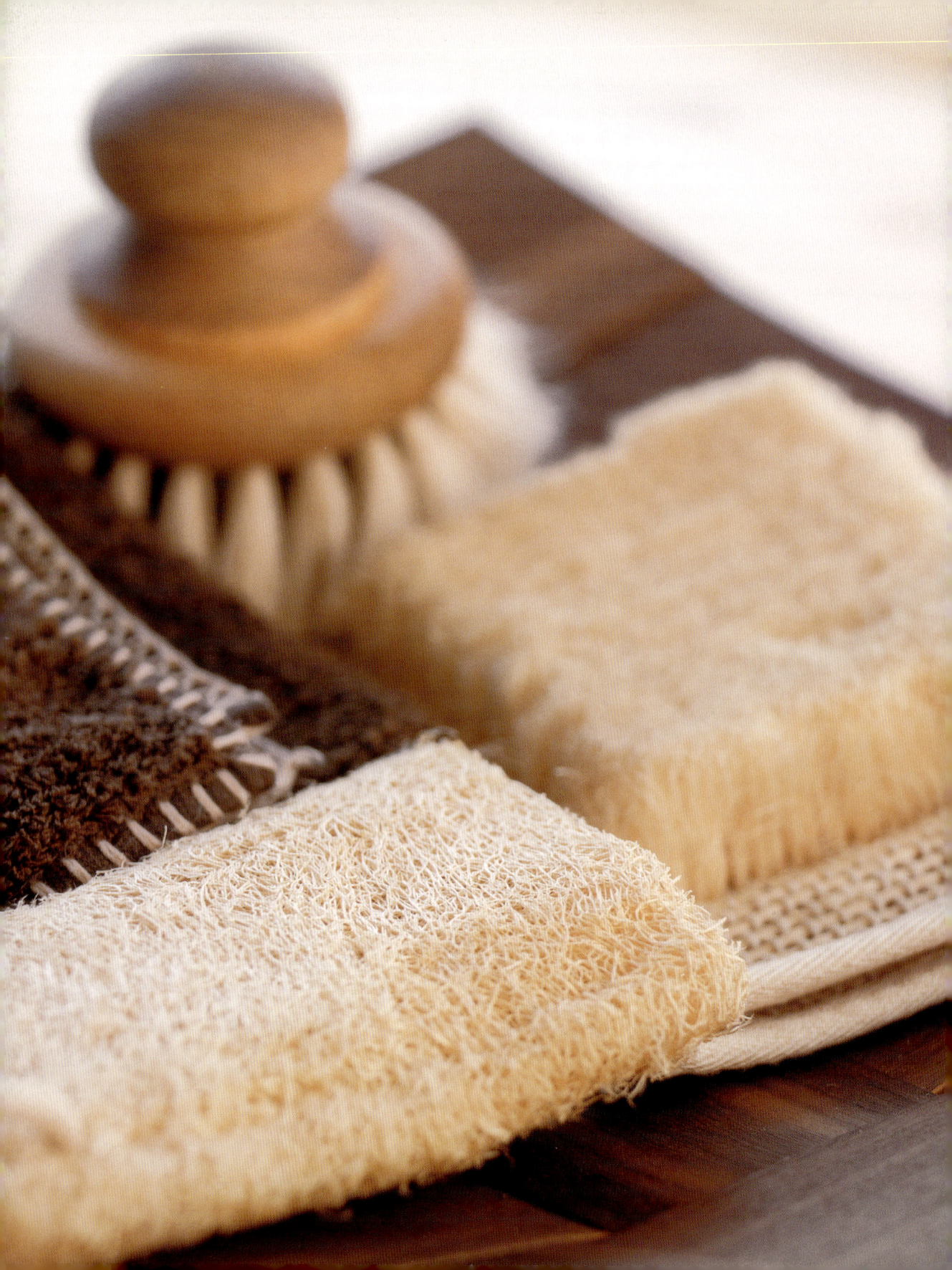

Détoxication

Le corps humain fait un travail remarquable en nous protégeant des toxines. Nos poumons rejettent le dioxyde de carbone et les particules irritantes, et notre peau bloque les toxines présentes dans l'atmosphère. Les systèmes lymphatique et circulatoire, et aussi bien les organes comme le foie, les reins et les intestins, éliminent les substances étrangères nocives et les déchets naturels. Mais, à cause d'éléments variés, de la pollution aux mauvaises habitudes, nos corps ne sont pas toujours à la hauteur de la situation. Lorsque les toxines s'accumulent, elles peuvent compromettre les fonctions corporelles, saper notre énergie et même nous rendre plus sujets aux maladies et aux allergies. Elles se signalent parfois par un teint terne, des cheveux secs ou un œil sans étincelle.

C'est là que la détoxication entre en jeu. C'est une opération à la mode depuis que les athlètes, les vedettes et les dingues de la santé physique vantent publiquement les joies de la purge et de la purification, ou les avantages de la plus récente diète de détoxication extrême. Mais ne laissez pas le scepticisme vous masquer le réel besoin de débarrasser votre corps et votre esprit de quelques-unes des substances nocives qu'il abrite. Ce chapitre ne se veut pas un plan de détoxication totale qui implique en général une modification radicale, quoique temporaire, de l'alimentation et du style de vie, mais vous y trouverez des trucs utiles qui feront certainement une différence dans votre apparence et la façon dont vous vous sentez.

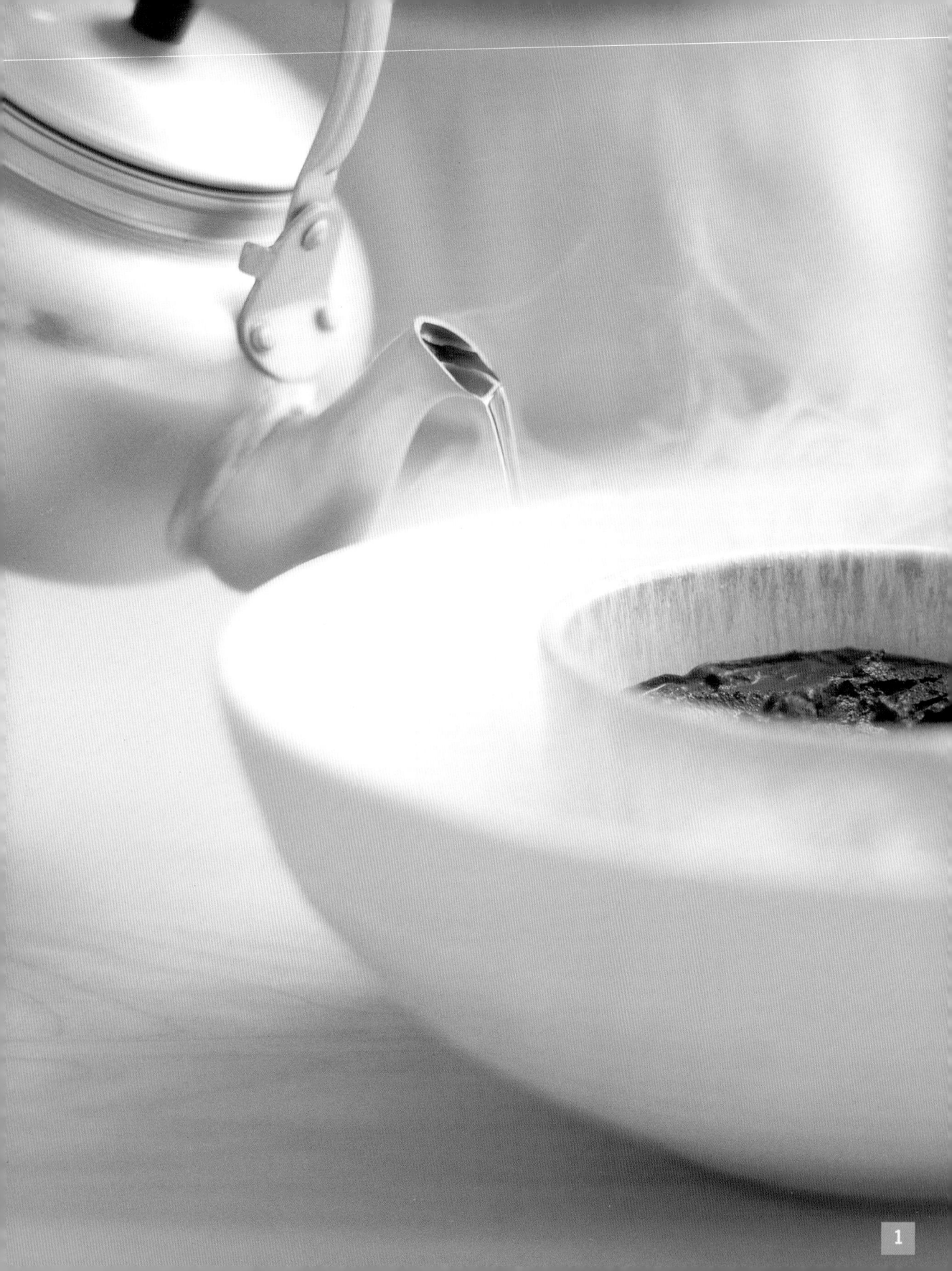

Application de boue

Lorsqu'un bain de boue pour le corps entier est chose impossible, l'application localisée est une façon pratique et efficace de récupérer certains des avantages de guérison naturelle et de détoxication de la boue.

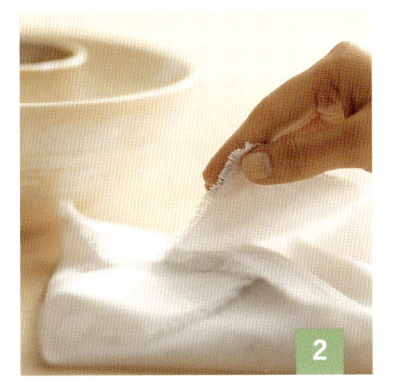

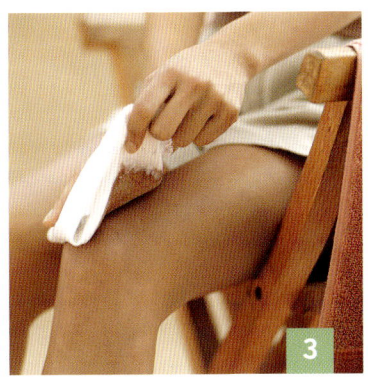

Application bienfaisante de boue
1 tasse de boue thérapeutique épaisse pour le corps
1 petit bol conducteur de chaleur
1 grand bol
Eau bouillante
1 chiffon carré hautement absorbant de 30 x 30 cm.
Spatule
Cellule plastique
Serviette

1. Pour réaliser un mélange boue, utilisez une boue thérapeutique épaisse pour le corps (elle ne devrait pas couler). Placez environ une tasse de boue dans un petit bol conducteur de chaleur. Remplissez un grand bol aux deux tiers d'eau bouillante. Placez le bol de boue dans le grand bol d'eau, en faisant attention de ne pas laisser l'eau déborder dans la boue. Mélangez la boue de temps à autre.

2. Coupez un morceau de chiffon hautement poreux (comme du coton à fromage ou de la gaze épaisse) en un carré de 30 cm sur 30 cm. Déposez-le non plié sur une surface résistante à la chaleur. Lorsque la boue est suffisamment réchauffée, sortez le petit bol de l'eau chaude. À l'aide d'une spatule, prélevez toute la boue du bol et déposez-la au centre du chiffon carré. Modelez la boue afin que le centre soit recouvert d'environ 3 cm de boue. Pliez chaque coin par-dessus la boue pour former un paquet.

3. Placez le paquet directement sur toute zone de votre corps qui vous cause de l'inconfort. Assurez-vous que les couches repliées soient sur le dessus et la couche poreuse et mince contre votre peau. Enroulez une pellicule plastique autour de la zone affectée pour retenir la chaleur, puis couvrez le tout avec une serviette. Laissez le paquet pendant 20 à 30 minutes.

Comment la boue peut-elle aider ?
La chaleur du paquet de boue soulage la douleur tandis que les minéraux, les vitamines et les substances végétales trouvés dans les boues thérapeutiques sont absorbés à travers la peau, nettoient les chemins d'accès métaboliques et améliorent l'élimination des déchets, l'oxygénation des cellules et les fonctions nerveuses.

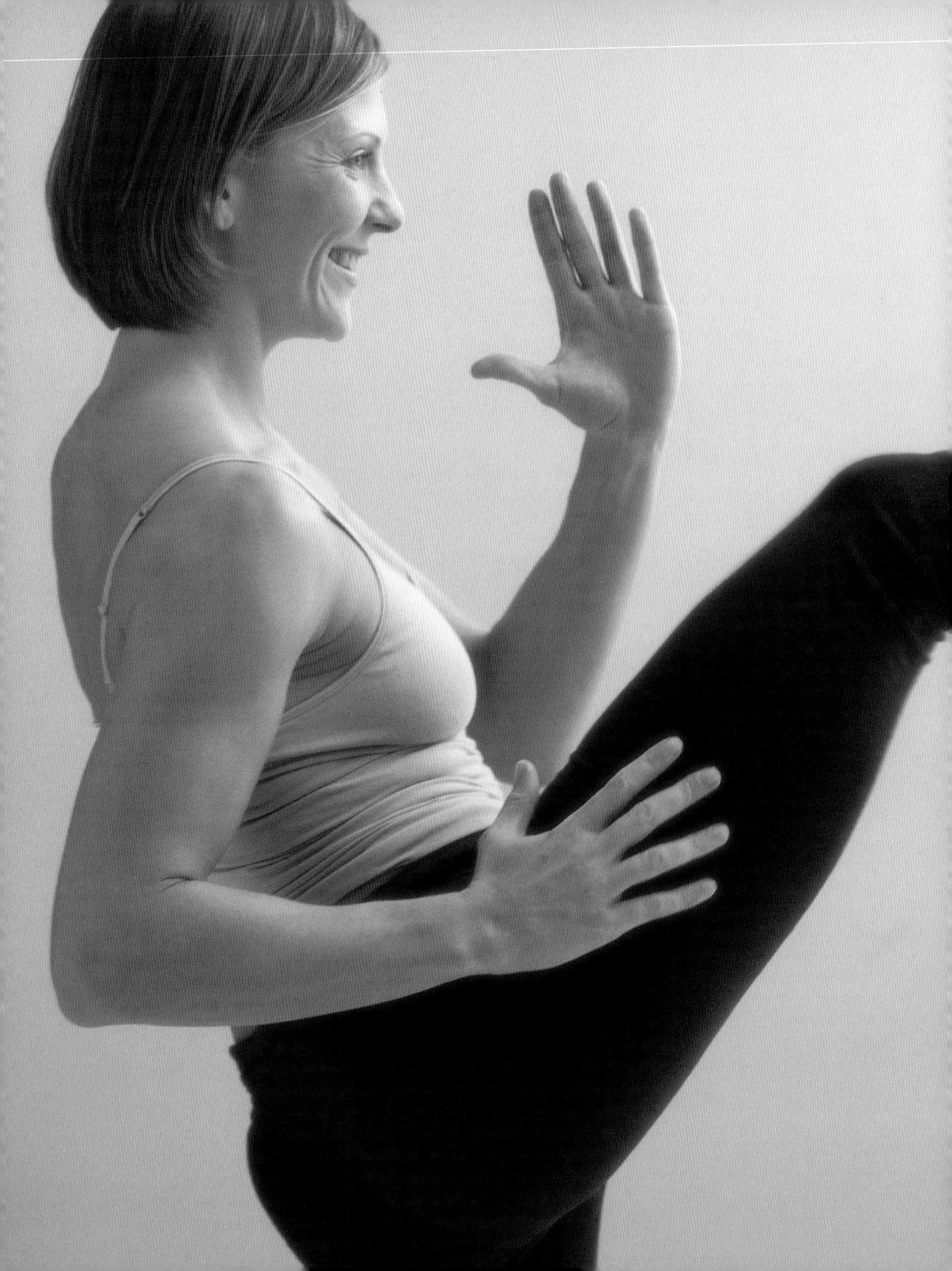

Partout à travers le monde, et ce depuis de siècles, on utilise la sueur pour nettoyer son corps et même purifier son âme. Les Finlandais possèdent leurs saunas. Les Russes adorent leurs caverneux bains publics connus sous le nom de banyas. Les sentos japonais offrent une gamme d'option de bain (y compris des piscines chaudes et froides) et les Amérindiens construisent des huttes à suer, chauffées par des pierres brûlantes, pour débarrasser leur corps et leur esprit des impuretés et communier avec les esprits.

Transpirer un coup

La sueur est un mélange d'eau, de chlorure de sodium, de sels de potassium, d'urée et d'acide lactique qui rafraîchit le corps en s'évaporant. Que la sueur vous débarrasse ou non des toxines environnementales est toujours au cœur d'un débat, mais avoir assez chaud pour transpirer est certainement sain : la transpiration améliore la circulation sanguine, aide à l'élimination des déchets normaux, relâche les muscles et rosit les joues. Tout aussi important, une bonne transpiration vous fait sentir mieux : plus propre, plus détendue et profondément renouvelée.

Peut-être n'avez-vous ni sauna ni bain de vapeur à votre disposition, mais cela ne signifie pas que vous deviez vous passer des plaisirs de la transpiration. Un exercice vigoureux, comme une classe de kickboxing, une longue marche ou courir avec vos enfants au terrain de jeu peuvent également vous procurer une bonne séance de transpiration. Dans certaines cultures et à certaines époques, les femmes ne devaient pas transpirer, ce qui était considéré comme non féminin. Aujourd'hui, la femme active croit en la force et la vigueur physiques. Elle sait qu'il est sain de transpirer. C'est même un signe de puissance.

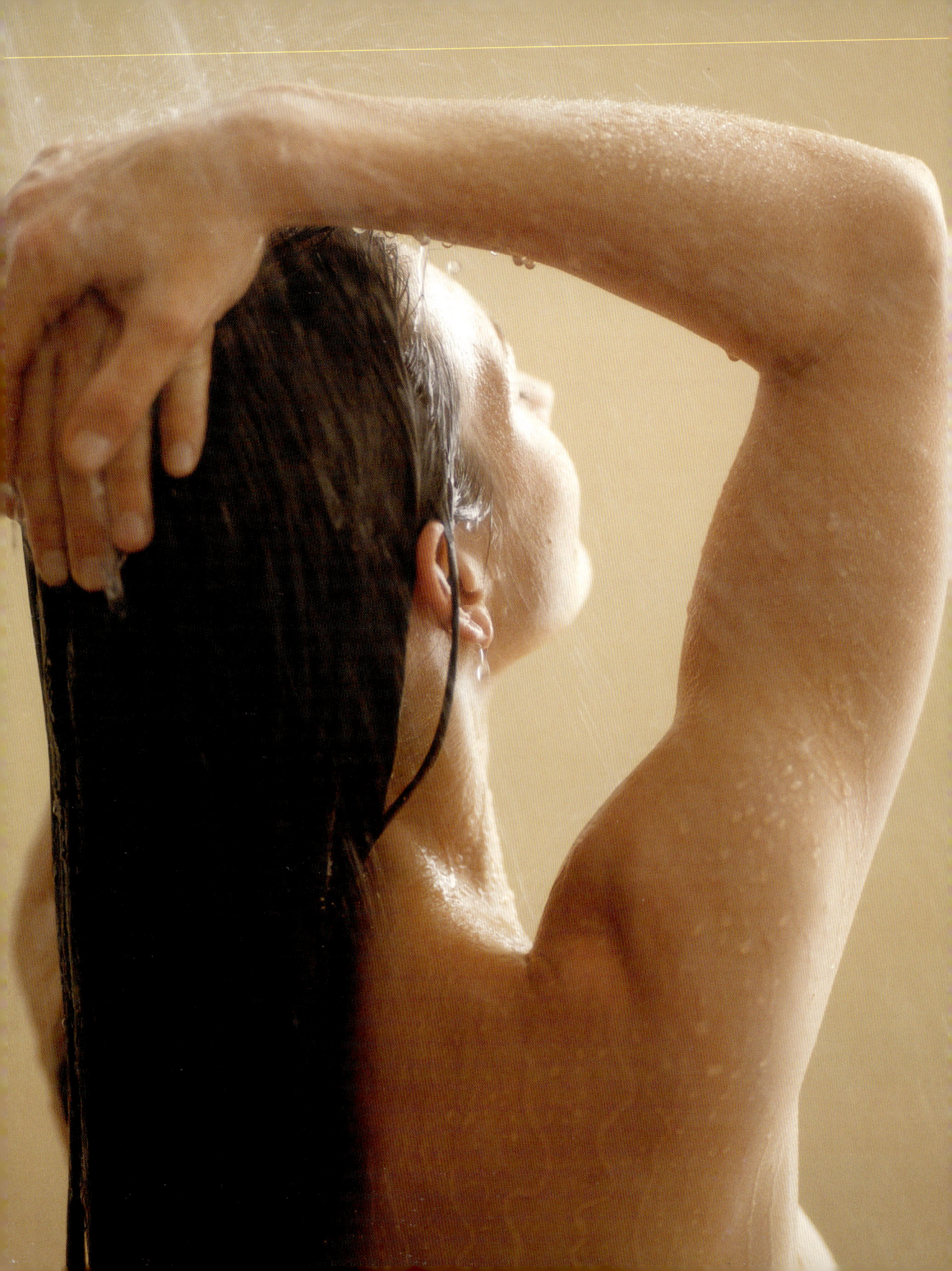

Soulagement de la gueule de bois

Lorsque vous avez un peu trop fêté, seul le temps éclairera complètement vos pensées et remettra votre estomac d'aplomb. Mais quelques techniques simples de détoxication accéléreront le processus.

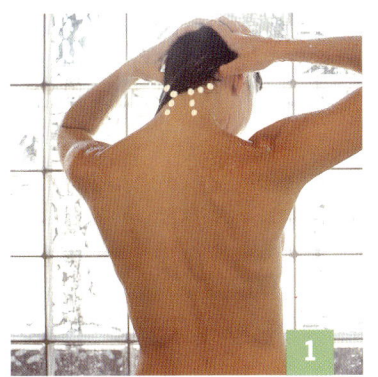

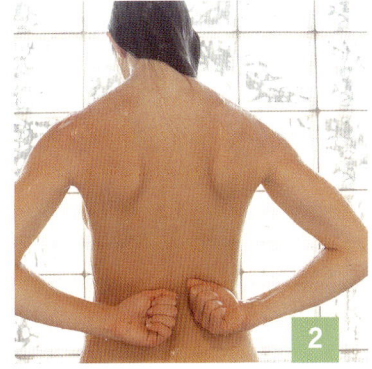

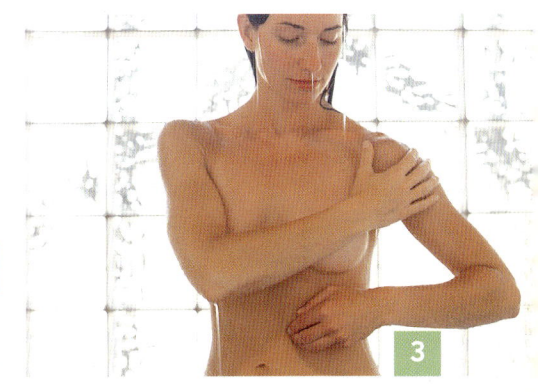

1 Pour soulager nausées et maux de tête, appuyez vos pouces dans les muscles et points d'acupression le long de votre crâne et de votre cou. Commencez par placer vos pouces à la base de votre crâne, un de chaque côté du haut de la colonne. Appuyez pendant deux respirations, relâchez et déplacez-vous d'environ 3 cm vers l'extérieur ; répétez jusqu'à ce que vous vous trouviez à 3 cm environ de vos oreilles. Revenez vers le haut de la colonne et appuyez de nouveau de chaque côté, déplaçant vos pouces le long de votre cou jusqu'à atteindre le haut de vos épaules.

2 Donnez un coup de main à vos filtres de détoxication en frappant doucement vos reins, aidant à briser les dépôts toxiques de cristaux. En vous penchant légèrement, rejoignez l'arrière de votre corps et, poings fermés, frappez délicatement sous vos côtes inférieures, environ 12 fois de chaque côté, en appliquant une pression confortable.

3 Le point d'acupression appelé Spleen 16 est une cible classique pour le soulagement des symptômes de la gueule de bois. Avec le bout de vos doigts, trouvez le bas de votre cage thoracique et déplacez votre main en ligne directe avec votre mamelon. Recherchez un léger retrait dans l'os, puis appuyez délicatement dans les côtes, en allant vers le haut. Maintenez pendant dix respirations pleines. Répétez de l'autre côté.

Soulagement accru
Quelques trucs supplémentaires contre la gueule de bois : buvez beaucoup d'eau pour réhydrater votre corps ; ajouter un peu de jus de citron aidera à la détoxication. Ravivez-vous avec une compresse froide sur laquelle vous avez vaporisé quelques gouttes d'huile essentielle de lavande, de menthe poivrée ou de romarin. Si vous ressentez des nausées, utilisez plutôt l'huile de rose ou de bois de santal. Prenez un supplément de vitamine B, plus efficace lorsqu'il est pris avant la fête mais tout de même utile le lendemain matin.

détoxication

La crinière du cheval

Avec ses mouvements fluides et continus, le tai chi stimule la circulation du sang et du fluide lymphatique, et aide les mécanismes de détoxication naturels du corps.

1 En regardant par-dessus votre épaule gauche, pieds rapprochés, pliez votre genou gauche et élevez votre talon afin que les orteils de votre pied gauche reposent sur le sol. Tenez vos bras en position arrondie, comme si vous teniez un gros ballon, paumes en face l'une de l'autre. Votre main gauche doit être à la hauteur de votre taille et votre bras droit à la hauteur de votre épaule.

2 Avancez votre jambe gauche de façon à ce que votre talon gauche se dépose sur le sol, orteils pointés vers le haut. Gardez la tête, le dos et les fesses en ligne droite, balancez vos bras à tour de rôle, en déplaçant votre main gauche vers le haut et votre main droite vers le bas, paumes se faisant face.

3 Déposez fermement votre pied gauche. Pliez le genou afin qu'il soit en ligne avec vos orteils. Gardez votre jambe droite étendue. Étendez votre main gauche un peu plus bas que la hauteur de votre épaule, le coude légèrement plié et la paume vers vous. Déplacez votre main droite vers votre taille, coude légèrement plié et paume vers le sol. Répétez les mêmes mouvements de l'autre côté, puis alternez une fois de plus.

Que signifie le nom?

Plusieurs exercices de tai chi portent des noms d'animaux en raison du pouvoir qu'ils ont d'évoquer des formes visuelles ou des sensations. Dans cet exercice, les mouvements des mains devraient ressembler à ceux que vous feriez pour démêler la crinière d'un cheval. Lorsque vous avancez, essayez d'imaginer que vous approchez d'un cheval sauvage et que vous devez marcher doucement et fermement.

GARDER L'ÉQUILIBRE DES FLUIDES CORPORELS

À mesure que le sang circule, il transporte de l'oxygène, de la glucose, des protéines et d'autres nutriments à travers votre corps. Certains de ces composants sont perdus lorsque le plasma, fuyant par les parois des vaisseaux sanguins, se retrouve pris dans les cellules des tissus. Le système lymphatique draine les fluides et les nutriments emprisonnés en même temps que les déchets et les germes, et les redépose dans le flux sanguin. Ce système est entretenu par le pompage des muscles entourant les vaisseaux lymphatiques; masser ces régions facilitera le fonctionnement de ce système vital.

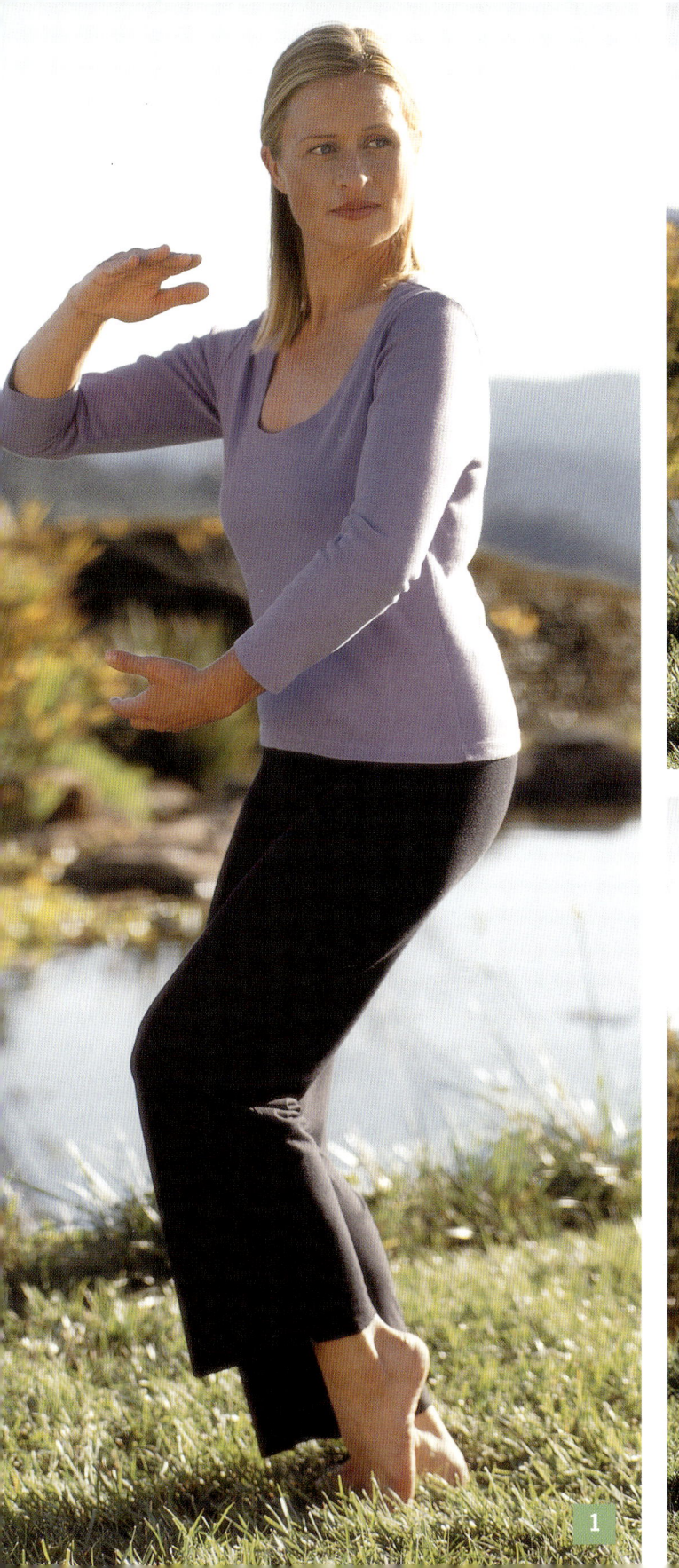

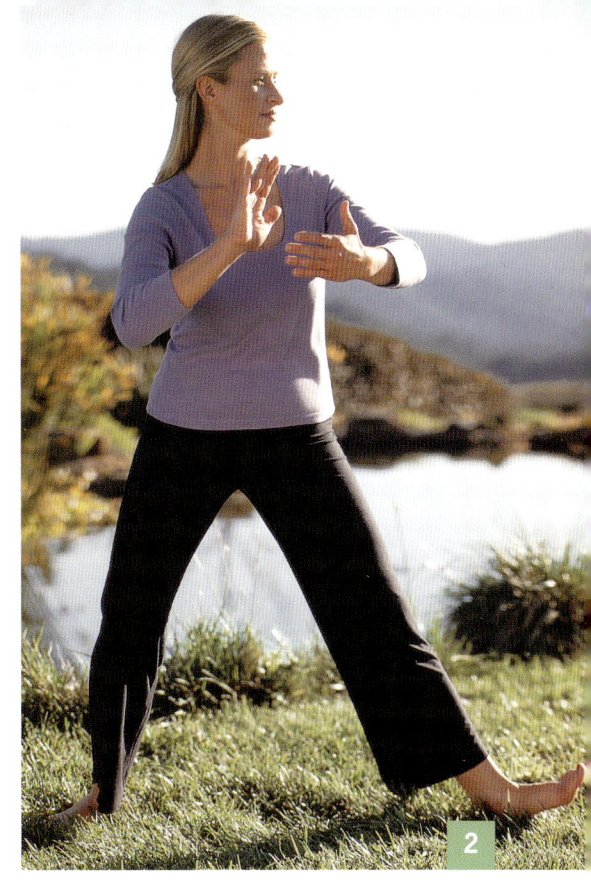

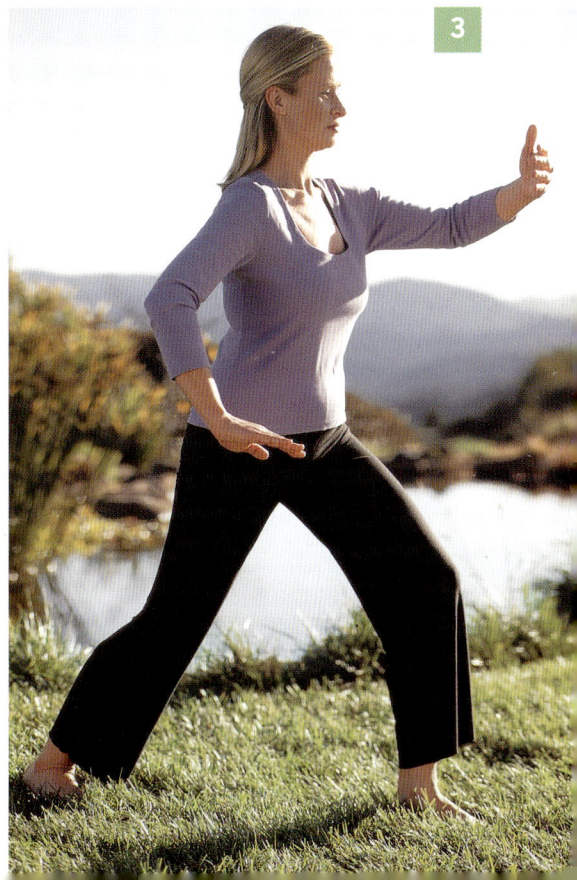

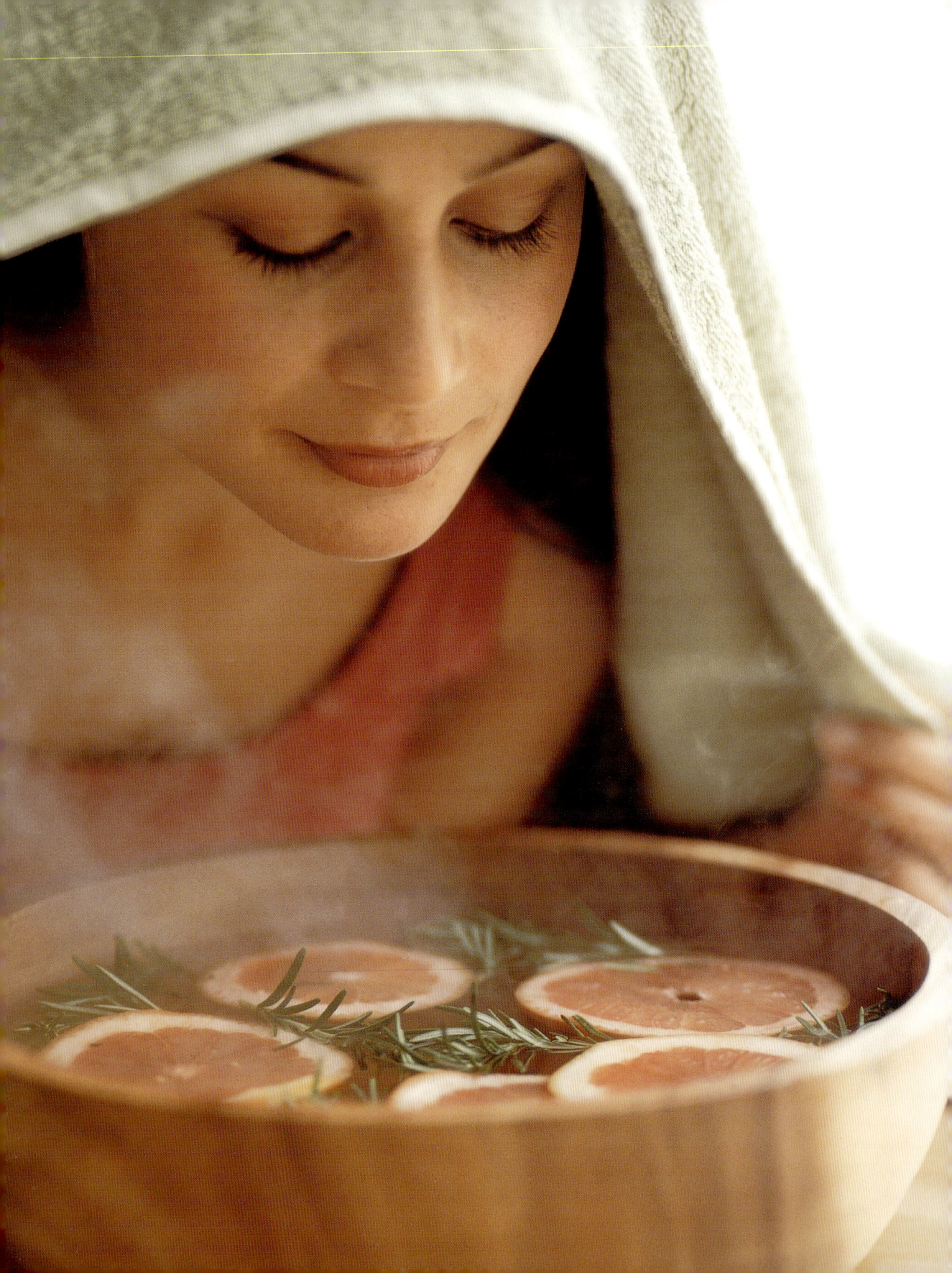

Vapeur essentielle

Les traitements à la vapeur aident à libérer les toxines stockées dans le tissu gras juste sous la peau. Ajouter certaines huiles aromatiques à la vapeur peut intensifier l'effet détoxicant.

Remplissez un bol d'eau bouillante. Ajoutez des huiles essentielles de pamplemousse et de romarin (voir recette à droite), une pointe de romarin frais et des tranches de pamplemousse (si désiré). Penchez-vous au-dessus du bol, en prenant soin de tenir votre visage à une distance d'environ 30 cm. Laissez le confort vous guider — ce devrait être une expérience plaisante, pas un test d'endurance. Recouvrez votre tête et le bol d'une serviette pour emprisonner les vapeurs. (Si les vapeurs vous piquent les yeux, gardez-les fermés.) Laissez votre visage s'imprégner de vapeur pendant cinq à dix minutes.

Si vous ne raffolez pas particulièrement du pamplemousse et du romarin, plusieurs autres huiles essentielles, comme le genièvre, le géranium, le cèdre, l'orange douce et le laurier, offrent également des propriétés détoxicantes. Faites l'expérience avec des huiles individuelles, puis essayez des mélanges d'huile pour découvrir lequel vous semble le plus plaisant et le plus efficace.

Une fois votre traitement complété, souvenez-vous que la peau exposée à la vapeur est fragilisée. Appliquez délicatement un hydratant approprié à votre type de peau (voir page 57 ◄) tandis que votre visage est toujours légèrement humide. Complétez votre exposition à la vapeur en buvant de l'eau ou du tonique de pissenlit (voir page 120 ►); les deux vous aideront à évacuer les toxines libérées.

LES VERTUS DE LA VAPEUR

En plus d'encourager votre corps à libérer les toxines, la vapeur ouvre les pores de la peau, déloge toute trace de maquillage et répand une humidité vitale dans les couches plus profondes de la peau. Elle ramollit les cellules de peau morte, rendant l'exfoliation par frottage facial délicat plus facile et les points noirs plus aisés à enlever. Une bonne session de vaporisation augmente également la circulation dans votre visage et détend les muscles faciaux, ces deux éléments contribuant à vous donner un teint frais et attrayant.

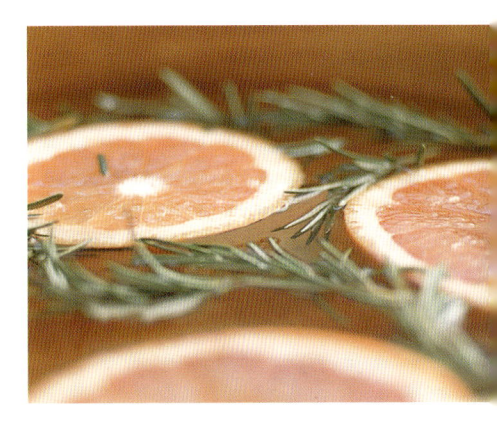

Mélange de vapeur détoxicante
Grand bol rempli d'eau bouillante
3 gouttes d'huile essentielle de pamplemousse
2 gouttes d'huile essentielle de romarin
4 pointes de romarin frais (facultatif)
4 tranches de pamplemousse (facultatif)
Serviette de bain

Ingrédients de bon ton pour la peau
Les aromathérapeuthes recommandent l'huile essentielle de pamplemousse pour soulager l'acné et tonifier la peau. Vous pouvez en respirer les vapeurs, tel qu'illustré, ou l'ajouter à une lotion de base pour créer un hydratant thérapeutique. De la même façon, l'huile de romarin sert d'astringent et d'agent antibactérien qui aide à empêcher les boutons.

Demi-pivot lombaire

Bien que les poses du yoga cultivent la flexibilité et la force, elles offrent également une compression qui masse les organes internes, aidant ainsi à nettoyer le corps de ses toxines.

Facile et gratifiante, même pour les débutants, cette pose de torsion masse et vivifie le foie, la rate et les intestins, ce qui fait dire aux yogis que le demi-pivot lombaire est parfait pour la détoxication.

Assise sur le sol, placez votre pied droit sur le côté de votre mollet gauche. Votre jambe gauche sera droite sur le sol et votre genou droit légèrement plié. Asseyez-vous bien droite et inspirez en allongeant votre colonne vertébrale.

Expirez en vous tournant vers la droite, pivotant à partir de la base de la colonne vers l'avant. Amenez votre main droite sur le sol derrière votre dos comme soutien et placez votre bras gauche du côté droit de votre jambe pour affermir votre appui levier à mesure que vous pivotez aussi loin que possible tout en restant confortable.

Regardez par-dessus votre épaule droite. Tenez la position pendant 30 secondes tout en continuant de pivoter lentement et en respirant profondément. Remettez-vous à l'endroit lentement en expirant. Tournez votre tête vers l'avant et relâchez à partir de vos épaules jusqu'en bas à mesure que vous ramenez votre corps au centre. Répétez pour le côté gauche. (Si votre dos est un peu raide, consultez la page 130 ▶ pour des poses de yoga soulageant le dos.)

Facile à faire
La pose du demi-pivot lombaire est fréquemment utilisée dans les leçons d'étirement et autres exercices et elle est souvent effectuée avec une grande vigueur, ce qui peut être potentiellement dangereux. La clé pour obtenir le plus de bénéfice de ces positions de yoga (et de toutes les autres) est d'être délicat, de ne pas forcer et, peut-être plus important que tout le reste, de vous concentrer sur vos propres capacités sans essayer d'être meilleure que les autres yogis.

DÉTOXIQUER L'ESPRIT

Toute personne qui a déjà suivi des cours de yoga sait comment elle peut libérer l'esprit du stress et du fouillis mental. Mais le yoga est plus qu'un soulagement temporaire des toxines émotionnelles. Des chercheurs allemands ont trouvé que les femmes qui pratiquent le yoga ont démontré des taux de satisfaction générale plus élevés que ceux d'un groupe de contrôle (qui lisait simplement des livres), de même que des taux plus faibles d'excitabilité, d'agressivité, d'émotivité et de douleurs physiques. Le groupe qui faisait du yoga s'accomodait également mieux du stress et était plus jovial et extroverti.

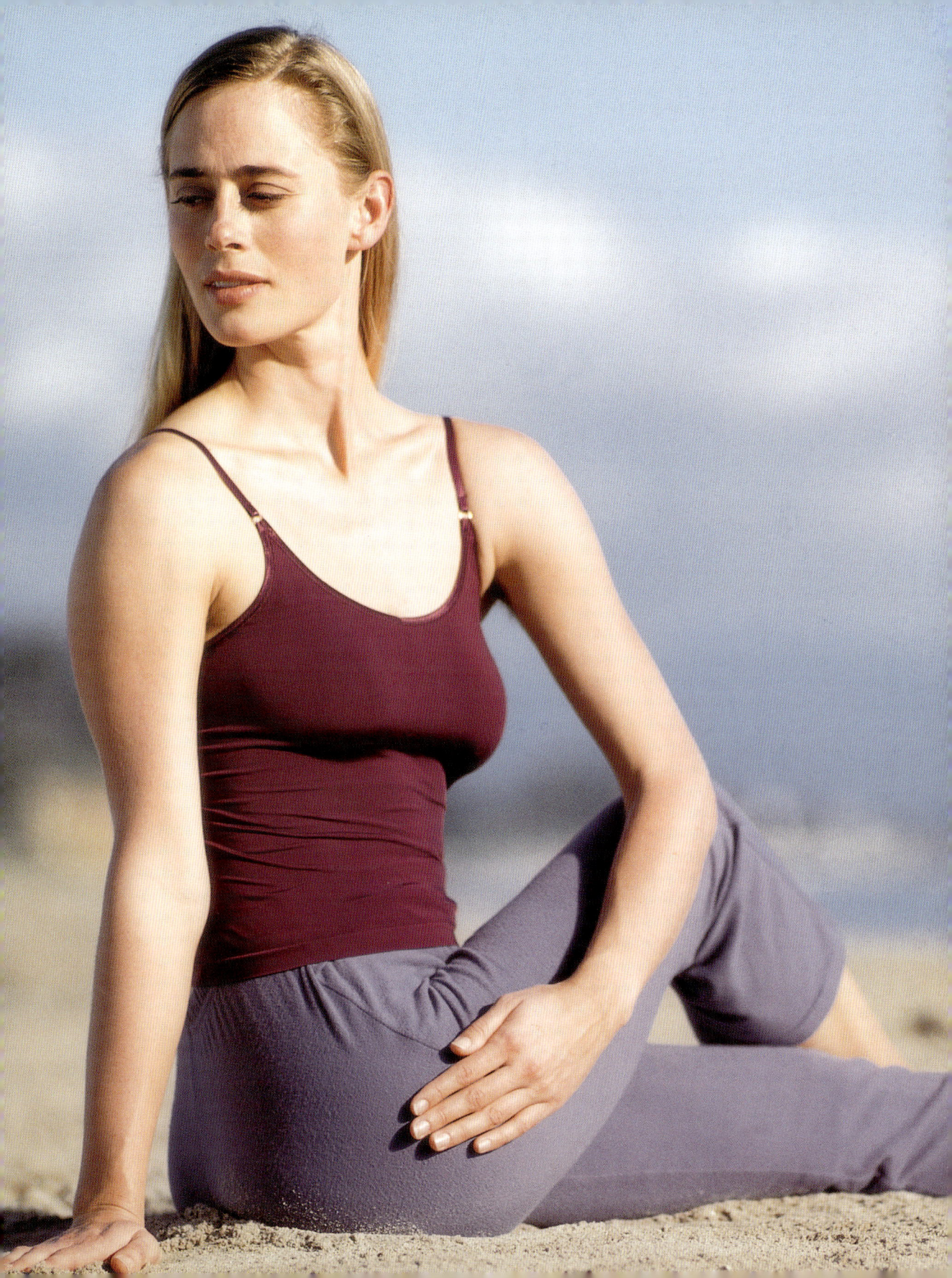

1

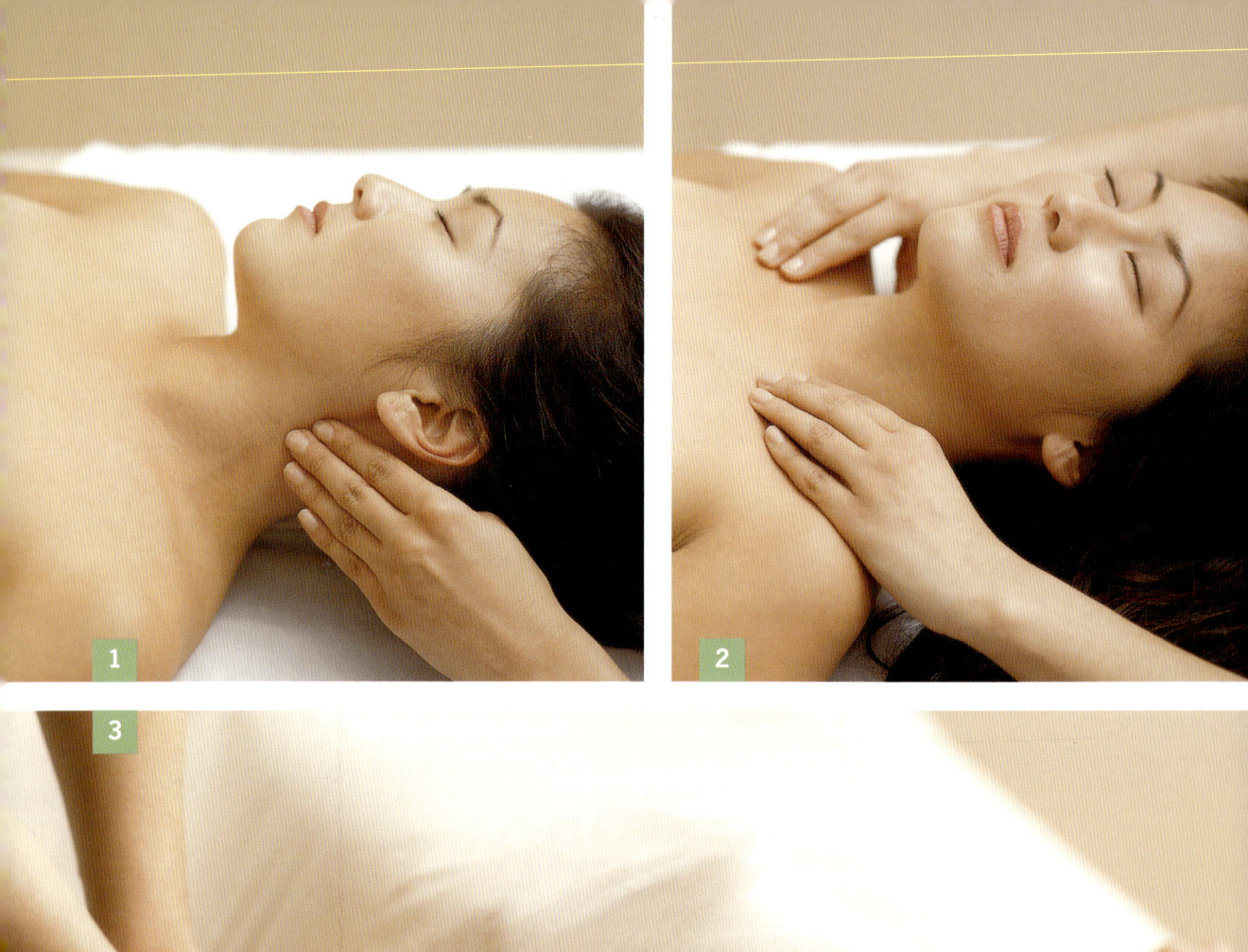

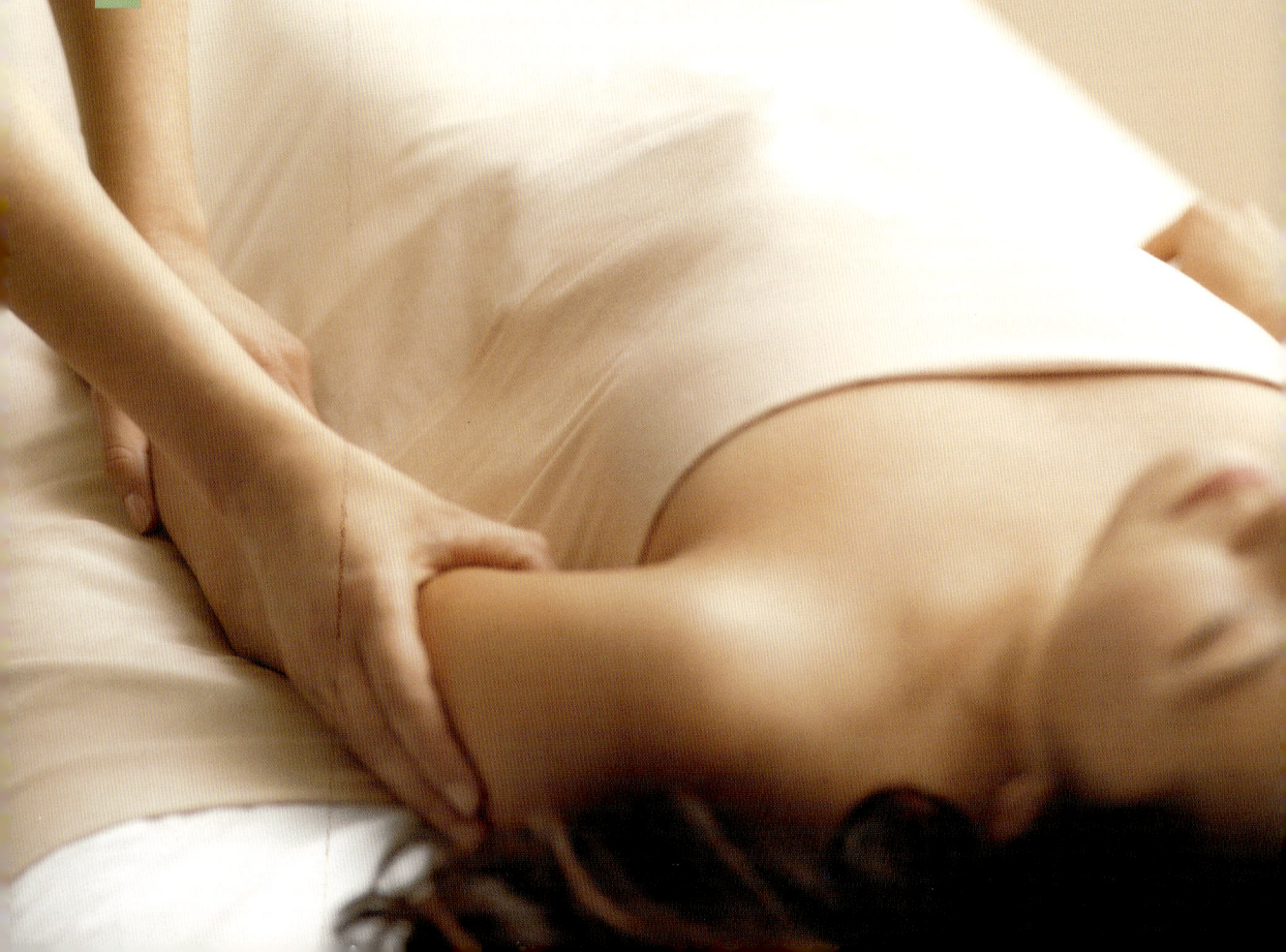

2

3

Massage purifiant

Le massage est une arme puissante de l'arsenal de détoxication. Une manipulation ferme et ciblée améliore la circulation et aide à éliminer les dépôts chimiques emprisonnés dans les muscles.

Trop d'exercice, le stress ou l'alcool, de même que des habitudes alimentaires déficientes, peuvent laisser des dépôts chimiques irritants emprisonnés entre les fibres musculaires, causant l'inconfort et rendant les muscles mous. Vous débarrasser de ces dépôts chimiques vous aidera à soulager la douleur et à avoir des muscles en meilleure santé qui répondent mieux et ont plus d'endurance. Les mouvements glissants et profonds de ce massage ont un effet de balayage sur les fluides du corps et propulseront rapidement le sang vers le cœur et les poumons, où ils se rempliront d'oxygène avant d'entreprendre un autre voyage à travers le corps. Demandez à un(e) ami(e) de suivre ces étapes de massage pour vous aider à vous détoxiquer :

1 Versez un peu d'huile à massage à la température de la pièce dans vos mains (consultez la recette à droite si vous désirez votre propre mélange maison à base d'huiles essentielles). En commençant à 3 cm environ sous l'oreille par les muscles épais du côté du cou, utilisez le bout de vos doigts pour glisser légèrement le long de son cou, en faisant un angle vers le sternum.

2 Les doigts à plat au haut du sternum, balayez les muscles de la poitrine jusqu'aux épaules. Balayez avec vos mains autour et sous les muscles de l'épaule, et appuyez fermement à la base de son cou. Glissez le long des muscles de chaque côté de la colonne dans la ligne de la base du crâne. Répétez les étapes 1 et 2 cinq fois.

3 Stabilisez l'un de ses avant-bras avec une main et enroulez les doigts et le pouce de votre autre main autour de son avant-bras. Appuyez et glissez le long du bras jusqu'à l'épaule. Contournez l'épaule et revenez lentement le long de son bras. Faites ce mouvement cinq fois et répétez pour l'autre bras. Passez à ses jambes à présent ; placez vos mains de façon à ce qu'elles entourent l'une de ses chevilles. Puis, pressez avec vos doigts et vos pouces et glissez lentement jusqu'au genou. Relâchez la pression à mesure que vous arrivez au genou même, puis glissez du genou à la hanche et revenez à la cheville. Répétez cinq fois, puis faites la même chose pour l'autre jambe.

Mélange d'huile à massage détoxifiante
60 ml d'huile de préservation de votre choix
8 gouttes d'huile essentielle de cyprès
8 gouttes d'huile essentielle de genièvre
5 gouttes d'huile essentielle de lavande
4 gouttes d'huile essentielle d'orange

Des toxines, des toxines partout...
Les promoteurs des thérapies de détoxication déclarent que les toxines externes viennent de sources comme les nourritures traitées, la pollution et les vêtements faits de fibres artificielles. (Nos corps fabriquent également leur propre ragoût toxique à partir des déchets normaux.) Pour combattre ces contaminants, les avocats de la détoxication recommandent divers régimes, des jeûnes à base de jus aux irrigations du côlon. Il est toujours plus prudent de consulter un médecin avant d'essayer de telles méthodes.

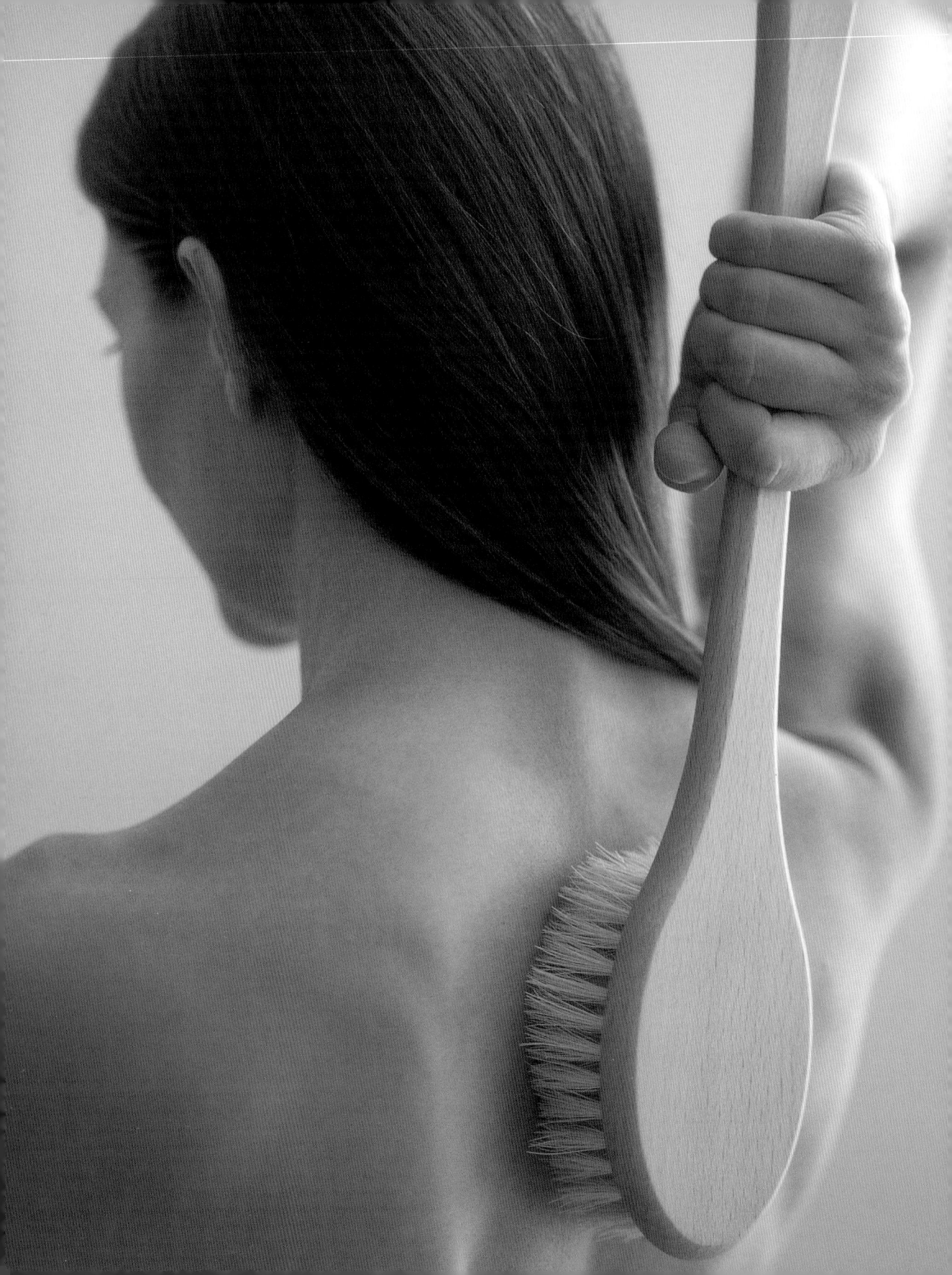

Brossage à sec du corps

Populaire dans les spas européens, ce traitement exfolie les cellules de peau morte, fait circuler le sang et stimule le système lymphatique. Et il est facile de le faire quotidiennement.

À l'aide d'une brosse douce de soies naturelles à long manche, commencez par brosser votre dos. Appliquez une pression légère et brossez toutes les parties que vous pouvez aisément atteindre. Puis brossez délicatement vos jambes, vos bras, vos épaules, votre abdomen et vos fesses. Lorsque vous brossez pour stimuler le système lymphatique, brossez toujours en direction de votre cœur (c'est-à-dire vers le bas lorsque vous travaillez les épaules ou le haut du dos, vers le haut lorsque vous travaillez les membres). La routine au complet ne doit prendre que quelques minutes; puis vous êtes prête à sauter dans la douche.

Une fois sous la douche, vous pouvez intensifier l'effet stimulant du traitement en alternant la température de l'eau. Une fois votre corps lavé au savon et rincé, diminuez la température de la douche et rincez à l'eau froide pendant 15 secondes. Puis faites couler de l'eau tiède pendant une minute environ. Terminez votre douche par cinq secondes sous l'eau froide. Les changements de température de l'eau feront travailler les parois capillaires et tonifieront les tissus, permettant ainsi une meilleure circulation.

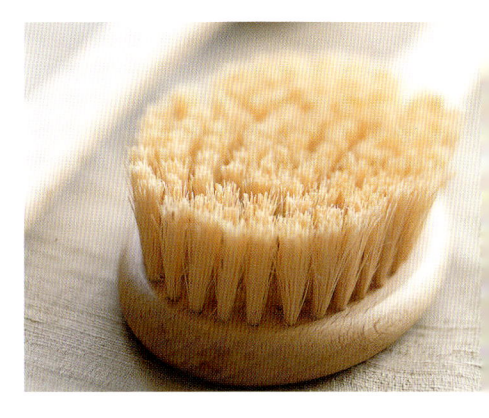

La base sur les brosses
Les meilleures brosses sèches pour le corps sont faites de fibres naturelles, provenant notamment de cactus ou de palmier japonais. Plusieurs brosses présentent de longs manches pour atteindre les endroits plus éloignés. Attention: n'utilisez jamais une brosse sur des veines variqueuses ou si vous faites de l'eczéma, du psoriasis ou toute autre irritation de la peau.

DONNER À LA CELLULITE UN BON COUP DE BROSSE

La cellulite qui s'accumule sur les cuisses et les fesses de la plupart des femmes apparaît lorsque les fibrilles de collagène, irritées par l'accumulation de toxines, s'enroulent autour des cellules graisseuses, y emprisonnant gras et toxines. Résultat? Une apparence grumeleuse de peau d'orange. D'autres facteurs, comme une circulation sanguine lente et un drainage lymphatique insuffisant, exacerbent le problème. Le brossage à sec du corps stimule le système circulatoire et favorise l'écoulement du fluide lymphatique. Suivi d'un massage avec un gant à nodosités, il favorise le ramollissement des fibrilles de collagène et mobilise les cellules de gras pour qu'elles puissent être drainées à l'extérieur du corps.

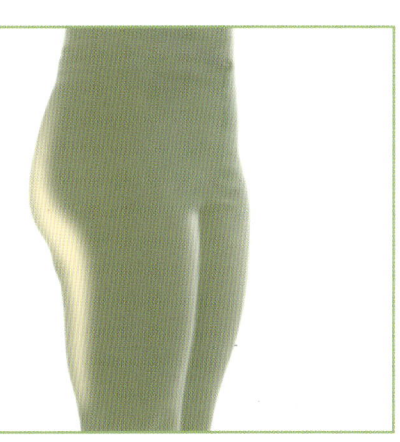

Tonique au pissenlit

Le pissenlit commun devient hors du commun quand il est question de ses vitamines et nutriments. Ici, il joint ses forces à d'autres ingrédients pour constituer un tonique détoxicant.

Ingrédients
2 cuillères à table de feuilles de céleri vert tendre
1 cuillère à table de persil italien frais
8 feuilles de menthe
175 ml de jus d'ananas
15 à 20 gouttes de teinture de racine de pissenlit
2 ou 3 gouttes de sauce jalapeño verte de Tabasco
Branche de céleri ou fraise fraîche entière (facultatif)

- Pour 1 (donne 175 ml)
- Temps de préparation : 10 minutes

Qui aurait cru que l'humble pissenlit, banni des pelouses de banlieue, se révélerait un filon nutritionnel et un agent hautement efficace de détoxication ? Mais c'est la vérité : Les pissenlits contiennent plus de vitamine A que les carottes, plus de vitamine C que les tomates, autant de fer que les épinards et plus de potassium que les bananes. Ils aident également le corps à se débarrasser de l'excès des fluides et des déchets sans drainer son potassium, comme le font la plupart des diurétiques.

Si vous avez besoin d'une petite détoxication, essayez ce délicieux tonique. La teinture de racine de pissenlit (vendue dans les magasins de produits santé) aidera et l'ananas possède ses propres qualités de détoxication. Ce tonique est également riche en vitamines A, B et C de même qu'en bromélaïne, une enzyme qui aide à digérer les protéines.

1 Hachez les feuilles de céleri, le persil italien et les feuilles de menthe, et placez le tout dans le mélangeur. Ajoutez le jus d'ananas, la teinture de racine de pissenlit et la sauce jalapeño. Mélangez à vitesse élevée jusqu'à homogénéité complète.

2 Versez à travers un tamis grossier dans un verre rempli de glace. Garnissez d'une branche de céleri ou de fraises fraîches et servez immédiatement.

Information nutritionnelle par portion
Les nombreuses vertus de ce tonique comprennent l'absence de gras et de cholestérol.

Calories	110
Kilojoules	440
Protéines	1 g
Hydrates de carbone	26 g
Gras total	0 g
Gras saturé	0 g
Cholestérol	0 mg
Sodium	20 mg
Fibres alimentaires	0 g

FAUCHEZ-LE

Le pissenlit est encensé depuis longtemps pour ses valeurs culinaires et médicales. Il était déjà utilisé par les anciens Égyptiens pour soulager les problèmes d'estomac et de reins, classé parmi les herbes amères originales utilisées pour la Pâque juive et était très populaire parmi les aristocrates anglais du 16e siècle en tant que cure universelle. Les guérisseurs traditionnels l'utilisent pour soigner les malaises allant de la constipation à l'eczéma. Chaque partie est comestible, des racines qui peuvent être rôties aux feuilles qui ajoutent du punch aux salades, en passant par les fleurs qu'on utilise pour faire du vin.

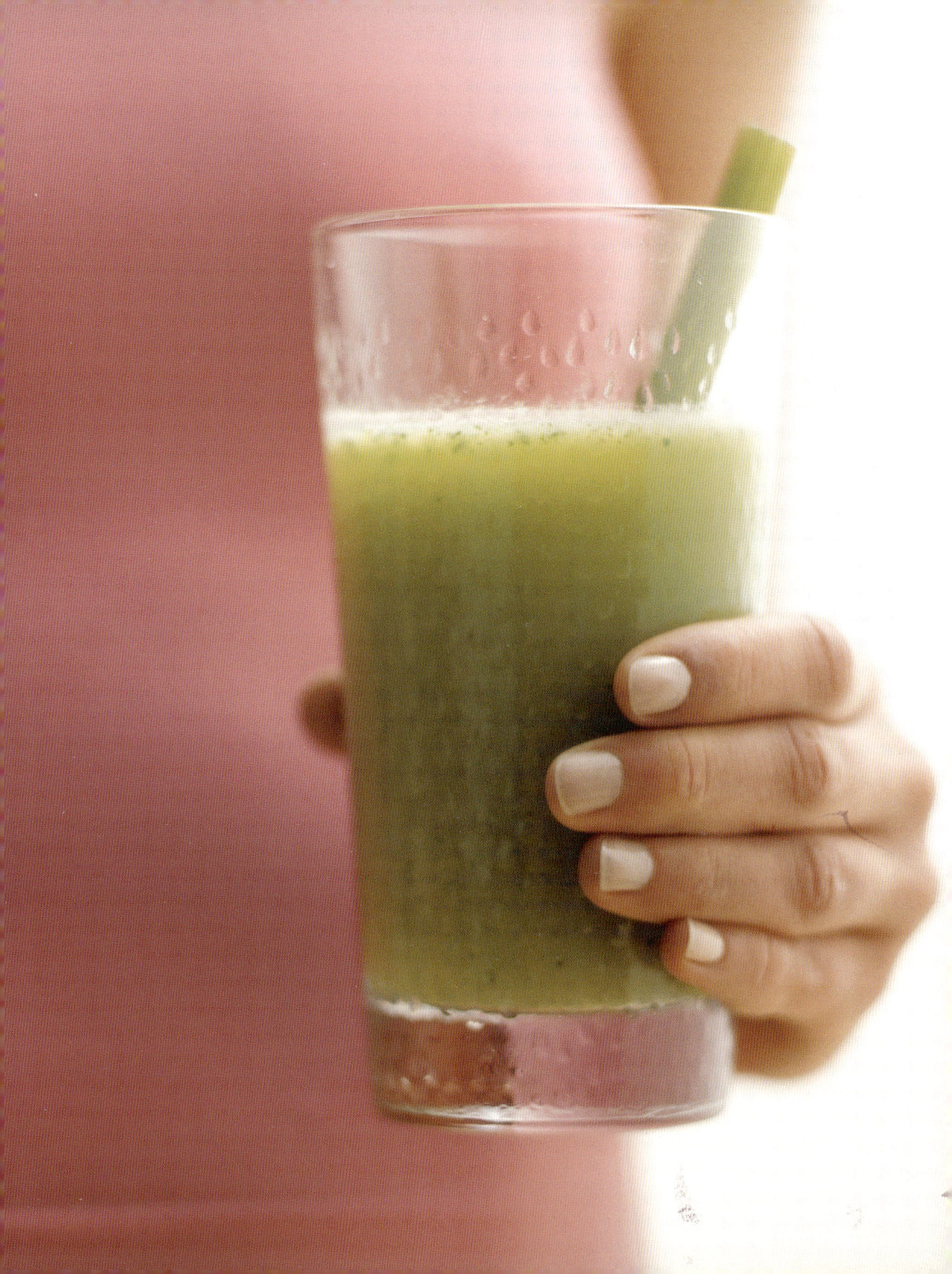

Soulager

Vos muscles sont douloureux, vos yeux fatigués, votre esprit est assombri par la fatigue. Vous pouvez ouvrir la pharmacie pour y trouver un antidote ou essayer quelques-uns de ces remèdes tout simples au moyen desquels on peut se soigner soi-même.

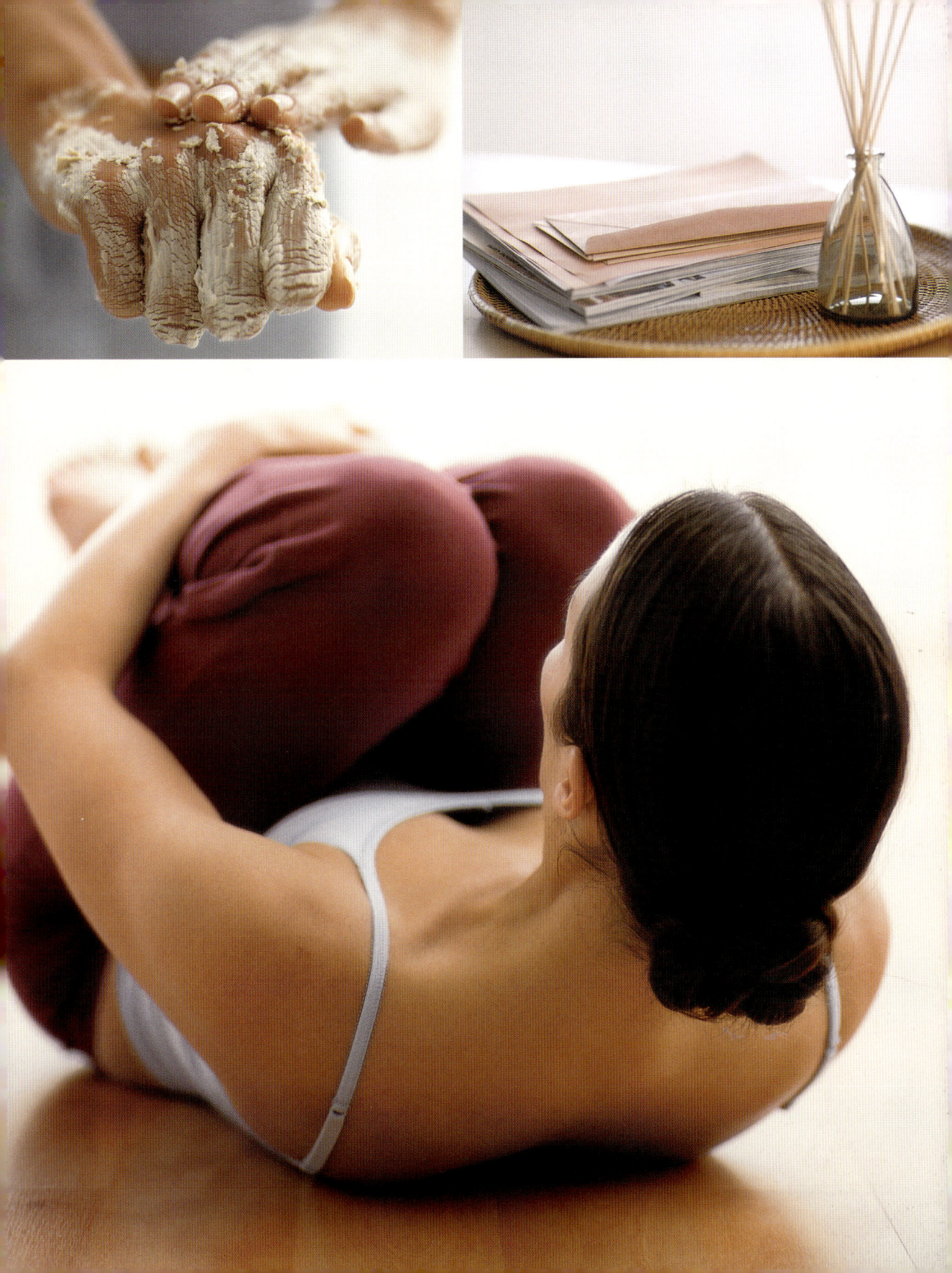

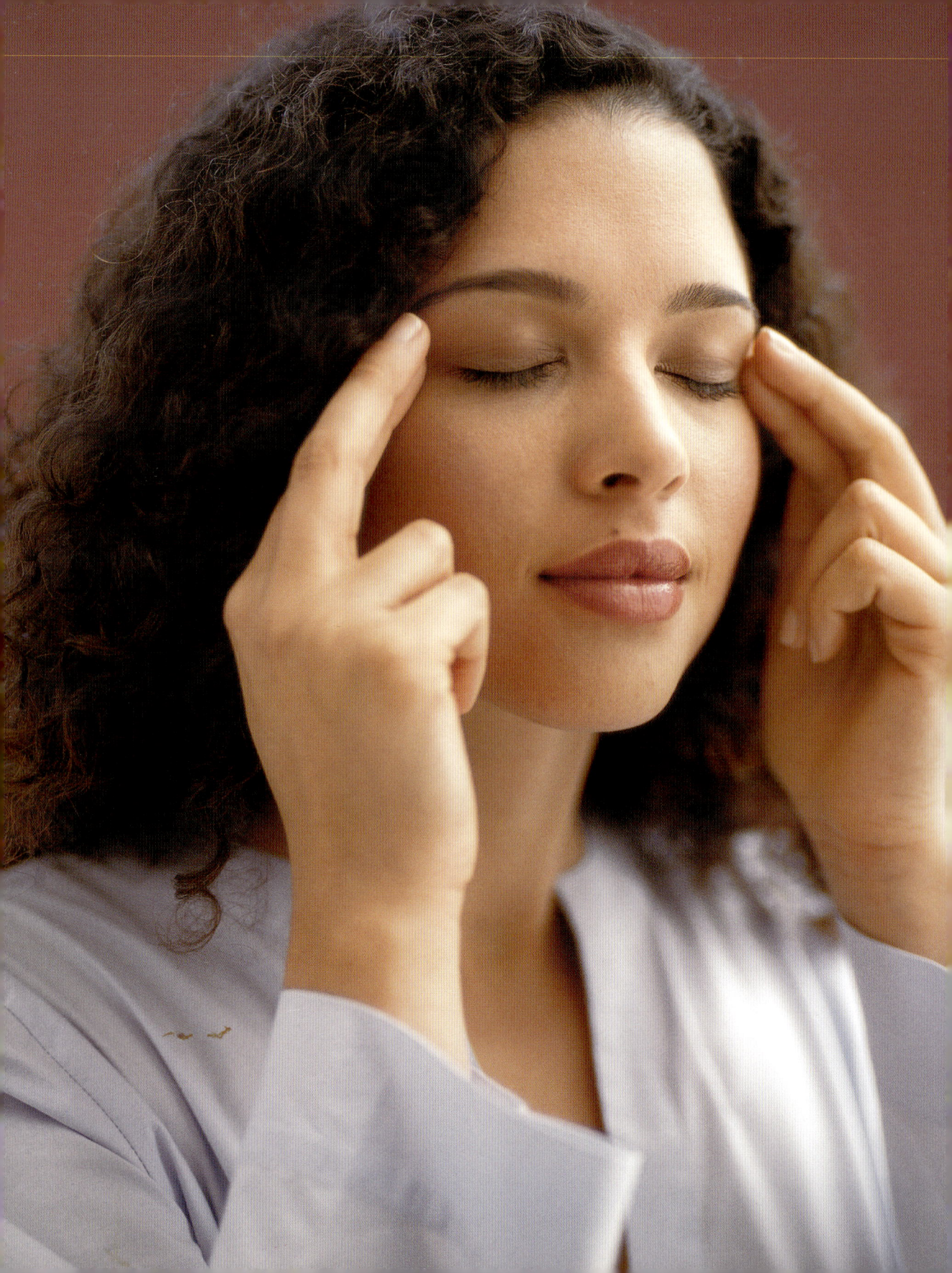

Soulager

Que vous soyez au travail ou aux études ou que vous restiez à la maison avec les enfants, vos activités quotidiennes — et les crises qui éclatent de temps à autre — peuvent faire des ravages dans votre esprit et votre corps. Des études démontrent qu'environ 80 pour cent de la population mondiale souffre un jour ou l'autre de douleur au dos et se plaint de maux de tête fréquents. Ajoutez à cela les maladies courantes comme la fatigue oculaire, les pieds endoloris, les muscles tendus et la dose annuelle de rhumes et de grippes, et vous avez le portrait général : la vie n'est pas toujours facile.

Pilules antidouleur, lotions magiques et coûteuses potions promettent toutes un soulagement rapide de toutes les maladies qui accompagnent notre style de vie moderne. Quelquefois, une cure beaucoup plus simple se révèle tout aussi efficace : un bol fumant de soupe au poulet pour soulager un rhume, une pose de yoga pour détendre les muscles tendus du dos, un toucher apaisant appliqué aux muscles douloureux du mollet ou aux yeux chassieux. Vous trouverez dans les pages qui suivent plusieurs idées de remèdes, qui tous sont simples à faire et éprouvés pour leur sécurité et leur efficacité. Lorsque vous songez aux traitements qui vous conviendraient le mieux, gardez en tête que votre attitude générale est aussi importante : prendre du temps pour se soigner relève d'une nécessité, non pas d'un vain dorlotement.

Massage sportif pour les bras

Cet automassage utilisant la compression, la friction des fibres transversales et la pression directe vous aidera à vous réchauffer avant un entraînement et soulagera vos muscles endoloris après.

Lorsque les bonnes fibres tournent mal
Les fibres des muscles squelettiques courent parallèlement l'une à l'autre, glissant l'une sur l'autre des milliers de fois par jour en se détendant et se contractant à chaque mouvement. Le stress, une mauvaise alimentation, trop peu de liquide, une mauvaise posture, la fatigue, la surutilisation et tout un éventail d'autres facteurs peuvent provoquer une adhérence de ces fibres les unes aux autres et faire que vous vous sentiez endolorie et raide par endroits. Faire rouler vos pouces, vos doigts, vos jointures ou vos coudes en travers du grain du muscle sépare les fibres, libérant la colle chimique qui les lie ensemble.

1 Une main passée derrière votre tête, plongez le bout de vos doigts dans la partie avant de votre aisselle pour qu'ils se trouvent sous les muscles de votre poitrine. Serrez votre pouce et vos doigts ensemble. Travaillez le muscle en longueur, du haut en bas, en comprimant et enroulant les fibres des muscles. Répétez trois fois (ou jusqu'à ce que vos muscles soient détendus), puis travaillez l'autre bras.

2 Augmentez la circulation et libérez la tension dans vos bicepts grâce à la compression. Reposez votre coude sur votre genou ou sur une table. Paume plate contre l'intérieur de votre biceps juste au-dessus de votre coude et doigts enroulés autour de votre bras, comprimez fermement puis relâchez. Continuez à comprimer de façon rythmée à mesure que vous vous déplacez du coude à l'épaule. Répétez trois fois ; puis faites la même chose pour l'autre bras.

3 Pour aider à prévenir la tension de l'avant-bras, plongez les doigts de votre main dans les muscles de votre avant-bras opposé et frottez fermement en travers des muscles d'un côté à l'autre en les faisant rouler sous la pression (cette opération est connue sous le nom de friction des fibres transversales). Travaillez de cette façon pendant cinq secondes. Relâchez légèrement votre prise et répétez le mouvement à mesure que vous faites votre chemin du coude au poignet. Quand toute la longueur de votre avant-bras est couverte, faites de même pour l'autre bras.

4 Pour toute portion de votre bras qui serait douloureuse, soulagez d'une pression directe. Prenez une inspiration profonde et, comme vous expirez, appuyez votre pouce lentement sur la zone douloureuse. La pression doit être ferme mais pas assez pour causer l'inconfort. Respirez normalement et tenez le point pendant 10 à 30 secondes avant de relâcher graduellement la pression. Appuyez, maintenez et relâchez trois fois sur chaque zone douloureuse. (À présent que vos bras sont prêts, essayez les exercices de renforcement de la page 87 ◄.)

1

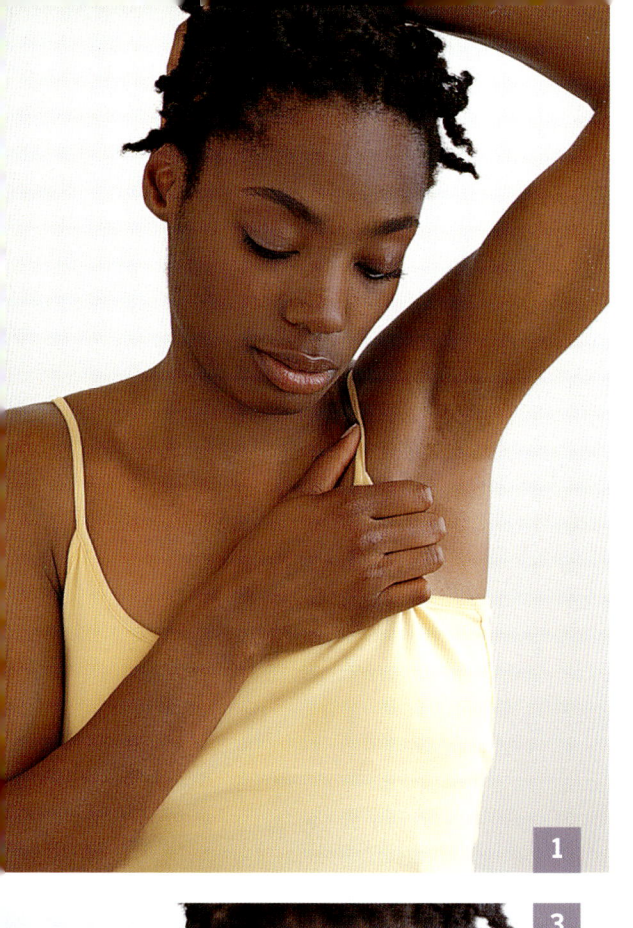

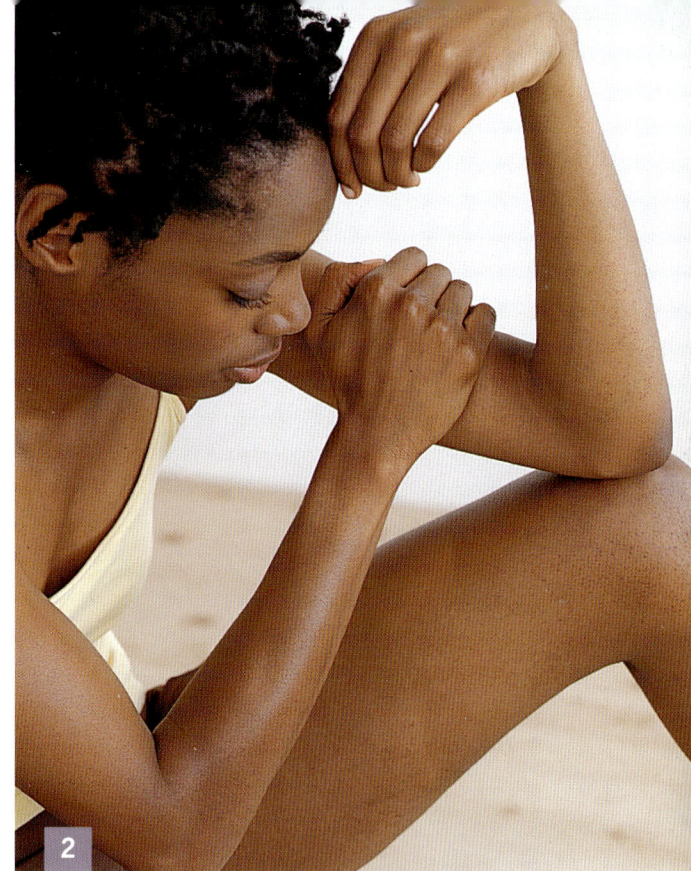

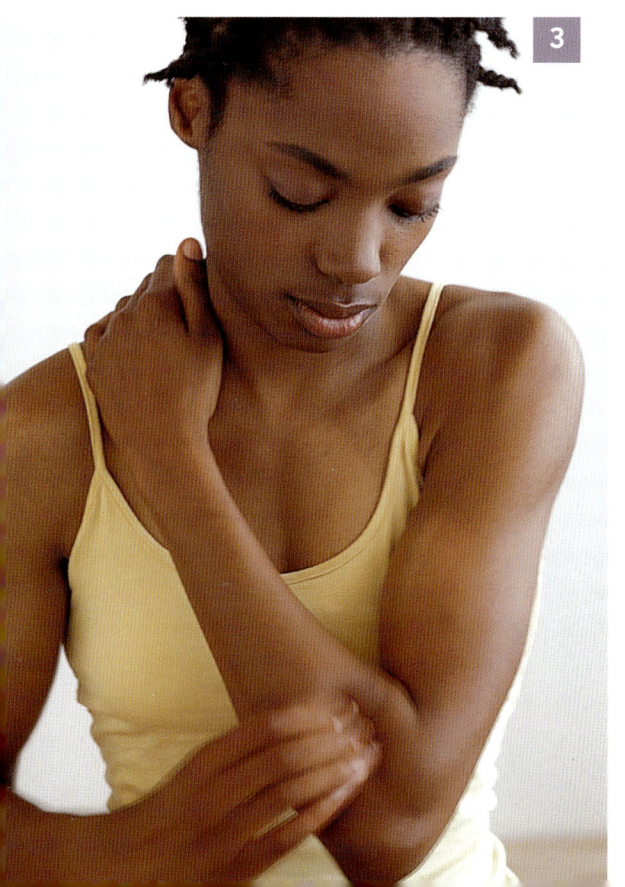

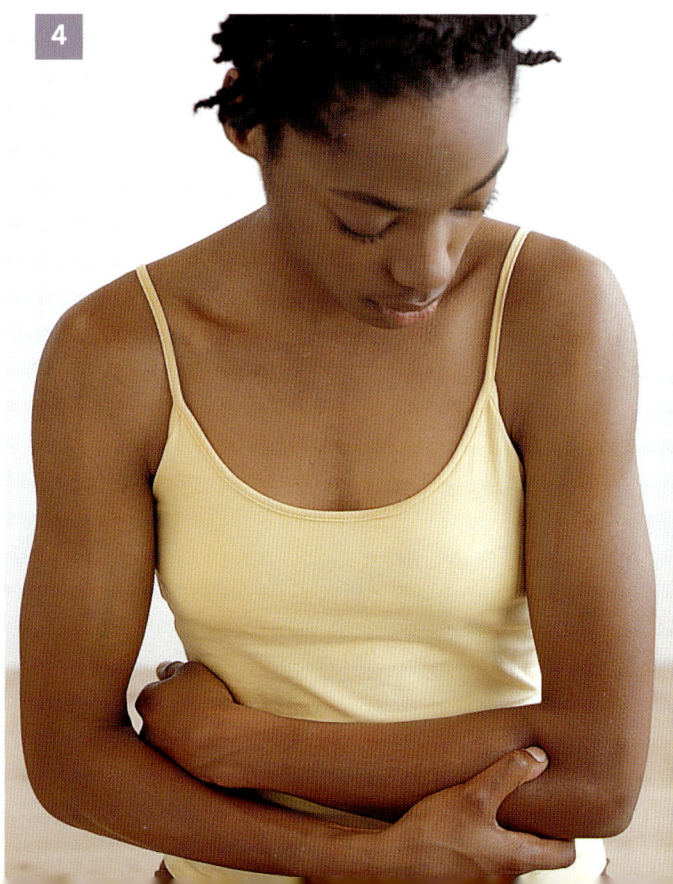

2

3

4

1

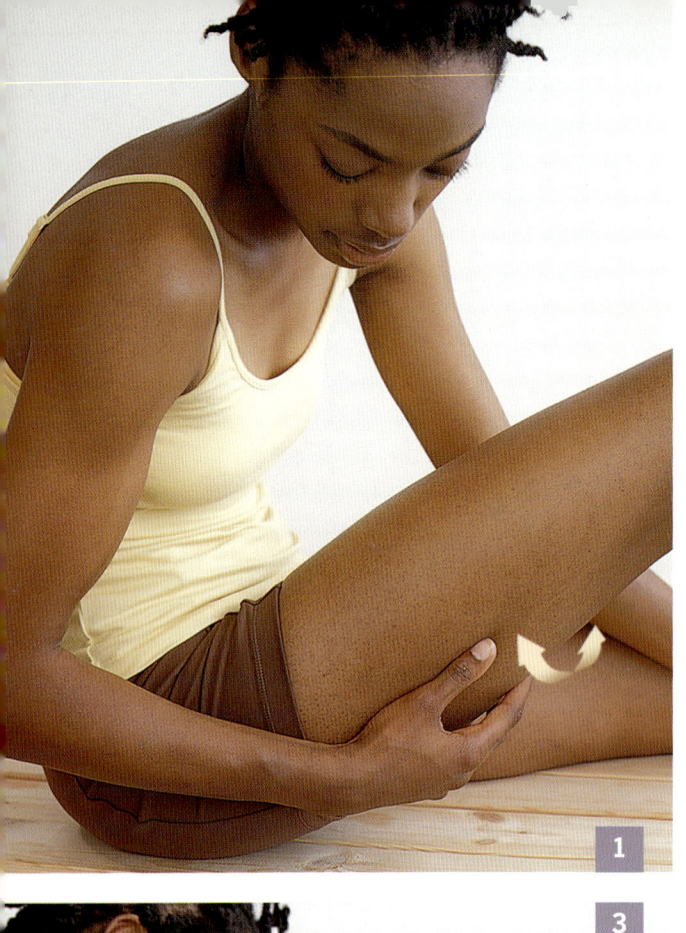

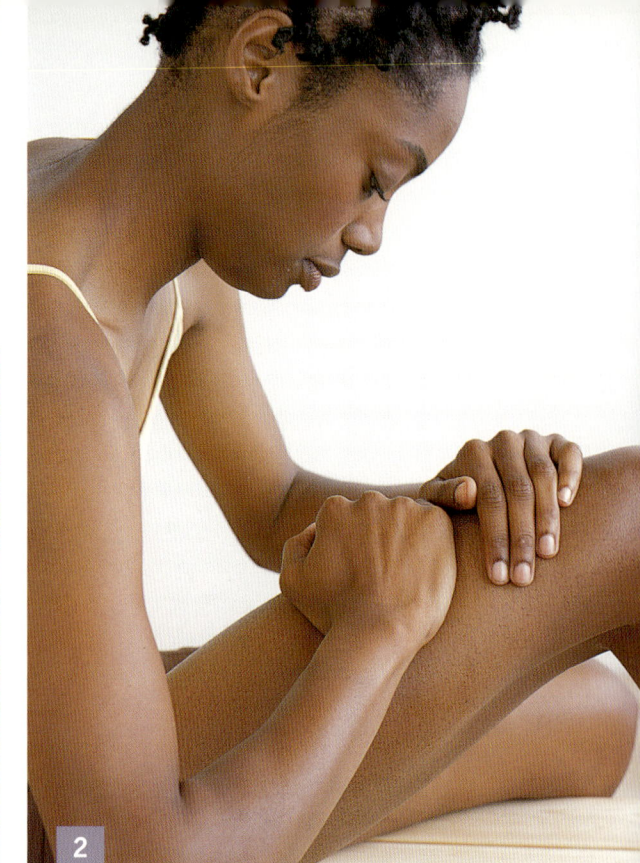

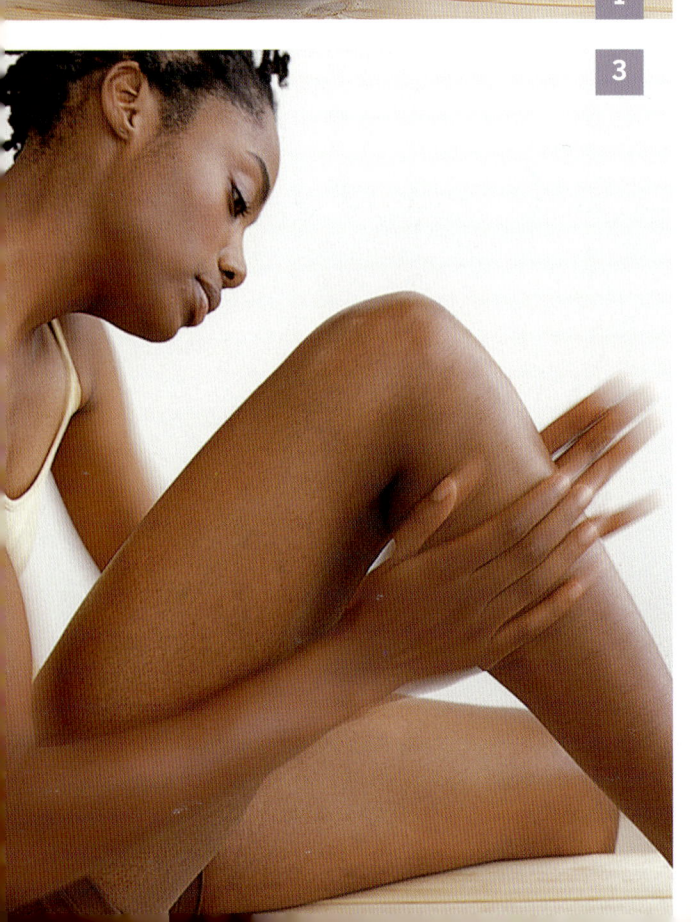

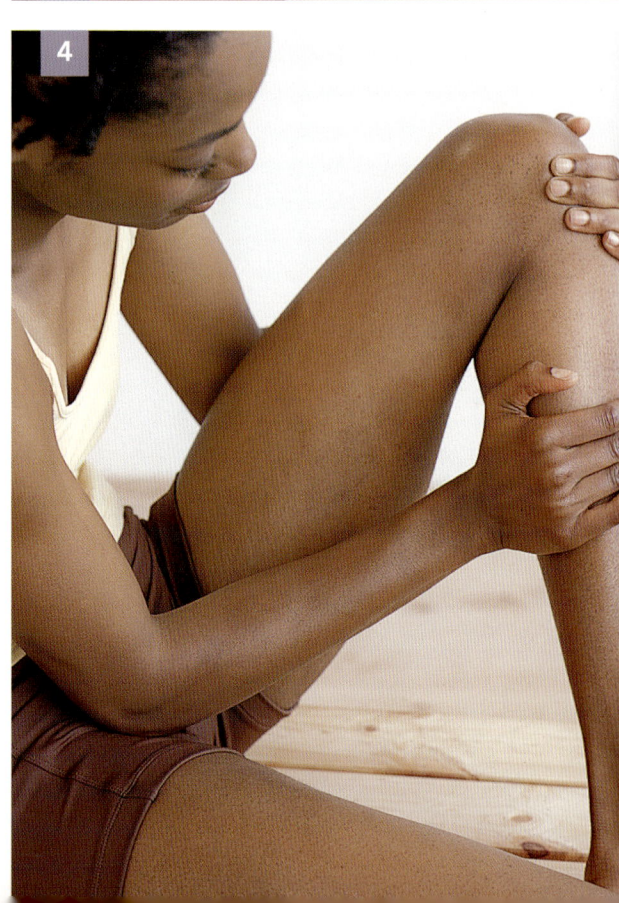

2

3

4

Massage sportif pour les jambes

Tout comme des étirements avant et après un entraînement, ces techniques efficaces d'automassage réchaufferont vos muscles, les prépareront et répareront même les dommages qu'ils pourraient avoir subis.

1. Les tendons tendus du jarret vous ralentissent : ils diminuent la puissance de vos jambes, et vous vous fatiguez plus rapidement. Relâchez la tension en donnant aux muscles de votre jambe une petite secousse avant de commencer les exercices. Asseyez-vous sur le sol ou sur un banc, pliez légèrement le genou et saisissez les muscles de la face antérieure de votre cuisse avec une main. Commencez à faire lâchement remuer vos muscles d'un côté à l'autre. Déplacez-vous de haut en bas sur la longueur de votre cuisse, en bousculant vos muscles tout le long. Changez de main si celle que vous utilisez devient fatiguée. Répétez six fois ; puis faites la même chose pour l'autre jambe.

2. L'exercice peut causer une accumulation douloureuse d'acide lactique et des déchets métaboliques dans vos muscles. Aidez à l'élimination de ces dépôts non désirés en compressant vos quadriceps. Asseyez-vous sur le sol ou sur un banc et pliez légèrement un genou, comme précédemment. Avec les talons de vos deux paumes, appuyez sur les muscles de vos cuisses, compressant vers l'os dans une action de pompage. Relâchez la pression et passez à une nouvelle zone ; répétez l'exercice du genou à la hanche. Pour donner encore plus de puissance, balancez votre corps vers l'avant quand vous appuyez et vers l'arrière quand vous relâchez. Travaillez vos deux jambes de cette façon, du genou à la hanche, six fois.

3. Pour vous aider à vous débarrasser des toxines et des déchets de vos mollets, faites rouler les muscles. Vos paumes appuyées sur la partie charnue de votre mollet, poussez rapidement avec une main vers le haut tandis que l'autre tire vers le bas ; faites ce mouvement de rotation pendant 30 secondes. Travaillez vos deux jambes de cette façon.

4. Soulagez la congestion des fluides de votre mollet grâce à la compression. En commençant près d'une cheville, appuyez avec le talon de votre paume vers l'os, puis relâchez. Pompez les muscles du mollet de façon rythmique, en vous déplaçant vers votre genou. Répétez cet ensemble de compressions trois fois, puis travaillez l'autre jambe. (Vos jambes doivent à présent être prêtes à entreprendre les exercices de renforcement à la page 88 ◄.)

Réchauffer ou rafraîchir ?

La plupart des blessures liées au sport sont des entorses (dommages aux ligaments qui relient les os ensemble), des tendinites (dommages aux tendons, qui lient les muscles aux os) et des contusions (hématomes). Dans la plupart des cas, les professionnels de la santé recommandent pour de telles blessures le traitement RICE : repos (ne faites pas travailler la zone blessée), ice (glace de 10 à 30 minutes, plusieurs fois par jour, pendant un jour ou deux), compresse (avec un bandage élastique) et élévation (gardez la partie blessée plus haut que votre cœur). Une fois l'enflure partie, appliquer de la chaleur peut aider à soulager l'inconfort restant.

Soulagement du dos

La pratique régulière du yoga augmente l'amplitude des mouvements du dos et des hanches, masse vos organes abdominaux et étire et renforce vos muscles principaux.

Nos dos douloureux
En Amérique, la douleur au bas du dos est la cause la plus commune d'absentéisme, la principale cause d'invalidité chez les gens de 19 à 45 ans et la cause la plus courante de plainte de tous les patients. En fait, les médecins s'attendent à ce que quelque 80 pour cent de la population mondiale souffre de douleurs au bas du dos un jour ou l'autre. Que faut-il blâmer ? Le style de vie sédentaire, une mauvaise posture, trop de temps passé sur un matelas sans support ou une chaise mal adaptée et le transport de lourdes charges contribuent tous à ce qui ressemble à une épidémie internationale de maux de dos.

1 L'obliquité pelvienne est bonne en elle-même et elle est également utilisée dans plusieurs *asanas* (poses de yoga), aussi bien que dans d'autres formes d'exercices pour protéger le bas du dos des entorses. Pour assumer cette pose de soulagement, reposez votre dos sur une surface confortable, genoux pliés et pieds écartés sur le plancher. Vos bras doivent reposer sur le sol le long de votre corps. Inspirez, en arquant votre dos et en appuyant votre coccyx sur le sol. Puis expirez en ramenant votre dos sur le sol et en soulevant votre coccyx. Continuez de cette façon pendant dix respirations, arquant votre dos à chaque inspiration et l'aplatissant à chaque expiration.

2 Toujours sur le dos, ramenez vos jambes ensemble, genoux pliés, et étendez vos bras sur le sol, paumes vers le bas. Abaissez vos jambes pliées vers le sol à votre gauche, en gardant votre épaule droite sur le sol. Fixez soit vers le haut ou, si vous êtes inconfortable, vers la droite. Si vous le désirez, vous pouvez laisser votre main sur vos genoux pour ajouter un peu de poids sur vos jambes. Tenez la position pendant dix respirations et inspirez lorsque vous ramenez vos jambes vers le centre, puis répétez du côté droit.

3 À présent, couchée sur le dos, ramenez vos genoux sur votre poitrine et enveloppez vos jambes de vos bras. Inspirez profondément et retenez votre respiration à mesure que vous soulevez votre poitrine vers vos genoux. Puis balancez-vous, soit d'un côté à l'autre ou de la tête aux hanches, en utilisant le poids de votre corps pour masser votre dos. Lorsque vous êtes prêt à expirer, relâchez votre respiration d'un seul coup par la bouche et, en même temps, étirez vos membres sur le plancher. Détendez-vous pendant une minute ou deux, puis répétez. (Le demi-pivot lombaire étire le dos également ; consultez la page 114 ◂.)

1

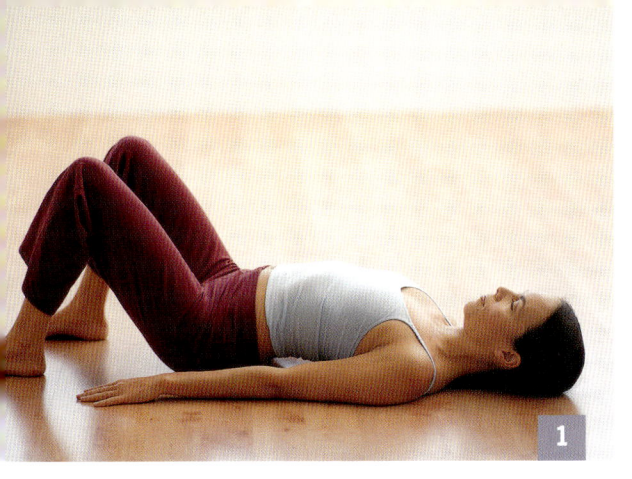

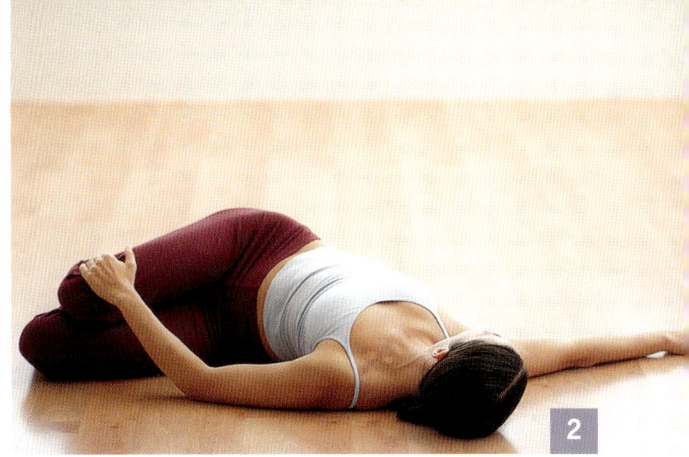

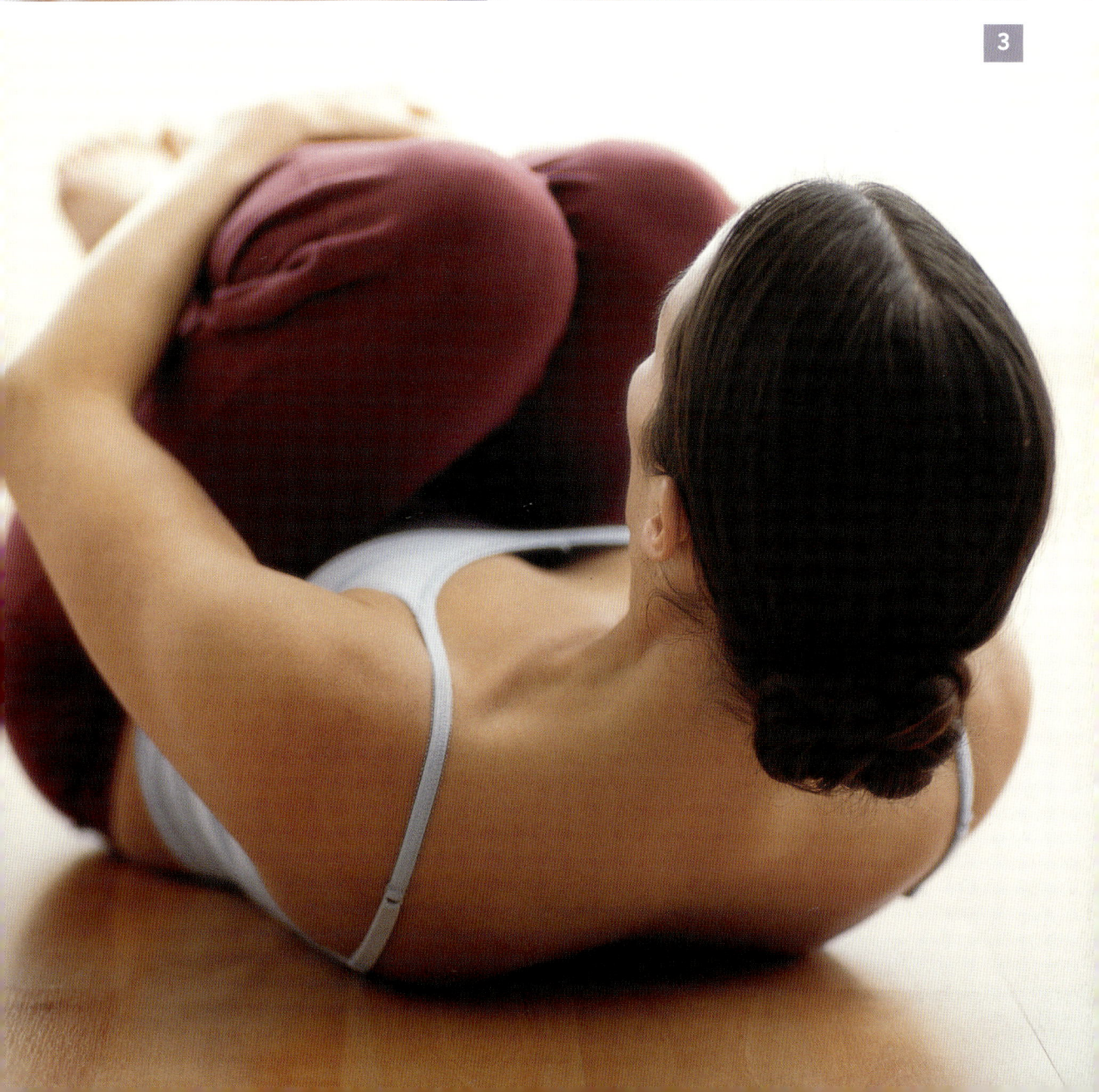

2

3

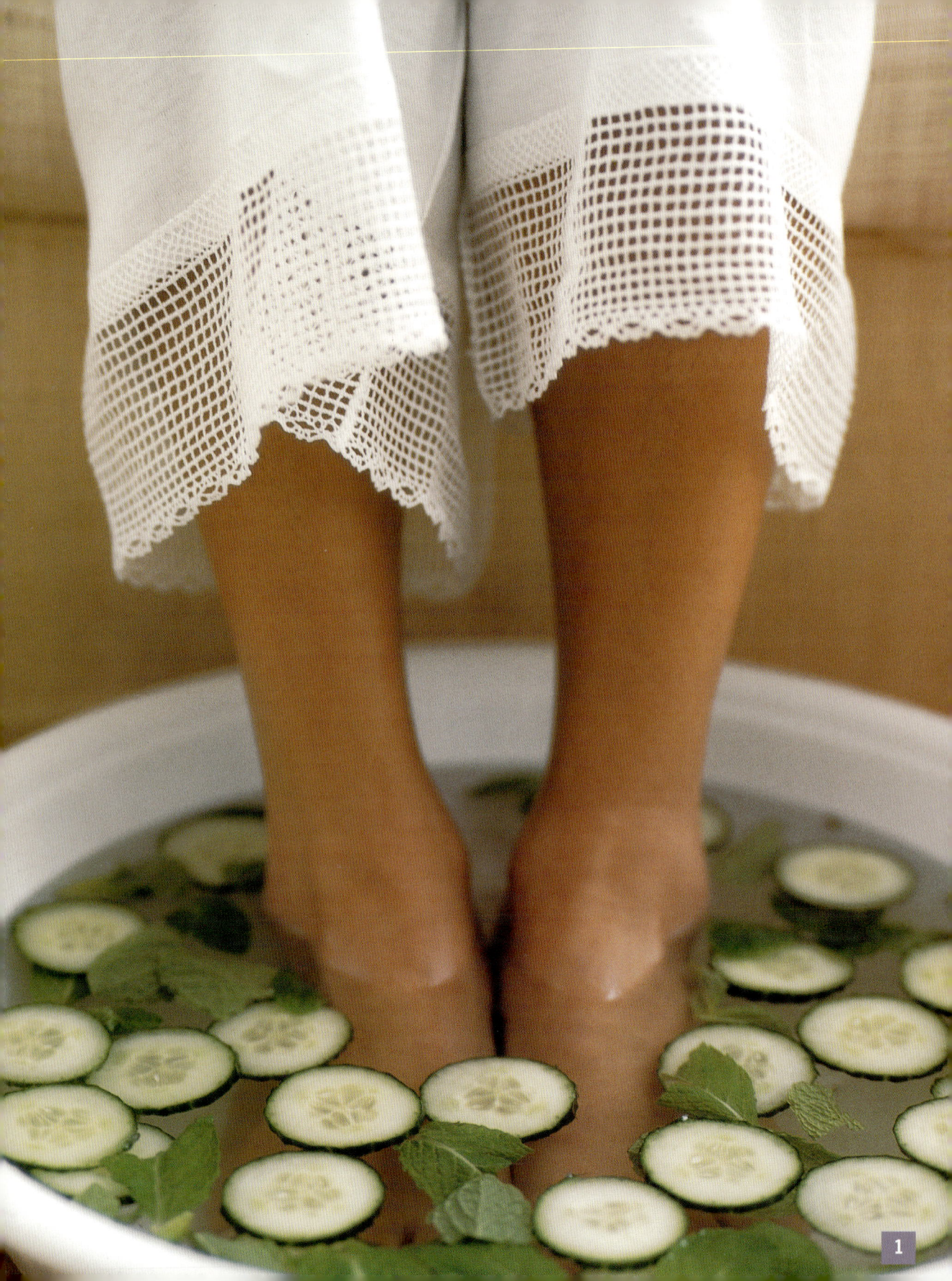

Pause pour les pieds fatigués

Lorsque vos pieds sont fatigués et douloureux après une longue journée, trempez, roulez et massez ces pieds, qui trouveront alors leur chemin vers un soulagement immédiat, grâce à des traitements spa maison.

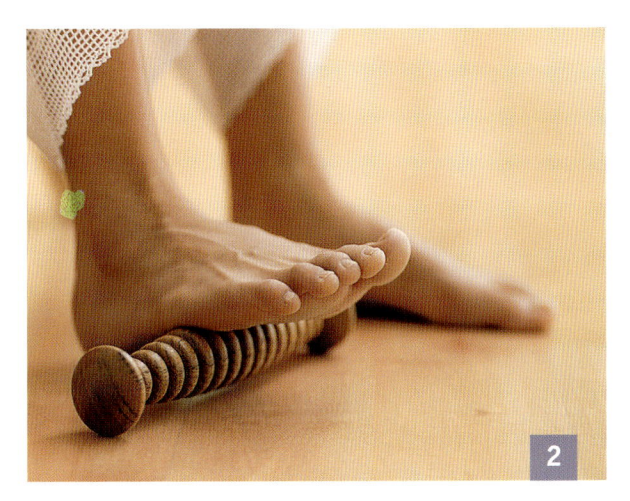

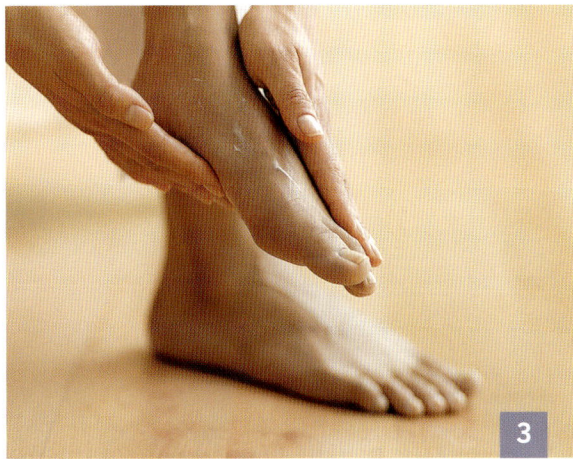

1 Remplissez un grand bol d'eau froide. Ajoutez six gouttes d'huile essentielle d'arbre à thé et mélangez. Puis ajoutez deux douzaines de tranches de concombres et une poignée de feuilles de menthe fraîchement déchirées. (L'huile d'arbre à thé possède des propriétés antibactériennes, le concombre agit comme un astringent doux et la menthe donne une odeur fraîche.) Placez le bol au pied de votre chaise favorite et placez vos pieds dans l'eau. Détendez-vous et trempez vos pieds pendant environ 15 minutes.

2 Après le trempage, asseyez-vous confortablement sur une chaise, placez un pied sur un rouleur en bois pour les pieds et roulez d'avant en arrière, en variant la vitesse et la pression. Massez ainsi pendant cinq à dix minutes, puis changez de pied.

3 Donnez à vos pieds un massage manuel. Prenez une généreuse quantité de lotion, de baume ou d'huile de massage à l'odeur agréable, massez vigoureusement un pied, en frottant rapidement dans un mouvement de va-et-vient. Puis, vos mains enroulées autour de l'arche de votre pied, pressez fermement vos mains ensemble et glissez-les vers vos orteils. Cette action augmente la circulation et aide à éliminer les toxines. Répétez sur l'autre pied.

Rouler pour la réflexologie

Lorsque vous utilisez un rouleur en bois pour les pieds, vous faites bien plus que soulager des pieds endoloris : le rouleur pour les pieds est conçu pour activer les zones de réflexologie de la plante de vos pieds (voir page 201 ▶). Vous pouvez facilement profiter d'une action aussi rafraîchissante en conservant à portée de la main un rouleur ou même quelques balles de golf dans un bas pour un massage rapide des pieds pendant la journée.

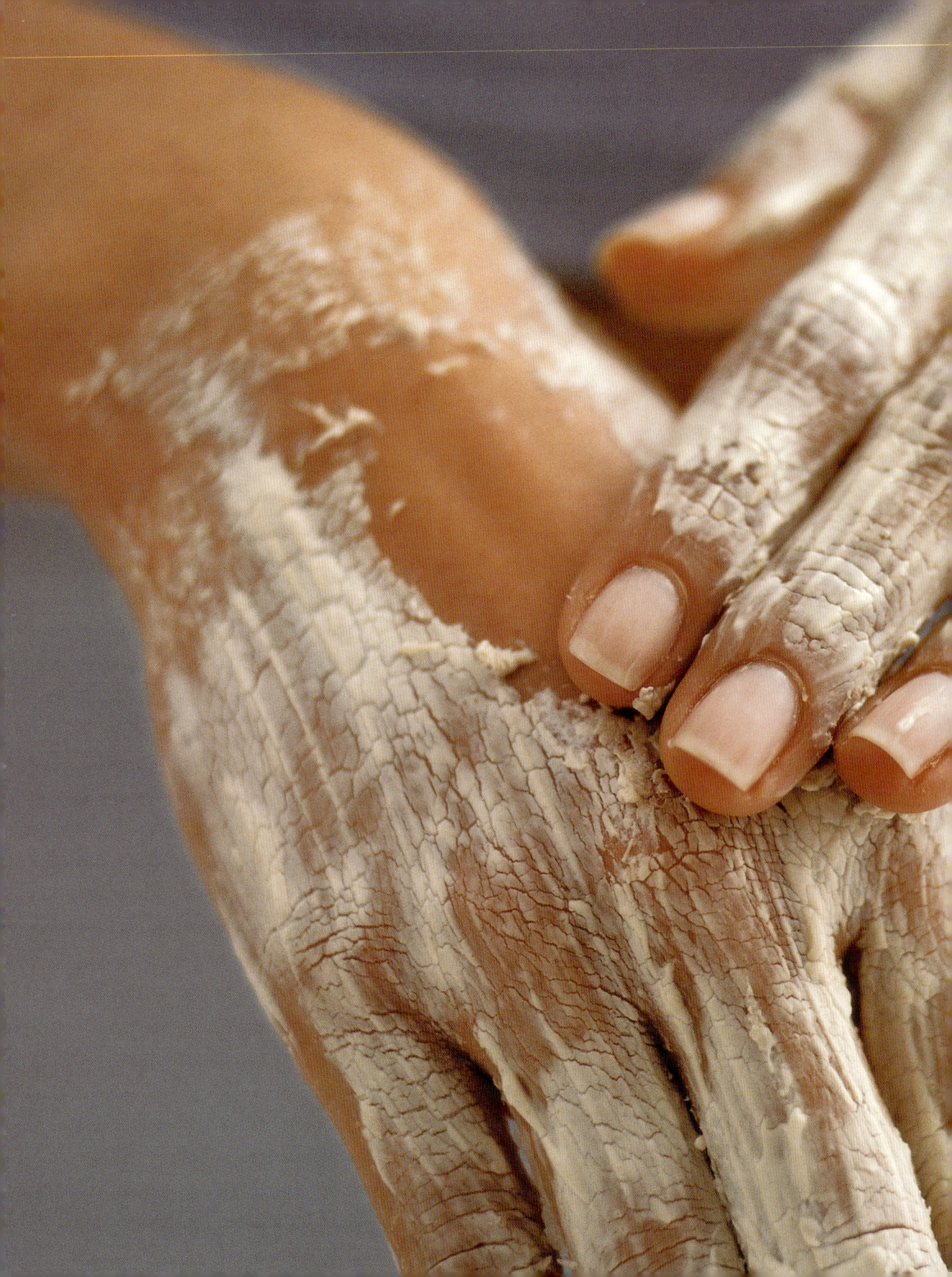

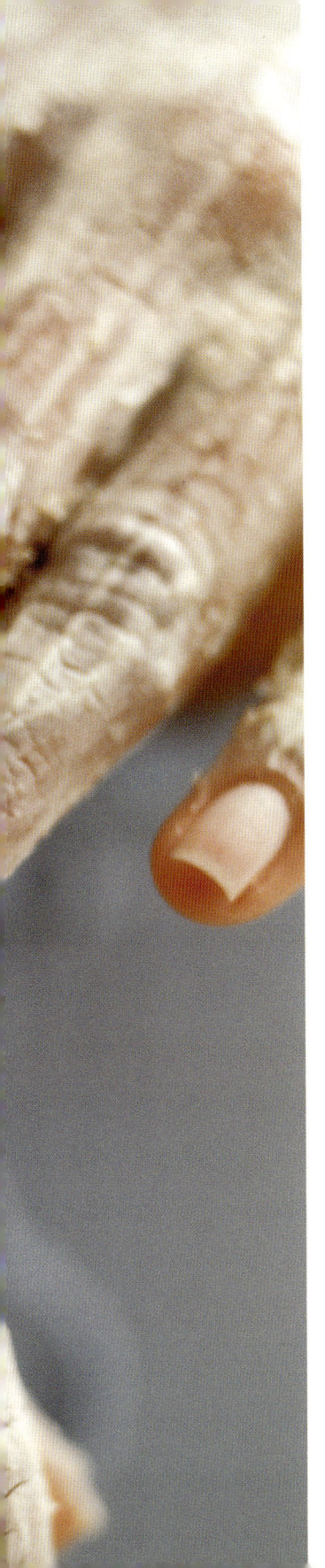

Huile d'amande douce

Donnez à vos mains un étrillage bien mérité avec des produits à l'huile d'amande douce, une huile délicatement parfumée qui adoucit la peau et rend les ongles flexibles.

La main humaine est capable d'une multitude de gestes et de tâches : caresser un visage aimé, agripper la main d'un enfant, façonner une pièce de cuir à laver des tonnes de vaisselle, faire simplement au revoir de la main, communiquer par signes. Nous oublions souvent combien nos mains travaillent dur, jusqu'à ce qu'elles soient douloureuses, rugueuses ou très ridées.

Prendre soin de nos mains de temps en temps leur donne une meilleure apparence, mais un traitement complet ne se réduit pas à se faire faire les ongles. Essayez plutôt l'exfoliation, le conditionnement et l'hydratation de vos mains à l'aide d'un trio de produits à l'huile d'amande douce. Ingrédient clé dans tout massage à la lotion hydratante, l'huile d'amande douce est idéale pour les mains sèches, gercées, vieillies ou simplement surutilisées, car elle contient des acides gras essentiels qui protègent et raffermissent la peau tout en conservant les ongles vigoureux et souples.

Pour intensifier les effets de ce processus d'hydratation, enfilez une paire de gants de traitement pour les mains (ou de bas propres). Gardez-les pendant quelques minutes ou même toute la nuit si vos mains sont particulièrement sèches.

PAS VRAIMENT UNE NOIX

Ni noix ni légume, l'amande douce est un fruit. La plupart d'entre nous n'avons jamais vu la chair de ce fruit ; dur, coriace et d'un vert sombre, il sèche lorsqu'il est mûr, produisant une écale rugueuse dans laquelle repose le noyau que nous mangeons et utilisons sous forme d'huile. En plus de ses vertus comme produit de beauté, l'huile d'amande douce est une huile parfaite pour les salades et la cuisson : elle est légère au goût, exempte de cholestérol et possède un point d'inflammabilité élevé (c'est-à-dire qu'elle ne brûle pas facilement).

Séquence étape par étape ▶

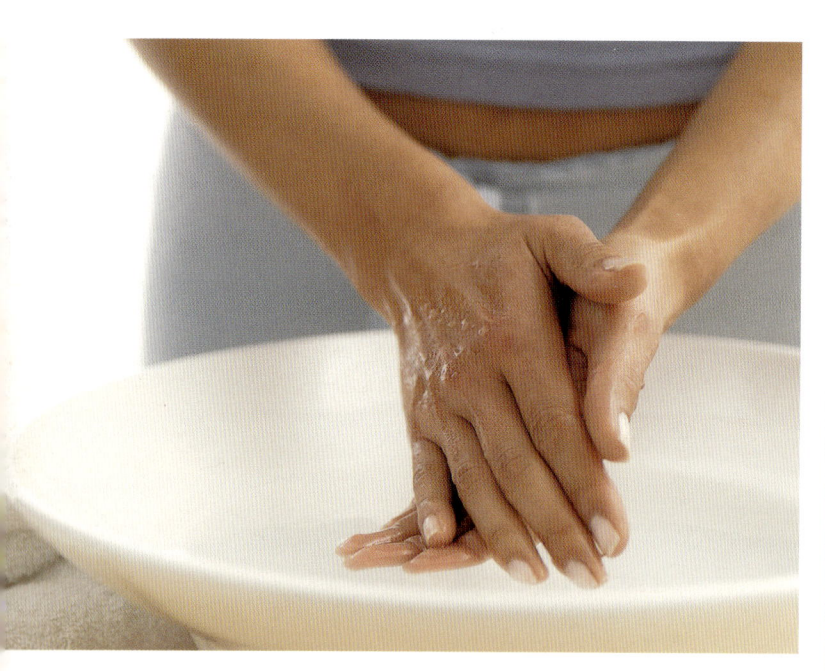

1   Remplissez un bol ou le lavabo d'eau tiède et lavez vos mains avec un savon doux. Évitez d'utiliser de l'eau très chaude, car elle assécherait votre peau encore plus. Lavez lentement vos mains en profondeur. Prenez quelques minutes pour les masser en appuyant vos pouces dans vos paumes et en comprimant légèrement chaque doigt, travaillant à partir du bas du doigt jusqu'au bout. Puis rincez et séchez vos mains.

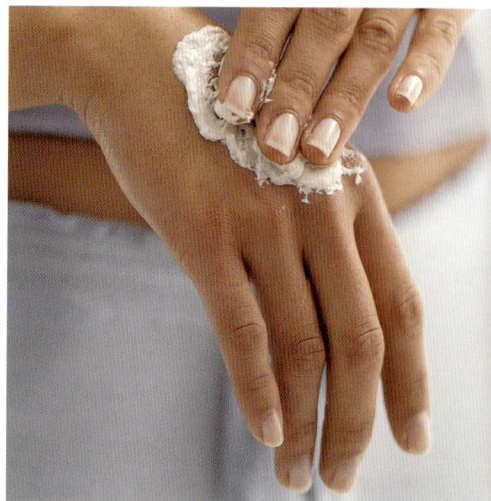

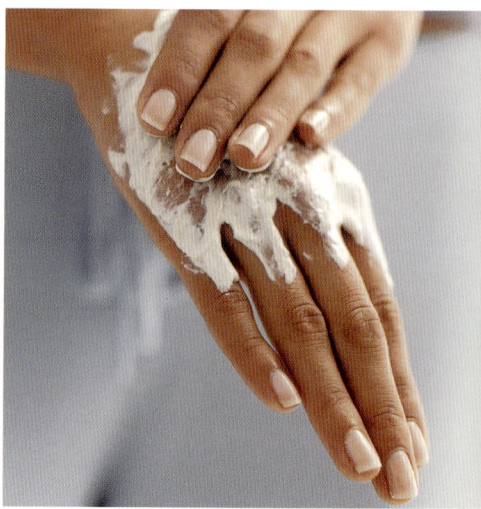

2   Une fois vos mains complètement sèches, étendez un exfoliant contenant de l'huile d'amande douce sur le dos de chaque main. Enduisez vos mains et toute la longueur de vos doigts d'une couche épaisse et égale d'exfoliant. Puis laissez l'exfoliant sécher pendant environ dix minutes.

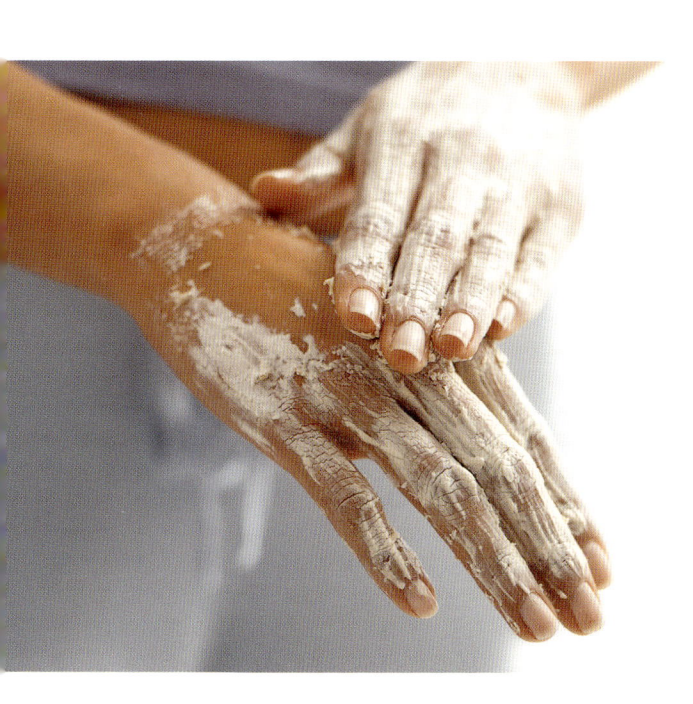

3   Lorsque l'exfoliant présente une consistance crayeuse, vous savez qu'il est sec et prêt à être enlevé. Frottez simplement vos mains ensemble jusqu'à ce que la plus grande partie du produit s'effrite. Ou utilisez un gant de toilette propre et sec pour frotter l'exfoliant de vos mains.

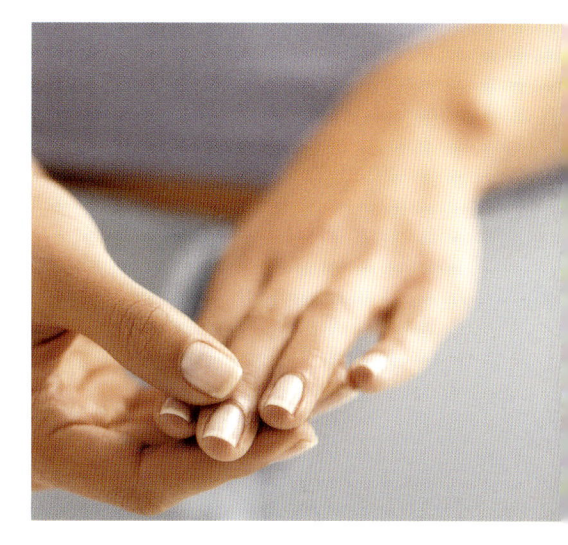

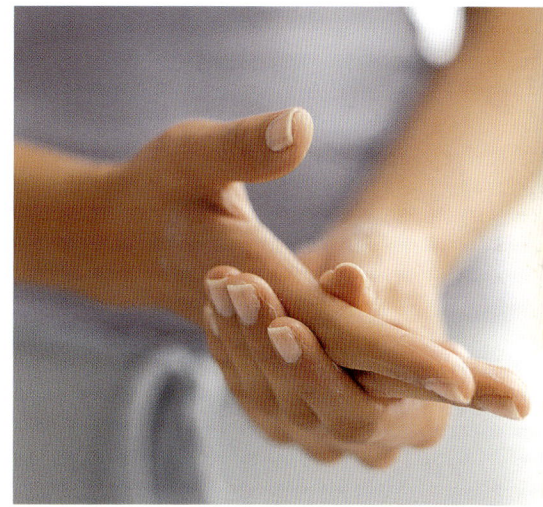

4   À présent, conditionnez vos ongles et cuticules à l'aide d'huile d'amande douce ou de baume à ongles. Massez une généreuse quantité à la surface de chaque ongle et de chaque cuticule. Lorsque le baume à ongles est bien absorbé, terminez par l'application d'une crème émolliente à l'amande douce sur vos deux mains.

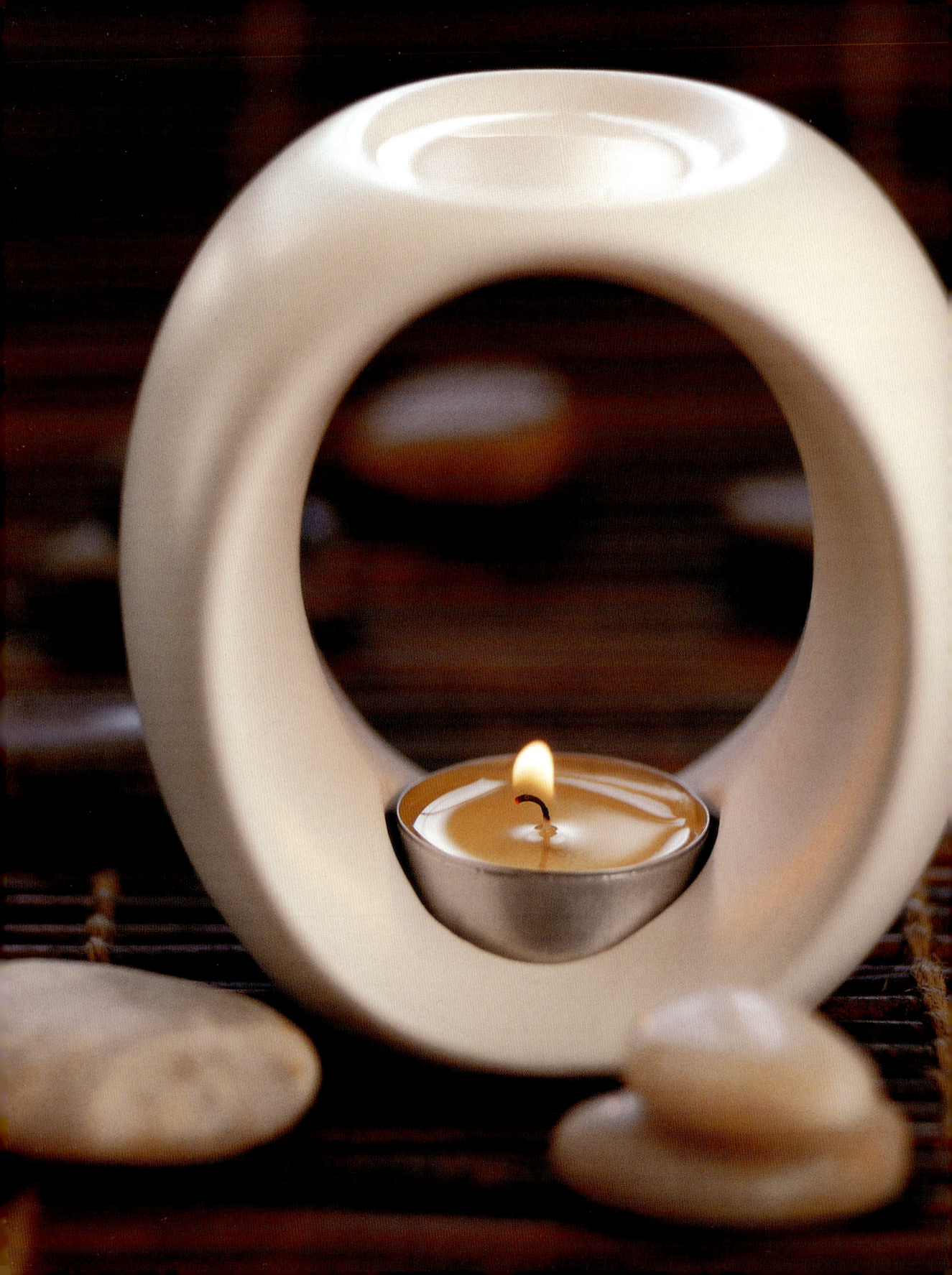

Diffuseurs d'aromathérapie

Lorsque vous vous sentez stressée, anxieuse ou triste, ravivez votre humeur en diffusant dans votre environnement l'arôme apaisant d'huiles essentielles.

Libérer l'arôme des huiles essentielles au moyen d'un diffuseur est une façon plaisante et efficace de créer une ambiance et de laisser se dégager les propriétés thérapeutiques des huiles. Il existe plusieurs types de diffuseurs aromathérapiques : argile, verre, céramique et métal pour n'en nommer que quelques-uns et qui sont aussi décoratifs qu'efficaces. Ils sont dotés de soucoupes ou de puits dans lesquels vous pouvez placer les huiles essentielles, en général diluées avec de l'eau ou de l'huile de préservation (suivez les instructions du fabricant pour savoir comment utiliser votre modèle propre). Plusieurs sont réchauffés par de petites chandelles, mais les diffuseurs électriques qui font circuler l'air frais gagnent en popularité. Si vous utilisez des chandelles dans votre diffuseur, assurez-vous qu'elles soient non parfumées pour que leur odeur n'interfère pas avec l'arôme des huiles sélectionnées.

Pour libérer la tension, l'anxiété ou la tristesse, diffusez des huiles comme l'ylang-ylang, la lavande et la rose. Le néroli, la bergamote, le géranium, la sauge et le palma rosa sont également indiqués pour calmer et pour restaurer équilibre et optimisme : un purificateur d'air pratique, à n'en pas douter.

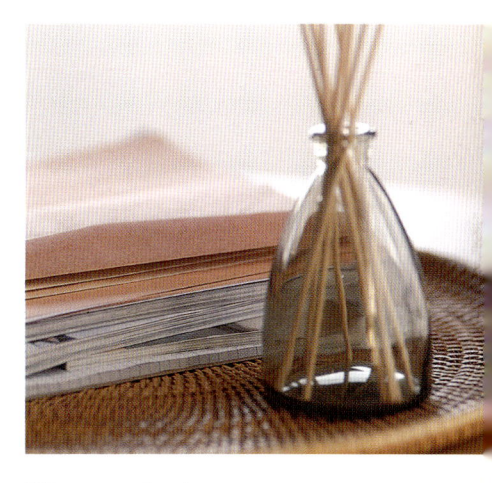

Diffuseurs en bambou
Un diffuseur en bambou, à travers lequel l'huile essentielle se déplace dans une série de fines tiges, vous permet d'obtenir une libération continue des arômes bénéfiques à la maison ou au bureau sans les inconvénients de certains autres types de diffuseurs. Par exemple, le diffuseur d'osier ne demande ni électricité ni chandelle, ce qui élimine les risques d'incendie.

POUVOIR DES FLEURS

Jusqu'ici, très peu d'études scientifiques ont été menées pour mettre à l'essai l'efficacité de l'aromathérapie. Toutefois, certains allèguent que diverses huiles essentielles apaisent stress et anxiété. Les chercheurs du Sloan-Kettering Cancer Center, à New York, ont découvert que l'odeur de l'héliotrope peut détendre les patients pendant les examens par résonance magnétique. Dans une autre étude, les patients qui ont reçu une friction des pieds à l'huile essentielle de néroli après une chirurgie cardiaque montrent moins d'anxiété que les patients massés à l'huile inodore. En Écosse, des chercheurs ont découvert que frictionner le cuir chevelu de patients souffrant de pelade (une perte de cheveux liée au stress) avec une solution d'huiles essentielles de thym, romarin, lavande et cèdre était efficace.

Soulagement des douleurs menstruelles

Certaines femmes traversent leurs menstruations sans symptômes marqués de sautes d'humeur ou de crampes. D'autres n'ont pas cette chance. Voici quelques réconfortantes poses de yoga adaptées à cette période du mois.

1 Si c'est du mal de dos dont vous souffrez, essayez quelques cercles des genoux. Couchez-vous sur le dos et amenez vos genoux vers votre poitrine, dos bien à plat sur le sol. Commencez à décrire lentement des cercles, genoux ensemble, en faisant des mouvements en travers de votre abdomen de droite à gauche ; faites une dizaine de cercles.

2 Voici un autre excellent exercice pour le dos. Agenouillez-vous, puis asseyez-vous sur vos talons et placez vos bras sur le plancher près de votre corps, paumes vers le haut. Reposez votre tête sur le sol et respirez lentement et profondément, en essayant d'expirer dans le bas de votre dos. Répétez pendant cinq respirations ou tant que la douleur n'a pas disparu.

3 Pour soulager les crampes mineures, asseyez-vous sur le sol et pressez la plante de vos pieds ensemble. Saisissez-les des deux mains ; attention de ne pas remonter vos pieds. Inspirez profondément, puis penchez-vous vers l'avant en expirant, en allant aussi loin que possible pour vous sentir confortable, tout en étirant votre dos et votre taille. Tenez la pose pendant trois à cinq respirations.

Pour soulager encore plus les crampes, couchez-vous sur le dos et frottez vos mains vigoureusement jusqu'à ce qu'elles soient chaudes. Déposez-les sur votre abdomen. Placez votre main droite sous votre nombril et votre main gauche au-dessus, balancez doucement votre torse d'un côté à l'autre pendant 20 secondes. Arrêtez de balancez et laissez vos mains reposer sur votre abdomen, en visualisant la chaleur de vos mains soulageant toute douleur. Répétez l'exercice quelques fois.

Pour compléter ces apaisantes poses de yoga, essayez quelques-unes des mesures d'aromathérapie mentionnées à gauche. Les remèdes parfumés comme ceux-ci ont été utilisés par les femmes pendant des siècles pour soulager un éventail de problèmes prémenstruels et menstruels.

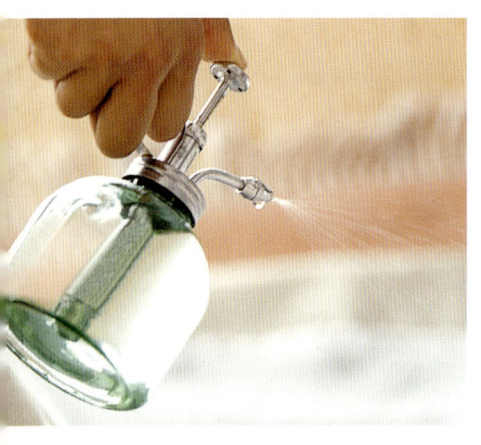

Calmants menstruels en aromathérapie
Pour atténuer les sautes d'humeur, parfumez une pièce avec un vaporisateur rempli de dix gouttes d'huile essentielle de bergamote, de lavande ou de géranium et de 120 ml d'eau. Pour soulager la rétention d'eau, ajoutez cinq gouttes d'huile essentielle de patchouli ou de romarin à deux cuillères à thé d'huile de préservation et massez-vous. Pour soulager les crampes, ajoutez deux gouttes d'huile essentielle de sauge sclarée ou cinq gouttes de camomille à un bol d'eau froide ; mouillez une serviette et déposez-la sur votre abdomen pendant dix minutes.

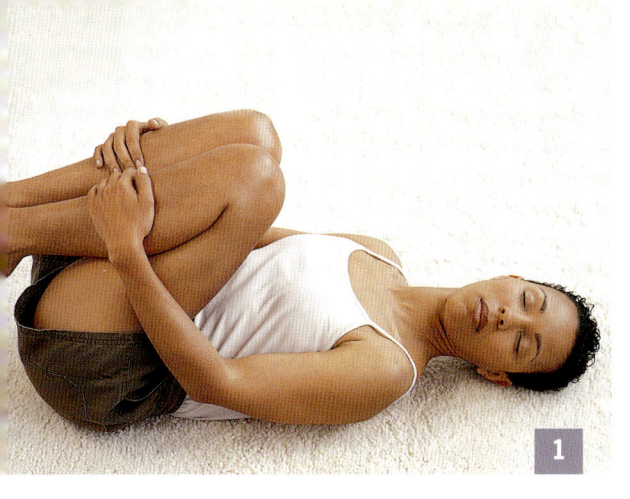

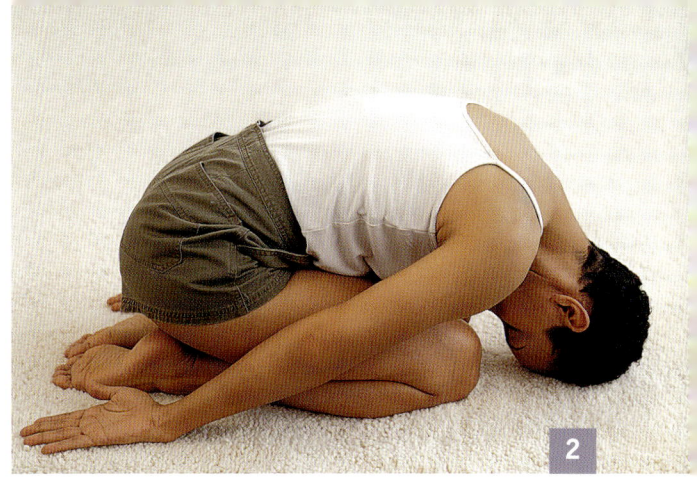

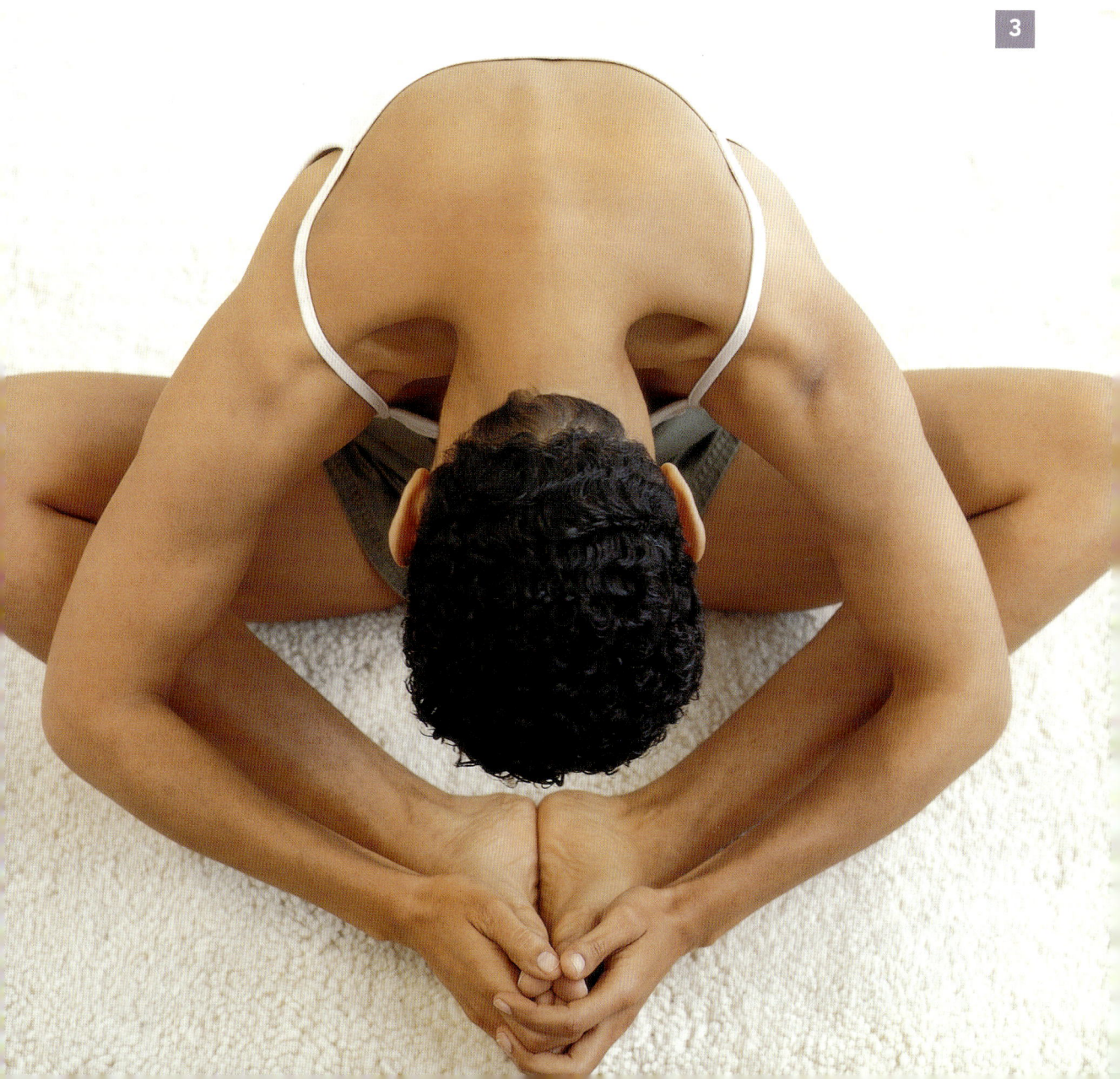

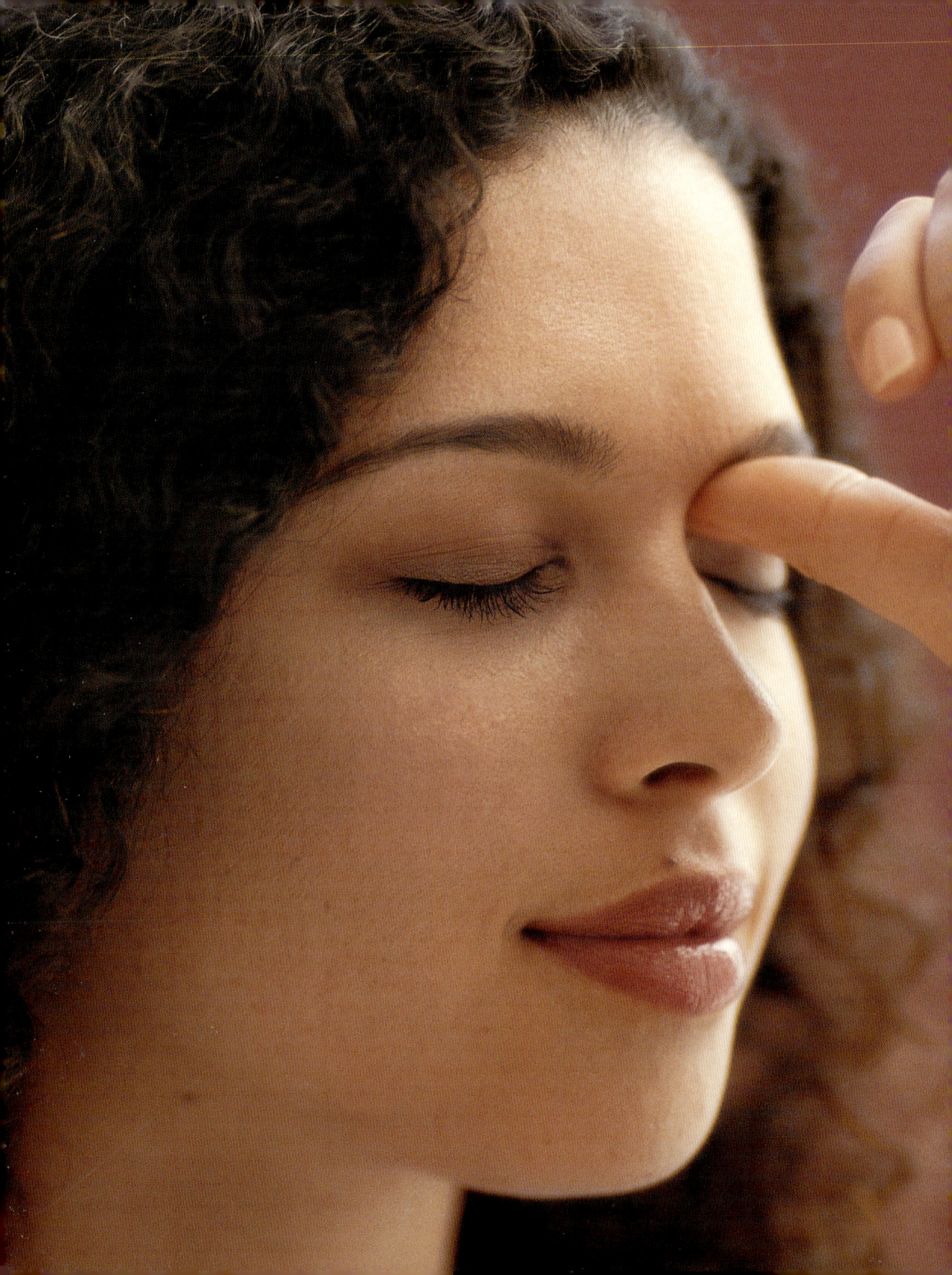

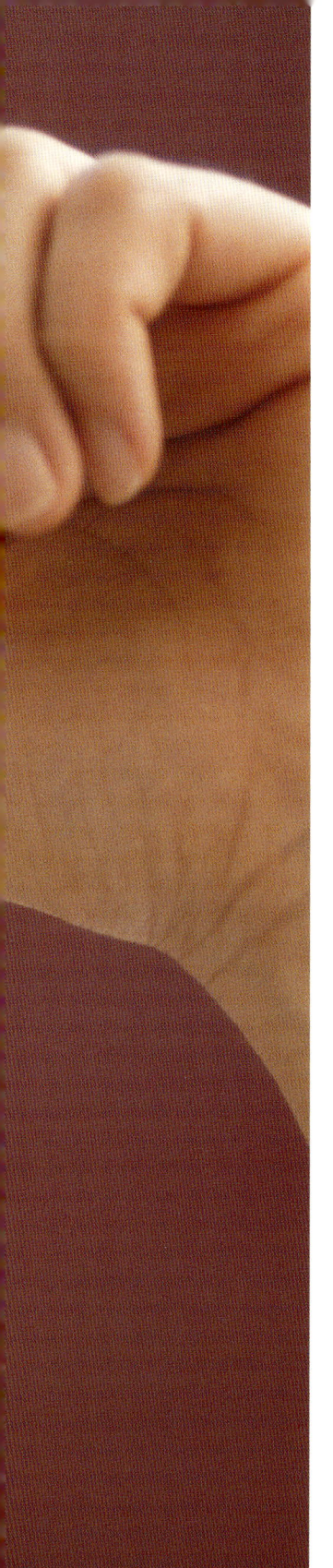

Soulagement des yeux fatigués

Ces simples techniques d'automassage et exercices de concentration écarteront les maux de tête, soulageront les yeux fatigués et détendront votre corps au complet.

Fixer l'écran de l'ordinateur, lire de petits caractères et froncer les sourcils à force de concentration ou de stress, tout cela peut être dramatique pour vos yeux. Certaines ont des maux de tête, d'autres les yeux irrités et rouges, d'autres encore réalisent que leur vision s'embrouille. Les yogis, les acupuncteurs et les masseurs savent depuis longtemps que travailler les yeux libère la tension accumulée aussi bien que par le reste du corps.

Les quatre exercices décrits dans les pages suivantes sont faciles à faire et procurent un soulagement rapide. Le truc, c'est d'avoir assez de discipline pour arrêter et prendre des pauses fréquentes lorsque vous faites surtravailler vos yeux ; après tout, la fatigue oculaire provient du fait que nous sommes occupées, occupées, occupées ! Une fois que vous aurez essayé ces trucs et réalisé la différence qu'ils font, vous n'hésiterez plus à fournir cet effort. Tirés des techniques de massage, de la médecine orientale et du yoga, ces exercices détendent les muscles de vos yeux, activent les méridiens énergétiques (les canaux d'énergie qui passent à travers le corps) et amènent plus d'oxygène à vos yeux. Plusieurs spécialistes déclarent que ces méthodes peuvent même améliorer la vision ou, tout au moins, l'empêcher de se détériorer.

VOS YEUX TRAVAILLENT-ILS TROP DUR ?

Pour pouvoir se concentrer, les muscles autour de l'œil doivent s'ajuster à la forme du cristallin (la partie qui courbe la lumière pour créer une image sur la rétine). Pour voir les objets rapprochés, le cristallin s'épaissit. Pour voir les objets éloignés, il s'amincit. Les gens qui travaillent toujours de près (fixant l'écran d'un ordinateur ou lisant des liasses de documents, par exemple) subissent souvent la fatigue oculaire, qui est en vérité une forme de crampe musculaire. Les exercices pour les yeux détendent les muscles et les aident à conserver leur mobilité.

Séquence étape par étape ▶

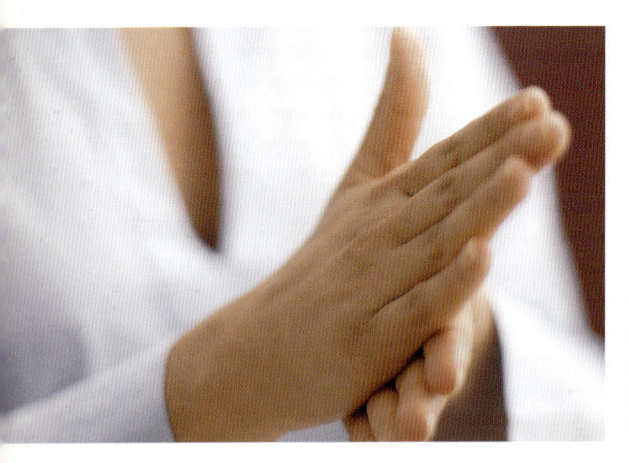

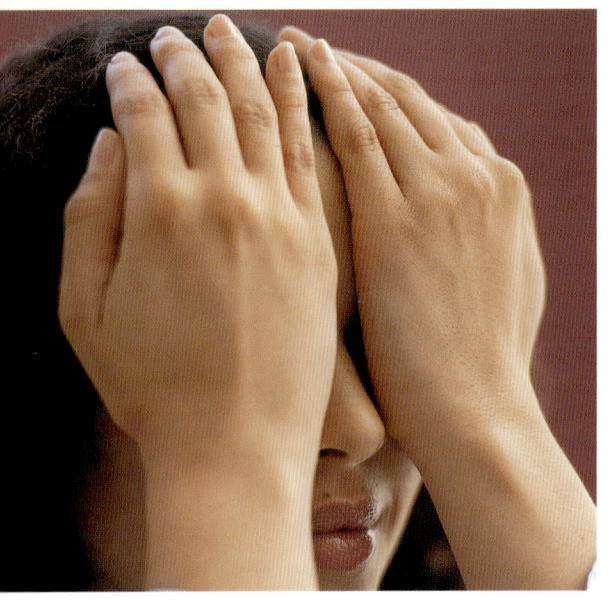

1 Pour la pose des paumes sur les yeux, lavez vos mains puis frottez-les ensemble pour les réchauffer. Placez vos mains en forme de coupe sur vos yeux fermés et reposez vos doigts sur votre front. Appliquez autant de pression sur vos yeux que possible sans être inconfortable. Respirez profondément. Tenez la position pendant plusieurs minutes. (Remarque : ne faites pas cet exercice si vous portez des verres de contact.)

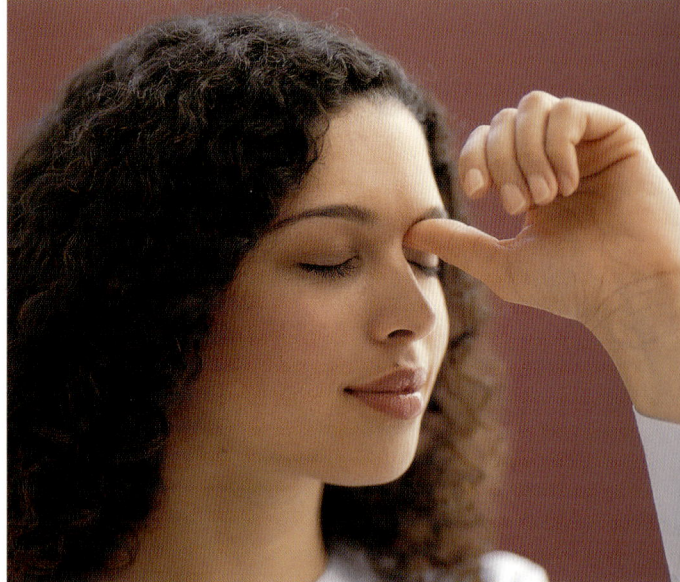

2 Fermez vos yeux et appuyez votre pouce sur le point de croisée de votre sourcil et de la base de votre nez. Appuyez délicatement (attention : ce point peut être douloureux) pendant une minute tout en respirant profondément. Répétez avec l'autre œil. Cette pression soutenue soulage les yeux douloureux, les maux de tête, la vision trouble et même le rhume des foins.

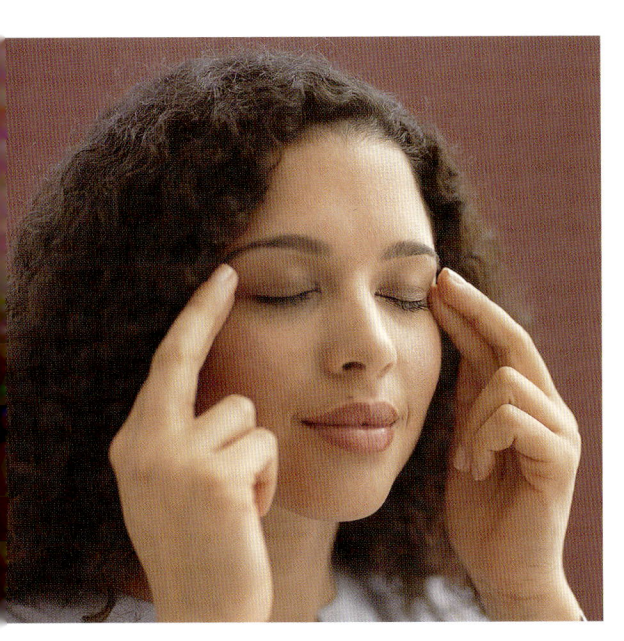

3 Appuyez vos doigts sur le coin extérieur de l'œil. Massez légèrement cette zone en mouvements circulaires pendant quelques minutes. Tant en médecine orientale ou qu'occidentale, on croit que cet exercice améliore la circulation sanguine, laquelle soulage la tension des yeux.

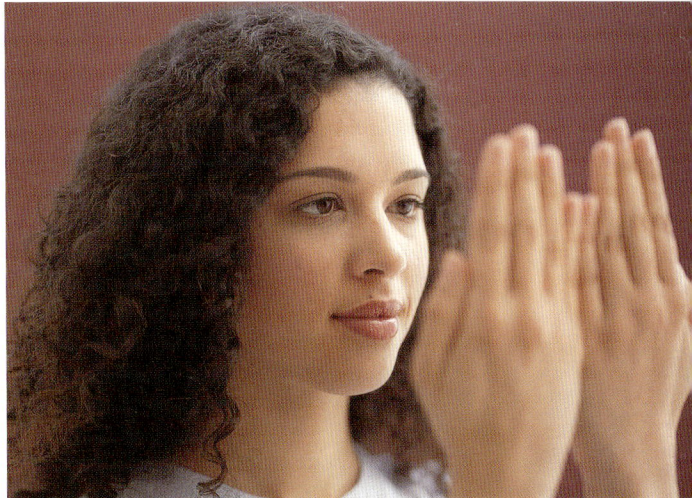

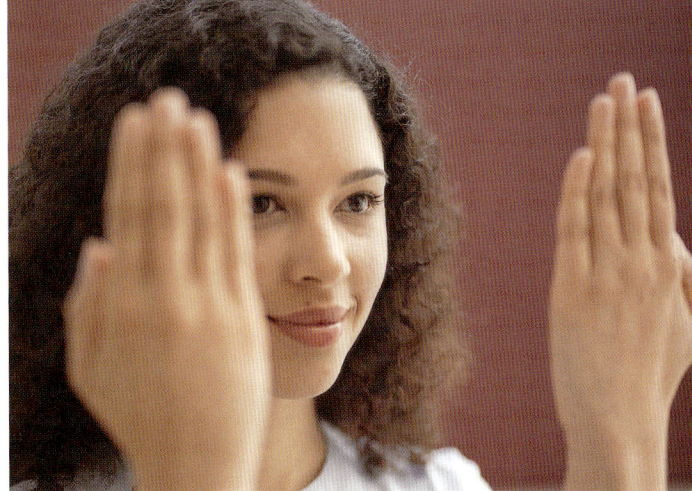

4 Pour reposer vos yeux fixés constamment sur des objets rapprochés, tenez vos mains à environ 30 cm de votre visage, paumes et doigts pointant vers le haut. Inspirez profondément, écartez vos mains et fixez un point distant. À présent, expirez et ramenez vos mains ensemble, réajustez votre focus pour regarder vos paumes. Alternez entre ces positions (et points de focus) pendant deux ou trois minutes.

Aide-têtes

Lorsque le stress ou la fatigue vous empêchent de réfléchir correctement, ces simples mouvements augmenteront l'apport de sang à votre cerveau, améliorant de façon remarquable la concentration et la clarté d'esprit.

Massez votre mal de tête

Les médecins de traditions orientale et occidentale recommandent tous le massage pour soulager les maux de tête, et ce, pour des raisons très différentes. Les médecins occidentaux croient que les légions de muscles minuscules qui retiennent la peau à la tête peuvent devenir trop serrés et causer des maux de tête ; par conséquent, le massage détendra ces muscles et soulagera la douleur. Pour leur part, les médecins orientaux croient que les maux de tête proviennent d'une énergie trop concentrée autour de la tête, dérangeant le débit et la distribution du chi (énergie) nécessaire à la santé et au bien-être. Ils croient qu'un massage peut soulager la douleur, car il fracture cette accumulation nuisible.

1 À l'aide d'une brosse de caoutchouc, brossez vos cheveux de la racine des cheveux vers l'arrière, en longs mouvements fermes. Ensuite, penchez la tête vers l'avant et vers le bas, et brossez vos cheveux depuis la nuque vers le dessus de votre tête. Répétez ces deux étapes cinq fois.

2 Du bout des doigts, frictionnez lentement votre cuir chevelu. Commencez par le front et continuez sur toute la tête jusqu'à la nuque. Après avoir massé votre tête pendant quelques minutes, vous sentirez peut-être un picotement ou une pulsation, signe de l'augmentation de l'apport sanguin, avec sa rafale d'oxygène propre à stimuler le cerveau.

3 À présent, placez vos mains de chaque côté de votre tête, les talons de vos paumes sur vos tempes. Appuyez doucement sur vos tempes pendant cinq secondes, puis relâchez et faites glisser vos mains jusqu'au dessus de votre tête. Répétez la séquence de pression et de glissement, en variant la quantité de pression et la vitesse de vos mouvements, jusqu'à ce que vous sentiez la tension diminuer dans votre tête.

4 Terminez votre massage en passant lentement vos doigts dans vos cheveux, les démêlant délicatement. Puis, grattez légèrement votre cuir chevelu avec vos ongles, vous déplaçant de front à votre nuque ; répétez trois fois. Chaque fois, augmentez un peu la pression. Pour terminer, libérez toute tension restante en prenant une poignée de cheveux et en les tirant délicatement. Tenez vos cheveux pendant trois secondes avant de relâchez, puis passez à une autre poignée de cheveux. Assurez-vous de tirer et relâcher tous vos cheveux afin que votre cuir chevelu entier tire avantage du relâchement de la tension.

1

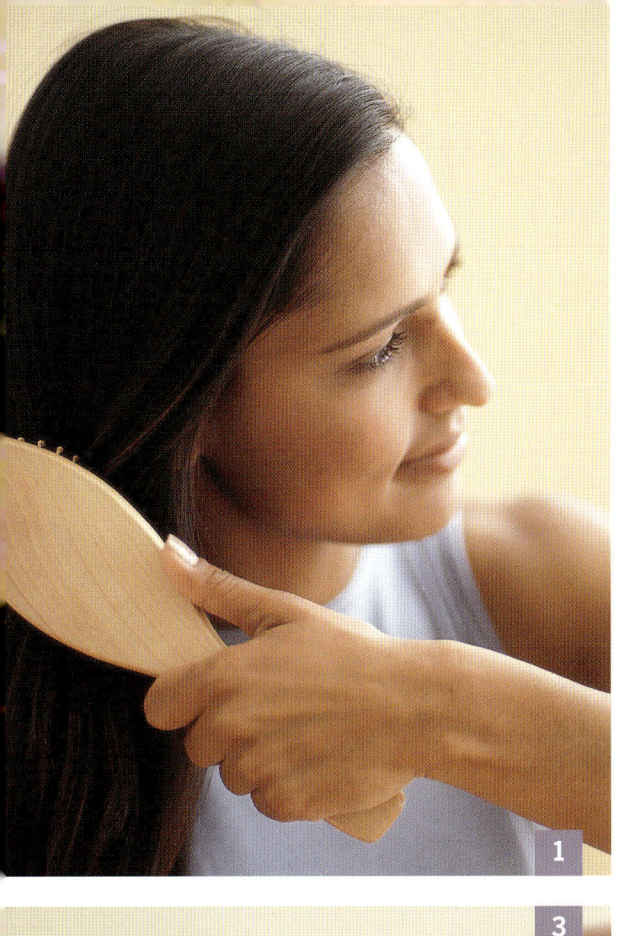

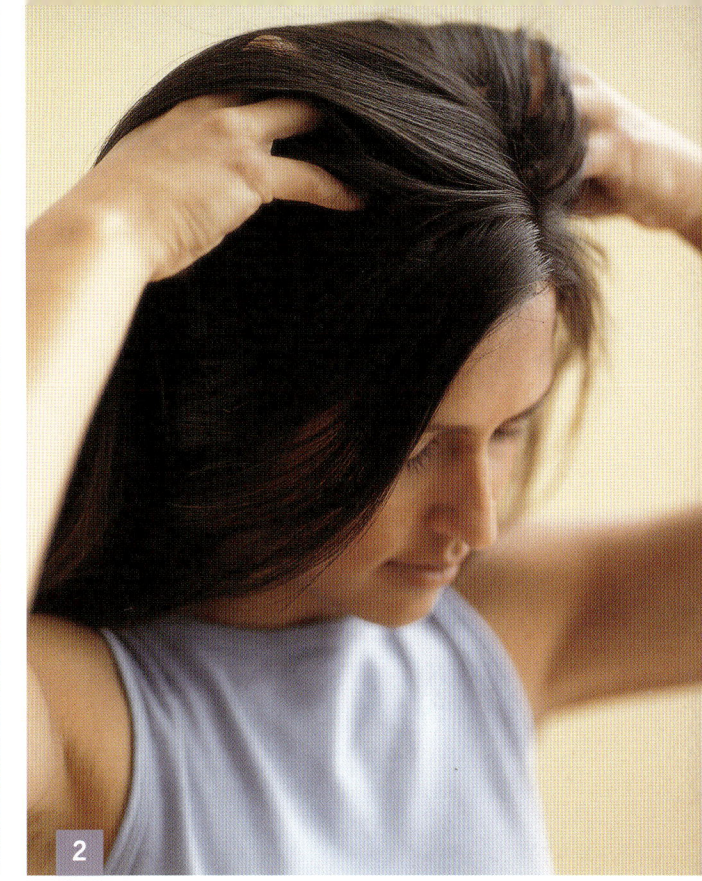

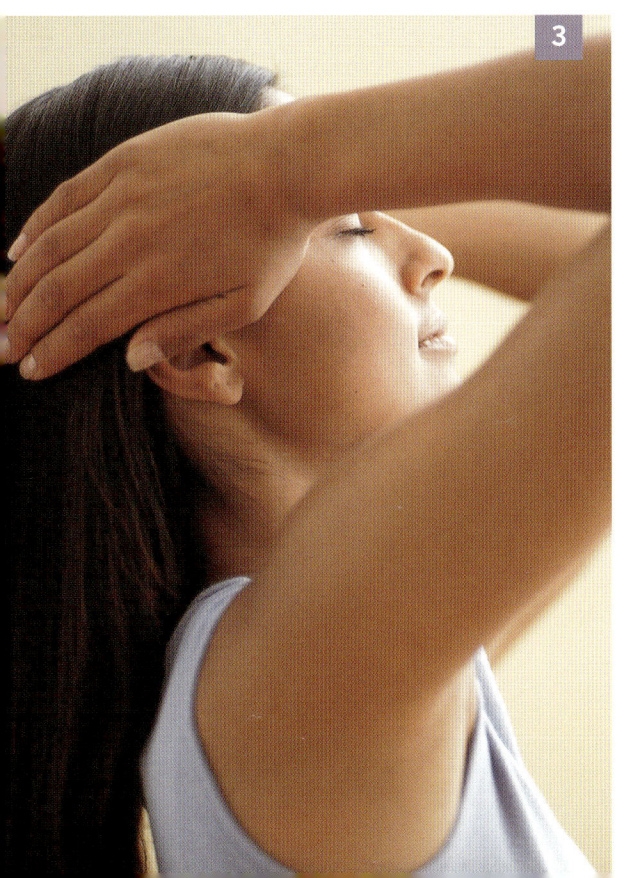

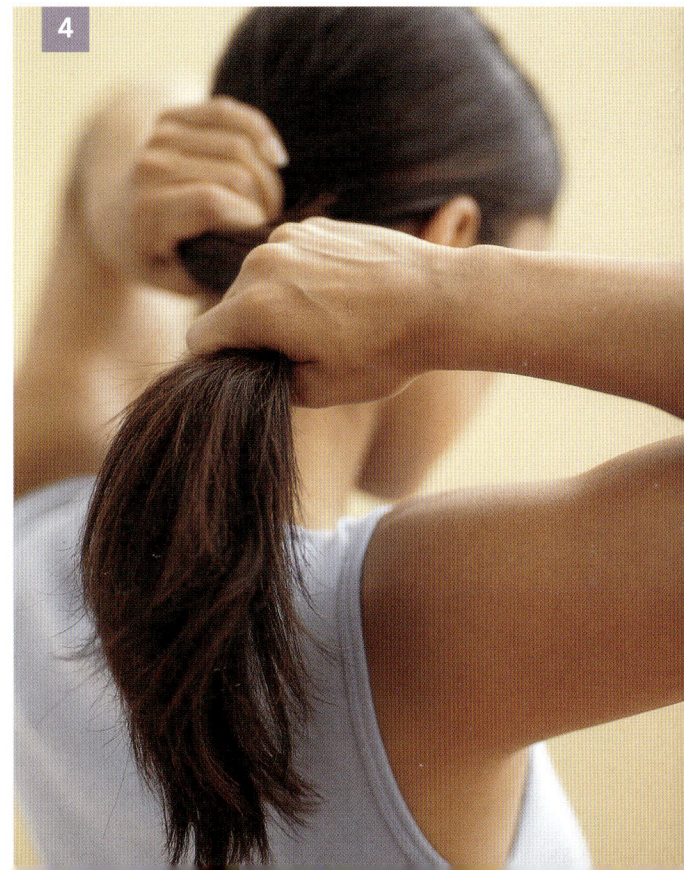

2

3

4

soulager

Réconfortante soupe au poulet

Les recommandations de grand-maman étaient justes : un bon bol de soupe au poulet fumante et odorante pourrait bien être le remède idéal pour les rhumes de cerveau, la grippe et d'autres maladies.

Ingrédients
- 1 cuillère à table d'huile d'olive extra-vierge
- 225 g d'oignon haché
- 225 g de carottes pelées et hachées
- 125 g de cœurs de céleri hachés
- 1 cuillère à thé de cumin moulu
- 1.5 l de bouillon de poulet faible en gras et en sodium
- 350 g de pommes de terre du Yukon, pelées et coupées en morceaux de 1 cm.
- Sel casher et poivre fraîchement moulu
- 2 demi-poitrines de poulet sans os et sans peau, coupées en morceaux de 1 cm.
- 2 tomates italiennes, épépinées et coupées
- 8 fèves vertes, en morceaux de 1 cm
- 125 g de pois verts frais ou congelés
- 2 cuillères à table de persil italien haché

Quand vous souffrez du rhume ou de la grippe, peu de plats soulagent autant qu'une bonne soupe au poulet. Non seulement son arôme délicieux, évocateur des soins attentionnés de nos parents durant notre enfance, remonte le moral mais la soupe elle-même contient des substances qui nous aident à nous sentir mieux. Vous pouvez, si vous le désirez, garnir votre bol de soupe de ciboulette fraîche hachée.

1 Dans une grande casserole, à feu faible-moyen, réchauffez l'huile d'olive et ajoutez-y l'oignon, la carotte, le céleri et le cumin. En remuant fréquemment, faites sauter pendant cinq ou six minutes pour attendrir les légumes, mais sans les brunir. Ajoutez le bouillon de poulet, amenez à ébullition.

2 Réduisez le feu à très bas et ajoutez les pommes de terre, de même que sel et poivre au goût. Laissez mijoter pendant 15 minutes.

3 Ajoutez les morceaux de poulet, les tomates, les fèves vertes, les pois et le persil. Poursuivez la cuisson pendant 10 à 15 minutes. Goûtez la soupe et ajustez l'assaisonnement. Servez dans des bols à soupe préchauffés.

- Pour 4
- Temps de préparation : 20 minutes
- Temps de cuisson : 35 à 40 minutes

Information nutritionnelle par portion
Utiliser de la viande de poulet blanche plutôt que brune restreint la quantité de gras.

Calories	220
Kilojoules	920
Protéines	22 g
Hydrates de carbone	24 g
Gras total	5 g
Gras saturé	1 g
Cholestérol	35 mg
Sodium	990 mg
Fibres alimentaires	4 g

LA CURE DANS LA CUISINE

Certains professionnels de la santé (et beaucoup de grand-mamans) prescrivent la soupe au poulet contre les problèmes respiratoires depuis des centaines d'années. Même s'il ne s'agit pas de la cure la plus actuelle contre les rhumes et les grippes, des études scientifiques ont confirmé que cette humble concoction appartient à la pharmacie autant qu'à la cuisine. Ses propriétés anti-inflammatoires réduisent la production de mucus et aident à garder les voies respiratoires ouvertes. Tout comme les autres liquides chauds, elle casse la congestion, aidant ainsi le corps à se débarrasser rapidement de la bactérie ou du virus qui l'accable.

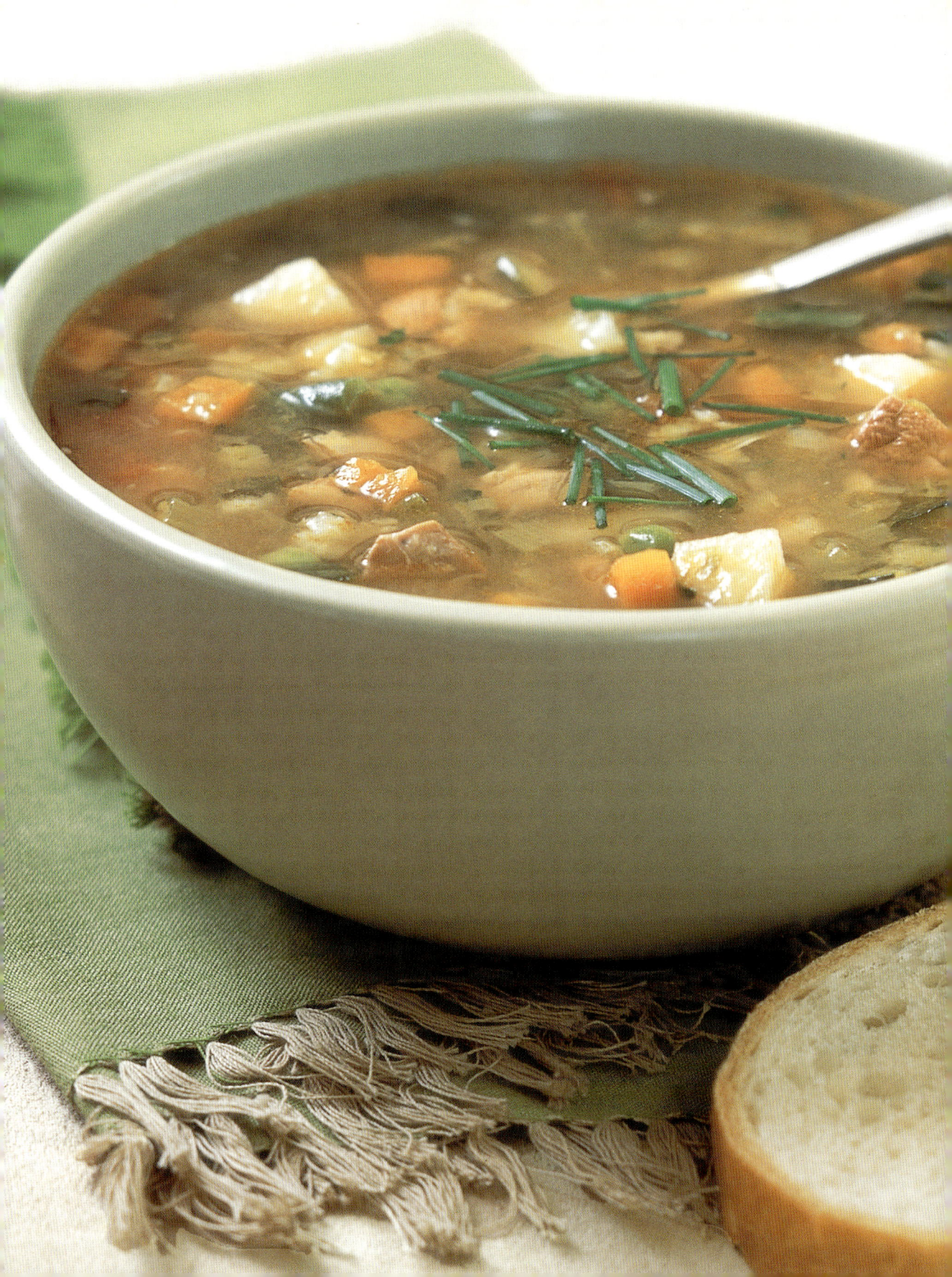

Prévenir

Comme la plupart des adages, la maxime *Mieux vaut prévenir* que guérir contient plus qu'une demi-vérité. Pourtant, prévenir divers malaises et blessures peut constituer un défi.

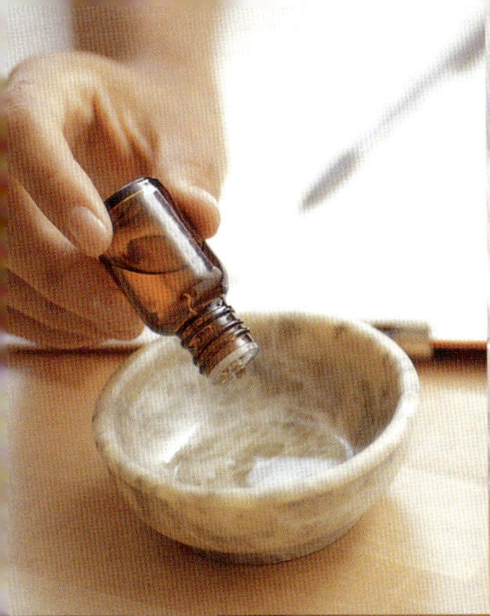
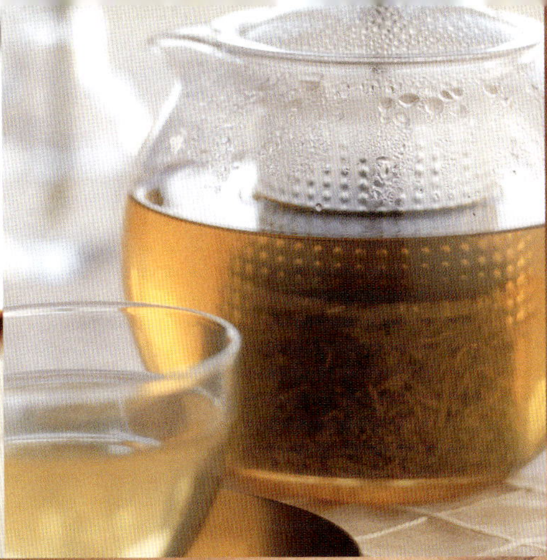
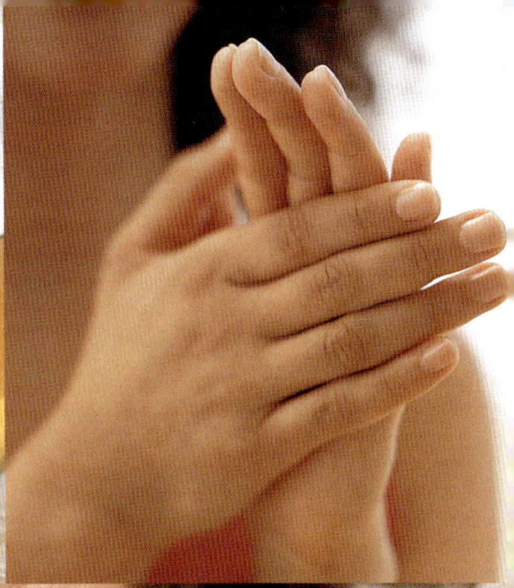
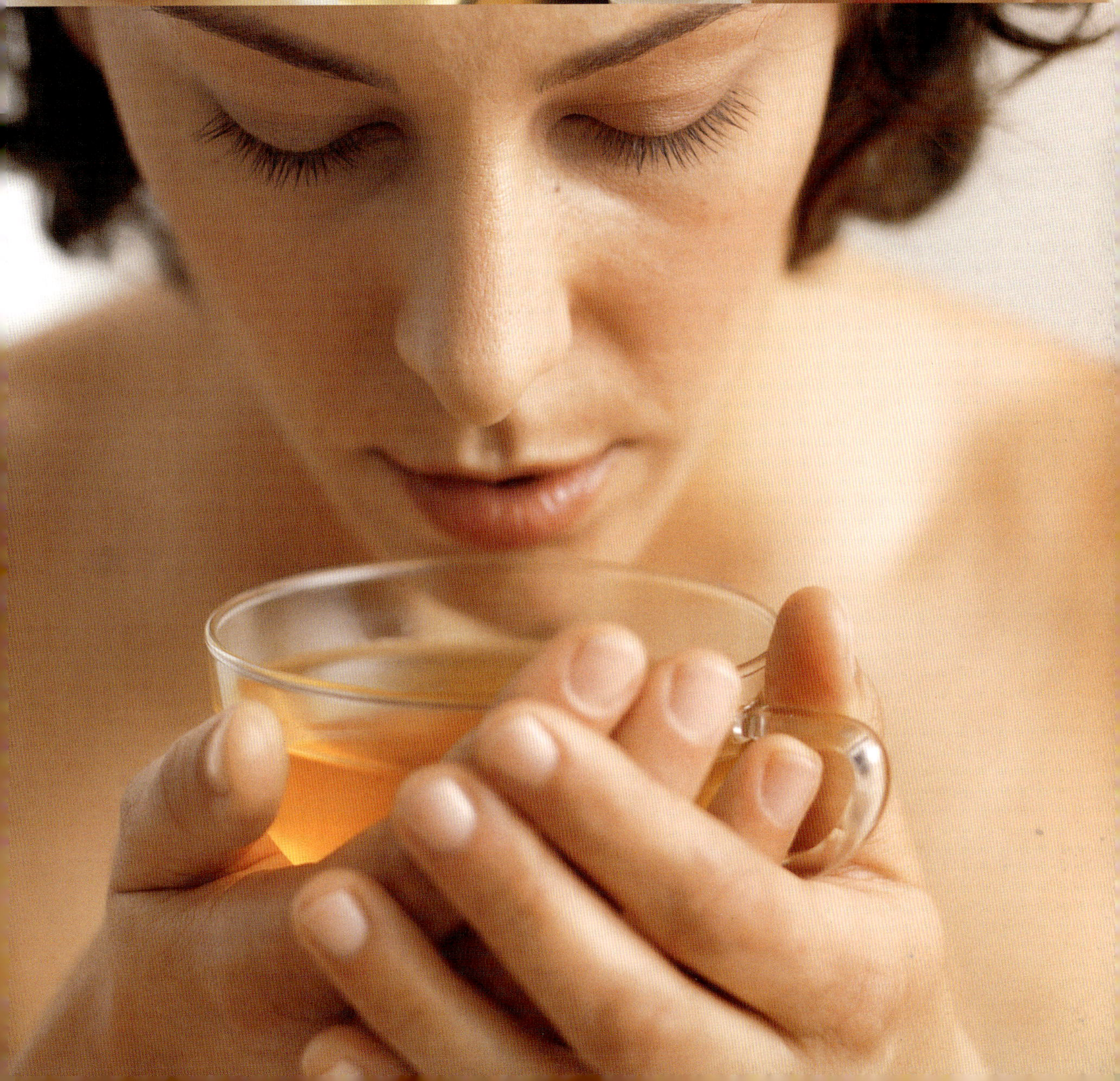

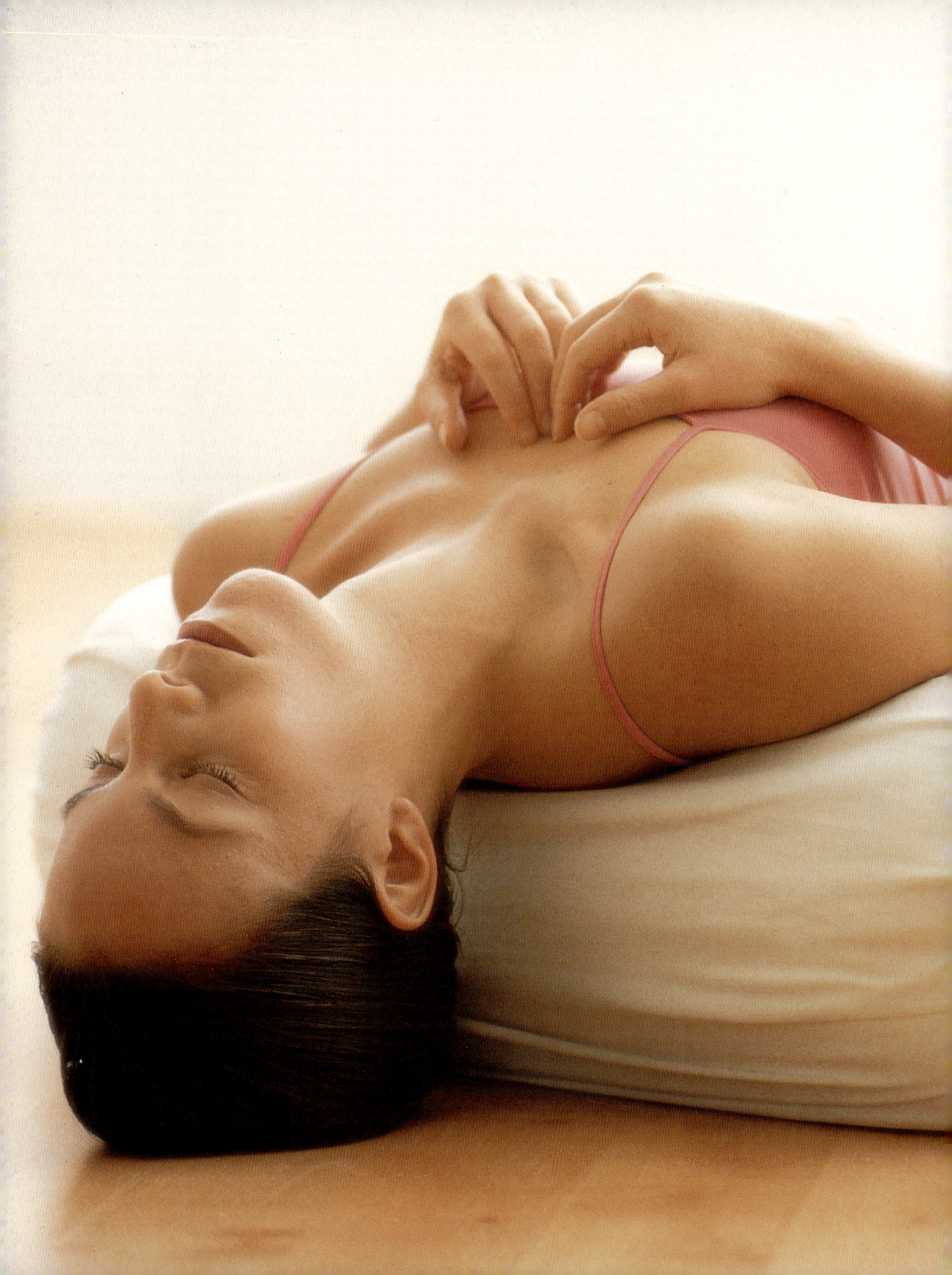

Prévenir

Certains risques pour la santé sont évidents : nous savons tous que trop de soleil endommage la peau et qu'un surplus de frites est loin d'être bon pour la taille et le niveau de cholestérol. D'autres risques sont moins évidents : s'asseoir dans un avion peut causer des dégâts au système circulatoire, par exemple, et un clavier d'ordinateur mal conçu peut blesser les mains.

Ce chapitre vous aidera à gérer certains dangers immédiats (comme les collègues de bureau reniflant ou éternuant) et à repousser quelques problèmes potentiels à long terme (par exemple la perte de l'équilibre en vieillissant). Ces mesures n'ont rien d'extraordinaire ni de compliqué ; elles devraient facilement s'adapter à votre style de vie et plaire à votre sens commun. Vous pourriez augmenter votre apport en vitamine C par un milk-shake aux fruits par exemple, fortifiant ainsi votre système immunitaire. Vous pourriez masser et étirer vos mains et vos poignets avant une longue session devant l'ordinateur, diminuant le risque de développer une blessure reliée au stress. Vous pouvez améliorer votre éclat estival à l'aide d'un faux bronzage au lieu d'exposer votre peau aux rayons nocifs du soleil. Finalement, vous pourriez être étonnée que ce soit si facile et plaisant de mettre en pratique cette petite dose de prévention qui garantira votre bien-être.

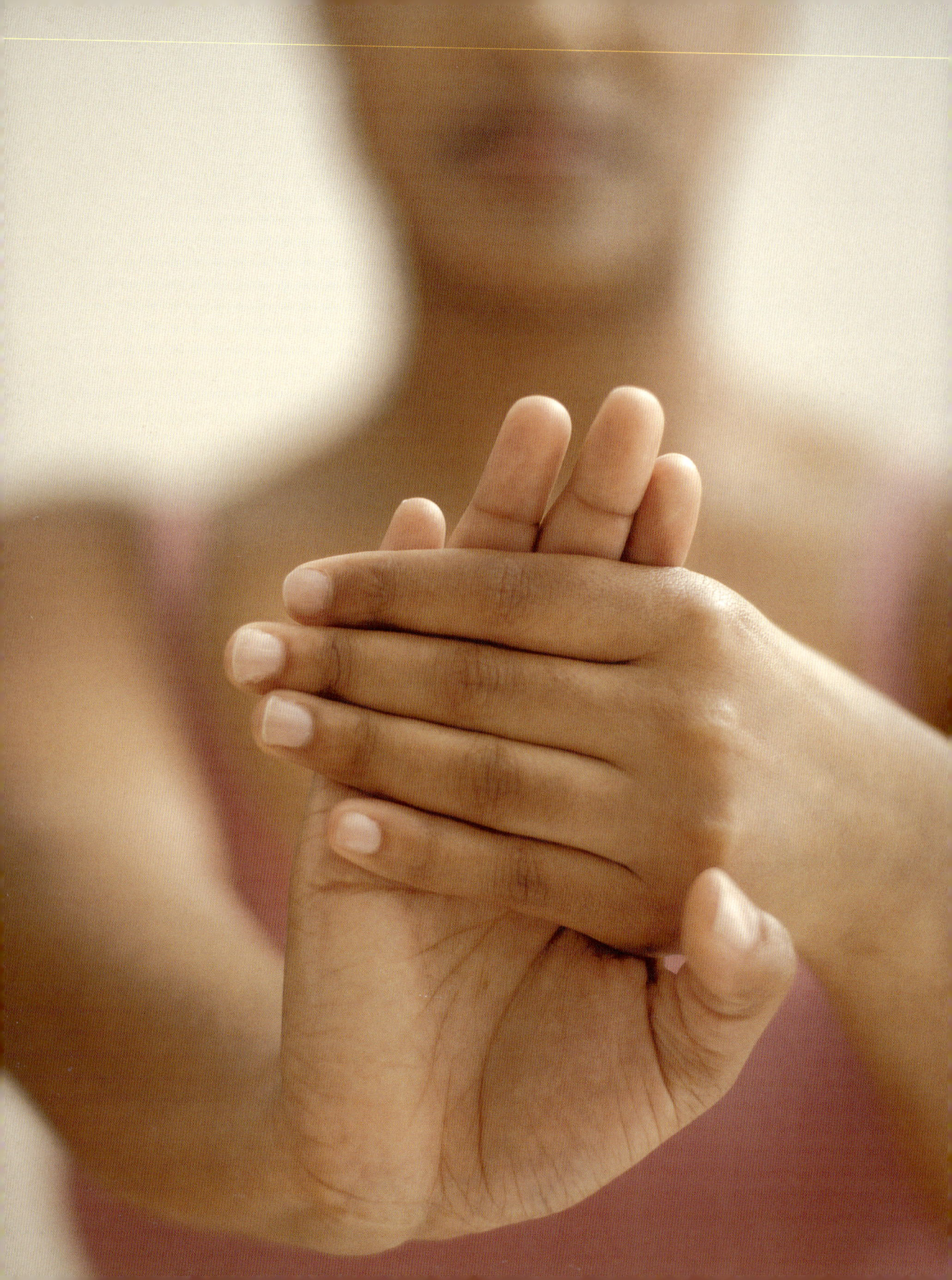

Étirement des poignets

Protégez vos mains et vos poignets avec un exercice à faire n'importe où pour prévenir les problèmes de mouvement répétitif et appliquez ce remède maison pour soulager un malaise existant.

Étirer et masser vos poignets et les muscles de vos mains vous aidera à les rendre plus résistants aux blessures. Pour commencer, asseyez-vous sur une chaise et étirez votre bras droit devant vous, paume vers vous et doigts pointant vers le haut, ou posez confortablement votre coude sur une table, un bureau ou un bras de chaise. Placez les doigts de votre main gauche horizontalement en travers des doigts de votre main droite (voir photo à gauche) et poussez le talon de votre main droite vers l'extérieur tout en tirant doucement vers vous avec votre main gauche. (Remarque : si votre coude ne repose pas sur une surface solide, assurez-vous qu'il soit légèrement plié.) Tenez pendant dix secondes puis relâchez. Répétez le mouvement sur l'autre main. Faites seulement ce qui vous semble confortable ; vous devez sentir un léger étirement, mais arrêtez-vous si vous ressentez une douleur.

Si vous souffrez déjà des effets d'un microtraumatisme répété, par exemple du syndrome du tunnel carpien, un savon à l'hamamélis vous soulagera de l'inconfort et de la raideur. (l'hamamélis possède des propriétés astringentes et anti-inflammatoires.) Remplissez un grand bol d'eau chaude et ajoutez une demi-tasse d'hamamélis (voir photo à droite). Immergez vos mains et poignets dans l'eau pendant dix minutes. Pendant les cinq premières minutes, gardez vos mains immobiles, dans une position confortable. Puis, pendant quelques minutes, gardez vos mains immergées et, en alternant, serrez les poings et étendez les doigts. Puis, faites des cercles sur vos poignets lentement dans les deux directions, comme si vous teniez un crayon et que vous dessiniez une spirale dans le sens des aiguilles d'une montre, puis en sens inverse. En d'autres mots, commencez par de petits mouvements et progressez vers des mouvements plus grands ; cette méthode de relâchement des muscles du poignet est plus efficace que simplement tracer le même cercle à répétition. Retirez vos mains de l'eau et asséchez.

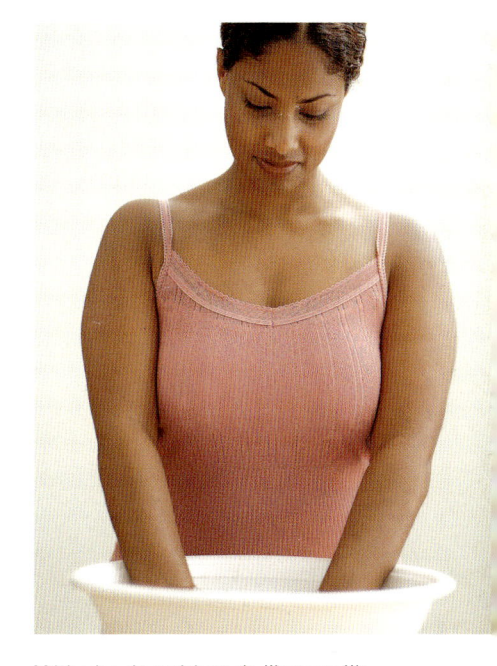

Méthodes de guérison de l'hamamélis
L'hamamélis utilisé dans ce savon possède des propriétés astringentes et corticoïdes (anti-inflammatoires). L'une des plantes médicinales favorites des Amérindiens, l'hamamélis était utilisée pour soulager les muscles endoloris, les piqures d'insectes, les saignements de même que la douleur et l'enflure des veines variqueuses et des hémorroïdes.

prévenir

Faisan doré

Ce mouvement bien connu de tai chi, quelquefois appelé coq doré sur une patte, vous aidera à développer votre équilibre et votre stabilité. Il cultive également la concentration interne.

1 Tenez-vous sur votre jambe droite avec votre pied droit à angle de 45 degrés. Placez votre poids sur votre jambe droite. Gardez le dos bien droit et le coccyx rentré.

2 En pliant votre genou, levez lentement votre jambe gauche aussi haut que vous le pourrez tout en conservant un angle doux au genou et pointez vos orteils vers le bas. Levez votre bras gauche en pliant le coude doucement vers le haut. Pointez vos doigts vers le haut, paume vers l'intérieur. Votre bras droit se trouve le long de votre corps, légèrement plié, paume vers le sol. Concentrez-vous sur un point fixe au loin pour garder l'équilibre. Vos épaules doivent être détendues, tous les angles de votre corps doux; maintenez une ligne droite du dessus de votre tête au bas de votre torse. Lorsque vous faites cet exercice, pensez à un oiseau montrant son plumage et essayez de rester aussi droite et élégante que possible. Faites la même séquence de l'autre côté. Puis répétez le faisan doré des deux côtés une fois de plus.

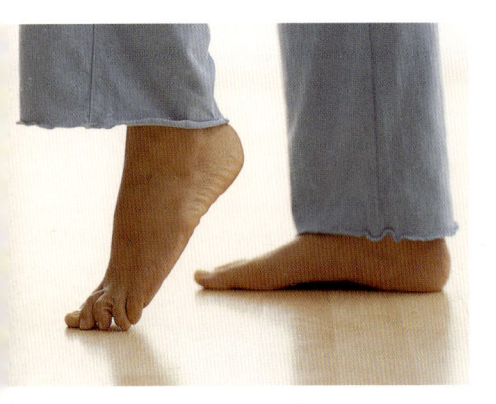

Sur le bout des orteils
Si vous ne pouvez pas garder votre équilibre sur une jambe (ou si vous ne pouvez le faire sans vaciller et voûter vos épaules ou basculer vers l'avant), laissez reposer les orteils d'un de vos pieds sur le sol. La clé de l'équilibre est la détente et le calme, pas le stress causé par votre manque d'équilibre. Avec un peu de pratique, vous vous améliorerez.

JUSTE ÉQUILIBRE

Les mouvements fluides de transfert de poids du tai chi renforcent les muscles, maintiennent la densité des os, améliorent la flexibilité des joints et favorisent le sens de l'équilibre et de la prise de conscience du corps. Tous ces bienfaits signifient moins de chutes, considération particulièrement importante à mesure qu'on prend de l'âge; un récent sondage mené par les hôpitaux du Rhode Island estime qu'une personne âgée sur trois fait une chute une fois par année. À quel point le tai chi est-il efficace dans la prévention des chutes? Les chercheurs de l'université Emory de Georgie ont découvert que les gens âgés qui prennent des cours de tai chi une fois par semaine et pratiquent 15 minutes deux fois par jour réduisent ainsi les risques de chute de près de moitié.

1

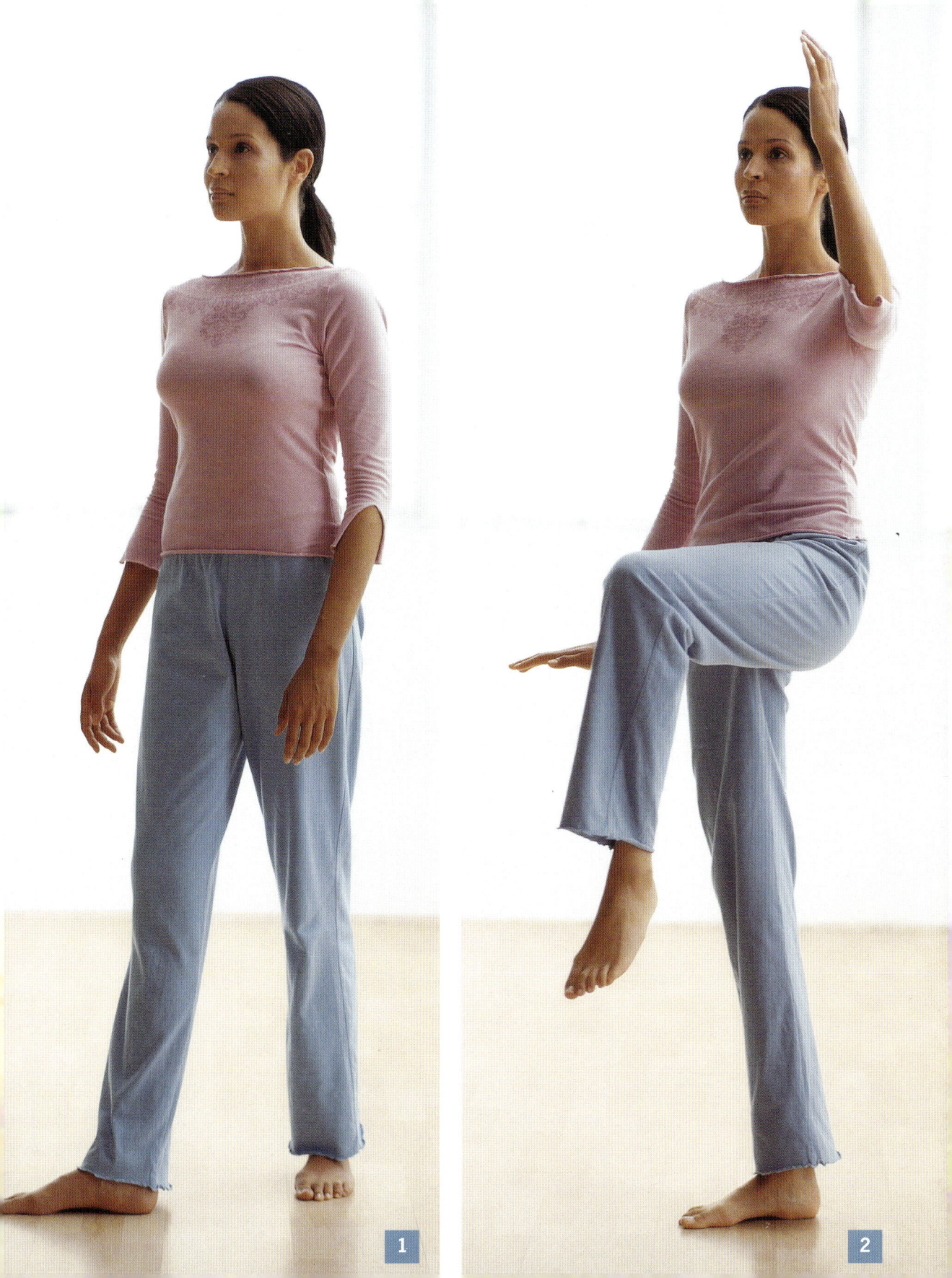

2

Consciente de votre posture

Les pilates vous aident à adopter une bonne posture, laquelle procure nombre de bienfaits, d'une apparence plus gracieuse à la prévention de blessures au dos.

> **« Tiens-toi droite ! »**
> Voilà une réprimande que la plupart d'entre nous avons entendue d'innombrables fois lorsque nous grandissions, et il se trouve que c'était un excellent avis. Une posture correcte est importante pour notre santé aussi bien que pour notre apparence. Elle ouvre la poitrine, permettant à nos poumons de prendre de longues et profondes inspirations ; elle garde notre colonne vertébrale bien droite, enlevant la pression sur les vertèbres, et elle aide à prévenir les problèmes de dos. Boni beauté : une bonne posture nous rend plus gracieuse et élégante.

Comment savoir si votre posture est bonne ? Cet exercice inspiré des pilates vous aidera. Utilisez-le comme une méditation sur l'alignement aussi bien que comme façon de corriger votre posture tout au long de la journée.

1 Placez-vous debout, pieds alignés avec les hanches, bras détendus le long du corps et orteils pointant vers l'avant. Vérifiez ce que les professeurs de pilates appellent la « triade du pied » : distribution égale du poids entre le gras de votre gros orteil, celui de votre petit orteil et le bord extérieur de votre talon. Concentrez-vous sur les lignes des os internes de votre cheville, le long de l'intérieur de votre jambe jusqu'à l'os pelvien ; imaginez une légère force magnétique attirant toutes ces lignes ensemble. Soulevez les muscles de votre pelvis, comme si vous contrôliez votre miction (urine). Rentrez vos muscles comme si vous tiriez votre nombril vers la colonne. Positionnez vos côtes au-dessus de votre pelvis et étirez votre colonne. Laissez tomber vos épaules vers l'arrière et écartez vos clavicules. Rentrez légèrement votre menton. Prenez une longue inspiration ; remarquez la sensation que vous éprouvez lorsque tout est bien aligné.

2 Tout en gardant votre poids en équilibre sur la triade du pied, laissez tomber votre tête et déroulez votre corps vertèbre par vertèbre, aussi loin que vous le pouvez tout en restant confortable ; ce faisant, pliez légèrement les genoux. Laissez balancer vos mains devant vous. Prenez une pause, puis relevez-vous lentement en vous étirant à mesure que vous vous dépliez. Sentez les segments de votre corps s'empiler l'un sur l'autre, l'un après l'autre.

3 À présent, laissez flotter vos bras au-dessus de votre tête. Étirez votre colonne et arquez-vous vers l'arrière (aussi loin que possible tout en restant confortable), tout en conservant votre poids sur la triade du pied. Faites une pause, puis revenez en position debout, sentez votre corps s'aligner, les côtes au-dessus du pelvis et des abdominaux ; ramenez lentement vos bras le long de votre corps. Répétez l'exercice deux fois.

1

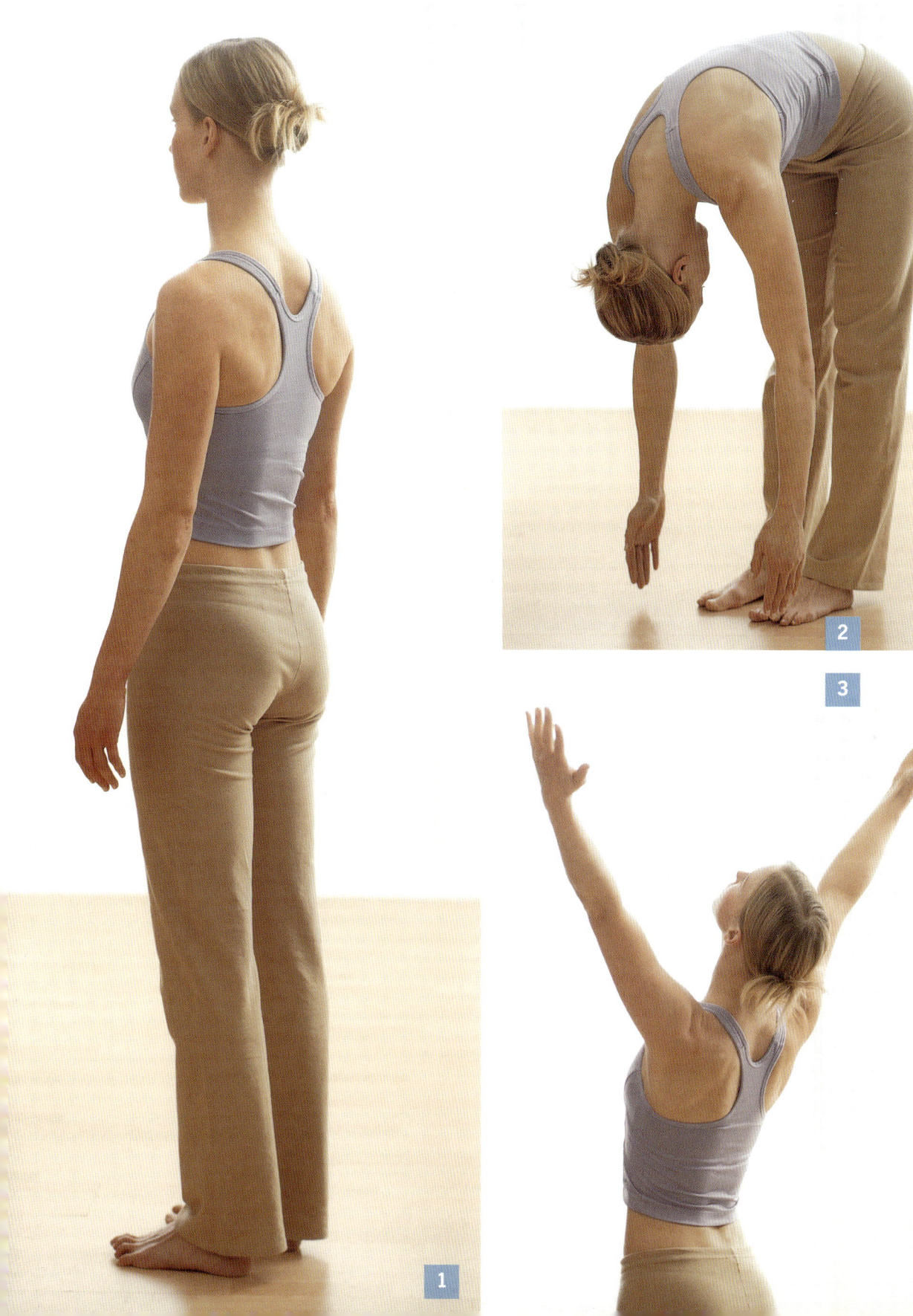

2

3

1 2
3 4

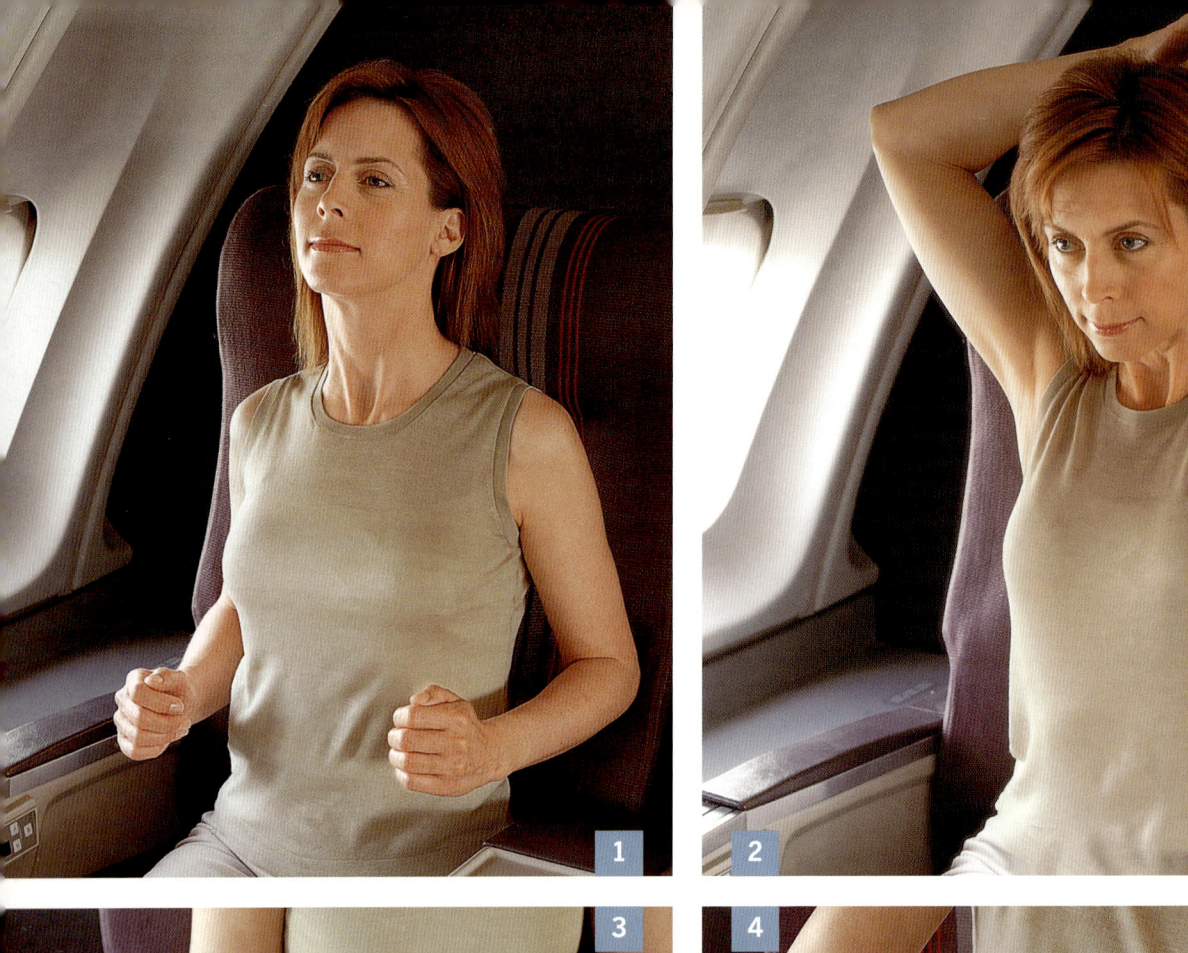

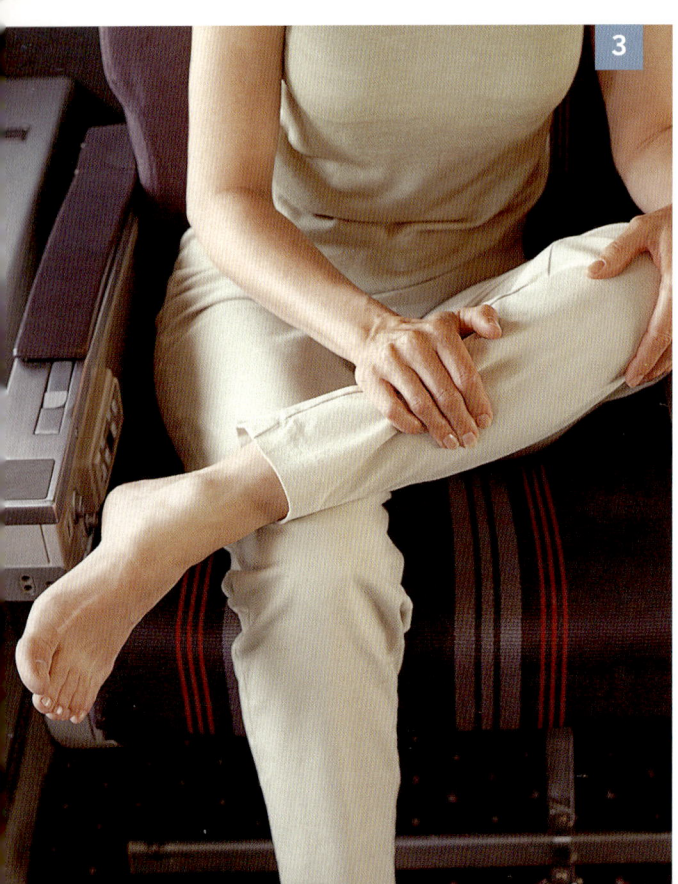

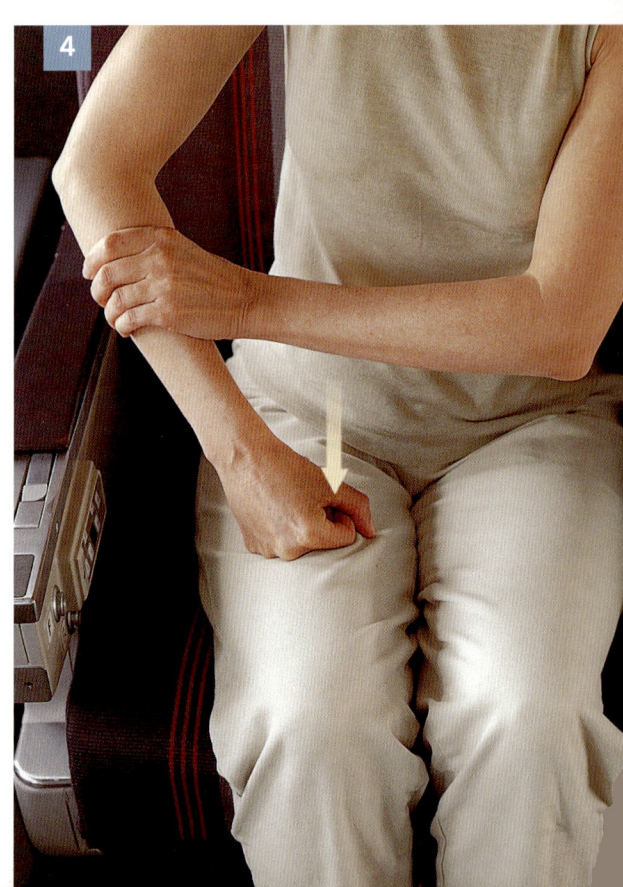

Entraînement en vol

Être assise pendant de longues périodes peut raidir les muscles et gêner la circulation sanguine. Tenez tête aux problèmes avec des étirements que vous pouvez faire discrètement à partir de votre siège d'avion.

1 Pour favoriser une respiration profonde et ranimer une circulation au ralenti, appuyez fermement l'arrière de vos coudes sur votre siège, arquez votre poitrine vers l'avant et inspirez trois fois tout en maintenant la pression dans vos bras. Détendez-vous, arrondissez légèrement votre dos. Répétez de trois à cinq fois, jusqu'à ce que vous sentiez votre cœur battre un peu plus vite.

2 Élevez vos bras par-dessus votre tête, pliez vos coudes et saisissez votre coude gauche avec votre main droite. Prenez une profonde inspiration, puis expirez et tirez délicatement votre coude vers la droite. Penchez-vous un peu à droite et essayez d'étendre l'étirement jusqu'à votre taille. Tenez pendant environ deux secondes, puis asseyez-vous, reposez vos bras sur le dessus de votre tête tout en inspirant profondément et répétez l'étirement en expirant ; allez quelques centimètres plus loin chaque fois. Puis étirez votre côté droit.

3 Améliorez la circulation de vos jambes grâce à la technique de massage sportif de la compression (voir page 129 ◄). Reposez une cheville sur le dessus de la cuisse opposée. Appuyez fermement le talon de votre main sur votre mollet et, par des mouvements rythmiques, travaillez les muscles de la cheville au genou. Puis, augmentez la circulation sanguine dans vos jambes en pointant vos orteils vers le bas puis vers le haut. Pliez chaque pied de cette façon environ douze fois.

4 Tenez votre avant-bras droit avec votre main gauche. Placez le haut de votre poing droit juste au-dessus de votre genou droit. À présent, appuyez sur votre jambe droite avec le plat de vos jointures, en pliant votre corps vers l'avant pour augmenter la force. Relâchez, déplacez votre poing de 3 cm environ vers votre hanche et répétez. Couvrez votre cuisse entière de cette façon, en balançant votre poids de façon rythmique d'avant en arrière. Puis, changez de côté et répétez sur votre autre jambe. Pendant les longs vols (ou les trajets en auto ou en autobus), essayez d'accomplir toutes ces étapes toutes les deux heures.

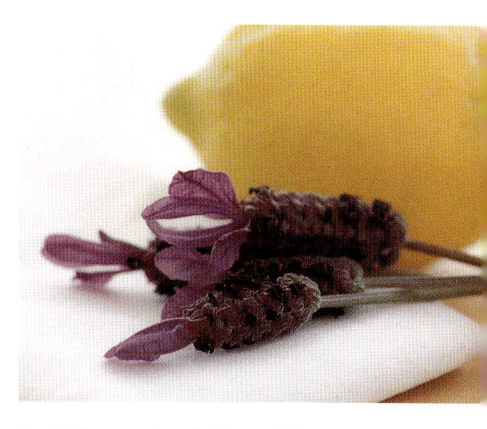

De l'aide pour les ailettes craintives
Si l'idée de prendre l'avion fait battre votre cœur, essayez cette technique pour vous libérer de vos craintes. Placez dans un petit sac de plastique quelques tampons de coton imbibés de quelques gouttes d'huile essentielle de lavande et de citron, et emportez le tout à bord. Si vous commencez à vous sentir anxieuse, ouvrez le sac et respirez l'odeur réconfortante des huiles aromatiques. Fermez vos yeux, concentrez-vous sur une respiration lente et profonde, et méditez quelques minutes.

Élan d'immunité

En stimulant les systèmes lymphatique et endocrinien et en apaisant le système nerveux central, la pratique régulière du yoga vous aidera à rester en santé et en forme.

Yoga et système immunitaire
Nombre d'études internationales ont démontré que plusieurs hormones liées au stress, comme l'adrénaline, le cortisol et la noradrénaline, ont un impact sur le système immunitaire et gênent le fonctionnement du lymphocite T, des globules blancs et des cellules K, lesquels préviennent et combattent tous l'infection. Le yoga, grâce à sa nature méditative et calmante, favorise la relaxation, contenant ainsi la libération des hormones de stress. Il encourage également la production d'endorphines, qui donnent un élan au système immunitaire, réduisent la douleur et activent les centres de plaisir du cerveau.

1   Placez-vous debout, pieds ensemble et bras détendus le long du corps. Commencez à tourner votre torse doucement d'un côté à l'autre en laissant vos bras se balancer et frapper légèrement votre corps. Augmentez graduellement la vitesse afin que la force de vos balancements de bras les éloigne de votre corps. Continuez pendant une minute ou deux pour stimuler les glandes lymphatiques situées sous vos bras. Puis, levez-vous et prenez la pose montagne (voir page 248 ▶).

2   À présent, couchez-vous sur le dos, à côté d'un mur sans obstacle. Votre dos doit être perpendiculaire au mur et vos genoux légèrement pliés. Fesses appuyées contre le mur, étendez vos jambes contre le mur, dos à plat sur le sol et bras le long du corps, paumes vers le haut. Alignez votre corps pour que vos épaules forment un carré avec vos hanches; vos bras le long de vos hanches doivent former un angle avec votre corps. Tenez la position entre une et cinq minutes selon votre degré de confort. Pour défaire la pause, laissez vos genoux se replier vers votre poitrine et roulez sur le côté.

3   Placez un coussin, un oreiller ferme ou une couverture roulée sur le plancher et étendez-vous afin que l'arrière de votre dos soit supporté tandis que votre tête touche le plancher. (Assurez-vous que l'angle ne soit pas trop prononcé, en particulier si vous souffrez de problèmes au cou ou au dos; ne mettez aucune pression indue sur votre cou.) Jambes ensemble, tapotez votre sternum (centre de votre poitrine) du bout de vos doigts pour stimuler la glande thymus, un régulateur important du système immunitaire. Tenez la pose pendant environ une minute, puis utilisez vos bras pour vous soulever en position assise.

1

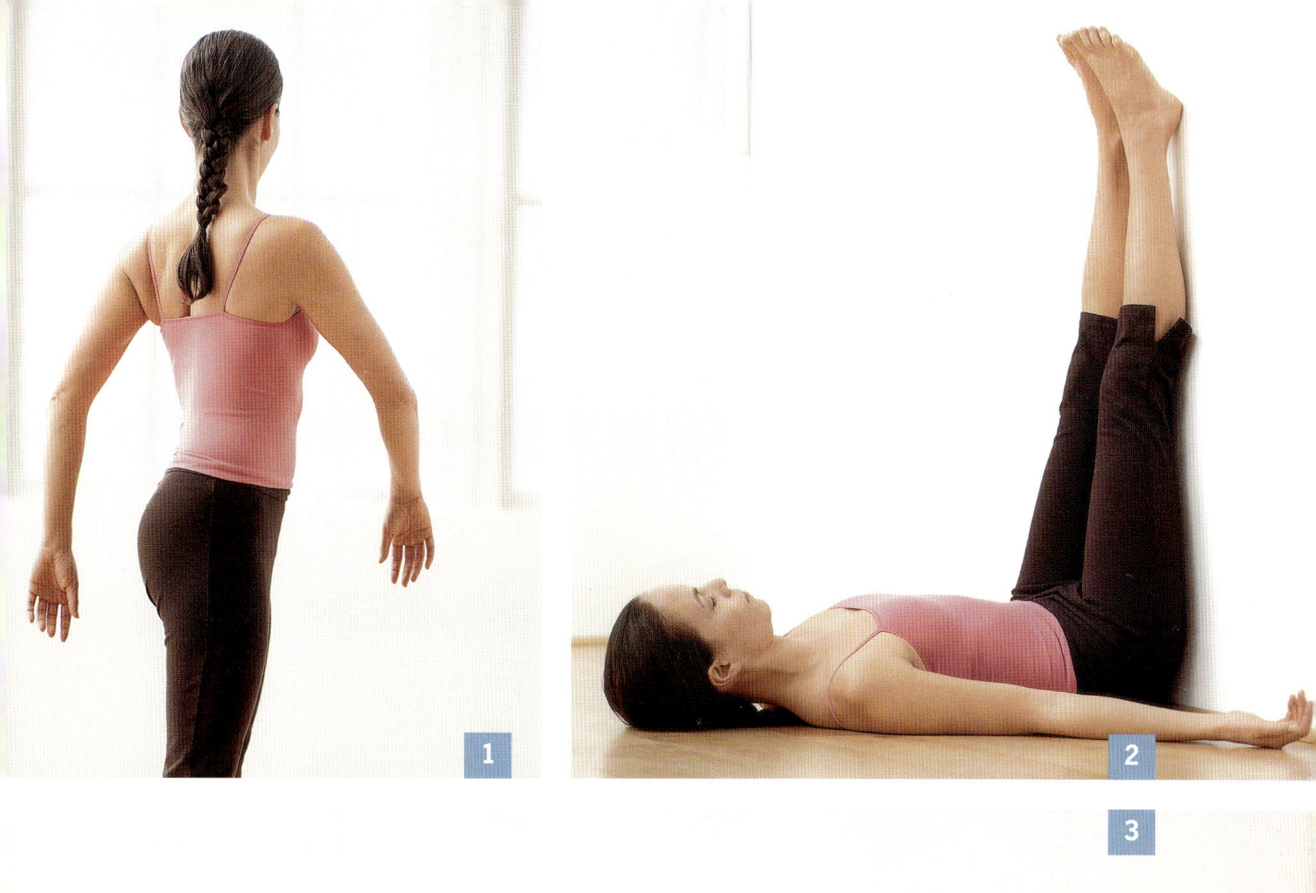

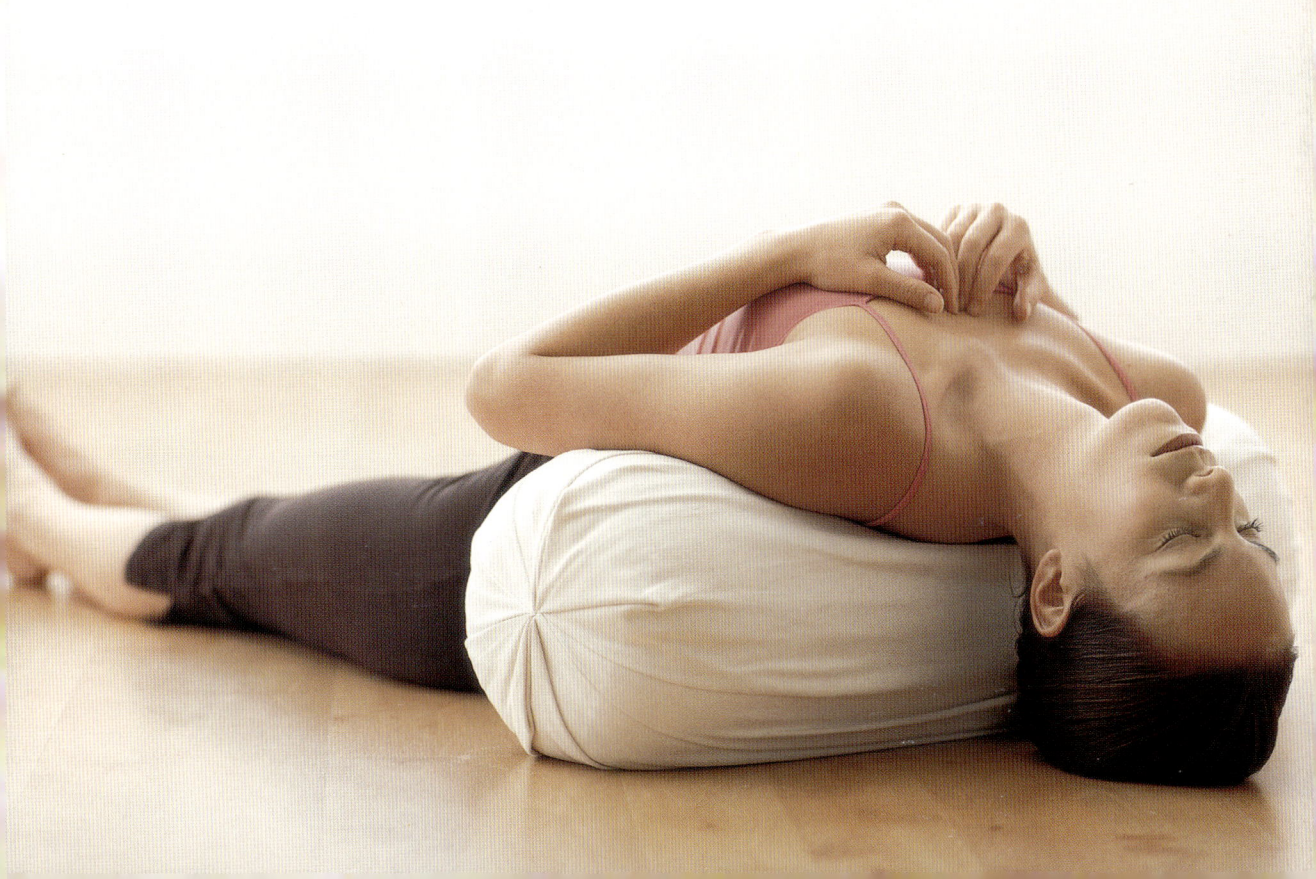

2

3

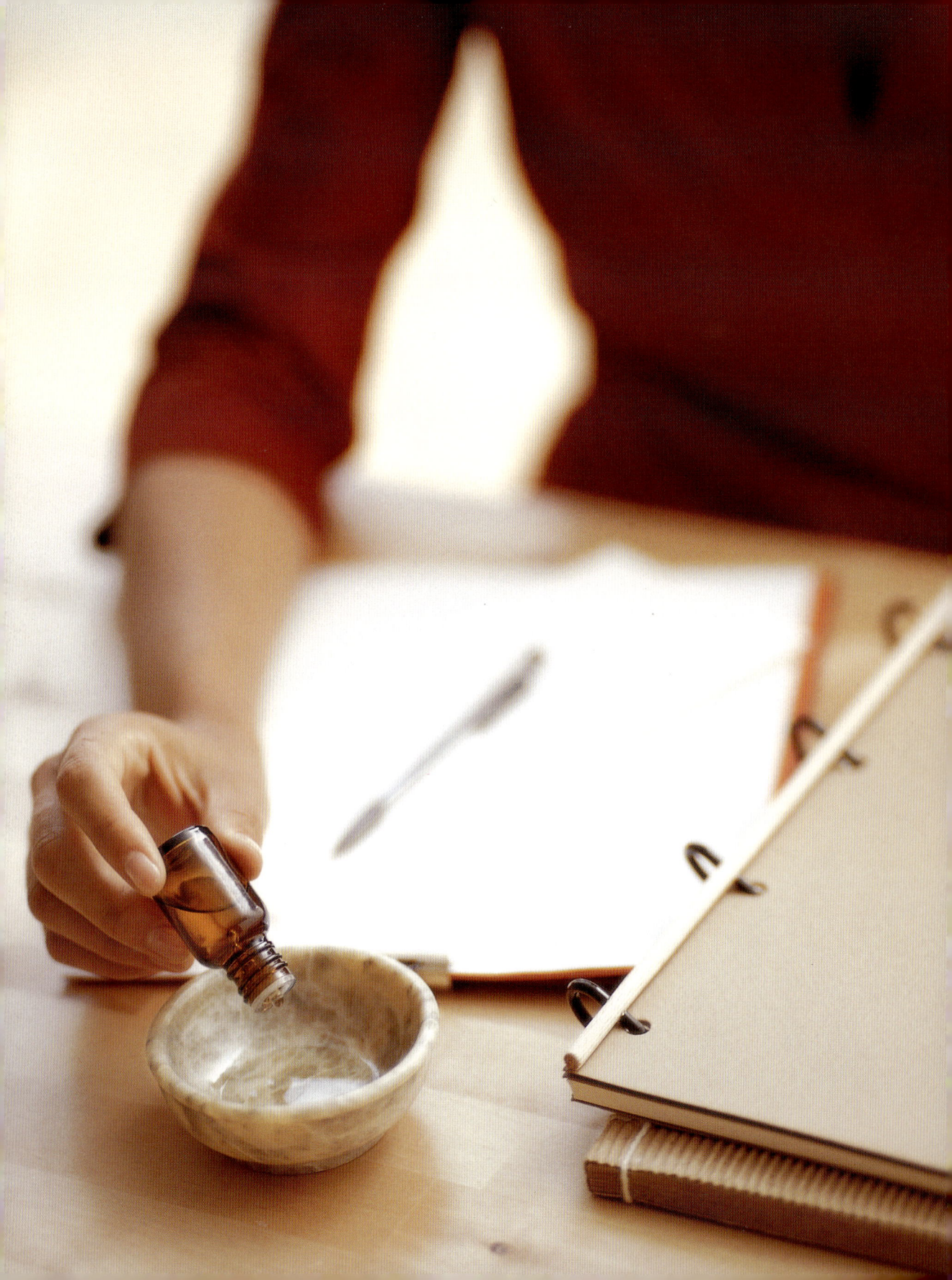

Aromathérapie au bureau

Tenez les germes loin du bureau grâce à un éventail d'huiles essentielles aromatiques dotées de propriétés antibactériennes et antivirales reconnues depuis longtemps.

La plupart des lieux de travail sont, de par leur nature même, mauvais pour notre santé. Tous ces collègues, clients et acheteurs éternuant et toussant, tout cet air vicié circulant et recirculant, pas étonnant que les travailleurs se retrouvent à endurer une maladie après l'autre. En réalité, un chercheur mondialement reconnu en analyse environnementale et conceptuelle a démontré que les gens qui travaillent dans des bureaux équipés de climatiseurs et de systèmes de chauffage modernes présentent deux fois plus de maladies de type respiratoire que ceux qui travaillent dans des bâtiments à ventilation naturelle.

Vous ne pourrez peut-être pas ouvrir toutes grandes vos fenêtres ou persuader vos collègues de rester à la maison lorsqu'ils sont malades, mais vous pouvez les enrôler dans la lutte contre les germes au bureau : huiles essentielles. Un bon nombre d'entre elles possèdent des propriétés antibactériennes, antifongiques et antivirales. Les arômes de la plupart de ces huiles ont également des effets psychologiques bénéfiques et, dans certains cas, sont réputés pour l'élan qu'ils donnent au système immunitaire.

Les huiles essentielles qui tuent les germes incluent le thym, l'arbre à thé, la lavande aspic, le pin, le sapin, le romarin et l'eucalyptus. Diffuser ces odeurs à travers le bureau offre une excellente façon d'activer leurs qualités thérapeutiques. Les diffuseurs électriques (voir page 139 ◂) sont les meilleurs à cet effet, car ils ne présentent que peu de risque de surchauffe des huiles, ce qui détruirait une partie de leur puissance, et qu'ils font efficacement circuler l'odeur. Vous pouvez également ajouter quelques gouttes de votre huile essentielle préférée à un peu d'eau dans un petit bol et le placer dans votre espace de travail ou vaporiser quelques gouttes sur un tampon de coton et le placer près d'un radiateur ou d'une sortie de chauffage (pas au-dessus). Une mise en garde de bon voisin : gardez en tête que l'odeur que vous adorez peut sembler déplaisante à vos collègues. Demandez-leur si vos huiles les dérangent et essayez de choisir celles que tout le monde aime (ou du moins qui ne déplaisent à personne).

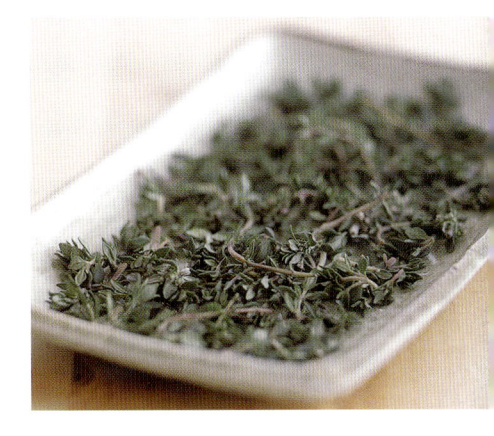

Une quadruple menace
Avec ses propriétés antiseptiques, antibactériennes, antivirales et antifongiques, le thym (photo ci-dessus) est l'un des tue-germes les plus efficaces de l'arsenal de l'aromathérapeute. Attention toutefois : bien qu'idéal pour utilisation dans un diffuseur, l'huile essentielle de thym contenant du carvacrol (antiseptique puissant) est trop acide pour une application directe sur la peau.

1 2
3 4

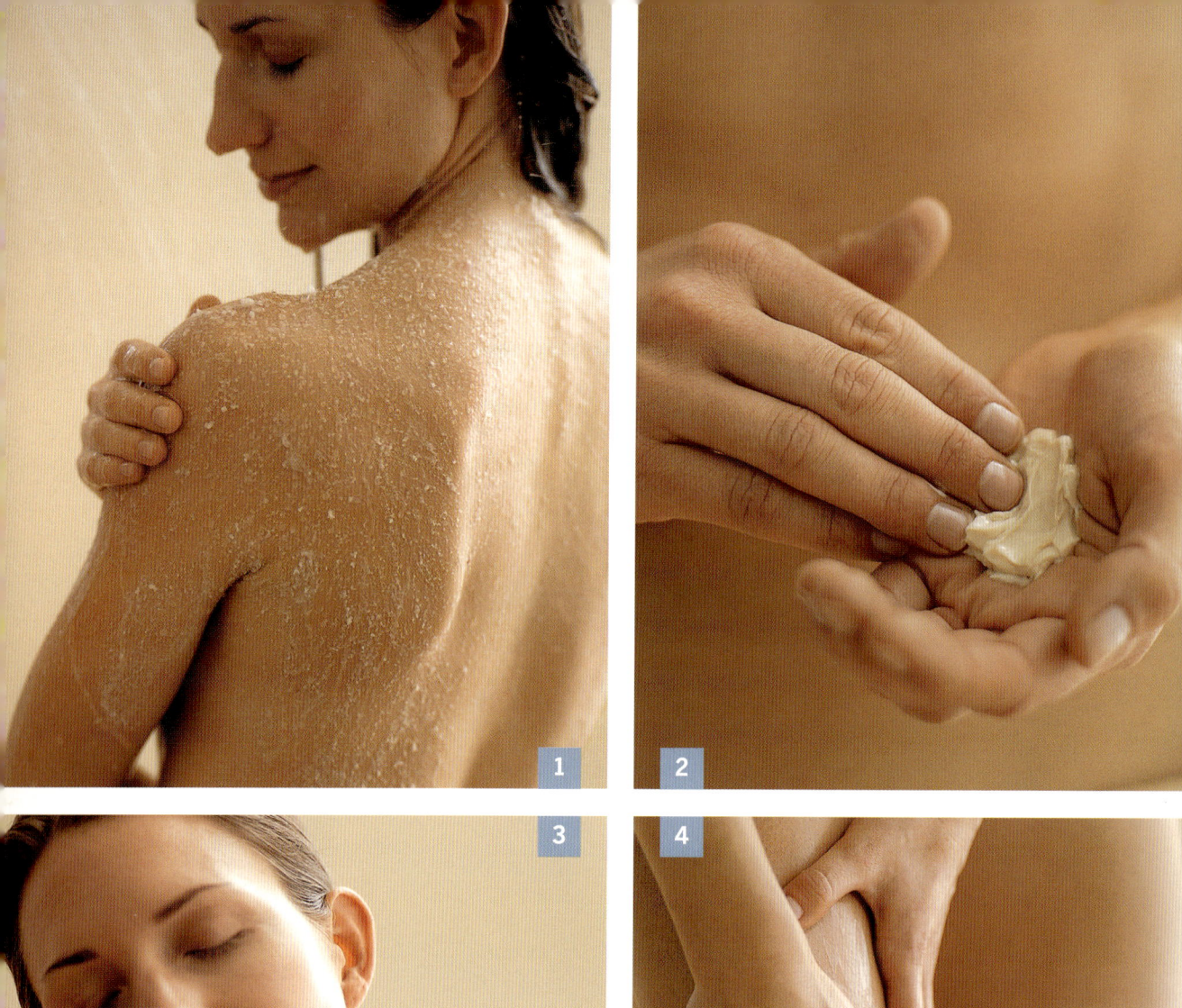

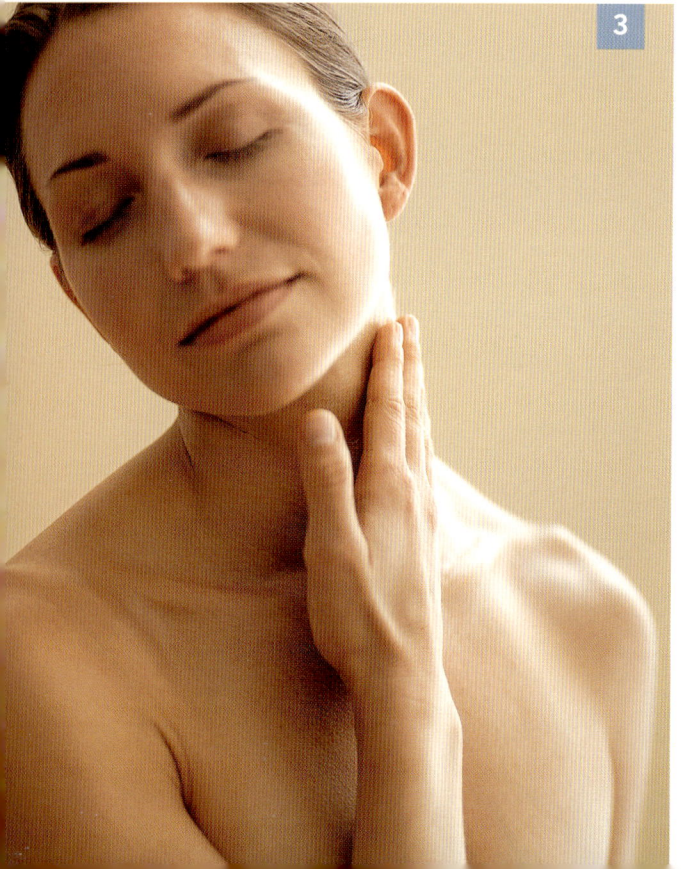

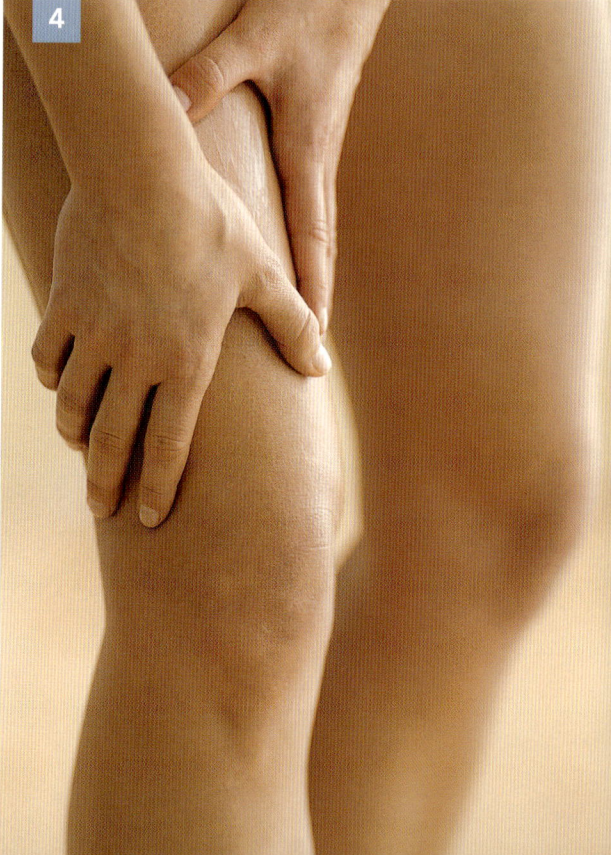

Auto-bronzant

Vous adorez l'apparence de la peau bronzée mais vous ne voulez pas cuire au soleil. Évitez les coups de soleil et obtenez ce teint que vous désirez grâce aux lotions qui activent le pigment naturel de votre peau.

1 Préparez votre peau avec une friction exfoliante (voir page 59 ◄) pour enlever les cellules mortes ; de cette façon, vous évitez les zébrures et la couleur inégale. Douchez-vous et séchez complètement votre corps.

2 Pressez une bonne quantité de lotion auto-bronzante dans la paume de votre main (pensez à utiliser des gants jetables). Frottez vos mains ensemble légèrement, juste assez pour couvrir vos paumes et le bout de vos doigts de produit. Ne vous fiez pas à la couleur légère ; la lotion ne teint pas votre peau en bronze, mais déclenche les cellules de production de mélanine qui lui donnent un éclat doré naturel lorsqu'elle est exposée au soleil.

3 Pour un bronzage complet, appliquez l'auto-bronzant également et parcimonieusement sur votre visage, votre cou, vos épaules et votre poitrine. Appliquez par mouvements circulaires légers et faites pénétrer pour éviter les taches et les zébrures. Mieux vaut appliquer plusieurs fines couches que plâtrer le produit sur votre peau. Attention de ne pas en envoyer dans vos yeux.

4 Passez à vos bras, l'arrière de vos mains, votre torse, votre dos (vous devrez peut-être faire appel à quelqu'un pour votre dos), vos jambes et le dessus de vos pieds. Souvenez-vous que vous devez faire pénétrer à fond l'auto-bronzant et l'appliquer aussi également que faire se peut. Attention de ne pas oublier de zones, comme l'arrière de vos genoux et de vos mains, et assurez-vous qu'aucune lotion ne s'accumule entre vos orteils ou sur les parties osseuses comme vos chevilles et vos tibias. Si vous portez des gants, enlevez-les et appliquez la lotion également sur vos mains. Sinon, lavez immédiatement vos mains. Laissez sécher pendant environ 30 minutes avant de vous habiller pour ne pas tacher vos vêtements. La couleur pâlira à mesure que vos cellules s'exfolient.

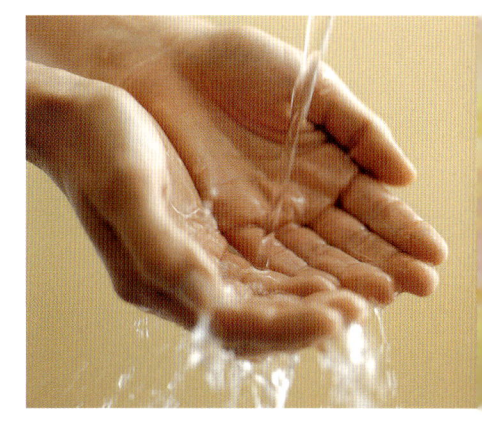

Tout propre
Nous n'insisterons jamais assez : assurez-vous de laver soigneusement vos mains au savon et à l'eau immédiatement après l'application de la lotion auto-bronzante. Si vous ne le faites pas, vos mains absorberont trop de lotion et vous finirez par avoir des paumes marbrées, ce qui n'est probablement pas l'effet que vous recherchez. Une autre possibilité serait de porter des gants jetables, comme les gants à teinture, lorsque vous appliquez la lotion.

L'heure du thé

Une simple tasse de thé a de tout temps été utilisée pour réchauffer le corps et apaiser les nerfs. Les chercheurs d'aujourd'hui croient également que ce breuvage aide à prévenir de nombreuses maladies.

Introduit en Chine il y a quelque 4 000 ans, le thé est le breuvage le plus populaire au monde après l'eau et l'un de ceux vers lesquels les gens se tournent instinctivement lorsqu'ils sont malades ou épuisés. Bonne nouvelle : les scientifiques savent à présent que le thé offre une pleine tasse de bienfaits pour la santé.

Les feuilles des thés noir, vert, blanc et oolong (c'est-à-dire tout thé dérivé du *camellia sinensis*, ce qui ne comprend pas les variétés herbales) sont riches en produits chimiques appelés polyphénols, lesquels contiennent les antioxydants qui peuvent combattre certaines maladies comme les maladies cardiaques et certains cancers. Une récente recherche menée au Harvard Medical School démontre que l'amino-acide L-théanine contenu dans le thé améliore les défenses du corps contre les infections bactériennes, virales, fongiques et parasitaires. Une autre recherche a permis de découvrir que le thé peut protéger contre l'ostéoporose et certains types d'allergies. Le thé glacé et le thé chaud possèdent la même quantité d'antioxydants, mais attention aux thés en bouteille : ils contiennent parfois plus de sucre que d'antioxydant.

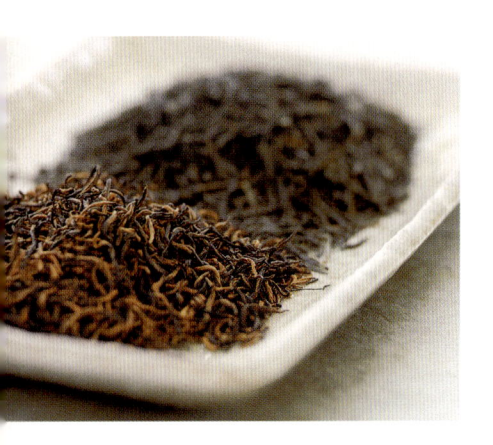

En vrac ou en sachet ?
Les bénéfices pour la santé sont les mêmes, qu'il soit en vrac ou en sachet. Assurez-vous que votre thé infusera pendant au moins trois minutes pour libérer ses antioxydants et autres substances utiles.

LES TYPES DE THÉ
Tout le battage médiatique autour des nombreux bienfaits du thé pour la santé ont entraîné une explosion de variétés exotiques disponibles soit en magasin, soit en ligne. Mais les consommateurs s'embrouillent parfois dans les nombreuses différences entre les variétés principales. Voici un petit guide qui vous aidera à mieux vous y retrouver.

TYPE	TECHNIQUE	CARACTÉRISTIQUES
Noir (ou thé rouge)	Les feuilles vertes sont blanchies puis roulées. L'oxydation les rend foncées. Elles sont séchées dans des fours.	Arômes de noix, d'épice ou arômes fleuris. Représente environ 90 pour cent de la consommation de thé en Occident.
Vert	Les feuilles deviennent blanches, puis sont soumises à la vapeur ou frites, roulées et séchées. Sans oxydation.	Léger, légèrement amer, arôme gazonné. Le thé le plus populaire d'Asie.
Blanc	Les feuilles dont le dessous est blanc sont soumises à la vapeur puis séchées par la friture. Sans oxydation.	Délicat, complexe, arômes sucrés. Le thé le plus rare et le plus coûteux.
Oolong	Une fois blanchies, les feuilles sont écrasées et on les laisse s'oxyder partiellement. Séchées par la friture.	Parfumé, arômes naturellement sucrés. Ses propriétés se tiennent quelque part entre les thés noir et vert.

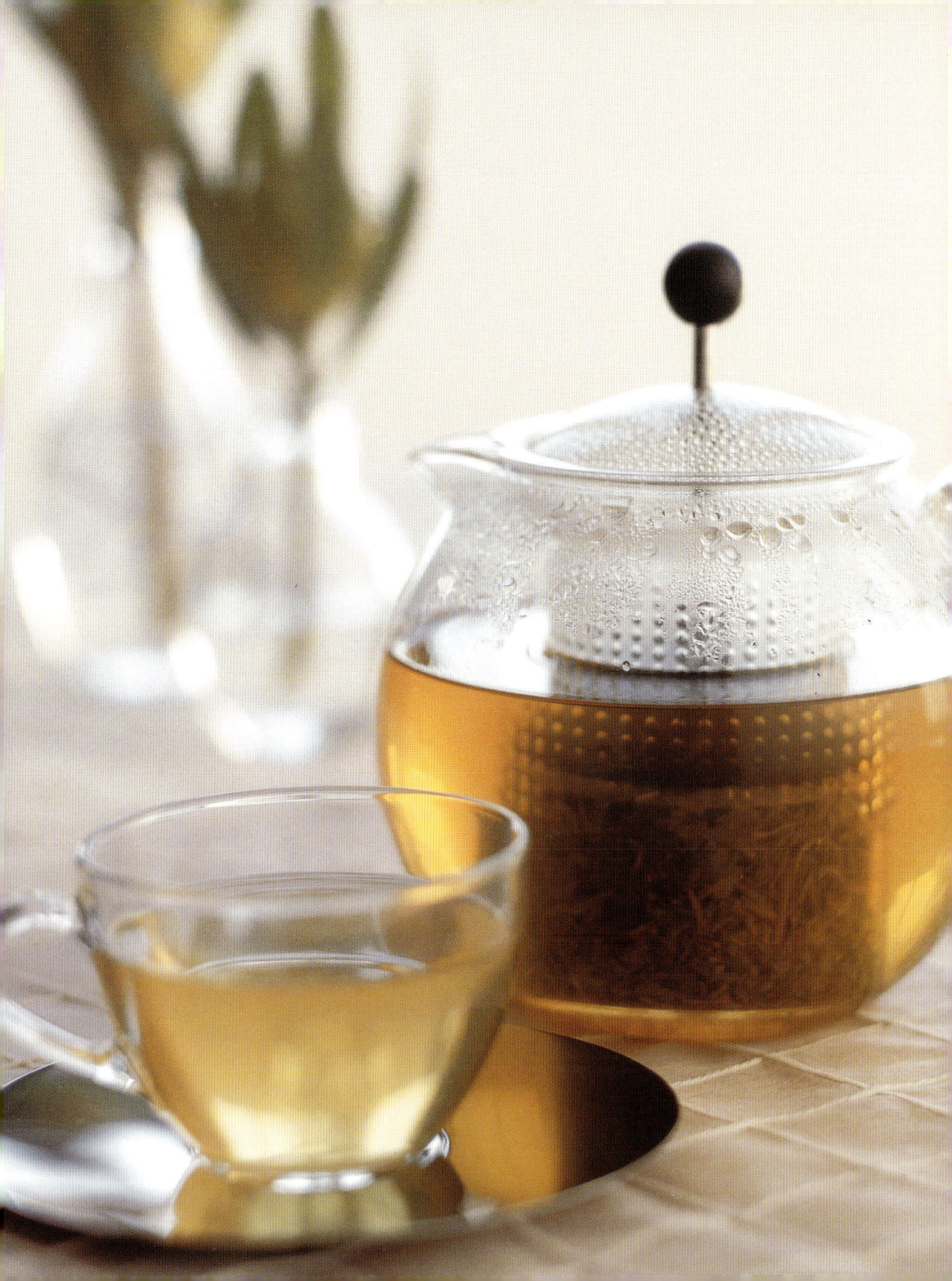

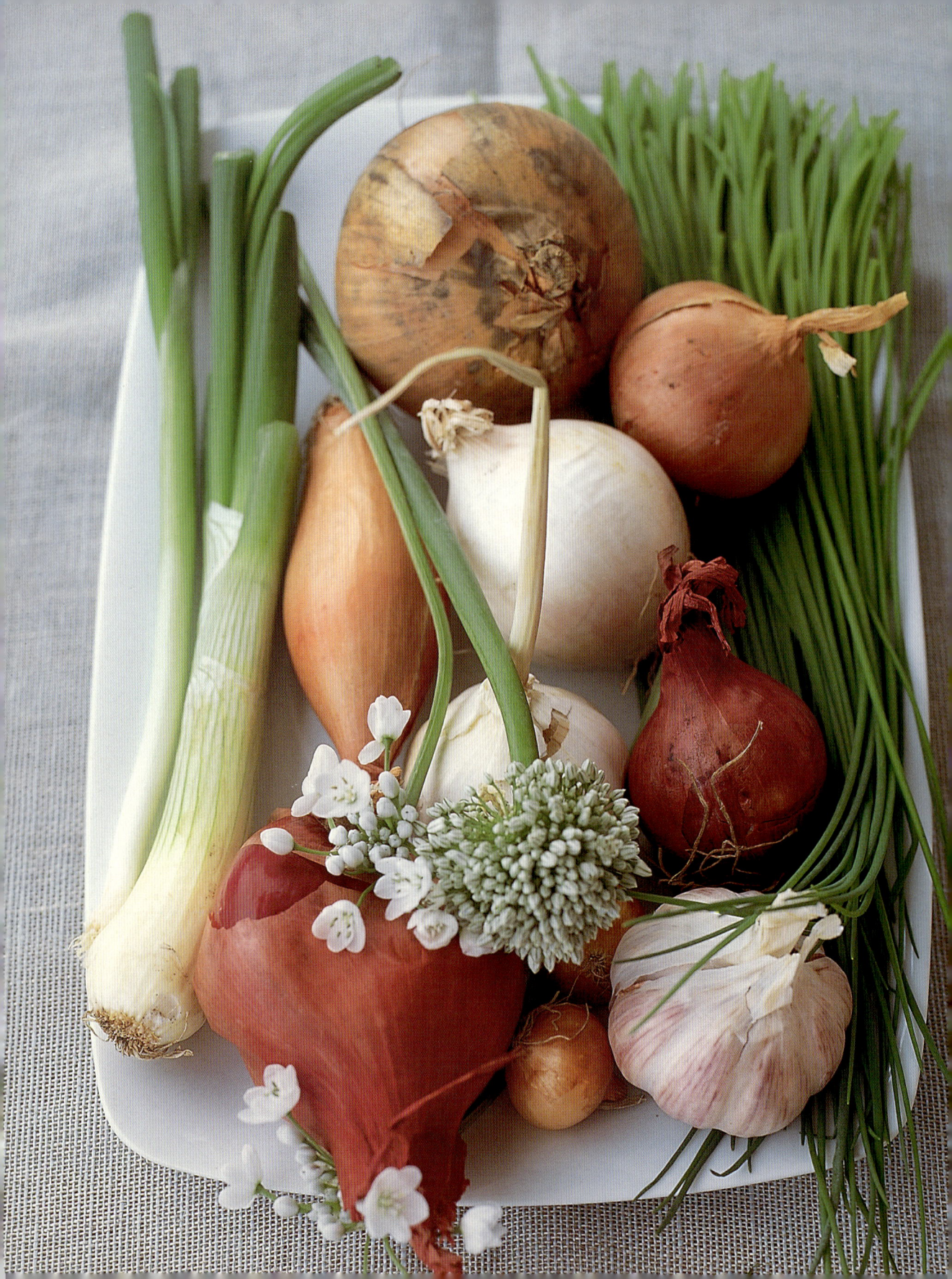

Phytochimiques

Manger chaque jour plus de fruits et de légumes vous aidera à combattre les maladies, grâce aux substances spéciales qu'on retrouve dans les plantes, de l'oignon aux baies.

La plupart des guides alimentaires recommandent que les mets à base de plantes, comme les fruits frais, les légumes et les céréales, représentent la plus grande partie de ce que vous consommez. C'est partiellement à cause de leur haute teneur en fibres et en nutriments, mais également parce qu'ils contiennent de grandes quantités de ces substances qui font beaucoup de bruit dans la communauté scientifique : les phytochimiques.

Les substances phytochimiques sont des produits chimiques qu'on retrouve dans les plantes et qui semblent combattre ou protéger de plusieurs types de maladies : le diabète, le cancer, les maladies cardiaques, l'hypertension, l'ostéoporose, l'arthrite, les infections urinaires et les problèmes de vision. Ces substances contrôlent les dommages cellulaires, stimulent le système immunitaire, facilitent les mécanismes de détoxication du corps et ralentissent peut-être même le processus de vieillissement. Depuis 1980, les produits phytochimiques ont fait l'objet de plusieurs études portant sur la façon précise dont ils travaillent et leurs effets sur la santé. Il y a une chose dont les scientifiques sont certains : les produits phytochimiques travaillent de façon complexe en conjonction les uns avec les autres, aussi bien que les nutriments et les fibres alimentaires. C'est ce qui rend difficile, peut-être même impossible, de reproduire leurs effets par des suppléments : il n'est pas toujours possible, ni même souhaitable, de substituer une pilule à des aliments.

À ce jour, les chercheurs ont identifié plus de 900 types de ces produits chimiques de valeur dans la nourriture et estiment que, dans une seule portion de légumes, vous pouvez consommer plus de 100 types de produits phytochimiques. Les guides alimentaires varient de l'un à l'autre, mais la plupart d'entre eux recommandent de manger de cinq à dix portions de fruits et de légumes par jour. Cela peut vous sembler énorme, mais il existe plusieurs sources de phytochimiques à partir desquelles faire un choix. Pensez simplement à manger un arc-en-ciel de nourritures : les couleurs vives indiquent en général la présence de phytochimiques.

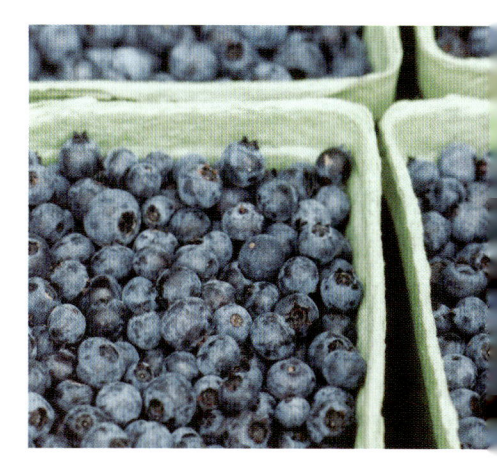

Un arc-en-ciel de merveilles
Les bleuets sont riches en phénols, terpènes et acides éllagiques, produits phytochimiques qu'on croit qu'ils améliorent le système immunitaire, de prévenir le cancer et de diminuer le niveau de cholestérol. Les autres fruits et légumes rouges, bleu et violets, comme les prunes, les betteraves et les raisins rouges, contiennent également des composés qui combattent la maladie.

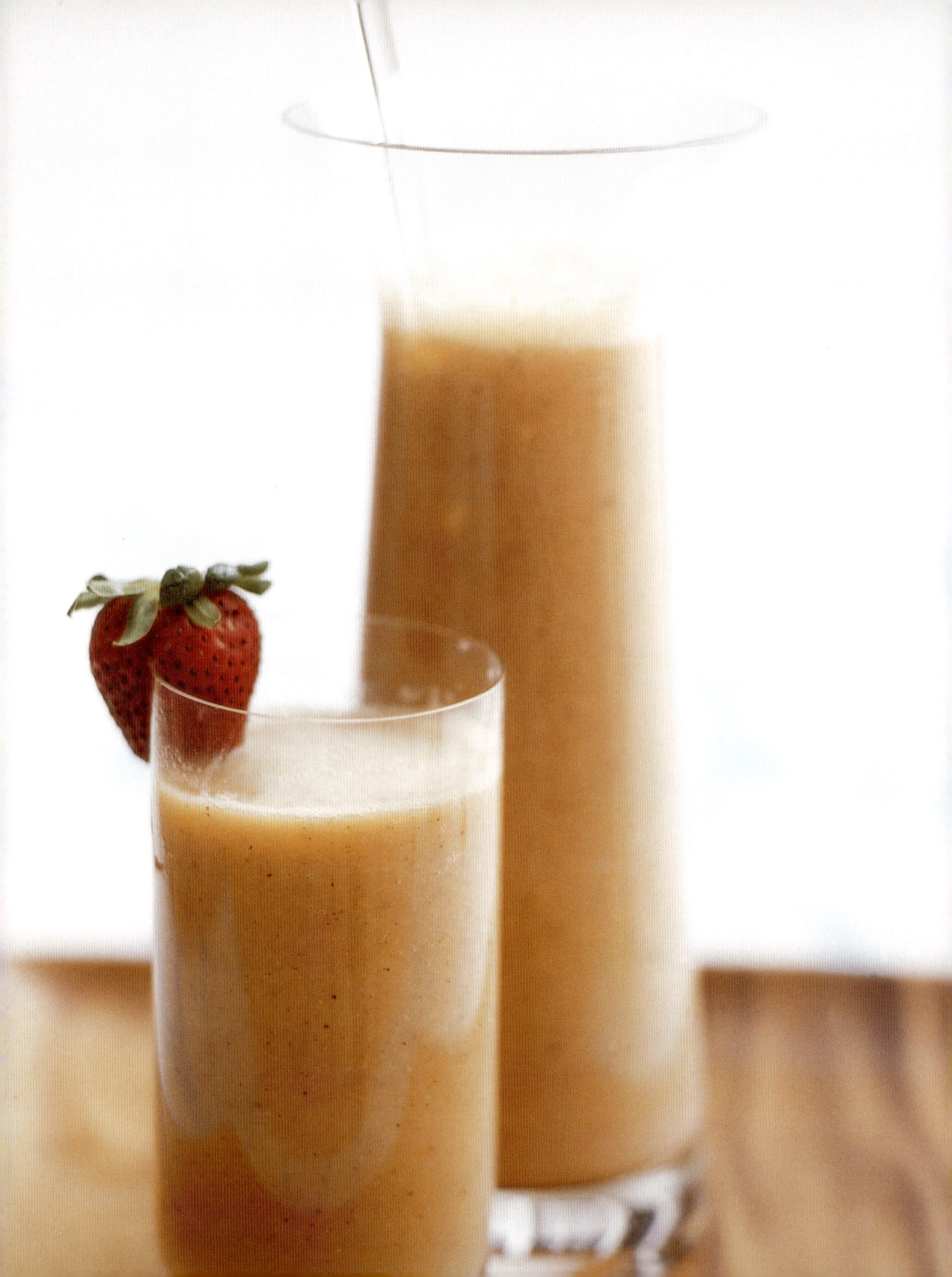

Milk-shake à la vitamine C

Un riche milk-shake aux fruits gorgé de cette importante vitamine procure à votre système immunitaire de l'énergie et à vos papilles gustatives un goût bien tentant.

À partir de la fin des années 70, le docteur. Linus Pauling déclarait que prendre des doses massives de vitamine C pouvait tenir les rhumes à distance. Si cela n'est pas scientifiquement démontré les chercheurs croient que les vitamines stimulent la production et l'activité de plusieurs composantes du système immunitaire. C'est dire qu'elles peuvent prévenir de nombreux malaises, y compris le diabète, les infections et l'ostéoporose. En tant qu'antioxydant, la vitamine C ralentit également les dommages causés par les radicaux libres, ces substances réactives du corps qui pourraient être liées aux maladies cardiaques, au cancer et à d'autres maladies.

Combien de vitamine C devrais-je prendre? Le U.S. Food and Drug Administration recommande de 40 à 70 mg de vitamine C par jour. Nombre d'aliments en contiennent : des fruits tels le citron, les baies et le melon, et des légumes comme le chou et les autres légumes verts.

Boire un milk-shake aux fruits frais est une façon aisée d'augmenter l'apport de vitamine C. Combinez les ingrédients énumérés à droite dans un mélangeur et mélangez à haute vitesse jusqu'à consistance lisse. Si vous utilisez des fruits frais, ajoutez de la glace.

Ingrédients
- 175 ml de jus d'orange
- 115 g de morceaux de mangue fraîche ou congelée
- 115 g de fraises fraîches ou congelées
- 115 g de kiwi haché
- 125 ml de yogourt faible en gras
- Glace (facultatif)

- Pour 1
- Temps de préparation : 5 minutes

Information nutritionnelle par portion
L'orange et la mangue contiennent de l'acide folique, un propulseur du système immunitaire.

Calories	310
Kilojoules	1 290
Protéines	9 g
Hydrates de carbone	67 g
Gras total	2,5 g
Gras saturé	1 g
Cholestérol	5 mg
Sodium	80 mg
Fibres alimentaires	6 g

BONIS BEAUTÉ

La vitamine C est reconnue comme étant un puissant antioxydant qui aide à protéger la peau des radicaux libres, lesquels se forment en présence de la pollution et du soleil. Ces radicaux libres, en retour, fracturent le collagène et l'élastine de la peau, agents de conservation d'une peau ferme. Lorsqu'elle est utilisée dans les nettoyants et les hydratants, la vitamine C est reconnue pour renforcer les couches profondes de la peau, réduisant l'apparence des rides et rendant la peau plus ferme. Un truc : la vitamine C perd rapidement sa puissance ; recherchez donc les produits vendus dans une bouteille de verre foncé ou un tube de métal qui la protégeront de la lumière.

Se retirer

Nous avons toutes besoin de nous retirer en nous-même de temps à autre pour renouveler notre force physique et émotionnelle. En effet, une retraite tactique au moment opportun est bien souvent la meilleure façon de reprendre de l'élan.

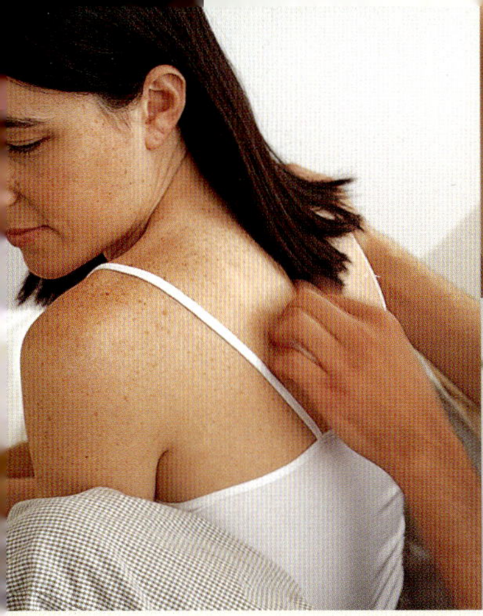
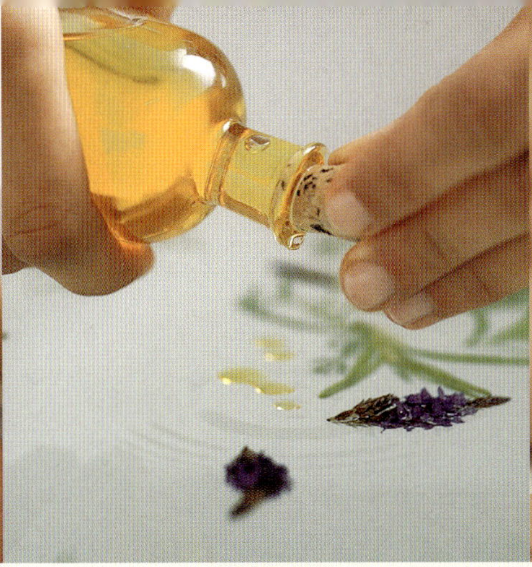
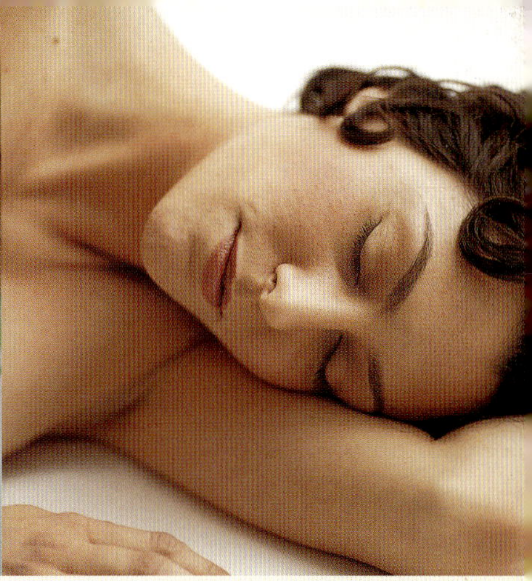
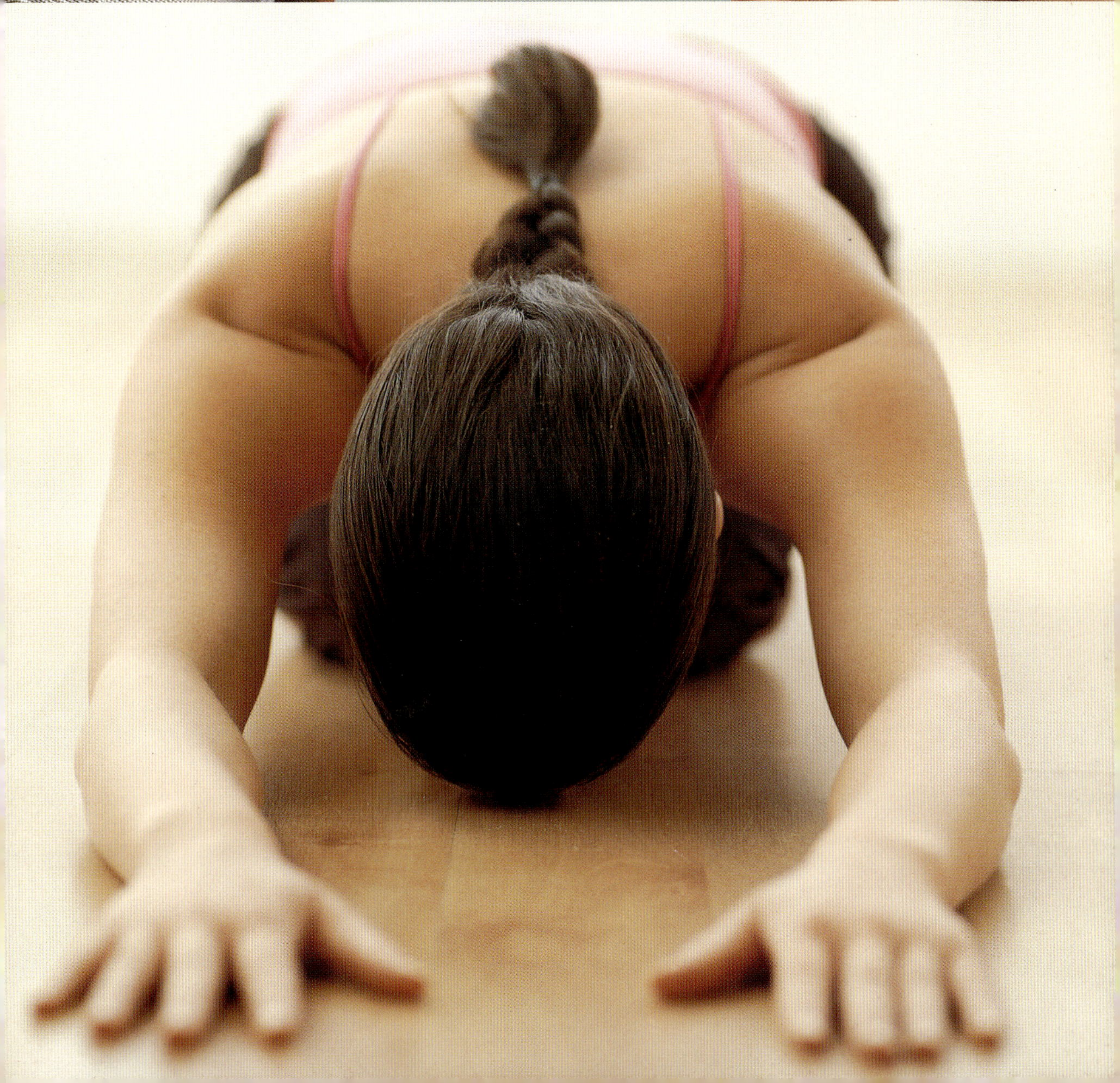

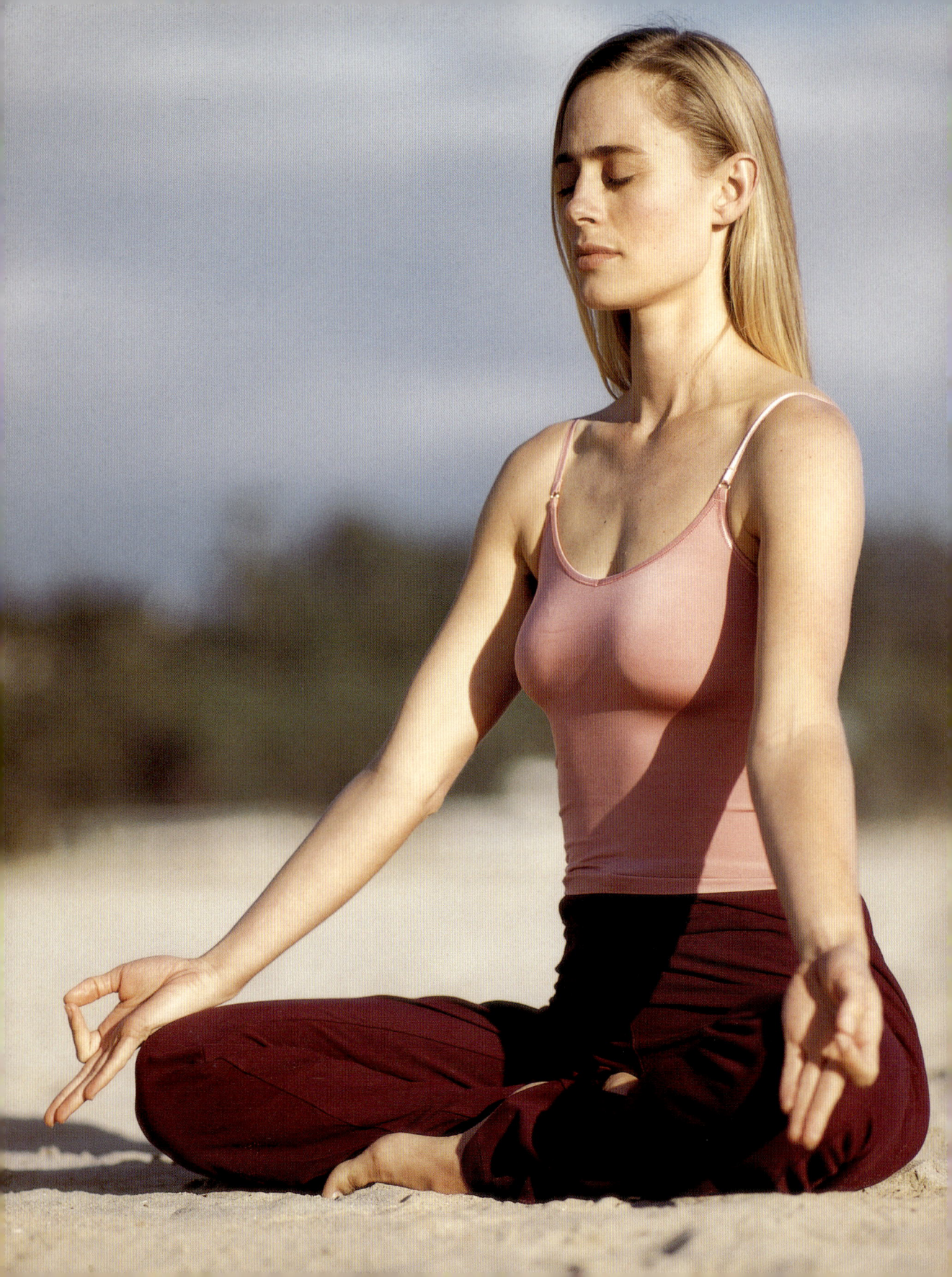

Se retirer

Chaque femme doit occasionnellement s'échapper du flot des stimulations sensorielles, des tâches professionnelles et des obligations sociales qui remplissent son monde. Nous devons décompresser, rassembler nos esprits, simplement nous reposer. Une fois l'esprit tranquille et le cœur calme, les idées s'éclaircissent et les décisions se prennent plus facilement.

Certaines d'entre nous ferment simplement la porte de la salle de bains et marinent dans un bain tiède aromatique. D'autres marchent le long d'une côte déserte ou méditent dans un jardin isolé. D'autres encore se tournent vers un centre de yoga ou tout autre endroit consacré à la relaxation. Peu importe le chemin que vous choisirez, une retraite vous permet de vous échapper du chaos du monde extérieur pour vous concentrer sur l'univers intérieur, de vous mettre en contact avec votre moi physique, émotionnel et spirituel.

Utilisez les idées des pages suivantes pour neutraliser le stress et favoriser la prise de conscience. Vous voudrez peut-être expérimenter un type de retraite propre à vous, que ce soit lire un livre dans un environnement reposant, aller à l'église ou passer une fin de semaine en solitaire dans une auberge isolée. Le but est de vous détendre, de vous libérer et de réfléchir, afin de pouvoir aller de l'avant en toute clarté et avec le sens du bien-être.

se retirer

Respiration alternée

Particulièrement utile pour la relaxation précédant le sommeil ou la méditation, cette ancienne pratique de yoga est reconnue pour calmer et équilibrer les énergies physiques et mentales.

Asseyez-vous confortablement, sur une chaise ou sur le sol. Votre dos doit être droit et votre menton relevé. Commencez à respirer profondément avec régularité et essayez de vider votre esprit de toute pensée consciente.

Lorsque vous êtes prête à commencer la respiration alternée, repliez l'index et le majeur de votre main droite dans sa paume. Fermez votre narine droite avec votre pouce et expirez par votre narine gauche. À présent, inspirez lentement et à fond par votre narine gauche.

Avec la même main, fermez votre narine gauche avec votre annulaire et votre auriculaire. Enlevez votre pouce et expirez par la narine droite. Puis, inspirez par la narine droite et alternez de nouveau.

Continuez de cette façon (expirant et inspirant d'un côté puis alternant avec l'autre) pendant une à cinq minutes.

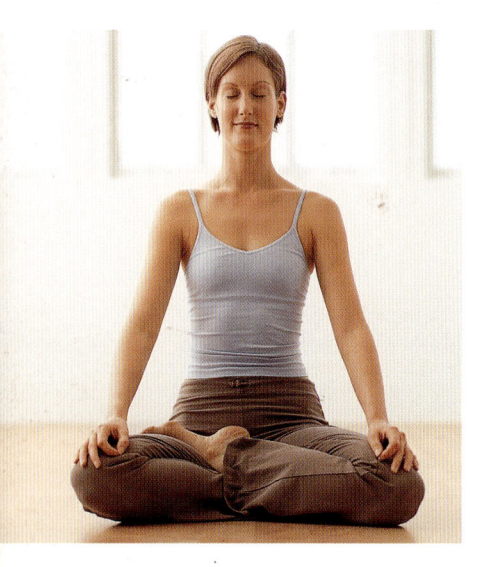

Pose du demi-lotus
Lorsqu'ils méditent assis les débutants croisent en général leurs jambes. Lorsque vous serez plus efficace, vous voudrez peut-être essayer la pose de demi-lotus illustrée ci-dessus. Assise bien droite, soulevez délicatement un pied et placez-le sur la cuisse opposée, plante vers le haut et près de votre hanche. Rentrez l'autre pied sous la cuisse opposée. Une jambe doit reposer confortablement en position plus élevée que l'autre.

DEUX FACES À LA MÉDAILLE

Les chercheurs confirment ce que les yogis savent depuis longtemps : lorsque vous respirez avec la narine droite, l'activité électrique de l'hémisphère gauche du cerveau est stimulée et lorsque vous respirez avec la narine gauche, l'hémisphère droit est stimulé.

CONTRÔLES DE L'HÉMISPHÈRE GAUCHE :	CONTRÔLES DE L'HÉMISPHÈRE DROIT :
• Raisonnement analytique	• Pensée intuitive
• Langue	• Créativité
• Capacités mathématiques	• Sensibilité esthétique
• Application d'un ordre et de modèles	• Perception d'un ordre et de modèles
• Concentration sur les détails	• Concentration sur l'image globale

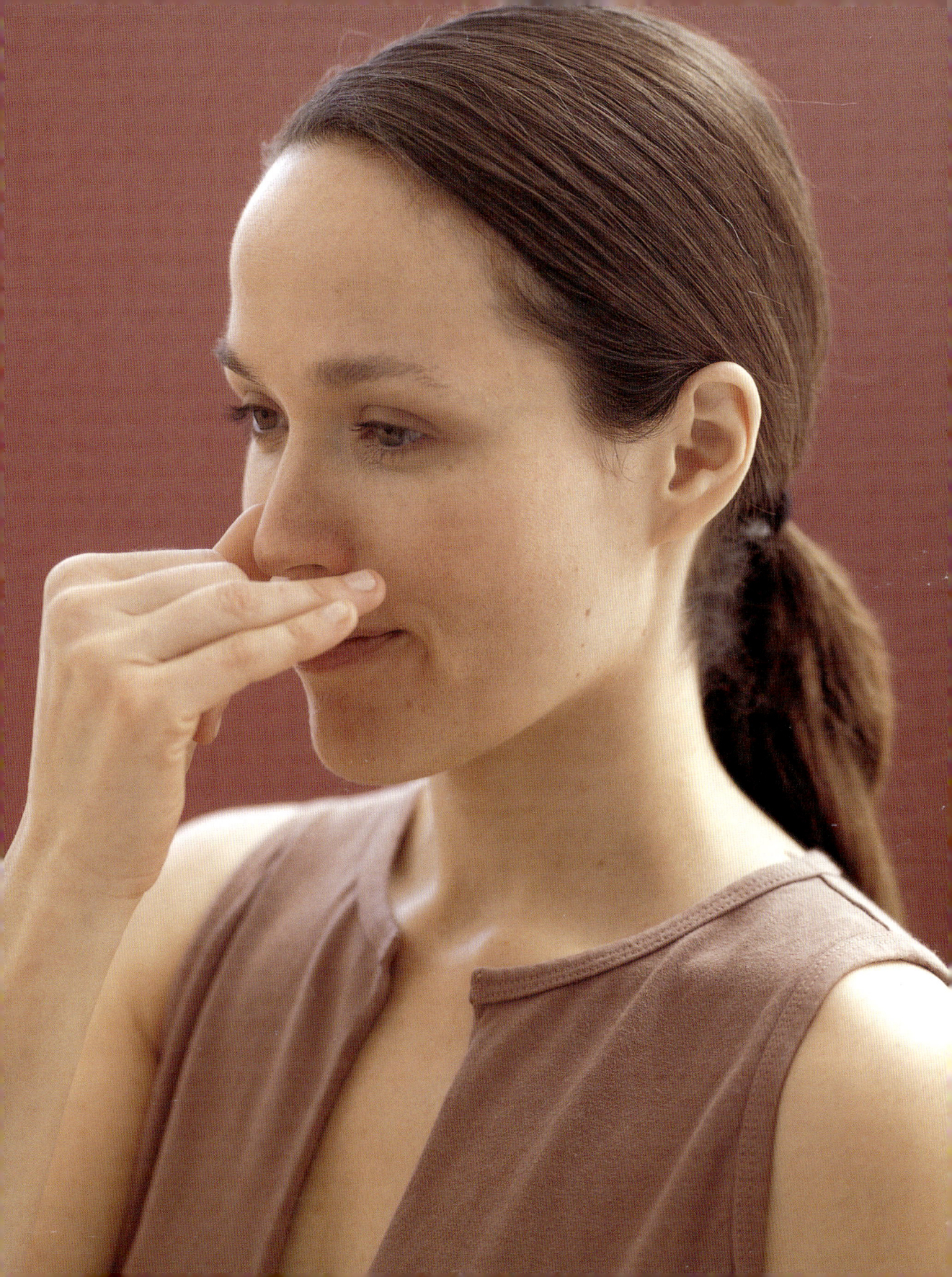

Poses en diamant

Décompresser avant de s'endormir a souvent pour résultat une meilleure nuit de sommeil. Essayez ces poses de yoga pour calmer votre esprit et libérer la tension accumulée durant la journée.

1 Pour prendre la pose du triple diamant ascendant, couchez-vous sur le dos dans votre lit, ramenez les plantes de vos pieds ensemble et laissez retomber vos genoux. Levez vos bras au-dessus de votre tête, paumes vers le haut, amenez ensemble pouces et index. Laissez le poids de vos bras et de vos jambes peser vers le bas, ce qui détendra vos hanches et vos épaules. À mesure que votre corps se détend, votre esprit commence à se vider. Tenez la pose pendant une minute, en surveillant votre respiration et en éloignant de vous soucis et autres pensées dérangeantes, puis relâchez.

2 Pour vous retirer encore plus loin, étendez-vous sur le ventre et placez vos bras au-dessus de votre tête pour préparer le triple diamant descendant. Joignez vos pouces et vos index, paumes vers le bas. Pliez vos genoux, puis écartez-les en gardant les plantes de vos pieds ensemble. Détendez vos hanches ; pour encore plus d'intensité, vous pouvez appuyer avec vos pieds dans un mouvement descendant. Tenez la pose pendant dix respirations, vous retirant loin dans votre esprit. Soulevez vos pieds et ramenez vos jambes ensemble pour relâcher.

Moins de repos pour le fatigué
Aux États-Unis, le temps moyen de sommeil en semaine est d'environ sept heures, comparé aux neuf heures que dormaient les gens au début du 20e siècle. Ce changement entraîne des conséquences sérieuses. Le manque de sommeil a été relié au diabète, à l'hypertension et au dérangement hormonal, aussi bien qu'à la colère, au stress et à la tristesse. Alors, combien de sommeil pour un sommeil suffisant ? Les experts disent que dormir huit heures par nuit convient à la plupart des gens.

UNE HISTOIRE DE CHEVET

Si vous avez souvent du mal à vous endormir (ou à rester endormie), quelques changements à votre style de vie peuvent rendre votre corps et votre esprit plus réceptifs à une bonne nuit de sommeil. Peut-être la chose la plus importante que vous pouvez faire est d'établir une routine relaxante avant le coucher, comme boire une tasse de thé à la camomille, écouter une musique apaisante, lire et méditer. Voici quelques idées qui permettront à vos yeux de se fermer facilement le soir.

TRUCS PARFAITS POUR UN MEILLEUR SOMMEIL

- Établissez un horaire régulier pour le coucher et le lever.
- Ne mangez rien de lourd ou d'épicé trois heures avant d'aller vous coucher.
- Buvez modérément de l'alcool et jamais moins de deux heures avant d'aller vous coucher.
- Dites-vous que vous vous préoccuperez de vos problèmes demain, pas maintenant.
- Faites de votre chambre un hâvre de paix ; ne travaillez pas et n'écoutez pas la télévision au lit.
- Évitez les exercices vigoureux moins de cinq heures avant d'aller vous coucher.
- Videz votre vessie avant d'aller au lit.
- Évitez la caféine dans l'après-midi ou la soirée.
- Si vous vous éveillez et que vous n'arrivez pas à vous rendormir, lisez jusqu'à vous sentir somnolente.

1

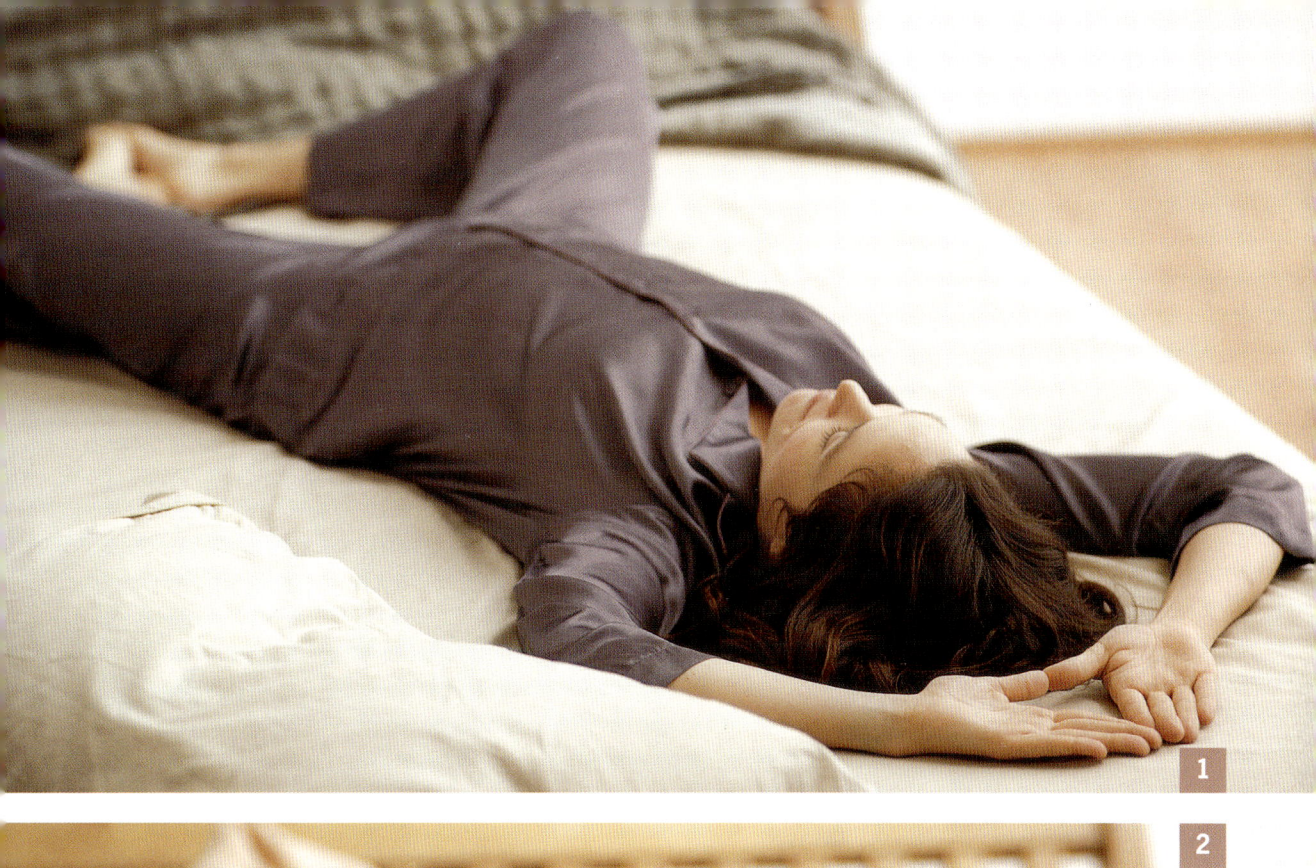

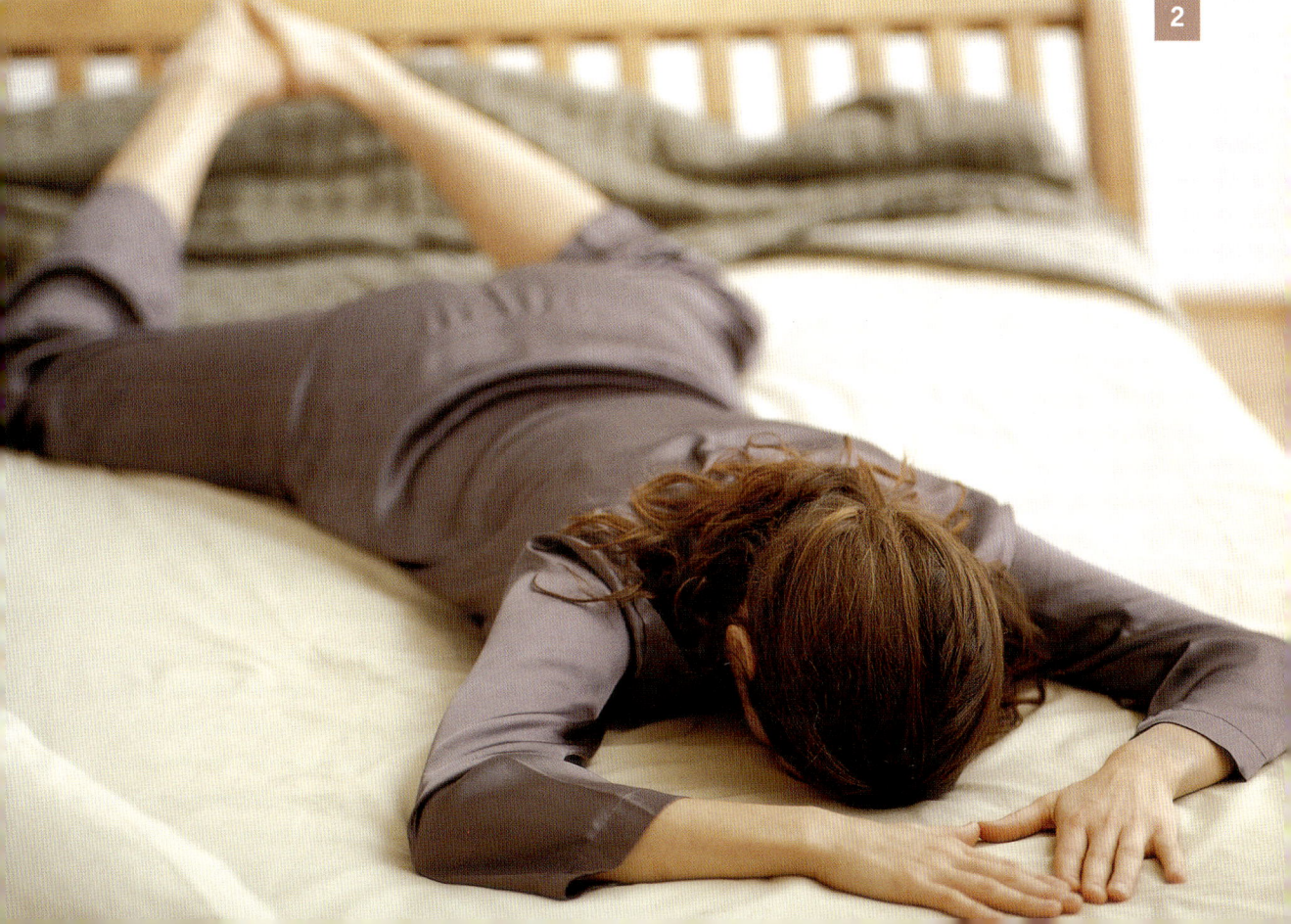

2

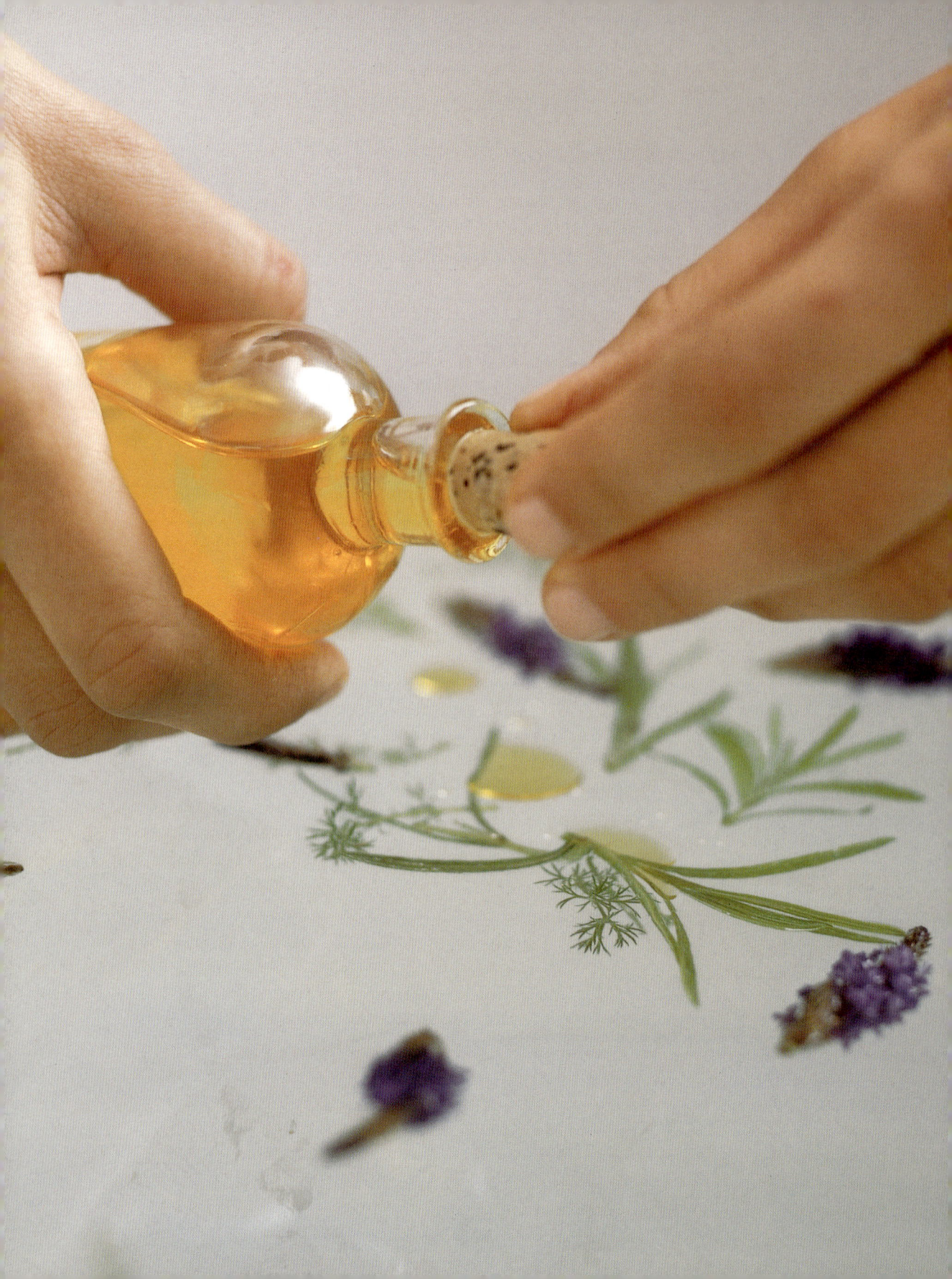

Bain de lavande

Évocatrice des champs de la Provence, la lavande est la plus populaire des huiles essentielles. Un bain parfumé de cet arôme apaisant soulage la peau et l'esprit.

Pour que tous les soucis de la journée se dissolvent, faites-vous couler un bain tiède. Pas de bain trop chaud, sinon vous ne serez pas détendue mais vide d'énergie. Ajoutez cinq à sept gouttes d'huile essentielle de lavande mélangée à 30 ml d'huile de préservation (par exemple une huile d'amande douce ou de pépins de raisins) ou créez un mélange de lavande et d'autres huiles essentielles (voir la recette à droite). Une fois le bain rempli, mélangez l'eau à la main pour distribuer également l'huile ; elle ne doit pas flotter sur le dessus, ce qui pourrait causer une irritation de la peau. Allumez une ou plusieurs chandelles parfumées et arrangez-les autour de la salle de bain, puis baissez ou éteignez la lumière. Étendez-vous dans l'eau tiède, de préférence avec un oreiller de bain, de façon à pouvoir vraiment décompresser.

Fermez vos yeux et laissez votre esprit se vider de tous les bavardages de la journée. Faites un inventaire mental de votre corps, en commençant par le dessus de votre tête pour vous déplacer lentement vers le bas, tout en vous efforçant d'identifier les zones plus tendues. Une fois que vous avez identifié une telle zone, contractez les muscles, comptez jusqu'à dix puis relâchez. Travaillez ainsi vers le bas du corps, jusqu'à ce que vous sentiez une détente de la tête aux pieds. Restez dans votre bain pendant un minimum de 30 minutes, ajoutant de l'eau tiède lorsqu'il devient trop froid.

LA PLANTE QUI A LANCÉ L'AROMATHÉRAPIE

Bien que les huiles essentielles aient été utilisées depuis les temps bibliques, l'aromathérapie moderne doit son origine directe à la lavande. En 1928, un chimiste français du nom de René Maurice Gattefosse brûla sa main dans son laboratoire et la plongea instinctivement dans le plus proche récipient de liquide frais : de l'huile essentielle de lavande. Au grand étonnement du chimiste, la blessure guérit plus rapidement qu'elle aurait dû et ne présenta aucune cicatrice. Cette découverte poussa Gattefosse à dédier le reste de sa vie à l'étude des utilisations thérapeutiques de la lavande et des autres huiles essentielles.

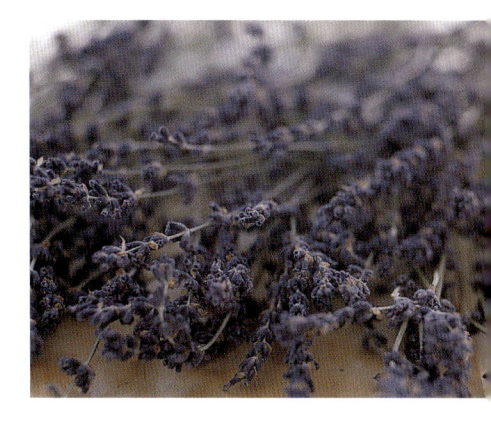

Mélange relaxant pour le bain
- 30 ml d'huile de préservation (comme de l'huile de pépins de raisins, de jojoba ou d'amande douce)
- 7 gouttes d'huile essentielle de lavande
- 5 gouttes d'huile essentielle de camomille
- 3 gouttes d'huile essentielle de sauge sclarée

Lisez les étiquettes
Toutes les lavandes ne sont pas égales. La popularité de cette plante fait que le marché est inondé d'une pléthore de produits de lavande. Ils sentent tous très bon, mais si les avantages de l'aromathérapie vous intéressent, la plupart des experts vous suggèrent de rechercher l'huile essentielle distillée de *lavandula angustifolia* ou une autre lavande française de haute qualité.

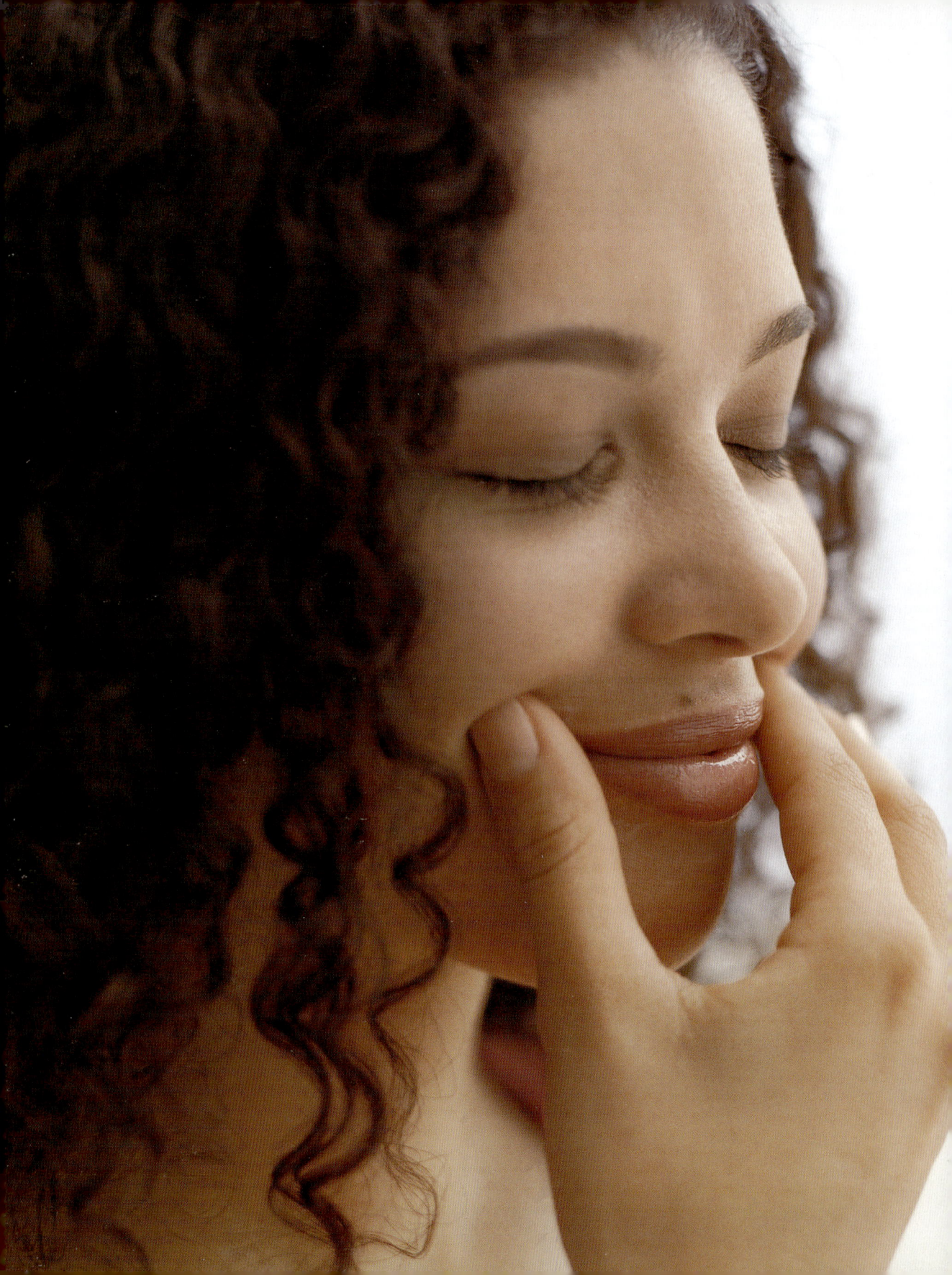

Sourire de Mona Lisa

Modifier consciemment votre expression peut changer la façon dont vous vous sentez. Voici un exercice classique conçu pour mettre un sourire à votre visage et améliorer votre humeur.

De l'Orient à l'Occident, le sourire est perçu comme un outil important de soulagement du stress, de la dépression et des doutes sur soi-même. Il vous aide à vous connecter à votre bonheur intérieur et vous rappelle de ne rien prendre trop sérieusement.

Pour améliorer votre moral, fermez vos yeux et souriez légèrement. Tout en respirant profondément, placez vos pouces et index sur les coins de votre bouche et poussez-les vers le haut. Sentez la tension se relâcher à partir de votre front. Imaginez des vagues d'énergie joyeuse émanant de votre sourire et nettoyant votre corps. Si une partie de votre corps vous semble particulièrement tendue ou stressée, concentrez-vous sur l'envoi d'énergie positive vers cet endroit. Relâchez et répétez pendant environ dix sourires, jusqu'à ce que vous commenciez à ressentir la sérénité de la dame du grand Léonard.

Une fois que vous serez habituée à la réaction de votre corps lorsque vous souriez de cette façon, vous pouvez atteindre la même sensation sans avoir à modifier votre apparence externe (voir encadré ci-dessous). Cette étape peut devenir très pratique si vous assistez à un long meeting d'affaires, que vous avez affaire à une personne difficile ou dans toute autre situation durant laquelle il serait inapproprié d'arborer une expression radieuse.

Une autre raison de sourire

Nous utilisons principalement cinq paires de muscles faciaux pour produire un sourire et quelquefois plusieurs des 53 muscles de notre visage sont en action, en particulier lorsque nous faisons un grand sourire ou que nous ouvrons tout grand nos yeux. Toutefois, même le plus petit froncement de sourcils utilise plus de muscles qu'un sourire de bas, et le froncement constant des sourcils peut créer de profonds sillons dans le front.

LIBÉRER VOTRE MONA LISA INTÉRIEURE

Avec un peu de pratique, vous pouvez apprendre à atteindre cette sensation de Mona Lisa sans même sourire. Commencez par créer une « invite physique » inoffensive que vous pouvez associer à votre sourire de Mona Lisa. Par exemple, collez ensemble votre pouce et votre index. Chaque fois que vous pratiquez votre sourire, accomplissez cette invite physique en même temps ; après un certain temps, votre corps fera l'association entre la sensation de contentement et cette action. Puis, lorsque vous aurez besoin de vous remonter le moral mais que le moment sera mal choisi pour faire un grand sourire, faites ce geste d'invite physique pour déclencher les mêmes sensations.

Massage en retraite profonde

Nous avons parfois besoin d'un peu d'aide pour vraiment décompresser. Demandez à votre partenaire de soulager vos soucis de la journée grâce à ces techniques de massage avant de vous endormir.

1 Commencez par un grattage relaxant du dos ; les nerfs superficiels de la surface de la peau adorent être stimulés, même à l'heure du coucher. Votre partenaire assis ou couché sur le ventre, grattez doucement tout son dos. Continuez avec les bras si il n'est pas trop chatouilleux.

2 Les mouvements flottants et délicats peuvent être incroyablement relaxants. Votre partenaire couché sur le dos avec sa tête sur vos genoux, prenez sa main et soulevez son bras jusqu'à une hauteur confortable. Pendant une minute environ, balancez son bras d'un côté à l'autre, à des vitesses et selon des angles variés pour favoriser la libération de la tension. Répétez sur l'autre bras.

3 Balayez son front pendant plusieurs minutes en alternant les mains. Les masseurs asiatiques croient que ce mouvement particulier libère l'excès d'énergie accumulé dans la tête.

4 Terminez ce massage en retraite profonde par une pratique utilisée par les guérisseurs traditionnels. Placez vos mains l'une par-dessus l'autre et laissez-les reposer sur son cœur. Demandez-lui de fermer les yeux et de prendre dix respirations lentes et profondes. (Consultez également « Mains guérisseuses » à la page 208 ▶.)

Sur la même longueur d'ondes que la berceuse

Pour remercier votre partenaire de vous avoir donné le massage décrit à droite, couchez-vous ensemble sur le lit et serrez-vous contre lui, plaçant une main sur son abdomen entre son nombril et ses côtes. Puis bercez doucement vos corps d'avant en arrière. Non seulement cette position est réconfortante, mais elle stimule également le chakra du plexus solaire (voir page 244 ▶), créant une connexion profonde et apaisante entre vous deux.

FROTTER LES SOUCIS

Le massage peut sembler faire fondre les soucis, mais peut-il vraiment contrebalancer les symptômes physiques du stress ? La réponse est un oui bien franc. Dans des douzaines d'études, les chercheurs ont trouvé que le massage peut réduire l'anxiété, ralentir la respiration et le rythme cardiaque, soulager la dépression, apaiser les maux de tête et fatigue oculaire liés à la tension, réduire la pression sanguine, stimuler la production d'endorphines et améliorer la vivacité au travail.

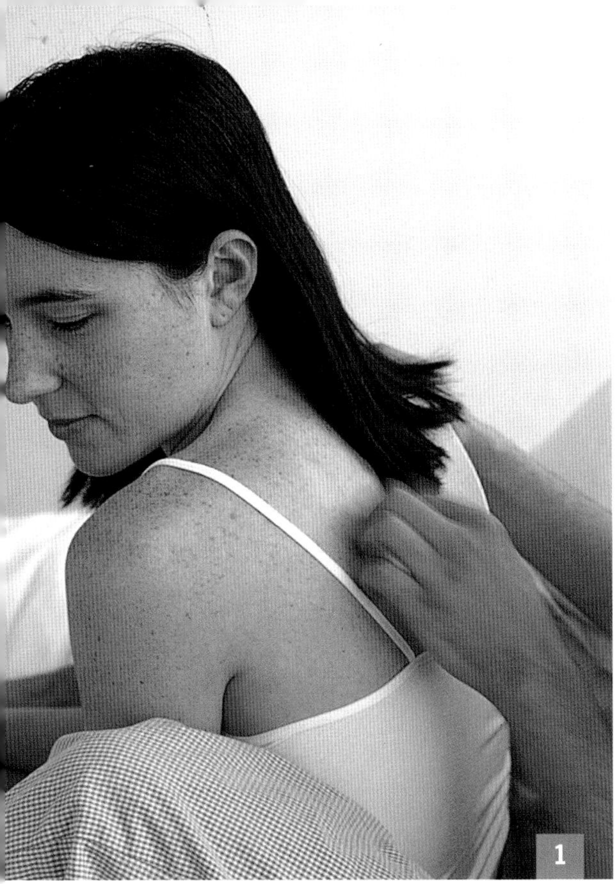

1

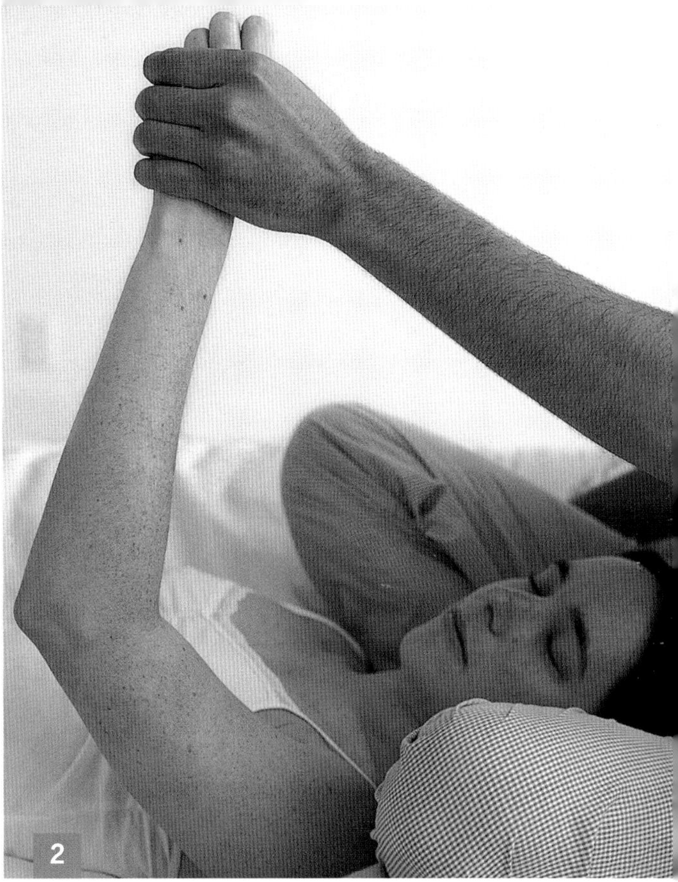

2

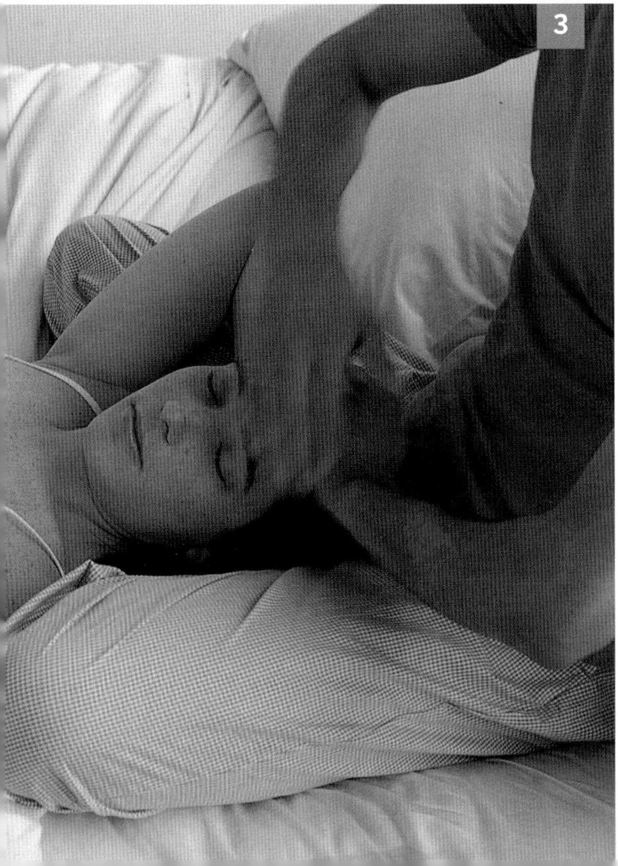

3

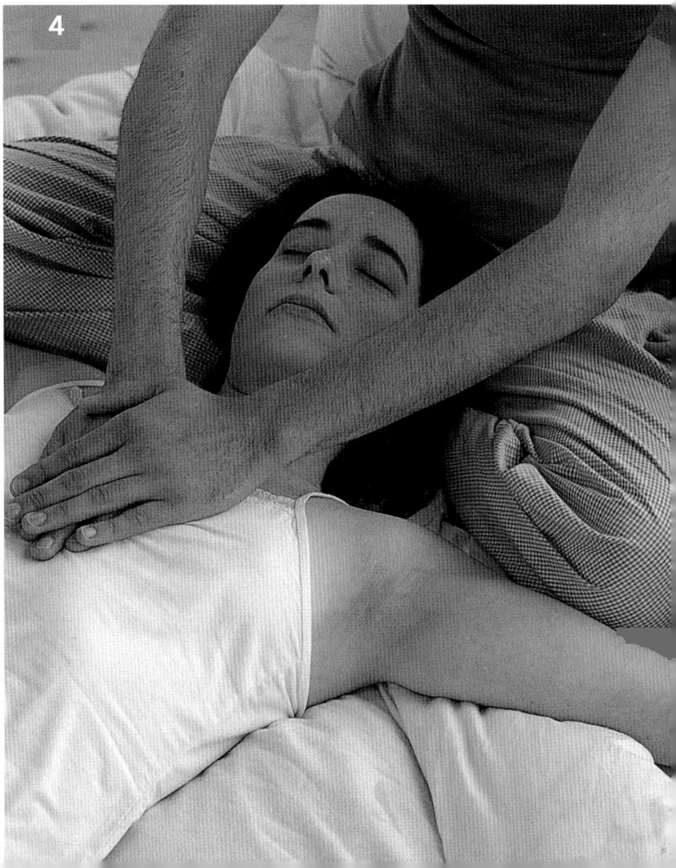

4

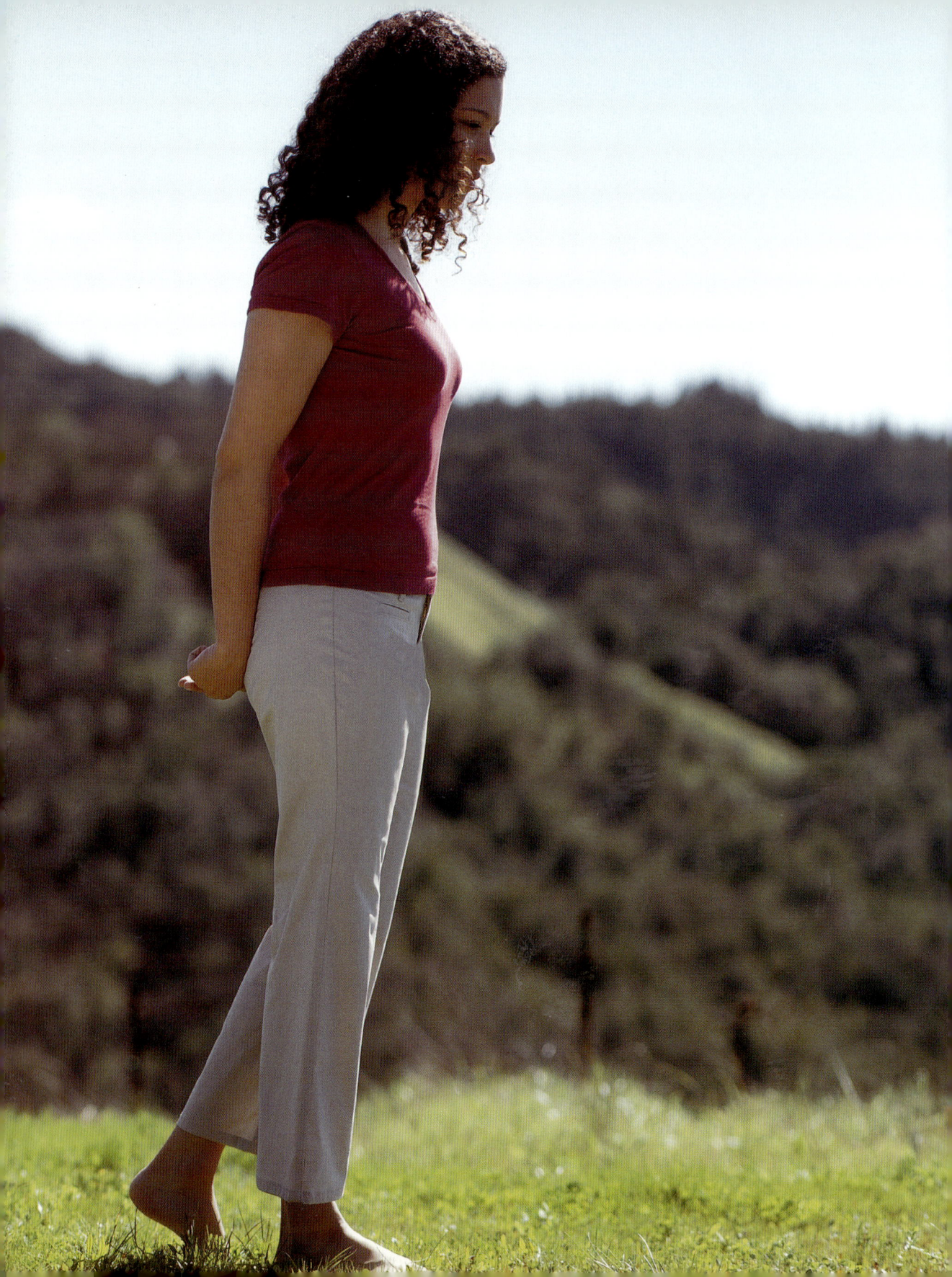

Méditation en marche

En solitaire ou en groupe, la marche représente une forme de méditation. Utilisez la sensation du mouvement pour concentrer vos pensées et connaître votre corps à fond.

Pour commencer, tenez vos mains dans une position confortable : relâchées à vos côtés, enlacées derrière votre dos ou en position de prière sur votre cœur. Assurez-vous que vos pieds touchent la terre et prenez conscience de la façon dont travaillent les muscles de votre corps pour vous garder debout.

Commencez à marcher lentement, en commençant par le talon, puis les orteils, talon-orteils. Ouvrez vos yeux mais gardez-les baissés et videz votre esprit de toute pensée, excepté la sensation du mouvement. Prenez conscience de vos pieds frappant le sol et se soulevant à nouveau. Essayez de garder vos muscles détendus en relâchant toute tension ou raideur pendant que vous marchez. Laissez votre esprit voyager à travers votre corps, enregistrez la façon dont chaque membre contribue au mouvement. Si vous le désirez, synchronisez chaque pas avec une respiration ou la répétition d'un mantra. (Constitue un mantra tout mot ou phrase ayant sur vous un effet positif ou encourageant.)

Marchez de cette façon pendant 20 à 30 minutes. Lorsque vous êtes prête à arrêter la méditation, arrêtez naturellement et restez debout sur place pendant un moment. Prenez quelques respirations profondes, notez la différence entre l'immobilité et le mouvement, et sentez votre poids sur la terre : tout cela contribuera à votre sentiment global de paix.

Ceux qui pratiquent la marche méditative préfèrent marcher le long d'un sentier en boucle, mais tout sentier est adéquat. Plusieurs personnes aiment également pratiquer cette technique de marche méditative en groupe : une personne détermine alors la route et la vitesse, laissant les autres libres de se concentrer sur leur méditation en silence. Assurez-vous seulement de garder environ un mètre de distance des gens qui sont devant vous afin de ne pas les distraire (et, naturellement, pour éviter de leur rentrer dedans).

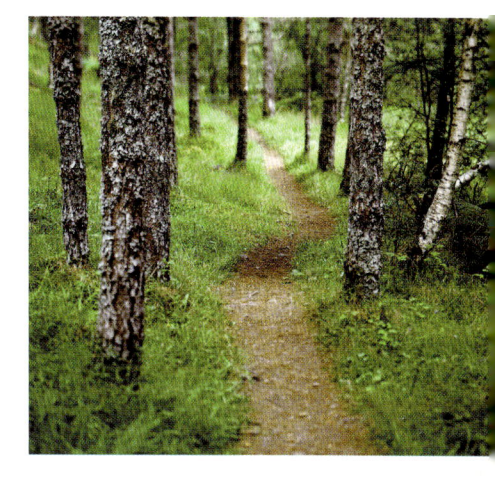

Le sentier de la paix
Au début, la marche méditative est meilleure lorsque faite dans un sentier nature ou dans un endroit libre de distractions comme la circulation, le bruit élevé et les foules (assurez-vous toutefois de ne pas choisir un endroit isolé, où la sécurité deviendrait un souci). Une fois que vous serez plus expérimentée, vous pourrez même bloquer mentalement les bruits extérieurs si efficacement que vous pourrez pratiquer la marche méditative n'importe où, même dans les rues les plus bruyantes.

se retirer

Pose de l'enfant

Cette pose de yoga bien connue vous donne la sensation de vous rouler en boule et de vous retirer du monde. Elle étire également votre cou, votre dos, vos hanches et vos chevilles.

À partir de la position à genou, asseyez-vous sur vos talons. Puis penchez-vous vers l'avant et ramenez votre poitrine vers vos genoux et votre front vers le plancher. Si votre front ne se dépose pas naturellement sur le plancher, vous pouvez laisser votre tête pendre ou se reposer sur une serviette roulée ou un oreiller ferme. S'il vous est difficile de vous asseoir sur vos talons, placez une serviette roulée entre l'arrière de vos cuisses et vos mollets.

Pour prendre la pose de l'enfant étendu (illustrée à droite), étirez vos bras devant vous, épaules dégagées et coudes légèrement pliés. Étendez vos doigts et appuyez sur vos fesses. Poussez délicatement vos paumes contre le plancher pour vous aider à vous asseoir plus près de vos talons. Détendez vos muscles, respirez profondément et essayez d'apaiser vos pensées pendant au moins une minute ou deux. Pour vous remettre en pose de l'enfant de base (illustrée à gauche), gardez votre tête en bas et déplacez vos mains le long de vos pieds, paumes vers le haut.

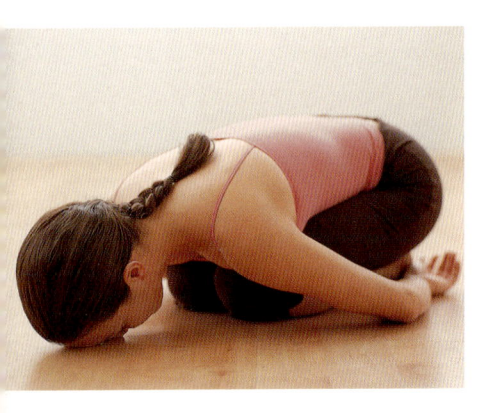

Un étirement salutaire

Pour la pose de l'enfant de base (non étendue), étendez vos mains vers vos pieds, paumes vers le haut. Utilisez cette excellente pose de yoga si vous avez besoin de repos entre d'autres poses. Même si vous n'êtes pas un yogi accompli, vous pouvez utiliser cette pose pour relâcher la tension dans le bas de votre dos, vos hanches et votre cou après une dure journée de travail ou pour décompresser après un exercice vigoureux. Respirez profondément et apaisez vos pensées tout en vous reposant.

LE CÔTÉ SPIRITUEL DE L'ENFANT

Alors que les Occidentaux voient le *balasana* (sanskrit pour «enfant» et «pose») comme un bon étirement, les yogis indiens croient que cette position offre des bienfaits beaucoup plus importants. À la base, la pose est un *pranam*, ou salut, un geste d'humilité et de dévotion. Plusieurs Occidentaux rechignent à l'idée de s'humilier devant quiconque, mais dans les religions orientales, la prosternation est vue comme une reconnaissance profonde de la présence d'une divinité et de sa capacité de faire fondre l'attachement de l'esprit au jugement et à la critique. La concentration intérieure aide l'adepte à prendre contact avec son cœur, les bras étendus vers l'avant dans une offrande à Dieu et le corps et l'esprit dans une position de repos qui peut être perçue comme l'incarnation de la prière. En elle-même, cette pose constitue un retrait de l'agitation et de l'animation du monde extérieur.

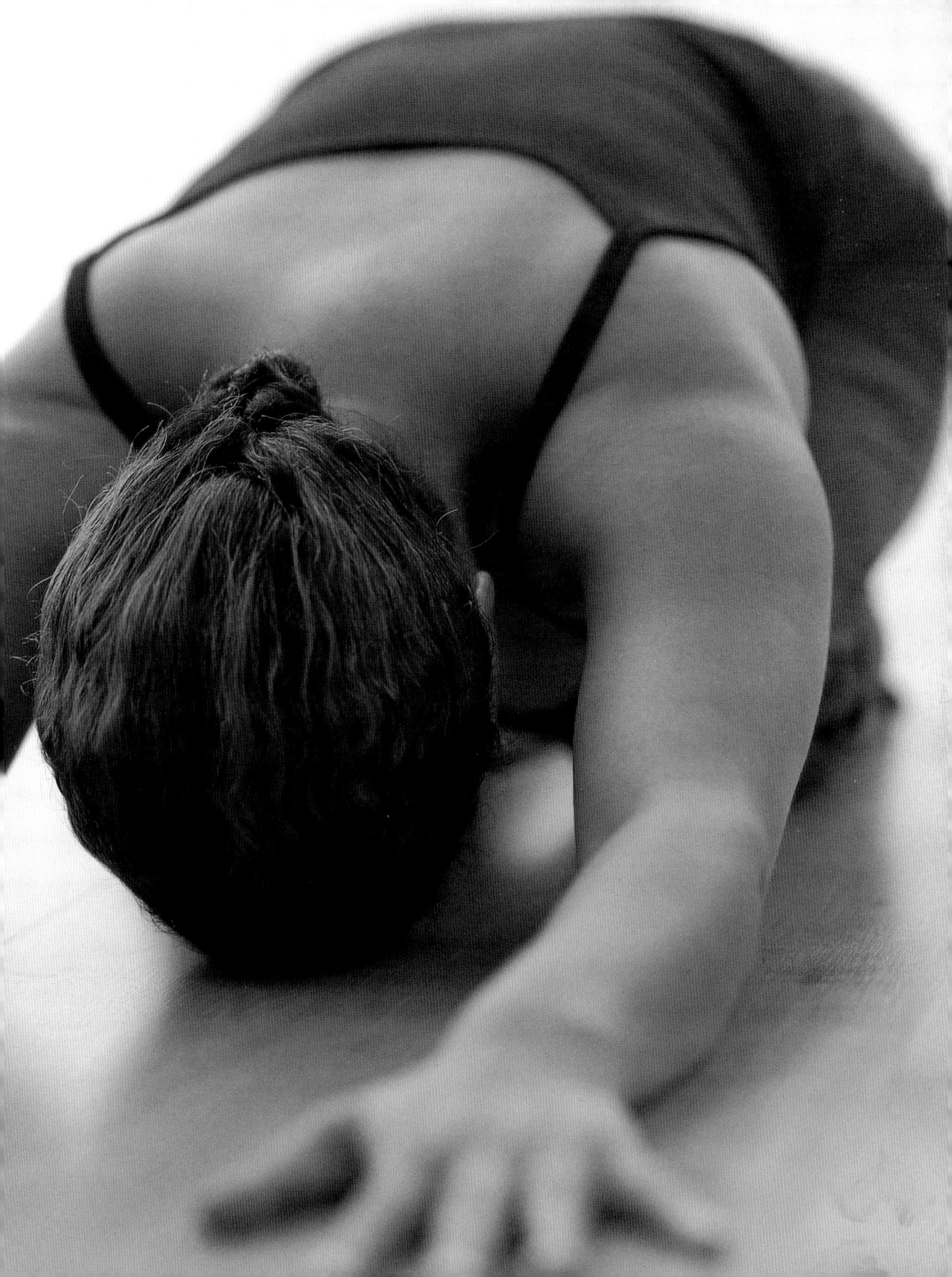

1 2
3 4

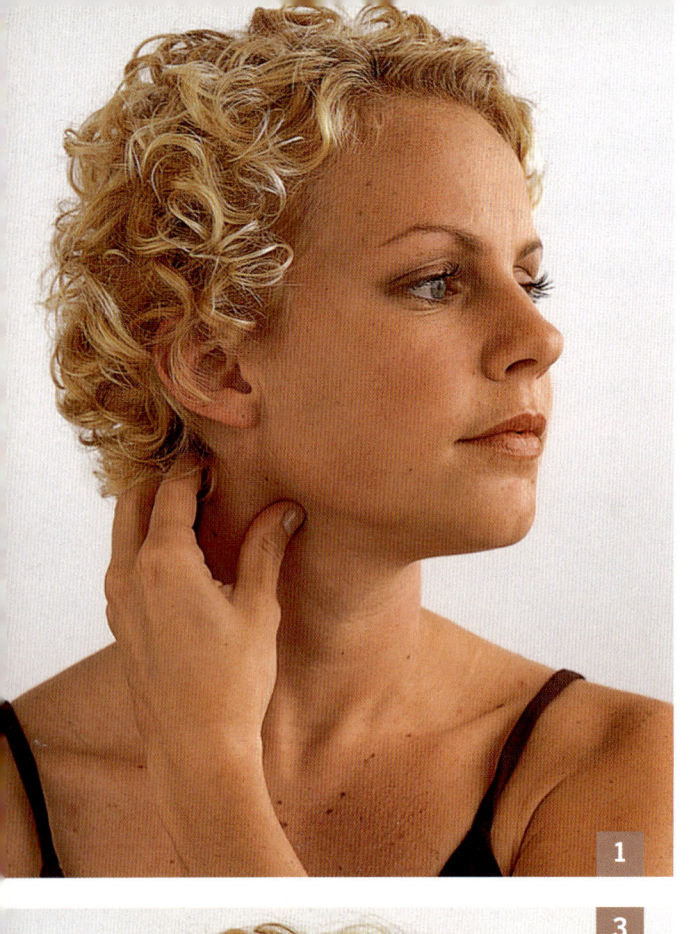

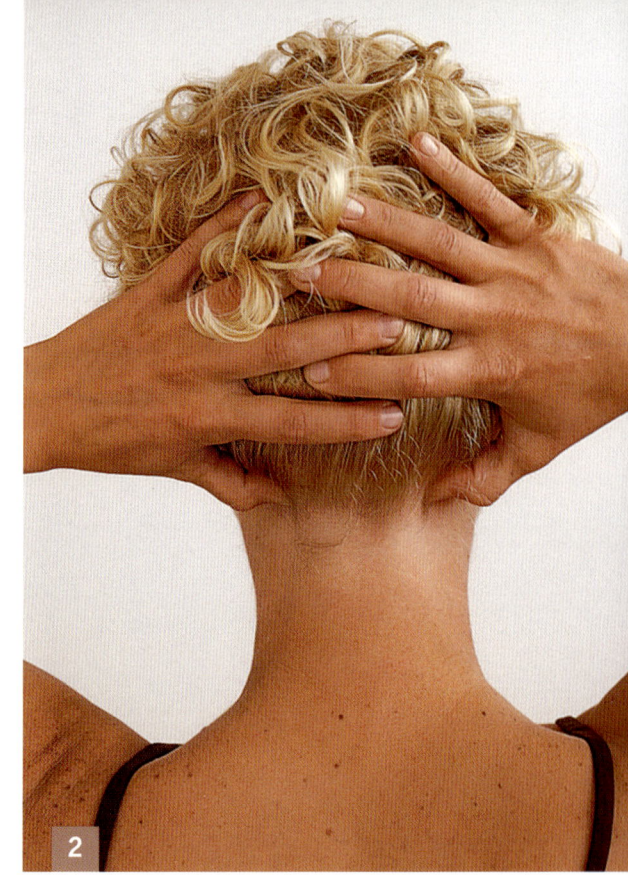

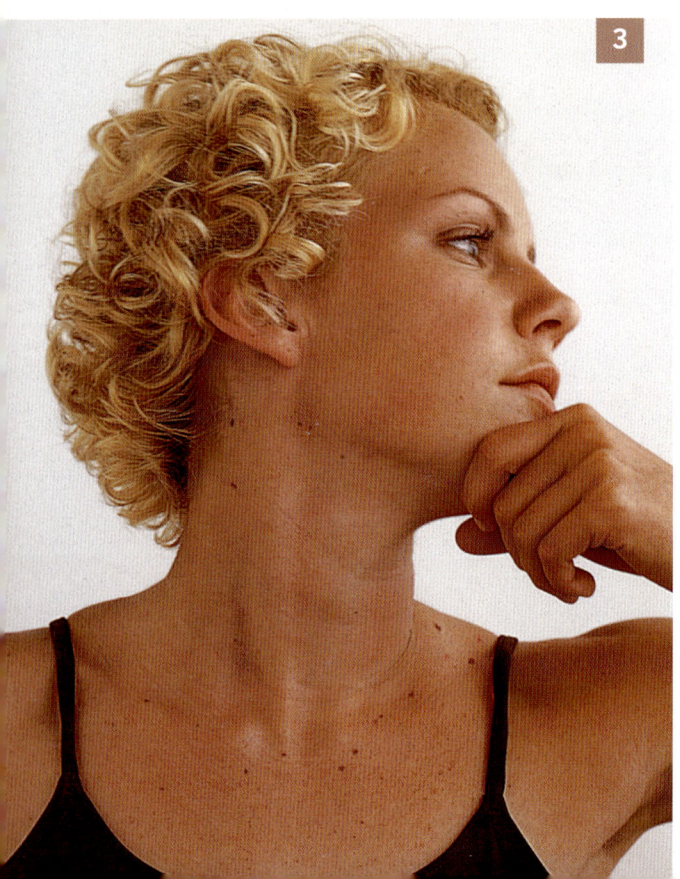

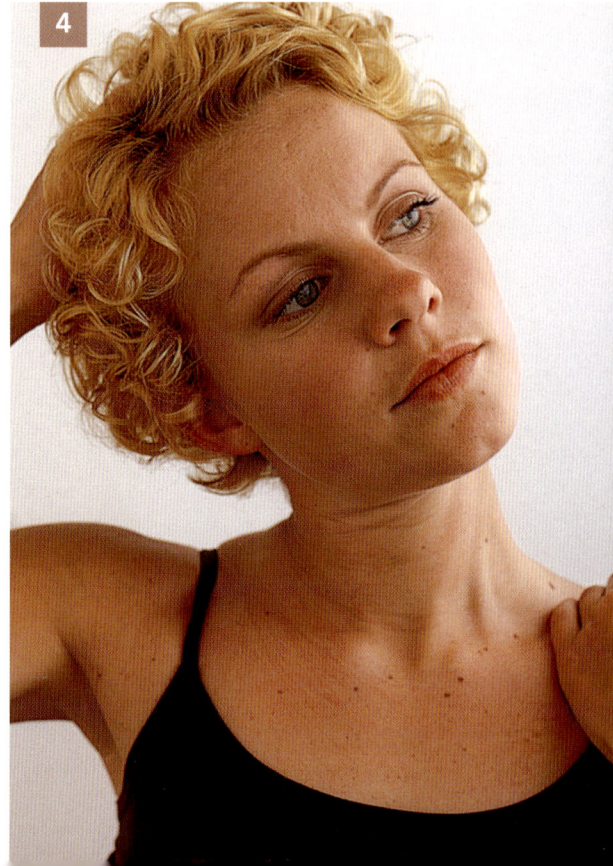

Étirements du cou

Même s'il n'y a personne dans les environs pour vous tendre une main secourable, vous pourrez soulager un cou endolori grâce à cette série d'étirements et de frictions à faire soi-même.

1 Tournez votre tête sur le côté pour trouver votre muscle sterno-cléido-mastoïdien (pour des raisons évidentes, appelons-le SCM). Le SCM part de la clavicule, traverse le cou selon un angle et se rattache à la base du crâne derrière l'oreille. Appuyez votre pouce dessus et saisissez la partie inférieure du SCM à partir de l'arrière. Maintenez une pression ferme tout en tournant lentement votre tête d'un côté à l'autre trois fois. Puis répétez dans une nouvelle zone située 3 cm plus haut. Travaillez les deux côtés de votre cou de bas en haut.

2 À présent, portez votre attention sur l'arrière de votre tête. Appuyez fermement vos pouces à la base de votre crâne et effectuez des cercles resserrés et fermes. Commencez d'un côté de l'épine dorsale et travaillez vers l'extérieur le long de la base de votre crâne vers les oreilles. Si certains points sont douloureux, arrêtez-vous et appuyez fermement sur chacun d'eux en prenant de profondes respirations.

3 Saisissez quelque chose de stable, comme un dessus de table, de votre main droite et tournez votre tête aussi loin que possible sans devenir inconfortable, assise ou debout. Étirez vos muscles du cou en guidant doucement votre menton vers la gauche avec votre main gauche. Tenez l'étirement pendant trois profondes respirations. Relâchez doucement et répétez de l'autre côté.

4 À présent, placez votre main gauche sur votre épaule gauche. De votre main droite, guidez doucement votre tête vers votre épaule droite, n'utilisez pas une trop forte pression ou vous pourriez vous blesser au cou. Inspirez et expirez lentement, ressentant les muscles de votre cou s'étirer graduellement pendant trois respirations. Ramenez lentement votre tête au centre. Répétez de l'autre côté. Si vous le désirez, vous pouvez faire cet étirement plusieurs fois, en tenant votre tête selon des angles différents pour isoler les divers muscles.

Lorsque le stress se transforme en douleur au cou

Vous êtes-vous déjà demandé pourquoi votre cou et vos épaules sont douloureux lorsque vous subissez un stress ? Une partie de la raison semble résider dans le mode bats-toi-ou-sauve-toi qu'assume notre corps en présence d'un danger, que ce soit un tigre affamé ou un patron irritable. Plusieurs parties du corps sont impliquées dans ce mécanisme complexe et primitif d'autopréservation, incluant les épaules, qui se voûtent, peut-être pour nous aider à paraître plus petite ou pour mieux protéger les organes internes comme le cœur et les poumons. Le cou participe également à toute cette action car nous penchons instinctivement notre tête vers l'avant afin de mieux absorber les stimuli extérieurs. Si le stress se prolonge, tenir ces positions pendant un certain temps peut entraîner des raideurs et des douleurs musculaires.

se retirer

Repousser le singe

Lorsque le monde devient trop lourd à porter, ces gracieux mouvement de tai chi vous aideront à restaurer votre équilibre. Faites un pas vers l'arrière en repousser le singe — au sens propre comme au sens figuré.

1 Avancez votre jambe gauche, bras arrondis devant vous comme si vous teniez un gros ballon. Le gras droit est baissé, paume vers le haut ; le bras gauche est levé, paume vers le bas. Repliez-vous en gardant votre coccyx rentré et votre tête droite, afin de créer une longue ligne du dessus de votre tête au bas de votre torse. Levez votre talon gauche et pointez vos orteils vers le bas. Concentrez votre poids sur votre jambe gauche ; en termes de tai chi, vous sentirez votre jambe droite « pleine » tandis que votre jambe gauche sera « vide ».

2 Reculez votre pied gauche. En même temps, faites un arrondi vers le bas avec votre main gauche et un arrondi vers le haut avec votre main droite.

3 Terminez avec votre main gauche à la hauteur de votre nombril, paume vers le haut et votre main droite devant vous, à la hauteur de l'oreille à peu près, doigts pointant vers le ciel, paumes vers le bas. Votre jambe droite est à présent étendue devant vous et vide, les orteils vers le bas et le talon soulevé ; vous sentez votre jambe gauche pleine. Répétez les étapes 1 à 3 de l'autre côté (reculez votre jambe droite, bras gauche baissé et bras droit levé). Répétez le tout de deux à quatre fois.

Retraites tactiques

Nous pensons souvent que la meilleure façon de gagner est d'attaquer. Mais en tai chi, l'idée de céder (ou yin) est aussi importante que d'aller vers l'avant (ou yang ; voir page 82 ◂). Le tai chi met l'accent sur la possibilité de s'adapter et de répondre aux actions de l'opposant ; quelquefois la retraite est plus puissante que la résistance, l'attaque ou toute autre façon d'essayer de gagner — et cela vaut aussi bien pour un débat verbal que pour un combat à mains nues.

MÉDITATION EN MOUVEMENT

Pour les Occidentaux accoutumés aux bombardements de stimuli extérieurs, ce n'est pas toujours facile de libérer son esprit et de prendre pleinement conscience de son corps. Mais pour les gens facilement distraits pendant une méditation assise, le tai chi procure une forme de méditation mobile plus plaisante et plus efficace. L'importance accordée à la lenteur, les mouvements contrôlés, la concentration intérieure et l'alignement adéquat du corps contraignent l'adepte à se concentrer et à être entièrement présent au moment.

1

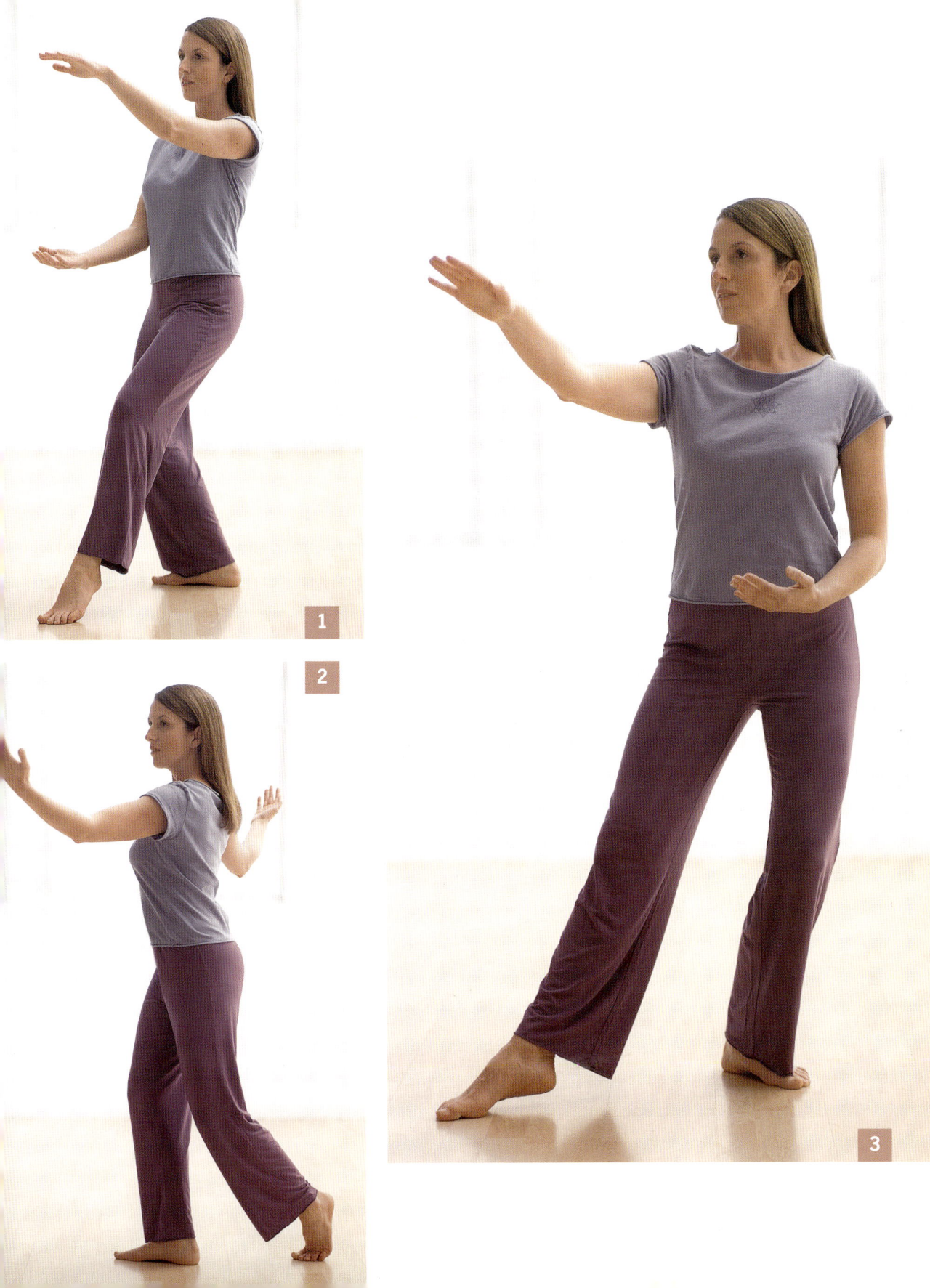

2

3

Confort

Lire un livre, manger certains mets et même adhérer à une routine au coucher. Ce que représente le confort varie d'une personne à l'autre, mais il implique toujours des plaisirs simples qui apportent un tranquille contentement.

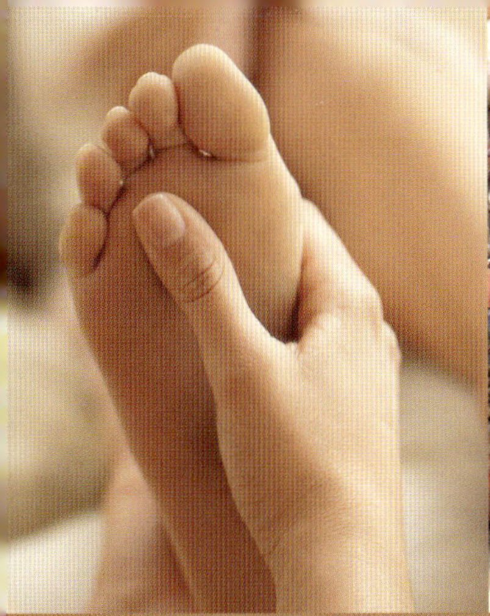
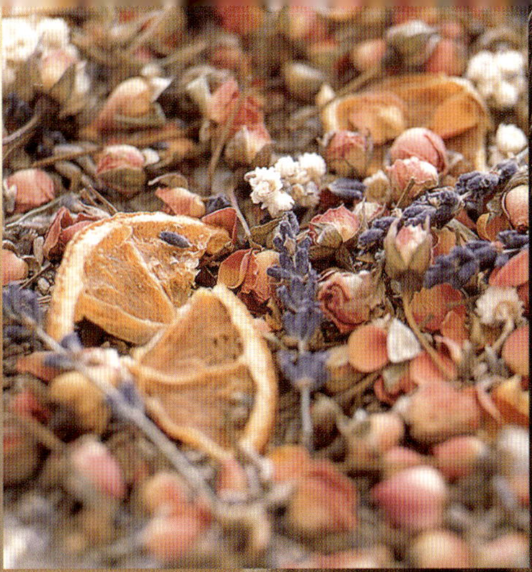
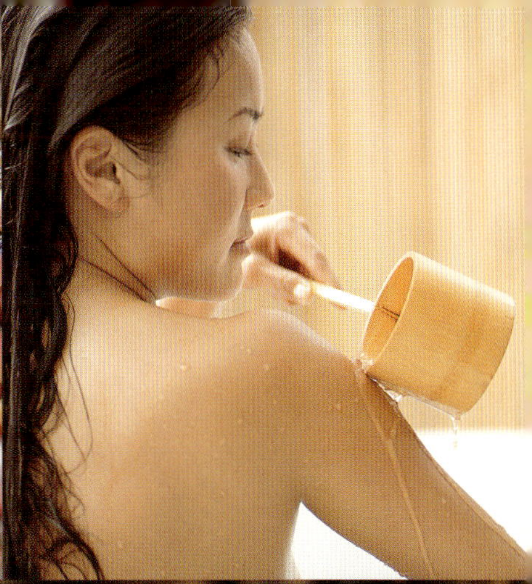
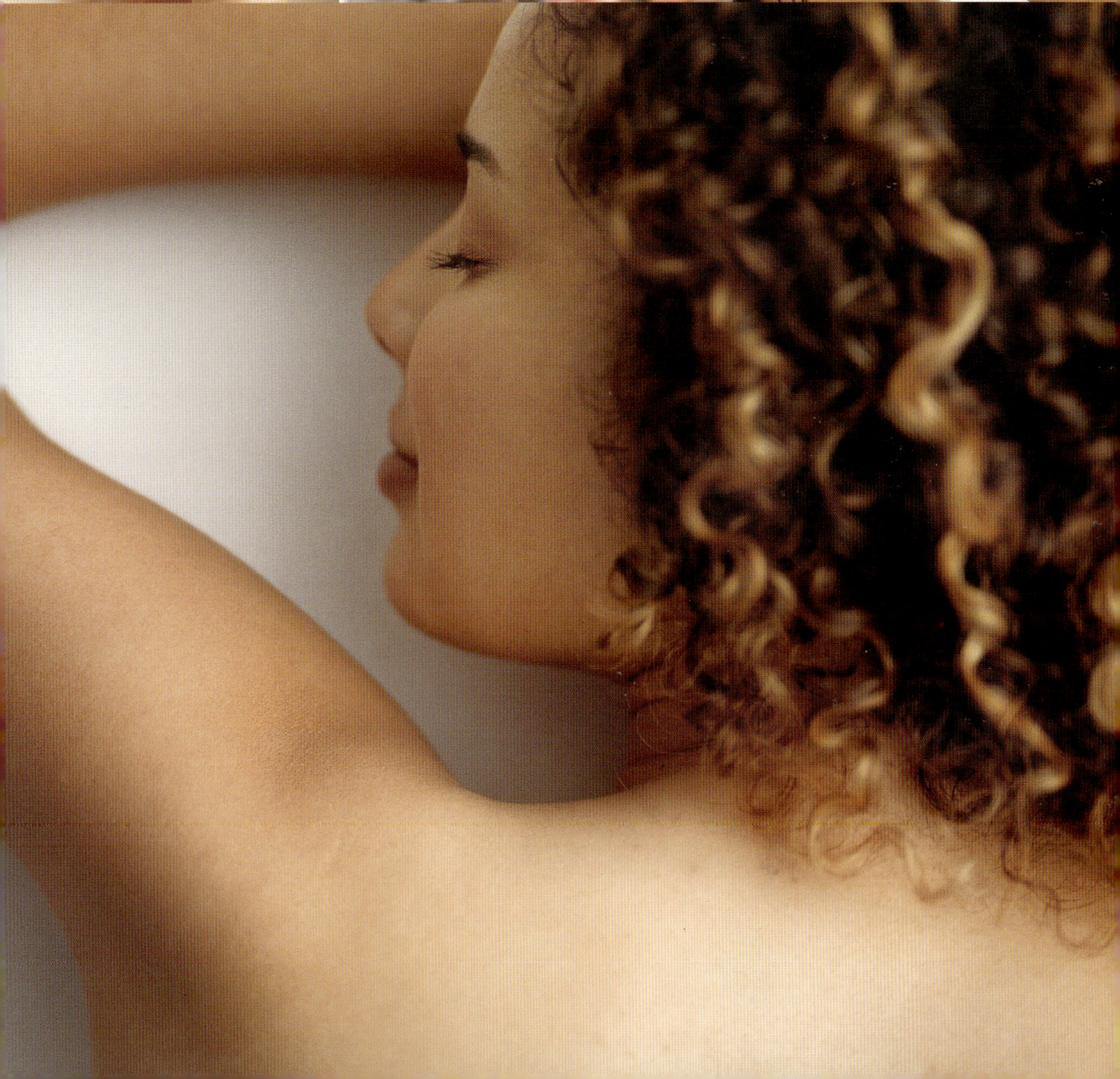

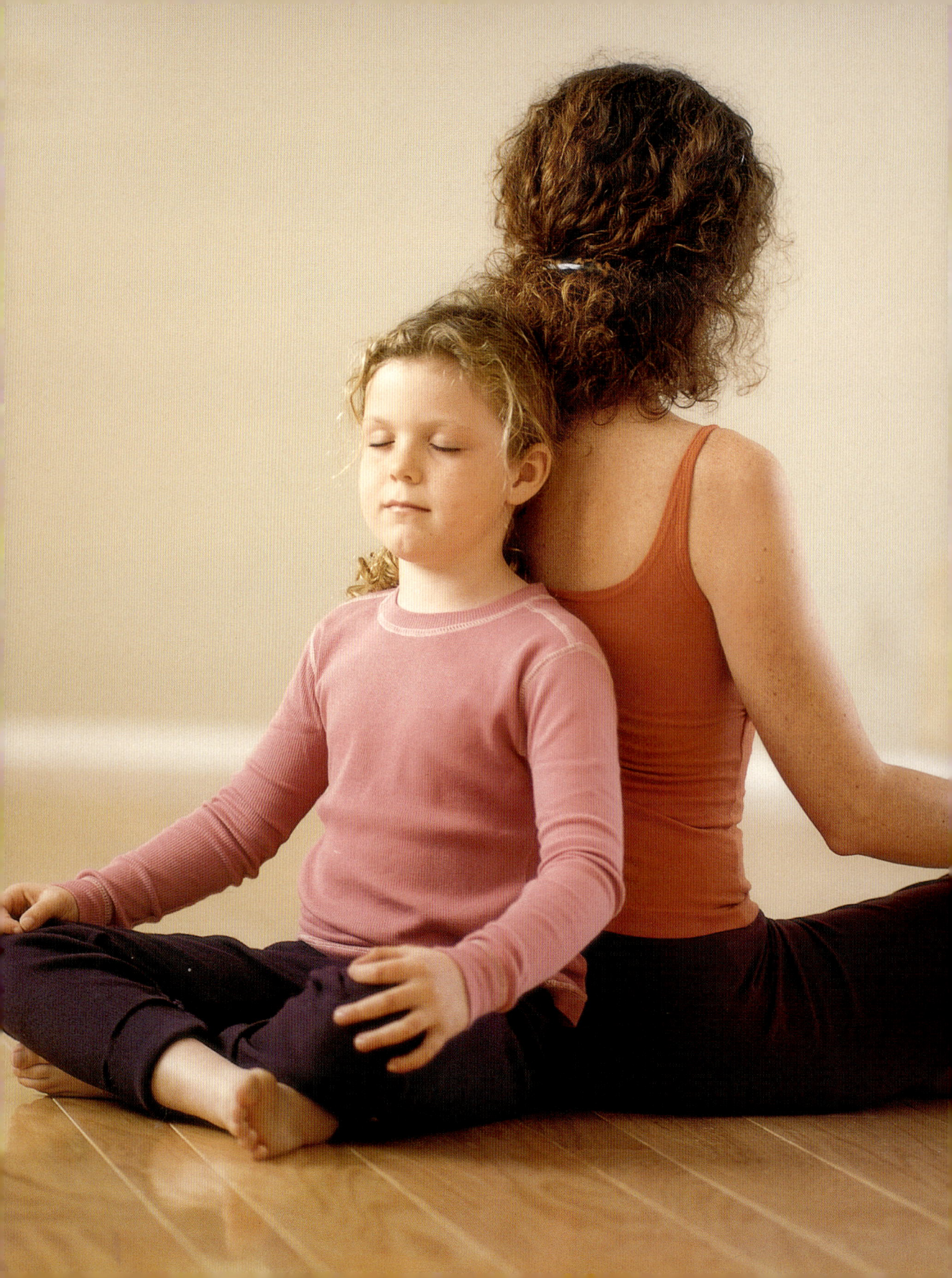

Confort

Nous avons tous nos propres notions de bien-être. Pour une femme, c'est se glisser dans un pyjama usé que d'autres enverraient immédiatement à la poubelle. Pour une autre, c'est se délecter d'un plat bizarre qui fait partie du répertoire culinaire de la famille depuis six générations. Plusieurs sont à leur aise lorsqu'elles s'entourent de famille et d'amis, alors que d'autres trouvent le réconfort dans une promenade solitaire ou une soirée de lecture sur une vieille chaise berçante.

Nos voies sont peut-être différentes, mais le résultat est le même : le bien-être signifie apaiser l'esprit, nourrir l'âme et soulager la tension du corps. Il restaure l'espoir et apaise les soucis quotidiens (ou du moins les place en perspective). Et, contrairement à la simple relaxation, il procure une connexion à des temps passés et heureux, à des êtres aimés ou à notre bon vieux moi.

Les activités proposées dans ce chapitre offrent plusieurs avenues de recherche active du confort physique, comme le yoga et le tai chi, de même que d'autres plus passives, comme la méditation et l'aromathérapie. Comme vous le constaterez, elles sont également liées au rappel de nos propres sources de bien-être, aux choses, activités et personnes vers qui nous tourner lorsque nous avons besoin d'un peu d'encouragement.

1

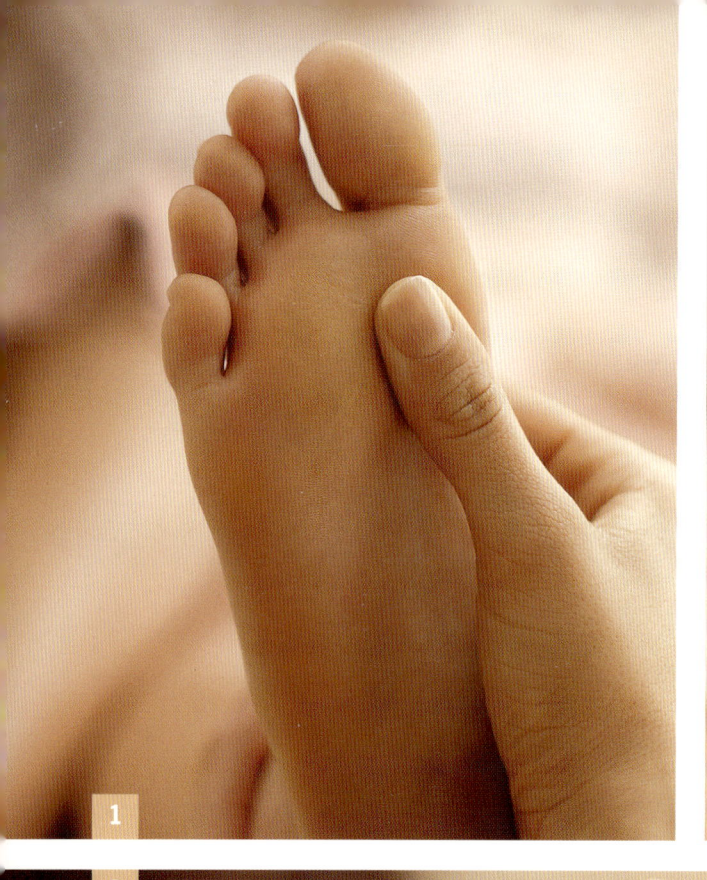

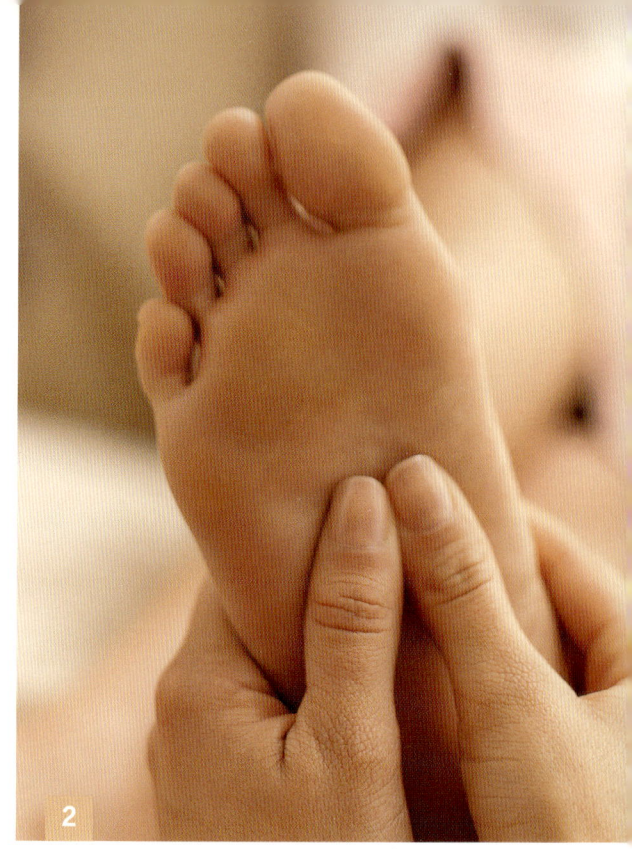

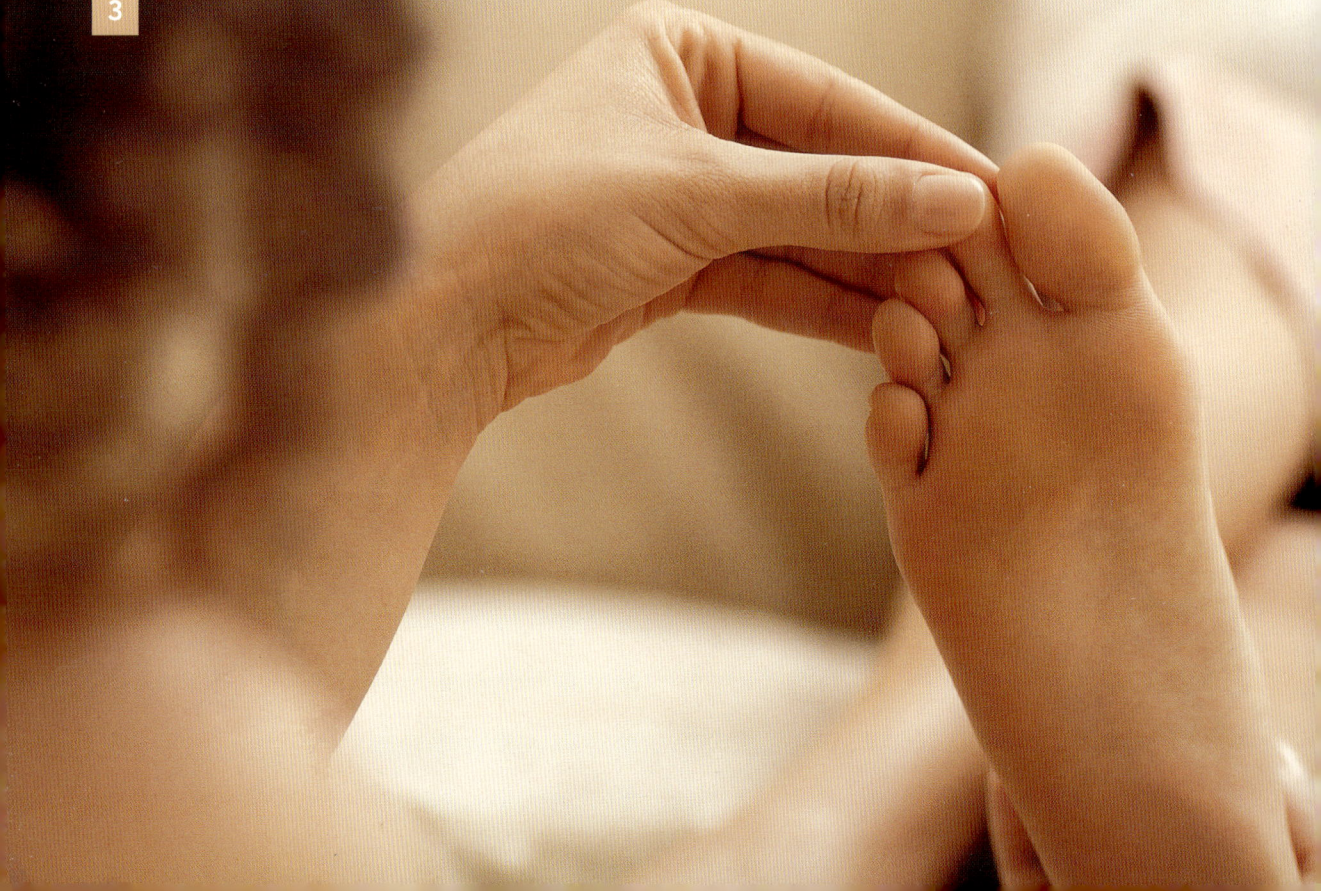

2

3

Réflexologie du pied

Les réflexologues croient que les zones des pieds, lorsqu'on y exerce des pressions, ont des influences bénéfiques sur les autres parties du corps. Un massage du pied se range également dans la catégorie des plaisirs simples de la vie.

Le massage des pieds est merveilleux, car il fait disparaître la tension, et les techniques de réflexologie employées ici ajoutent une nouvelle dimension de bienfaits pour la santé à ce traitement. (Consultez la page 44 ◄ pour une carte réflexologique de la main.) Recrutez un(e) ami(e) pour vous faire gâter grâce à ces quelques étapes apaisantes :

1 Prenez une position confortable qui vous permettra de masser les pieds de votre ami. Pour activer les zones réflexologiques, commencez à faire, avec vos pouces, des cercles superposés sur la surface entière du talon et de la plante. Puis, placez votre pouce juste au-dessus de la plante, à la base de la partie antérieure du pied, et appuyez sur les lignes qui se trouvent entre les os qui mènent aux pieds. Faites un cercle avec votre pouce le long de chaque ligne, en vous déplaçant du haut de l'arche jusqu'à chaque orteil.

2 Saisissez le pied à deux mains, les pouces soutenant le dessous du pied à mi-talon. Pouces côte à côte pour assurer une pression ferme, glissez le long de la plante jusqu'aux lignes de la partie antérieure du pied, puis vers le haut jusqu'à l'espace entre le gros orteil et le deuxième. Relâchez votre prise et revenez doucement vers le talon. Répétez deux fois.

3 Donnez à chaque orteil un massage individuel en pressant votre pouce et votre index ensemble pour effectuer des cercles de la base au bout du pied. Puis, agitez chaque orteil vers l'arrière, vers l'avant et en cercle, en commençant par de petits cercles pour aller jusqu'à des cercles plus grands dans un mouvement spiralé ; attention de ne pas trop plier les orteils. Pour un fini apaisant, faites un balayage du pied : entourez les parties du haut et du bas du pied de votre ami de vos deux mains. Tirez vers vous et relâchez trois fois. Puis répétez ces étapes sur l'autre pied.

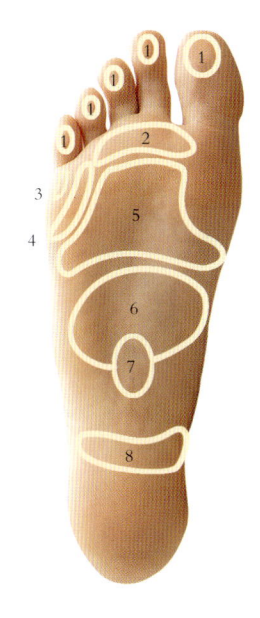

Carte réflexologique du pied droit
Voici quelques-uns des points réflexologiques clés de la plante de votre pied droit :
1 sinus, tête et cerveau
2 œil et oreille
3 bras
4 épaules
5 poumons et poitrine
6 foie
7 reins
8 nerf sciatique

Bercer le bébé

Relâcher les joints tendus de vos hanches grâce à ces poses de yoga soulage et étire votre dos. Dissiper ainsi la tension physique peut vous offrir des bienfaits émotionnels surprenants.

Asseyez-vous, les jambes étendues devant vous. Pliez votre genou droit et levez votre jambe droite vers votre poitrine. Dos aussi droit que possible, serrez vos jambes et bercez-vous doucement d'un côté à l'autre, de la même façon dont vous berceriez un bébé. Idéalement, vos coudes entoureront vos genoux et vos pieds, mais utilisez toute prise qui vous semble confortable. Tout en vous berçant, prenez de quatre à huit respirations profondes, puis répétez le asana, ou pause avec l'autre jambe.

Pour cette pose ou toute autre pose qui étire la hanche, concentrez-vous sur votre deuxième chakra — un des sept points du corps où les yogis croient que les canaux énergétiques forment une intersection (voir la page 244 ▶ pour un tableau et plus de renseignements sur les chakras). On croit que le deuxième chakra, situé juste sous le nombril, gouverne la créativité, la sexualité, la fertilité et la sensualité, de même que les émotions comme la colère, la peur et l'instinct de réconfort. Les yogis croient que ce chakra, lorsqu'il est bien équilibré (c'est-à-dire non obstrué ni suractif) peut aider les femmes à se sentir plus puissantes, créatives et sensuelles.

Une bousculade d'émotions

Dans certaines tradition du yoga, les hanches sont considérées comme le siège de la vulnérabilité émotionnelle. Ainsi, lorsque vous relâchez la tension physique dans cette zone, vous pouvez en même temps expérimenter le relâchement d'émotions accumulées, comme la peur, la colère ou la tristesse. Cela peut être un peu troublant mais si vous laissez ces émotions s'élever, vous submerger, puis passer, vous apprécierez le soulagement qui vient du détachement des émotions (plutôt que de s'accrocher à elles), de même que la clarté qui s'ensuit.

DES HANCHES FLEXIBLES PEUVENT AIDER VOTRE DOS

Nous savons toutes qu'une mauvaise posture, des techniques incorrectes de levée de poids et notre style de vie sédentaire contribuent à la douleur au bas du dos. Ce que peu d'entre nous réalisons, toutefois, c'est que quelquefois ces problèmes de dos ont leur source dans les hanches. C'est que d'être toujours assise (dans votre auto ou à votre bureau, par exemple) peut entraîner les muscles fléchisseurs, muscles de l'avant des hanches, à raccourcir. Même certains exercices, comme lever les jambes, monter les escaliers ou faire de la bicyclette, peuvent resserrer les fléchisseurs des hanches. Les étirer et travailler à maintenir une diversité de mouvements des hanches vous aidera à éviter ces problèmes.

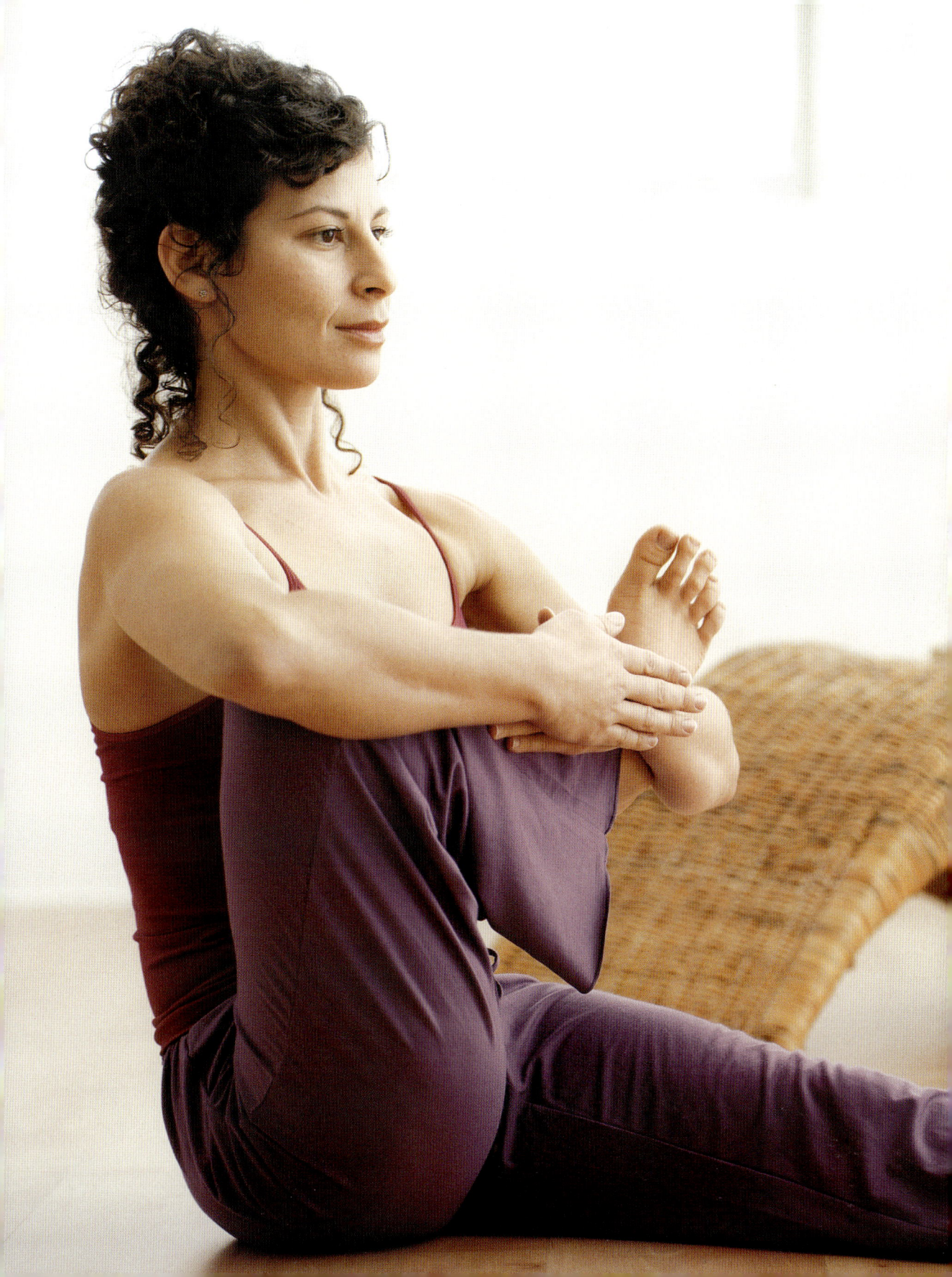

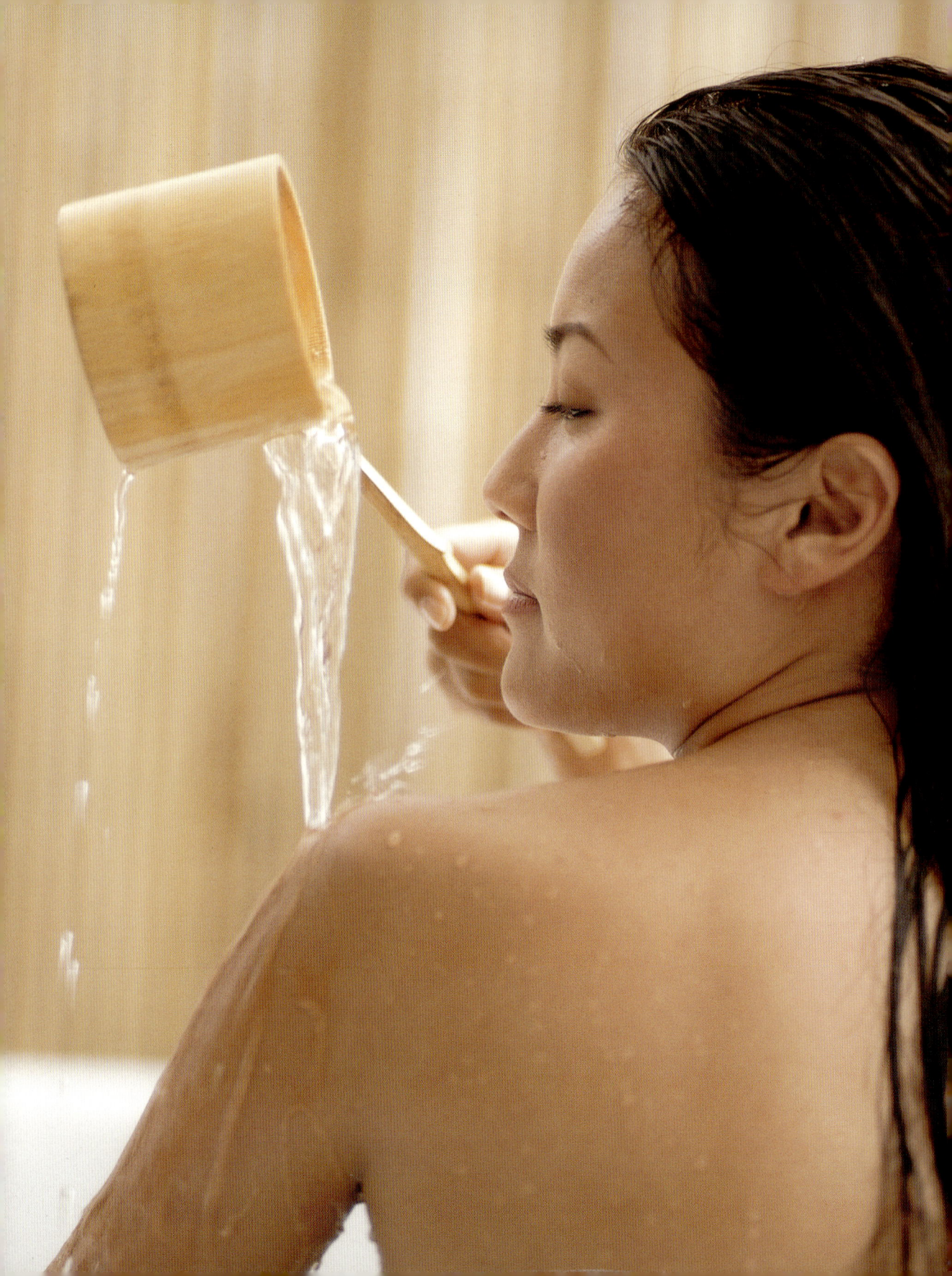

Thérapie par le bain

Lorsque vient le moment de s'accorder un répit dans les tâches quotidiennes, peu de choses sont plus satisfaisantes qu'un bain, en particulier lorsque vous utilisez une louche pour caresser votre corps d'eau parfumée.

Faites couler un bain, pas un bain brûlant mais assez chaud pour devoir y entrer lentement. Une fois rempli, ajoutez-y un mélange d'huiles essentielles spécialement choisies pour leurs qualités réconfortantes (voir le mélange camomille et lavande, à droite, qui aidera également à l'hydratation de votre peau). Avant d'entrer dans le bain, brassez l'eau avec vos mains à fond pour mélanger les huiles essentielles.

Entrez dans le bain et restez quelques minutes à tremper dans l'eau. Fermez vos yeux et prenez de longues inspirations nettoyantes. Puis, utilisez une louche pour verser l'eau du bain sur vos épaules et au milieu de votre dos. Notez à quel point l'eau soulage vos muscles et calme votre esprit. Versez lentement de l'eau sur le dessus et à l'arrière de votre tête, en faisant attention de ne pas la laisser couler sur votre visage (ces huiles essentielles ne sont pas très agréables lorsqu'elles coulent dans les yeux). Faites couler l'eau du bain sur vos bras. Continuez de verser de l'eau lentement et méthodiquement, en une sorte de méditation, visualisant l'eau qui dilue vos soucis et vous en débarrasse. Une fois le bain terminé, couchez-vous sur le dos, fermez vos yeux et laissez-vous tremper pendant dix minutes de plus, dans un état méditatif et apaisant.

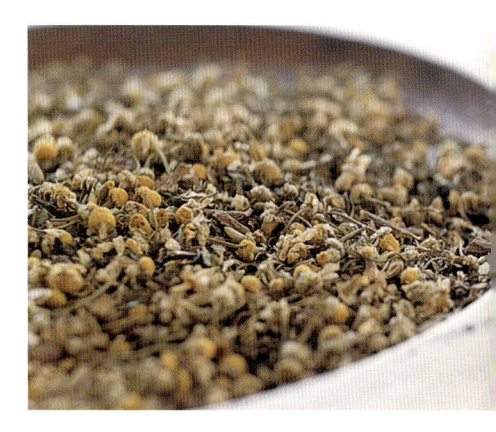

Mélange relaxant pour le bain
1 cuillère à thé d'huile d'amande douce
3 gouttes d'huile essentielle de camomille
3 gouttes d'huile essentielle de lavande
2 gouttes d'huile essentielle de géranium

UN GUIDE DES PRODUITS POUR LE BAIN

Les sels de bain sont en général fabriqués à partir de sel de mer et d'huiles essentielles ou autres parfums ; ils adoucissent la peau et éliminent les toxines du corps. Les mousses de bain font des bulles, libèrent de plaisantes odeurs et peuvent se substituer au savon. Les huiles de bain, qui contiennent en général des huiles essentielles ou autres parfums suspendus dans une huile de préservation légère, hydratent la peau. Les gels de bain (ou de douche) sont en quelque sorte des savons liquides. Les thés de bain sont des sacs de thé remplis d'herbes séchées censées procurer des effets thérapeutiques lorsqu'ils macèrent dans l'eau du bain.

Calmante camomille

Lorsqu'elle est bue comme une tisane, la camomille (type romain ou allemand) détend le corps et incite au sommeil ; elle aide également à soulager l'estomac à l'envers. Comme huile essentielle, l'herbe (illustrée ci-dessus) est souvent utilisée pour soulager l'insomnie et la nervosité. Ses propriétés anti-inflammatoires aident également à apaiser la peau irritée ou brûlée par le soleil.

Plaisirs du pot-pourri

Grands favoris de l'aromathérapie, de jolis sacs ou bols d'odeurs délicieuses peuvent apporter à une pièce une odeur particulière, adoucir une amitié ou même évoquer des souvenirs et des humeurs.

Le pot-pourri est une combinaison d'ingrédients aromatiques et décoratifs, comme des pétales de fleurs séchées, des feuilles, des fruits, des épices et des copeaux de bois, arrosés d'huiles essentielles. Le pot-pourri de meilleure qualité contient également un fixatif comme l'huile d'iris qui absorbe et libère lentement les huiles essentielles en permettant au parfum de durer plus longtemps. Vous pouvez acheter un pot-pourri déjà tout fait dans une boutique de cadeaux ou d'artisanat, mais il est encore plus enrichissant de créer votre propre mélange.

D'abord, trouvez une recette de pot-pourri qui vous plaît : regardez dans les livres, sur Internet, ou encore essayez la recette à gauche. Les boutiques d'artisanat, les catalogues d'herbes et les magasins d'aliments naturels offrent les ingrédients dont vous aurez besoin (aussi bien que votre propre cour) mais vous aurez également besoin de quelques outils, comme des jarres de verre, une balance de cuisine (pour mesurer les ingrédients), et des compte-gouttes de verre (un pour chaque huile utilisée). Prenez note : faire le pot-pourri n'est pas très long, mais le mélange doit reposer environ trois semaines avant d'être prêt à utiliser ; planifiez donc à l'avance si vous désirez en faire cadeau.

Une fois le mélange prêt, vous pouvez le laisser dans de jolis plats et les placer de façon stratégique autour de la maison (évitez d'utiliser des pot-pourris aux odeurs fortes aux endroits où vous mangez toutefois, car leur odeur pourrait se mêler au goût des plats que vous dégustez). Vous pouvez également en faire des sachets en plaçant le pot-pourri dans de petits sacs de tissu poreux comme du lin, du coton ou de la soie et en les attachant avec du ruban ; ils répandront leur odeur délicate à travers vos vêtements dans un placard ou dans un tiroir de bureau. Si vous désirez vraiment libérer tout l'arôme de votre mélange, vaporisez le pot-pourri dans un pot d'eau et laissez mijoter sur la cuisinière. En plus de ces utilisations purement liées à l'atmosphère que vous désirez créer, le pot-pourri remplit également des buts pratiques : des ingrédients comme le romarin, la sauge, le cèdre, la citronnelle et la lavande éloignent les mites, par exemple, tandis qu'un mélange de camomille, bergamote, lavande et sauge sclarée placé près de votre lit assure une bonne nuit de sommeil.

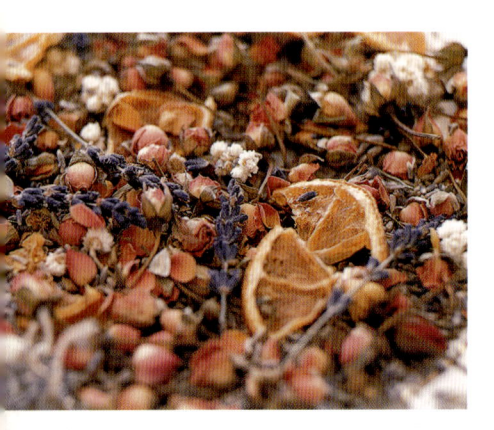

Paisible pot-pourri
Un réconfortant pot-pourri fabriqué à partir d'un mélange de pelures d'orange séchées et de pétales de lavande, de rose et de jasmin sera parfait à côté de votre fauteuil préféré ou sur votre table de nuit, ou encore sur votre bureau au travail. Rehaussez-le de quelques gouttes des huiles essentielles correspondantes pour rendre son parfum encore plus prononcé et plus durable.

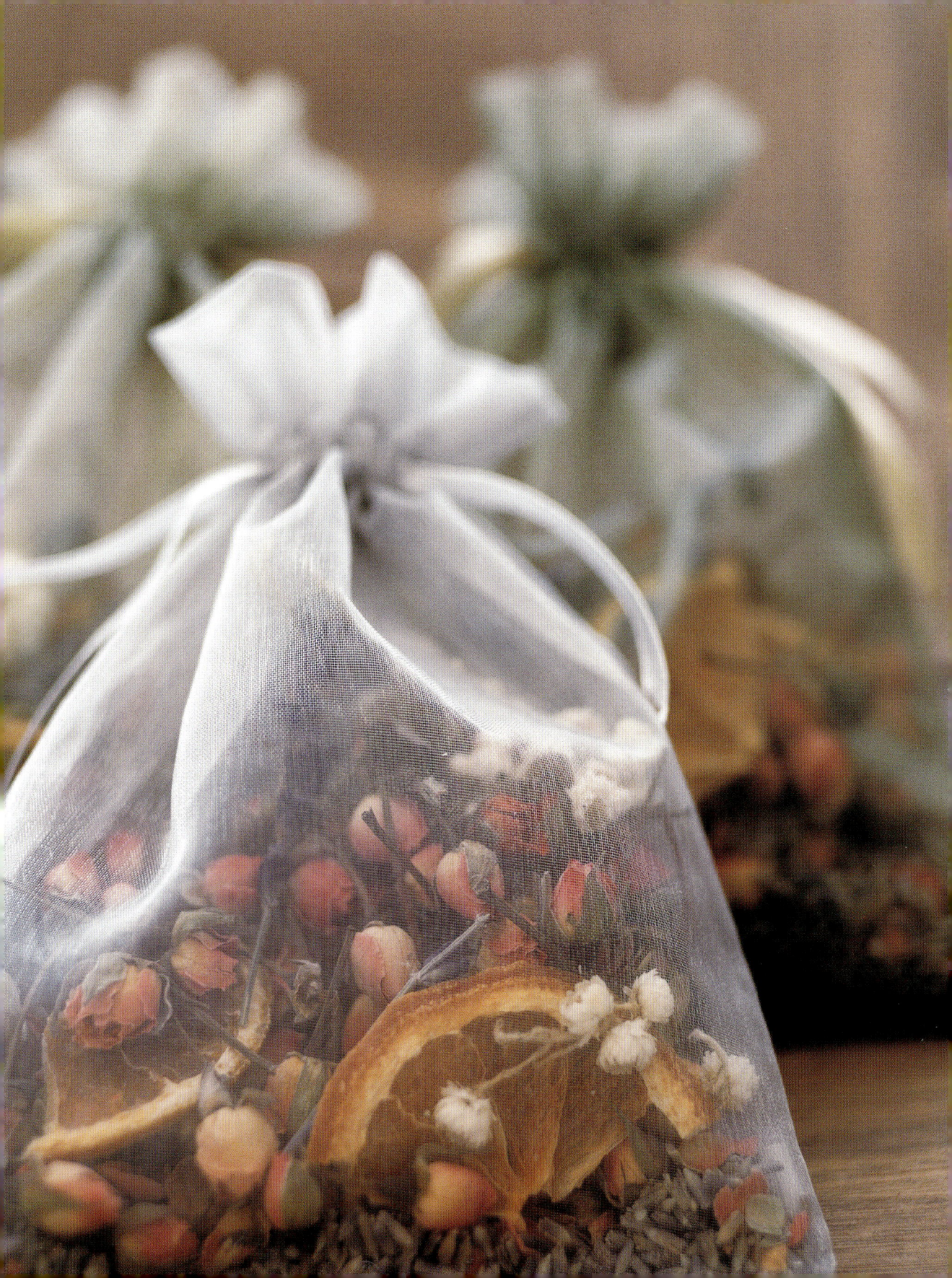

confort

Maintien de l'énergie

Inspirés par les chakras ayurvedic et d'autres anciennes formes de guérison, ces mouvements permettront à un(e) ami(e) ou à votre partenaire d'utiliser le pouvoir du toucher pour entrer en connection avec vous.

Trouvez un partenaire prêt à vous offrir ces maintiens d'énergie réconfortants en suivant les directives de ces quatre étapes simples :

1 Frottez vigoureusement vos mains ensemble pendant environ 20 secondes pour les réchauffer. Placez vos mains sous la tête de votre ami, pouces derrière ses oreilles et le reste de vos doigts dessous. N'appuyez pas ; soutenez simplement sa tête pendant une minute environ pour l'aider à se détendre alors qu'il est confortablement installée sur le dos.

2 Déposez votre main droite sous son nombril et votre main gauche sur son front. Main gauche immobile, bercez votre main droite d'un côté à l'autre, avec assez de pression pour que ses hanches balancent d'un côté à l'autre. Bercez-le pendant 20 secondes environ, reposez-vous pendant 20 secondes, les mains toujours en place. Alternez le bercement et le repos pendant quelques minutes.

3 Demandez à votre ami de rouler sur l'estomac. Placez une main sur son coccyx et l'autre à la base de son cou (correspondant au deuxième et au cinquième chakras respectivement ; voir la page 244 ▶ pour plus de détails sur les chakras). Balancez ses hanches d'un côté à l'autre avec la main la plus basse pendant 20 secondes ; puis restez immobile pendant 20 secondes, les mains toujours en place. Répétez ce cycle pendant quelques minutes jusqu'à ce que sa respiration soit profonde, calme et régulière.

4 Placez vos mains l'une par-dessus l'autre et tenez-les à quelques centimètres au-dessus du bas de son dos pendant un moment. (Vous puisez dans le champ énergétique que plusieurs guérisseurs traditionnels disent irradier du corps ; voir « mains guérisseuses » à gauche.) Puis posez vos mains délicatement sur son dos et balancez doucement, en alternant les mouvements de balancier et l'immobilité. Soyez attentif à la moindre sensation de chaleur ou de picotement, signe qu'une énergie accumulée est libérée. Après cinq respirations complètes, soulevez légèrement vos mains et tenez-les à quelques centimètres au-dessus de son corps pendant un moment.

Mains guérisseuses
Plusieurs guérisseurs croient que notre main droite possède une légère charge positive et que la gauche possède une légère charge négative. Lorsque nous touchons quelqu'un avec les deux mains, la différence de charge est censée causer un courant électrique faible mais puissant entre les mains. Ce courant peut aider à briser les blocages énergétiques chez une personne que nous touchons, permettant à son énergie propre de se libérer et l'aidant ainsi à restaurer son équilibre, sa santé et son bien-être.

1

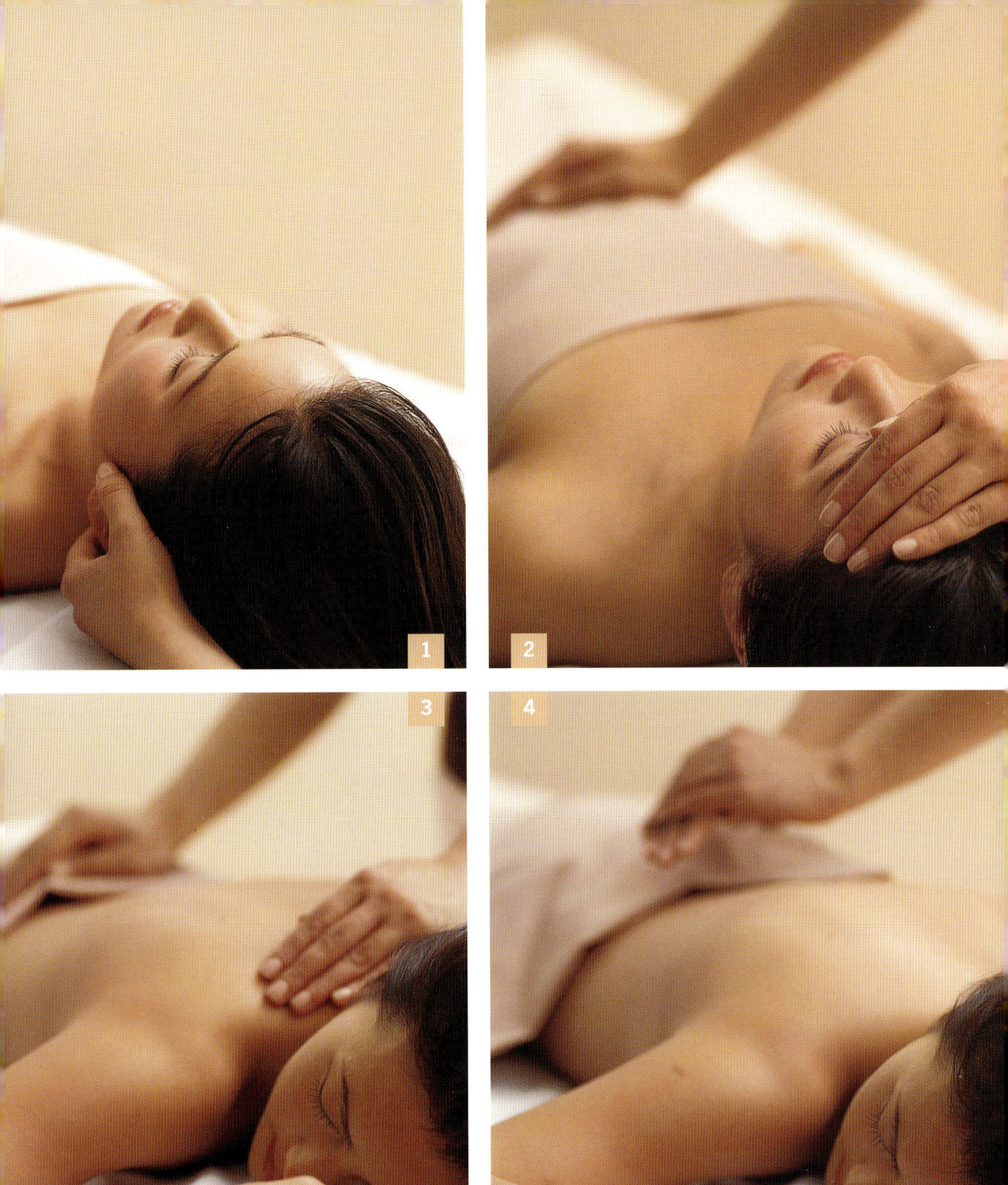

2

3

4

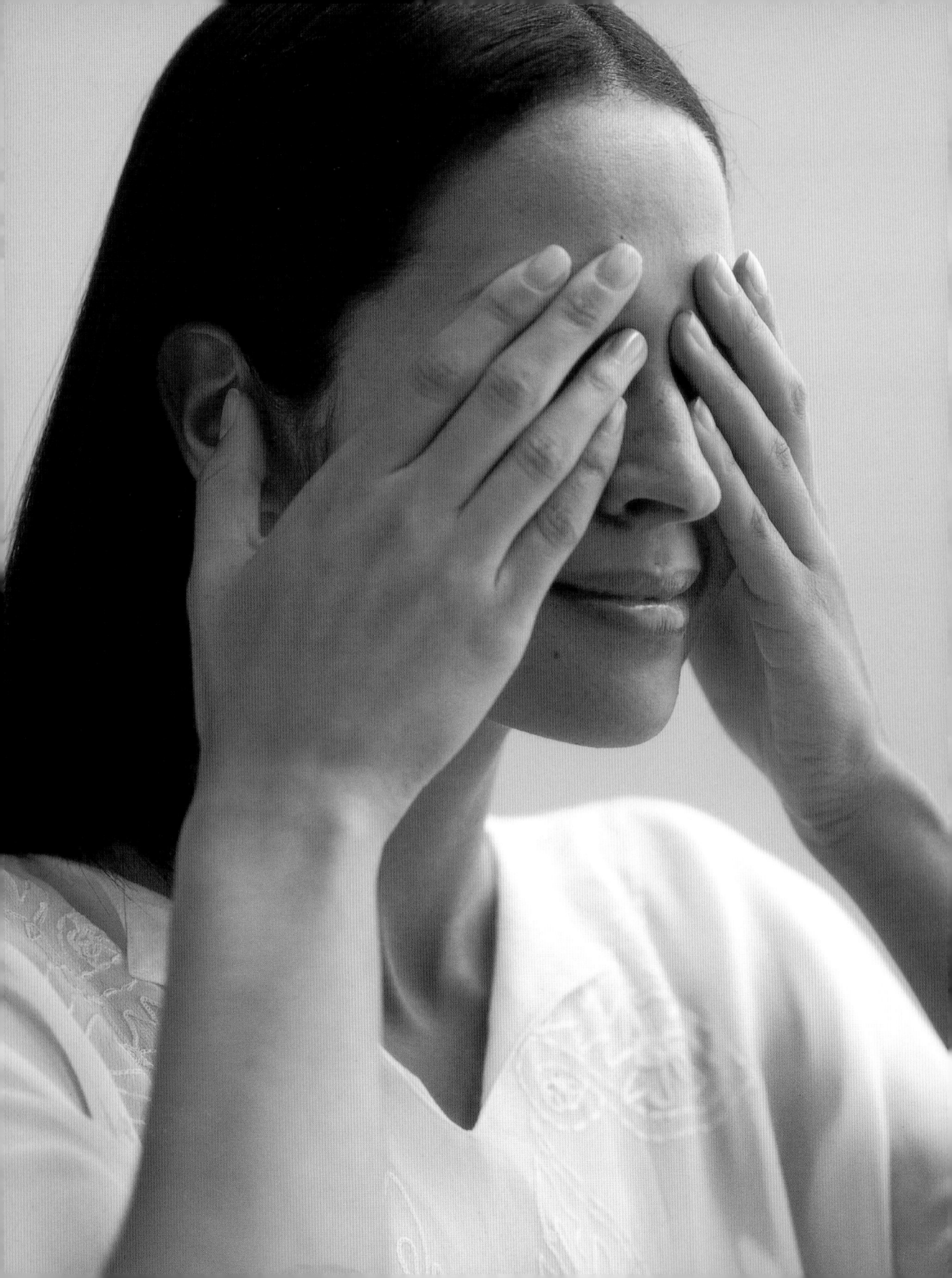

Respiration de l'abeille bourdonnante

La vibration audible et plaisante de cette technique de respiration de yoga clarifie les pensées et calme l'esprit. Les enfants aussi bien que les adultes peuvent s'y adonner.

Appelée *bhramari pranayama* (exercice de l'abeille bourdonnante), cette pratique de yoga vous aidera à méditer aussi bien qu'à libérer la tension, à disperser la colère, à diminuer la pression sanguine, à soulager l'insomnie, et inspirera une « euphorie indescriptible dans le cœur des yogis », selon le *Hatha Yoga Pradipika*, manuel classique de yoga écrit par un yogi indien du 15e siècle. C'est un exercice merveilleux pour ces moments où vous devez vous calmer vous-même ou calmer un petit enfant (ou les deux).

Asseyez-vous dans une pose de méditation confortable, dos droit. Placez vos mains sur vos yeux. Utilisez vos pouces pour appuyer délicatement sur les tragi (petites excroissances à l'avant de vos oreilles) afin de fermer le canal de l'oreille. (L'idée est de couper les entrées sensorielles externes.) Inspirez profondément. Puis expirez lentement par les narines, tout en émettant un bourdonnement de l'arrière de votre bouche, afin que vous puissiez en sentir la vibration sur votre palais mou (la partie molle et charnue de l'arrière de votre palais dans votre bouche). Expirez pendant aussi longtemps que vous le pouvez. Pratiquez l'exercice le temps de trois à sept respirations ; puis relâchez, fermez les yeux, posez vos mains sur vos genoux et jouissez de l'espace paisible ainsi créé.

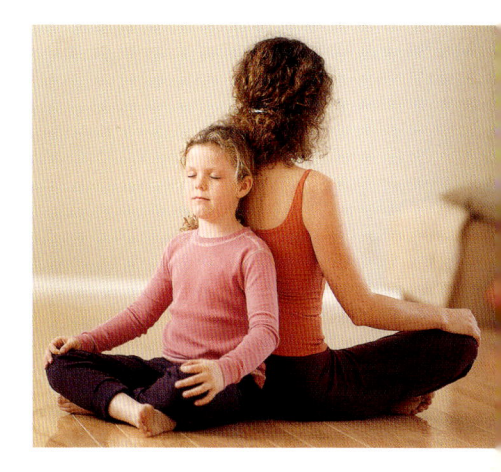

Les vertus des moments paisibles
Partager des moments paisibles avec les enfants peut promouvoir un lien plus profond et une plus grande conscience physique et émotionnelle. Pour maintenir concentré l'esprit naturellement sautillant d'un enfant, lorsque vous pratiquez le yoga ensemble, essayez de compter tout haut ou parlez-lui régulièrement pour savoir comment il se sent.

YOGA ET ENFANTS

Par le yoga, qu'ils peuvent pratiquer dès l'âge de quatre ans, les enfants peuvent apprendre à devenir plus conscients de leur corps et de leurs émotions, à se détendre plus facilement et à cultiver la concentration mentale. Le yoga les aide également à développer une meilleure coordination, posture et équilibre. Certains enfants apprennent le yoga pour des raisons médicales : gérer la douleur chronique ou soulager les symptômes de l'asthme par exemple. Lorsque vous inscrivez votre enfant à un cours de yoga, assurez-vous que l'instructeur possède une formation en yoga pour enfant : des poses trop difficiles peuvent nuire au corps en développement d'un enfant (et à son estime personnelle).

1 2

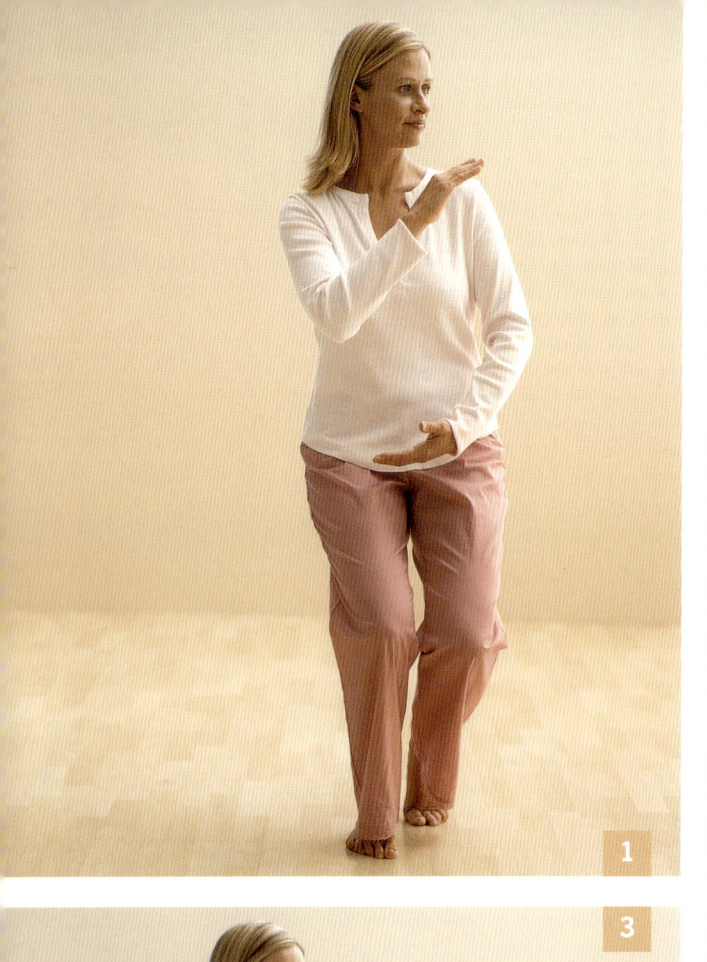

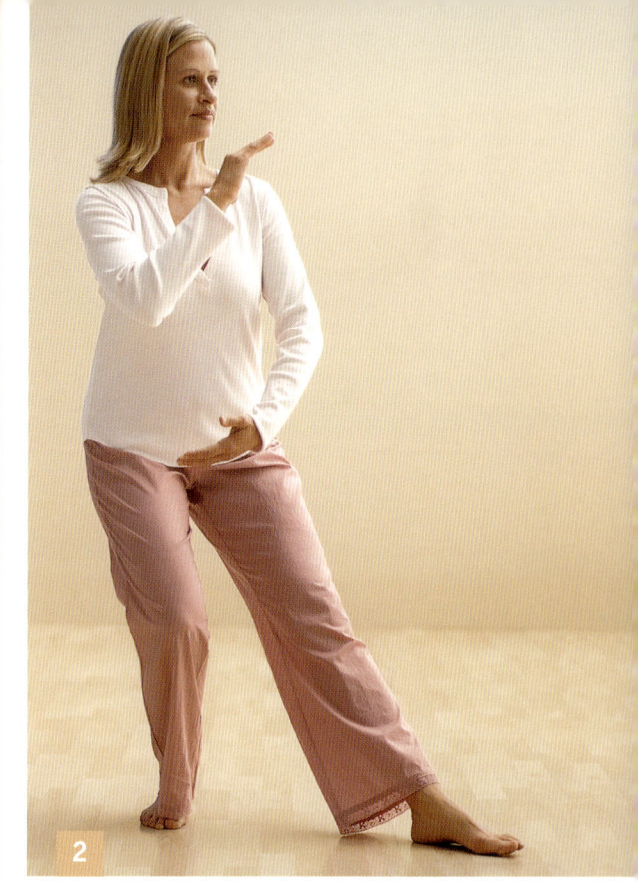

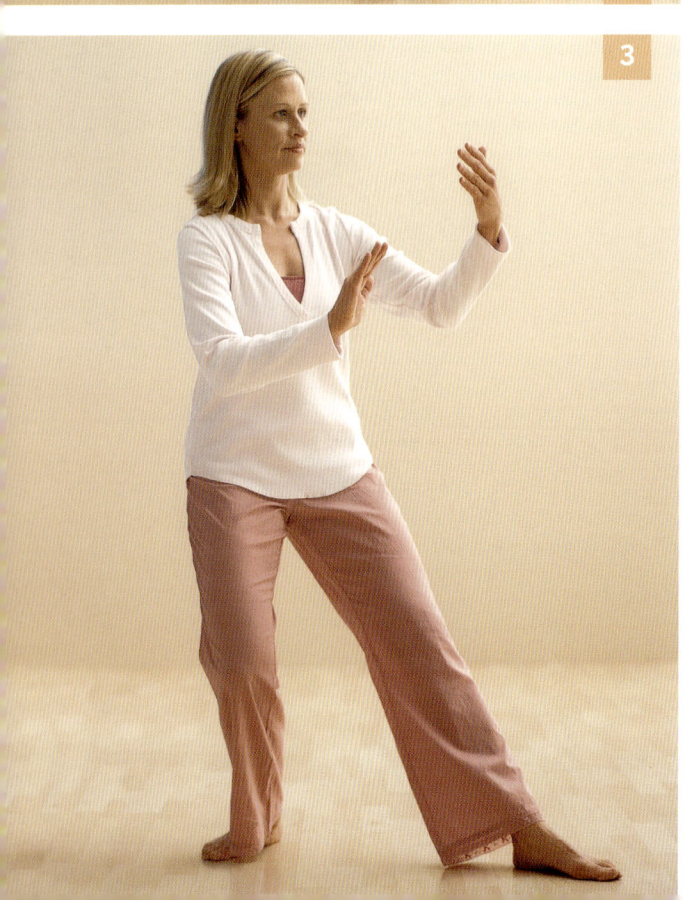

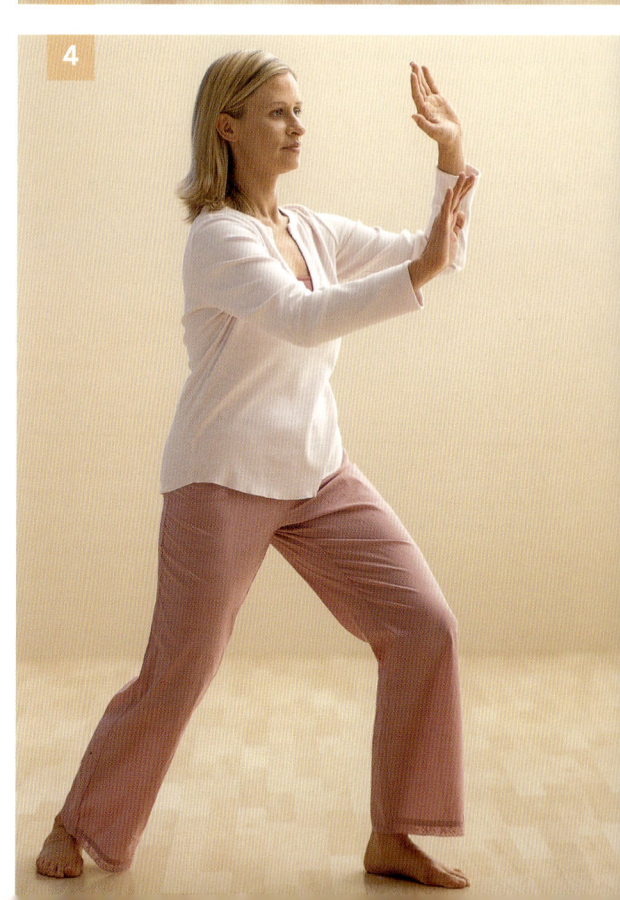

3 4

Travaux de navette

Les mouvements équilibrés et caressants d'une jolie dame travaillant avec une navette, qui honorent le travail manuel des femmes, font de ce mouvement de tai chi un exercice apaisant.

1 Tenez-vous debout, pied gauche derrière le pied droit, genoux légèrement pliés et placés juste au-dessus de vos orteils. Levez votre bras droit à la hauteur de l'épaule, coude plié et paume vers le bas. Amenez votre bras gauche à la hauteur de votre nombril, coude plié et paume vers le haut. Les coudes, poignets et genoux doivent être souples, c'est-à-dire ne pas former d'angle aigu aux jointures.

2 Avancez le pied gauche, plaçant votre poids sur votre pied droit. Vos bras doivent être arrondis, main droite toujours au-dessus de la gauche.

3 Roulez vos hanches tout en levant votre bras gauche (paume vers l'intérieur à présent). Ramenez votre bras droit vers l'arrière, paume vers l'extérieur à présent.

4 Poussez les deux mains devant vous jusqu'à ce que le bras gauche se trouve au-dessus de votre bras droit et que vos doigts soient légèrement repoussés vers l'arrière. Faites suivre votre poids selon les mouvements de vos mains et pliez le genou gauche. Répétez les étapes 1 à 4 trois fois.

Ma jolie dame
Le nom officiel de ce mouvement de tai chi (« jolie dame travaille à la navette ») vient d'une ancienne croyance chinoise qui dit que le monde est carré et que les cieux sont supportés par les quatre pattes d'une tortue, qui représentent également les quatre points cardinaux. Selon la légende chinoise, une loyale servante tisse inlassablement à quatre métiers appartenant aux immortels taoïstes, se déplaçant de navette en navette. D'où ces mouvement traditionnellement répétés quatre fois dans quatre directions différentes.

QUI PRATIQUE LE TAI CHI ?

La plupart des gens qui pratiquent le tai chi vivent en Chine. En réalité, Dennis Kelly, fondateur de Tai Chi USA, déclare que plus de gens font du tai chi en Chine qu'il n'y a de gens faisant toutes sortes d'exercices, dans le reste du monde. Dans les pays occidentaux, la majorité de ceux qui pratiquent le tai chi sont des femmes, principalement parce que les hommes pensent qu'un exercice « doux » ne leur donnera ni les muscles ni le système cardiovasculaire d'un entraînement plus rude. Mais de plus en plus, les athlètes masculins, incluant les joueurs de football et les coureurs de luge de niveau olympique, se tournent vers le tai chi pour développer leur contrôle mental et apprendre à rester calme sous la pression.

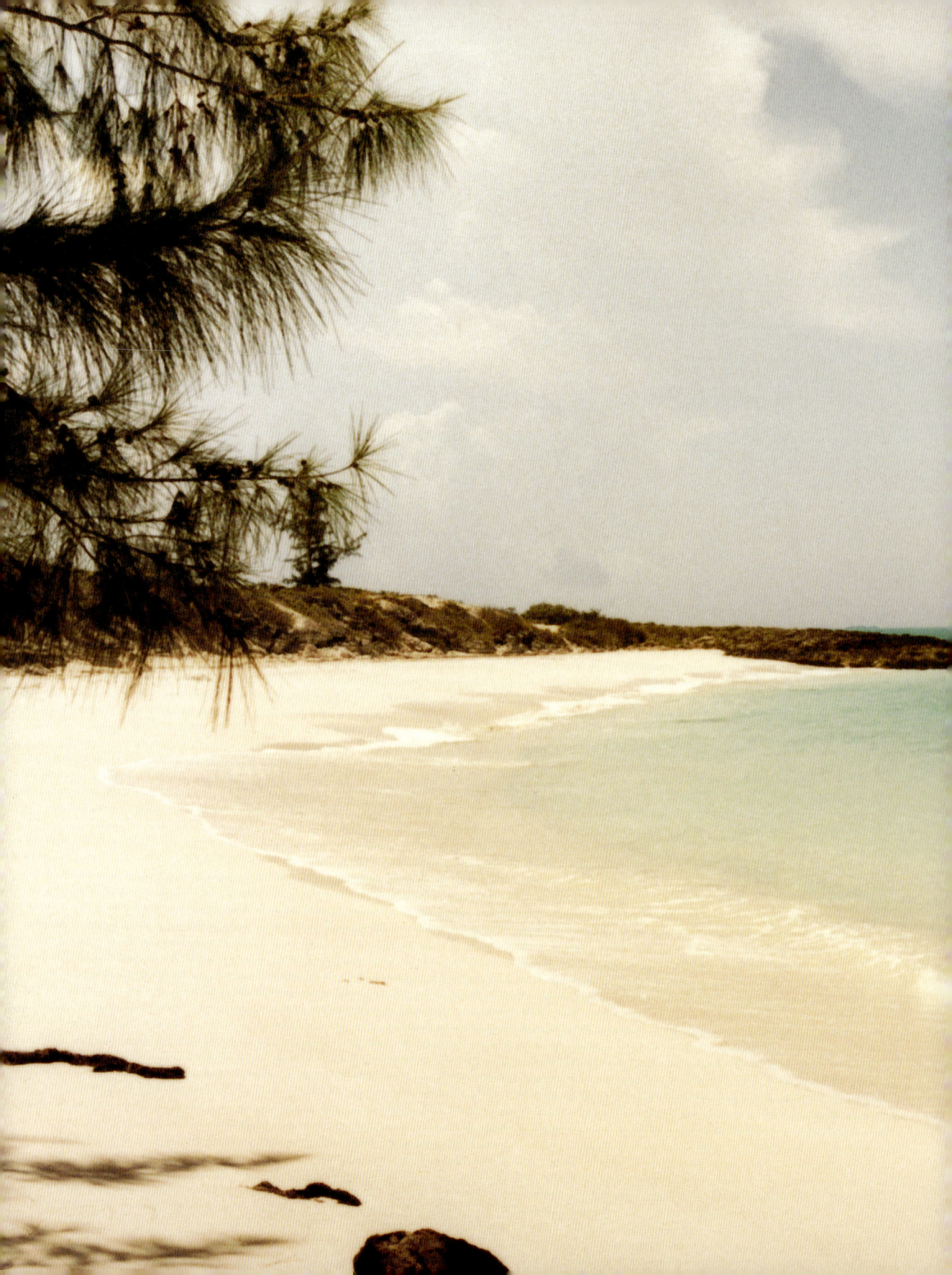

Trouvez un endroit dans votre maison ou au travail où vous ne serez pas dérangée pendant environ dix minutes. Asseyez-vous dans un fauteuil confortable à dos droit et reposez légèrement vos avant-bras et vos mains sur vos genoux ou sur les bras du fauteuil. Fermez vos yeux et commencez à respirer lentement et profondément. Éloignez les pensées qui se bousculent dans votre esprit — l'appel au vétérinaire ou le projet à remettre la semaine prochaine — et concentrez-vous seulement sur le flux et le reflux régulier de votre respiration. Commencez par vous concentrer sur les plantes de vos pieds et continuez lentement jusqu'aux petits muscles de votre cuir chevelu, détendant consciemment votre corps en entier et exerçant juste assez de contrôle sur vos muscles pour rester assise dans votre chaise.

La plus grande évasion

À présent, vous êtes prête pour la grande évasion. Visualisez votre paysage favori, un endroit magnifique où vous vous sentez heureuse et totalement à l'aise. Pour bien des gens, ce sera la courbe d'une plage de sable blanc recouverte par une mer azurée et sereine. Imaginez-vous marchant le long de la plage. Sentez le sable poudreux s'écraser sous vos pieds et la douce brise ébouriffer vos cheveux. Écoutez le rythme égal des vagues et respirez ce parfum de frangipane, de gingembre et d'autres fleurs tropicales qui poussent juste derrière les dunes. Étalez votre serviette sur le sable et étirez-vous au soleil. Après un moment, marchez jusqu'à la mer et plongez dans une eau tiède. Nagez jusqu'à sentir une saine fatigue puis revenez à votre serviette, vous étirant de nouveau sur la plage et laissant la brise sécher graduellement votre corps mouillé. Lorsque vous êtes prête, relevez-vous, ramassez votre serviette et revenez à la maison, consciente que vous pouvez revenir vers votre paradis solitaire chaque fois que vous le désirez.

Saumon sauce au vin

Servez ce savoureux saumon avec une purée de pommes de terre et des légumes rôtis, et vous découvrirez que « aliment santé » n'est pas nécessairement un oxymoron.

Ingrédients
- 250 ml de vin rouge (un merlot, un pinot noir ou un beaujolais seront parfaits)
- 250 ml de bouillon de poulet faible en gras
- 3 cuillères à table de vinaigre de vin rouge
- 2 cuillères à table d'échalotes émincées
- Sel casher et poivre blanc
- 6 cuillères à table de beurre non salé refroidi, coupé en 6 morceaux
- 4 filets de saumon avec la peau, d'environ 170 à 225 g chacun
- Huile d'olive

- Pour 4
- Temps de préparation : 15 minutes
- Temps de cuisson : 40 minutes

Information nutritionnelle par portion
Le saumon de l'Atlantique est moins gras que le saumon du Pacifique.

Calories	507
Kilojoules	2 121
Protéines	35 g
Hydrates de carbone	2,5 g
Gras total	39 g
Gras saturé	15 g
Cholestérol	147 mg
Sodium	261 mg
Fibres alimentaires	0,04 g

Avant que l'on ne parle tant du cholestérol et des maladies cardiaques, « l'aliment réconfortant » consistait souvent en un macaroni au fromage ou en une viande rouge rôtie accompagnée de pommes de terre avec beurre et crème. Mais à présent nous savons qu'il n'y a rien de réconfortant dans les risques posés par de tels aliments, et la recherche explore des avenues plus salutaires. Le mets suivant remplit cette promesse : le saumon est l'une des nourriture chouchou du monde alimentaire, bien-aimé des chefs comme des cardiologues. Servez-le avec des légumes rôtis ou sautés de votre choix et une judicieuse portion de purée (utilisez une pomme de terre crémeuse comme la Yukon golds pour réduire l'ajout de beurre et ajoutez-y du babeurre, du lait faible en gras ou un bouillon de poulet). Vous obtiendrez un repas profondément satisfaisant, rempli de vitamines, d'acides gras oméga-3 et de protéines — réconfortant en effet !

1 Dans une petite poêle à frite, combinez le vin, le bouillon de poulet, le vinaigre et les échalotes. Amenez à ébullition et cuisez à chaleur moyenne-élevée jusqu'à ce que le mélange soit réduit à une demi-tasse environ, soit 25 minutes.

2 Tamisez la sauce dans une passoire fine, jetez les échalottes et remettez le liquide dans la poêle. Assaisonnez au goût de sel et de poivre. (Jusqu'ici la sauce peut être faite à l'avance.)

3 Pour terminer, chauffez presque au point d'ébullition. Retirez du feu et incorporez graduellement le beurre, une cuillère à table à la fois, jusqu'à ce que la sauce soit légèrement épaissie. Gardez au chaud.

4 Préchauffez le gril à moyen-chaud. Badigeonnez les filets de saumon d'huile d'olive et assaisonnez de sel et de poivre. Faites cuire, peau vers le bas, sur la partie la plus chaude du gril de six à huit minutes. Tournez le poisson et cuisez-le jusqu'à ce qu'il soit opaque, environ trois ou quatre minutes de plus.

5 Retirez le saumon du gril et enlevez la peau. Servez en portions individuelles sur des assiettes avec une sauce au vin rouge.

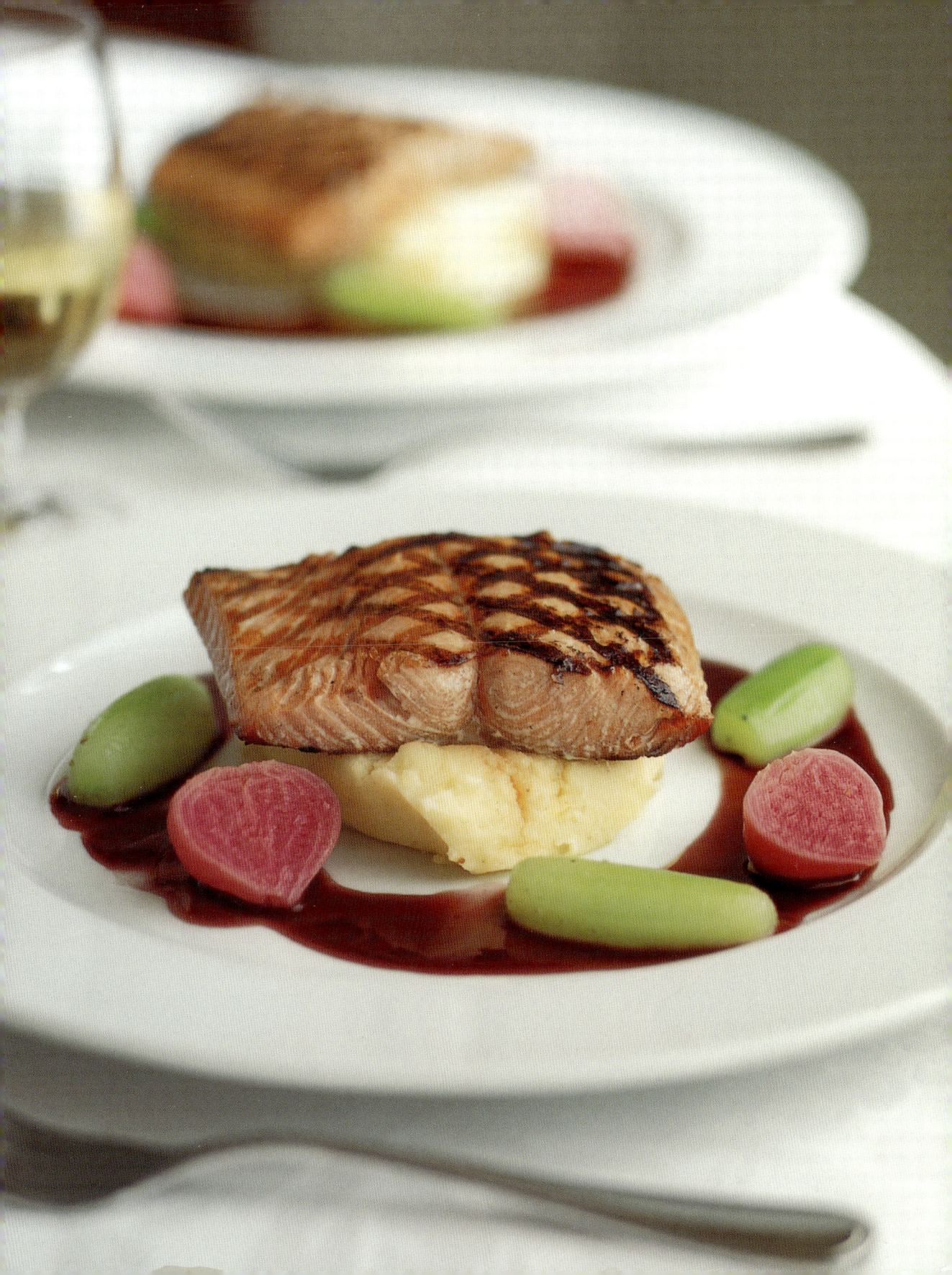

Séduction

Le poète E. E. Cummings a écrit : « Soyez, en amour, (un peu) plus vigilant qu'en toute autre chose. » Quiconque a été engagé dans une relation est conscient de la valeur de cet avis et de la difficulté qu'il y a parfois à le suivre.

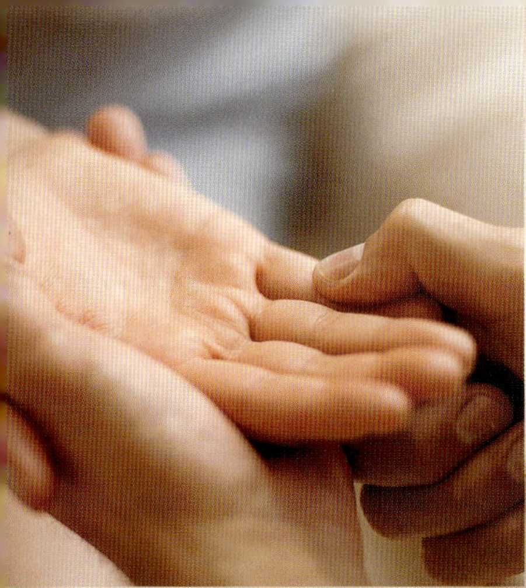
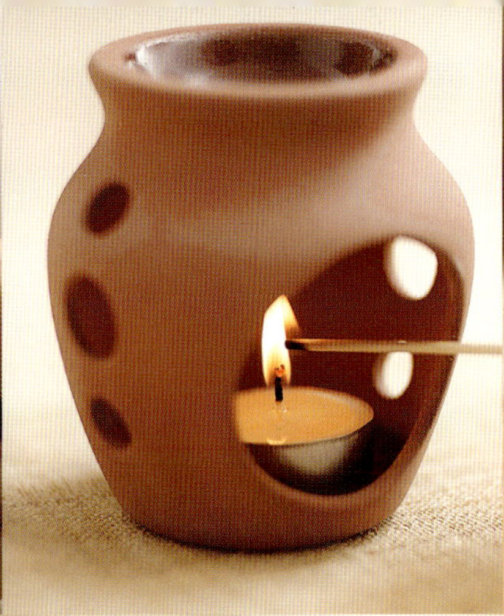
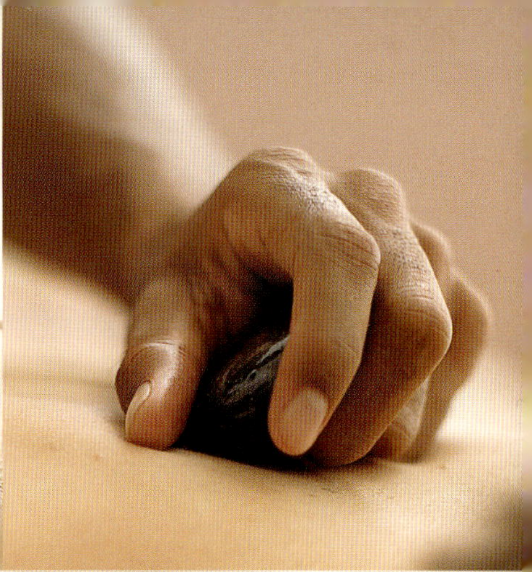
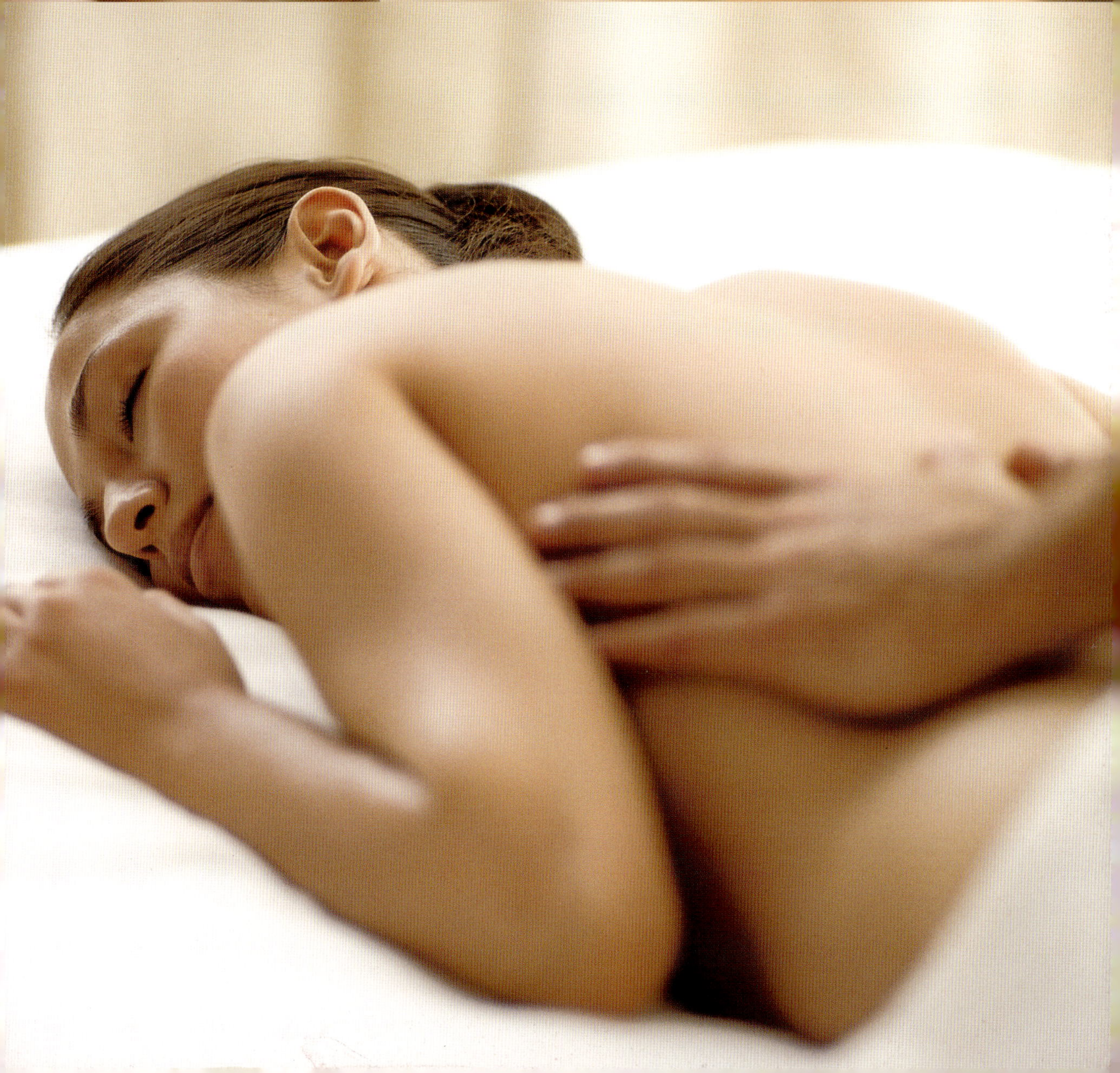

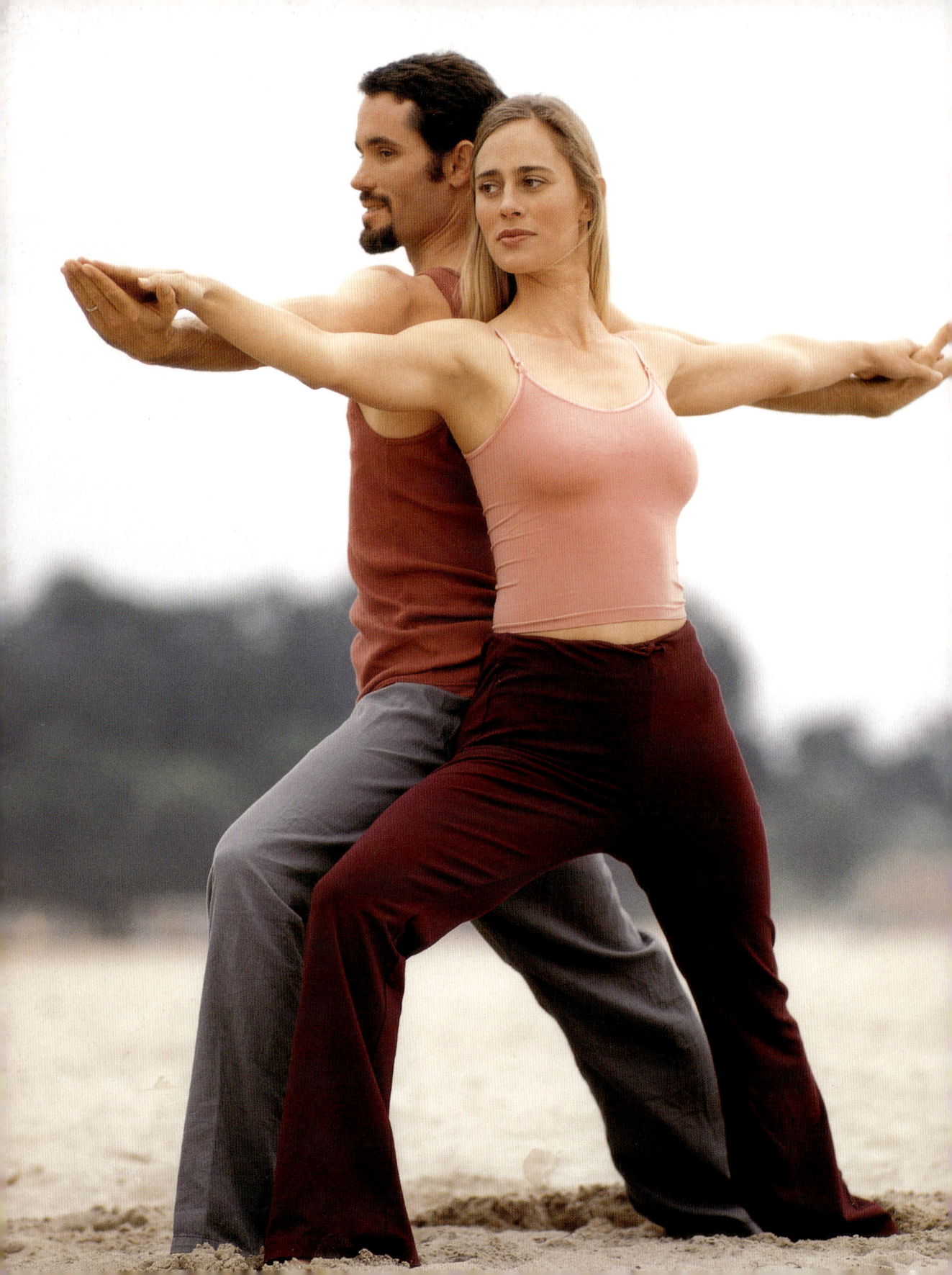

Séduction

Tout comme un organisme vivant, une relation amoureuse exige des soins attentifs. Quand vous en êtes encore aux premiers instants de l'amour, instinctivement vous déployez les efforts et le temps nécessaires pour cultiver votre romance qui éclot. Mais pour plusieurs couples ; cette romance fini par se perdre dans la monotonie quotidienne. Votre énergie se tourne vers vos enfants, vos amis, votre travail, vos courses, et souvent il en reste très peu pour votre partenaire.

Mais les choses peuvent être différentes. Quelquefois, la plus petite pensée est suffisante pour vous rappeler à tous deux la source d'affection qui repose entre vous : un câlin en partant travailler le matin, un appel téléphonique pour partager une blague au milieu de la journée, un bouquet de fleurs sauvages perché sur la table de chevet un soir. D'autres fois, quelque chose de plus extraordinaire est nécessaire pour épicer les choses : un massage aux pierres chaudes, une séance de méditation partagée, un repas aux chandelles mettant en vedette des mets (supposément) aphrodisiaques. Vous trouverez dans ce chapitre plusieurs suggestions pour rallumer la romance (ou, si vous n'avez personne dans votre vie en ce moment, pour en faire naître une). Certaines sont franchement d'ordre sexuel, d'autres sont voluptueusement sensuelles, d'autres encore cultivent le sens de la connexion intime qui fait de deux êtres un couple.

1

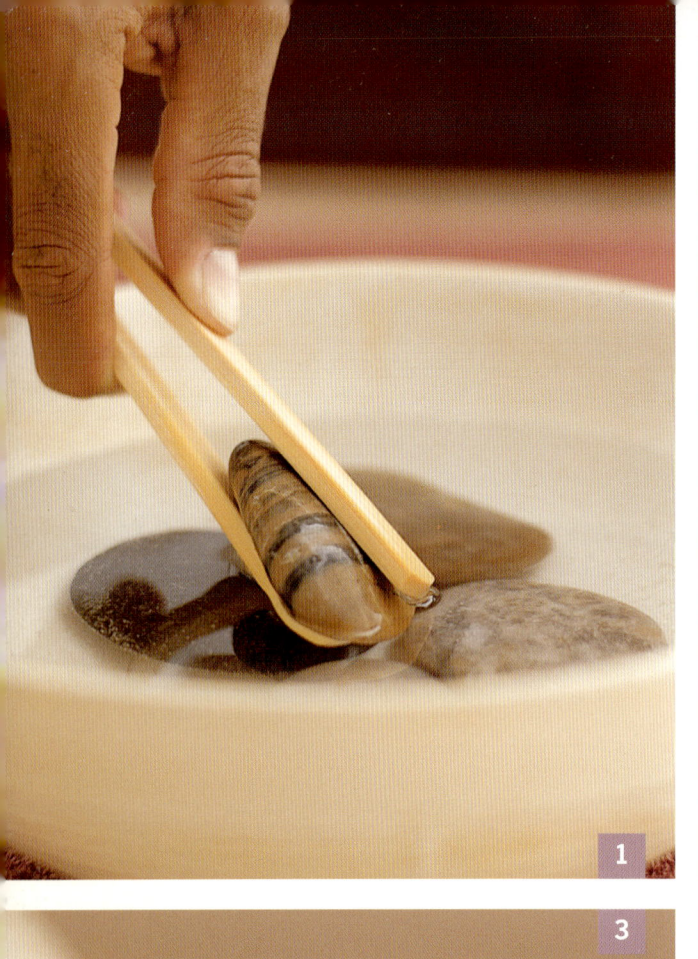

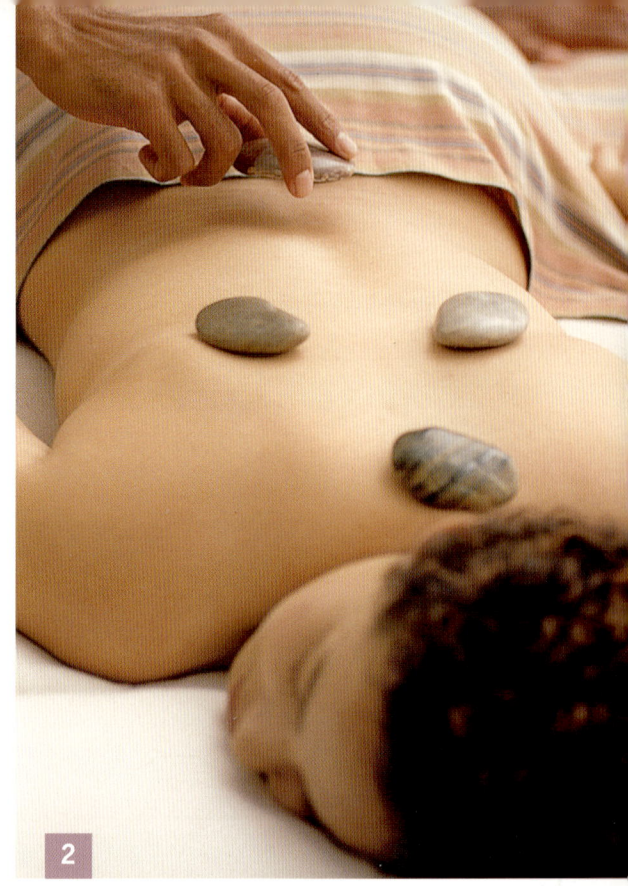

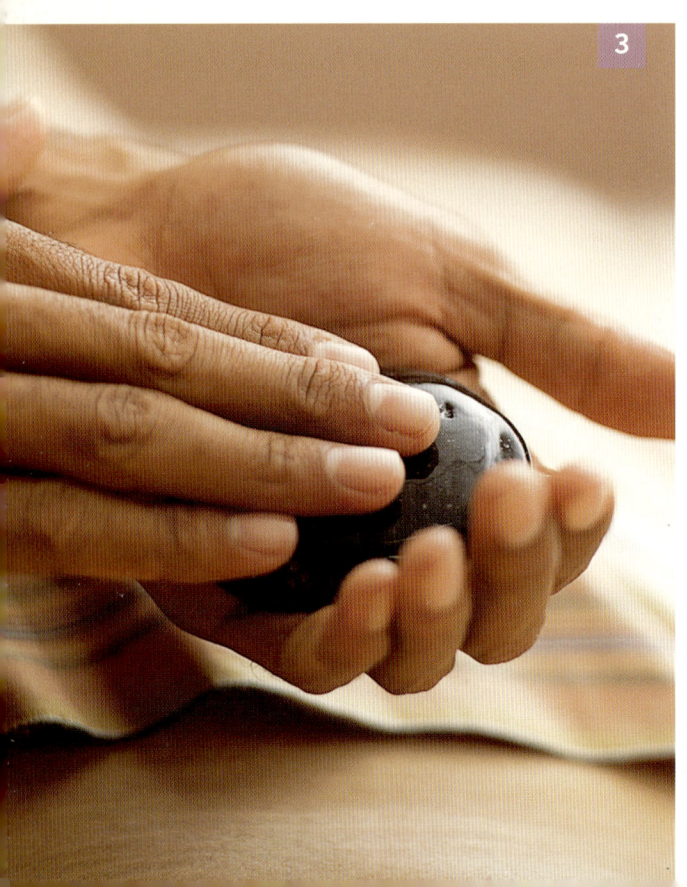

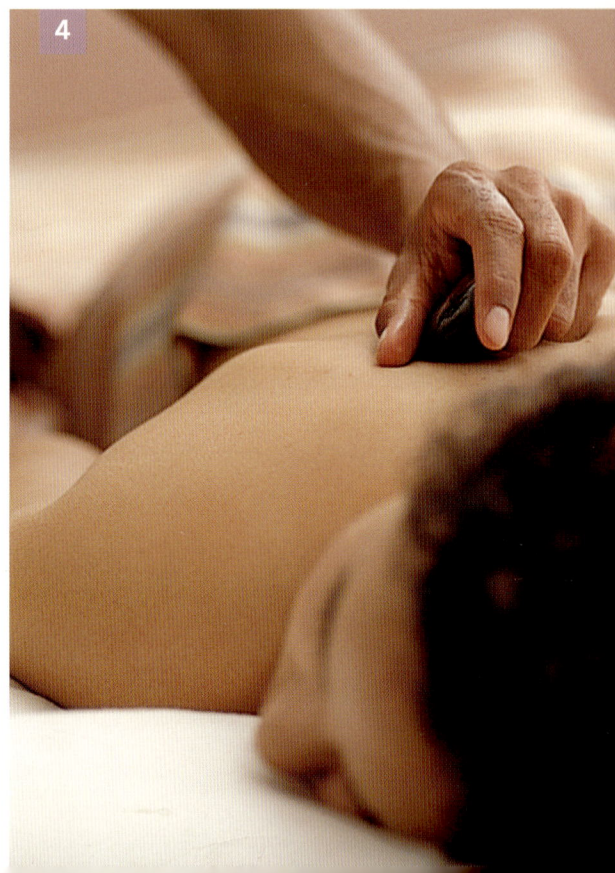

2

3

4

Pierres chaudes

Placées sur les points énergétiques clés et utilisées comme outils de massage, les pierres chaudes vous aident, ainsi que l'être cher, à vous détendre et vous offrent une nouvelle manière de vous toucher l'un l'autre.

Donnez à votre partenaire ces quelques instructions de massage et préparez-vous pour le traitement en vous couchant, à plat ventre sur un lit ou sur un matelas confortable posé sur le plancher, vos bras le long de vos côtés, paumes vers le haut :

1 Placez sept pierres plates, lisses et propres dans un grand bol ou une casserole et couvrez-les d'eau bouillante Chauffez les pierres pendant cinq à dix minutes. À l'aide de pinces, retirez les pierres de l'eau chaude une à une et séchez-les avant de les placer sur votre partenaire. Vérifiez la température des pierres avec votre main pour vous assurer qu'elles ne sont pas trop chaudes. Commencez par placer une pierre dans chacune des paumes de votre partenaire.

2 Placez une pierre sur les muscles adjacents à chaque omoplate et une autre à la base du cou. Terminez par une pierre délicatement déposée à la base de la colonne vertébrale. Laissez votre partenaire reposer pendant dix minutes, afin qu'elle sente la chaleur et le poids des pierres stimuler ses points d'énergie et soulager sa tension.

3 Une fois les pierres refroidies, enlevez-les dans le même ordre que vous les aviez placées. Puis retirez la pierre que vous aviez laissée dans l'eau chaude et asséchez-la. Tenez-la dans la paume de votre main et versez-y un peu d'huile de massage, frottant la pierre entre vos mains pour la couvrir d'huile Plaisir supplémentaire, ajoutez-y quelques gouttes d'huile essentielle pour le massage : rose, jasmin et ylang-ylang sont des huiles calmantes.

4 Utilisez l'un des côtés lisses de la pierre chaude et huilée pour délicatement masser le dos de votre partenaire. Plaçant la pierre d'un côté de la base de l'épine dorsale (jamais directement dessus), glissez-la vers le haut dans un mouvement souple et à pression légère. Massez jusqu'à l'omoplate, puis tout le long de l'intérieur de l'omoplate droite. Répétez ce mouvement glissant deux fois, augmentant graduellement la pression mais sans frictionner trop fort. À présent, répétez de l'autre côté du dos.

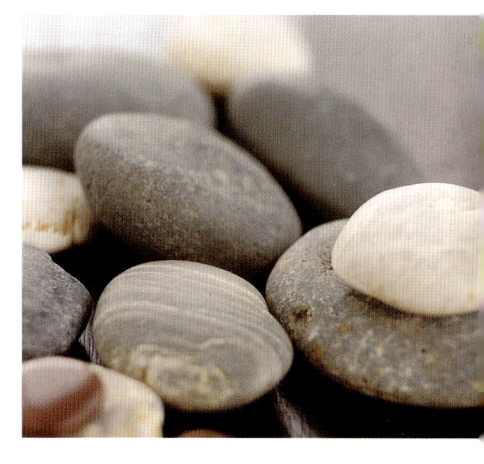

Choisir les bonnes pierres
Vous pouvez trouver des pierres parfaites pour le massage dans la plupart des boutiques d'artisanat ou les ramasser vous-même sur la plage ou dans le lit d'une rivière. Elles devraient avoir un certain poids sans être assez lourdes pour causer un inconfort lorsqu'elles sont placées sur le corps de votre partenaire.

1

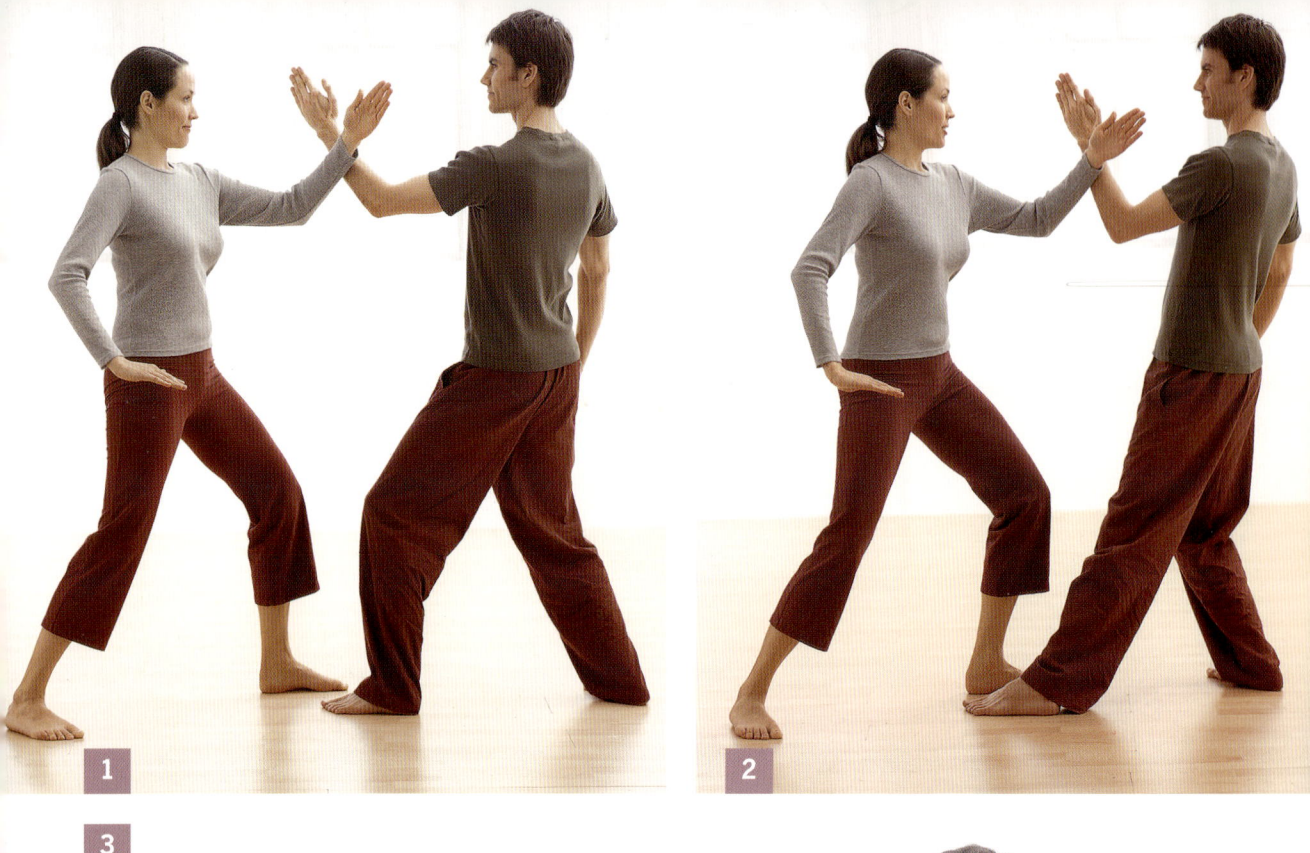

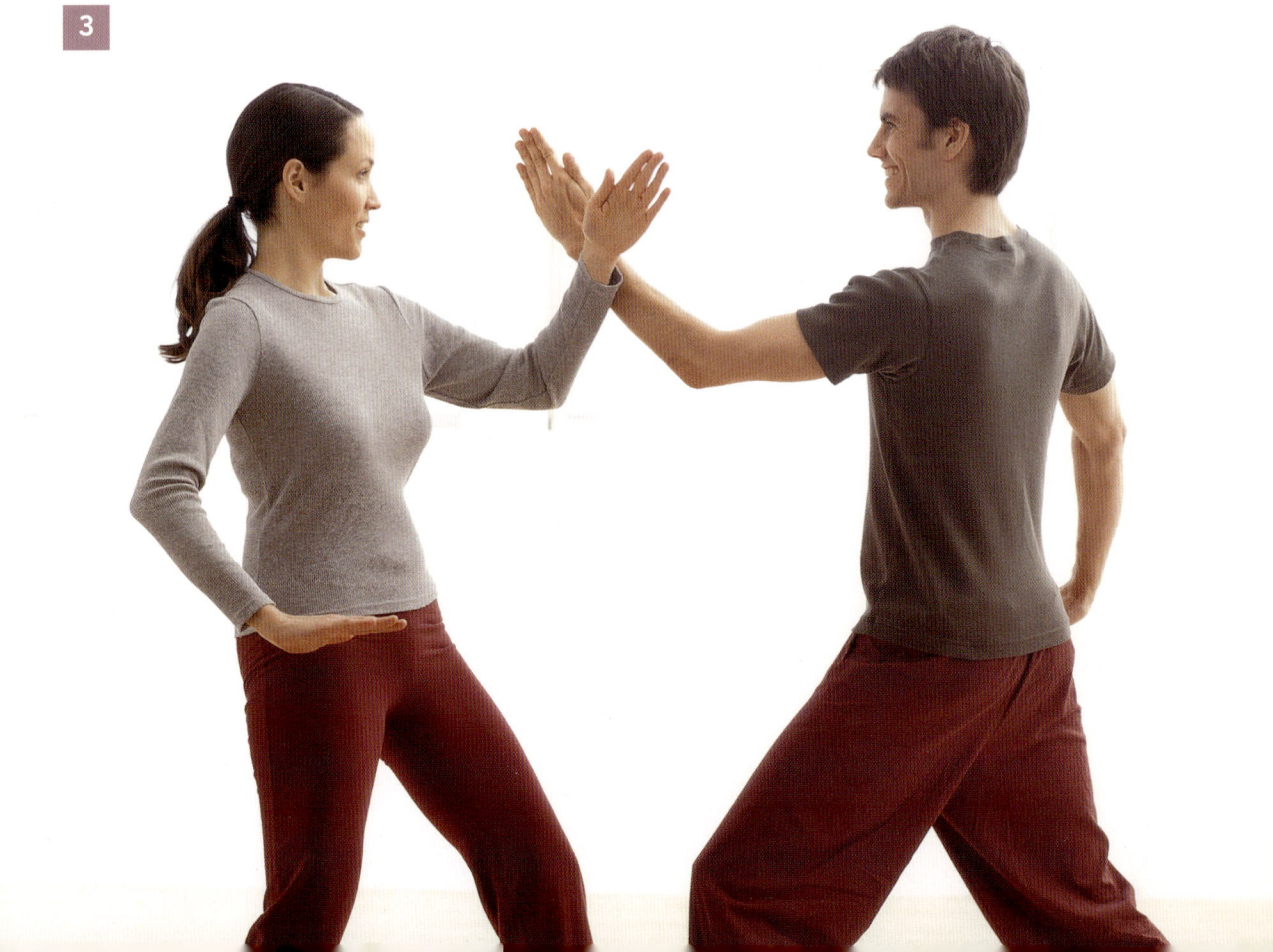

2

3

Pousser les mains

Souvent utilisée comme pratique d'entraînement dans les arts martiaux, la poussée des mains peut être un exercice partagé de tai chi qui vous aidera à développer une plus grande sensibilité aux mouvements de l'autre.

1 À une distance de longueur de bras de votre partenaire, installez-vous en position de l'arc : une jambe vers l'avant et pliée au genou, et l'autre étendue vers l'arrière. Vous devez tous deux étendre la même jambe (c'est-à-dire tous les deux la jambe gauche ou droite) vers l'avant et vous sentir en équilibre. Gardez votre tête droite et votre coccyx bas afin que votre colonne vertébrale soit étendue. Chacun lève alors son bras (le bras du même côté que le pied qui est devant) à la hauteur de la poitrine, coude légèrement plié. Gardez la paume face à la main de votre partenaire et les doigts droits. Reposez le dos de votre avant-bras sur le dos de l'avant-bras de votre partenaire, un peu comme des épées croisées. Votre autre main est vers le bas à votre côté, coude légèrement plié et doigts droits, paume vers le sol. Assurez-vous que vos épaules restent basses et détendues.

2 Pieds stationnaires, basculez votre poids vers l'avant tout en poussant doucement l'avant-bras de votre partenaire avec votre avant-bras. Votre partenaire doit céder à votre force et basculer son poids vers l'arrière.

3 Ensuite, c'est au tour de votre partenaire de pousser vers l'avant, en basculant son poids vers vous et en exerçant une pression avec son avant-bras. Cette fois, répondez en cédant à sa pression et en basculant votre poids vers l'arrière. Alternez avec votre partenaire, appuyant vers l'avant et cédant tour à tour, vos pieds bien en place tandis que vos bras se déplacent d'avant en arrière dans un cercle étroit (imaginez le mouvement des roues d'une locomotive). Vos hanches relâchées pour pouvoir pivoter librement, absorbez les mouvements de votre partenaire en gardant vos genoux pliés, non pas en vous penchant vers l'arrière ou en basculant vers l'avant. Poussez les mains de cette façon aussi longtemps que vous le pouvez en restant détendus et concentrés, changeant de côté de temps à autre si vous le désirez.

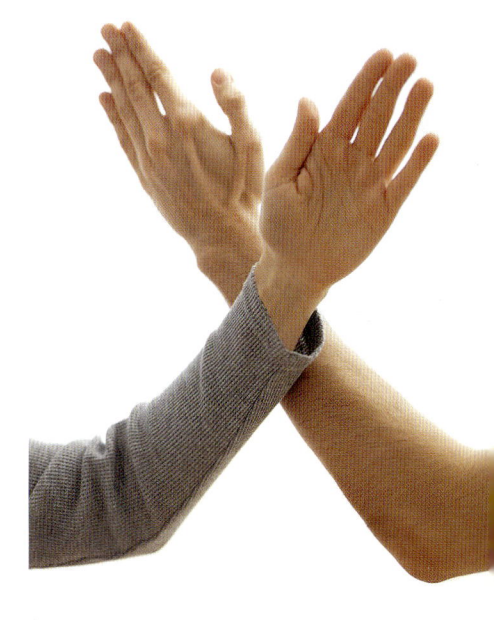

Armée et prête
Pour les mouvements de va-et-vient de la poussée des mains (étape 3), vos mains avant et avant-bras peuvent rester dans la même position l'un par rapport à l'autre. Ou, si ce mouvement est plus naturel pour vous, ils peuvent se déplacer de bas en haut le long du bras de l'autre, sans jamais dépasser le poignet ou le coude.

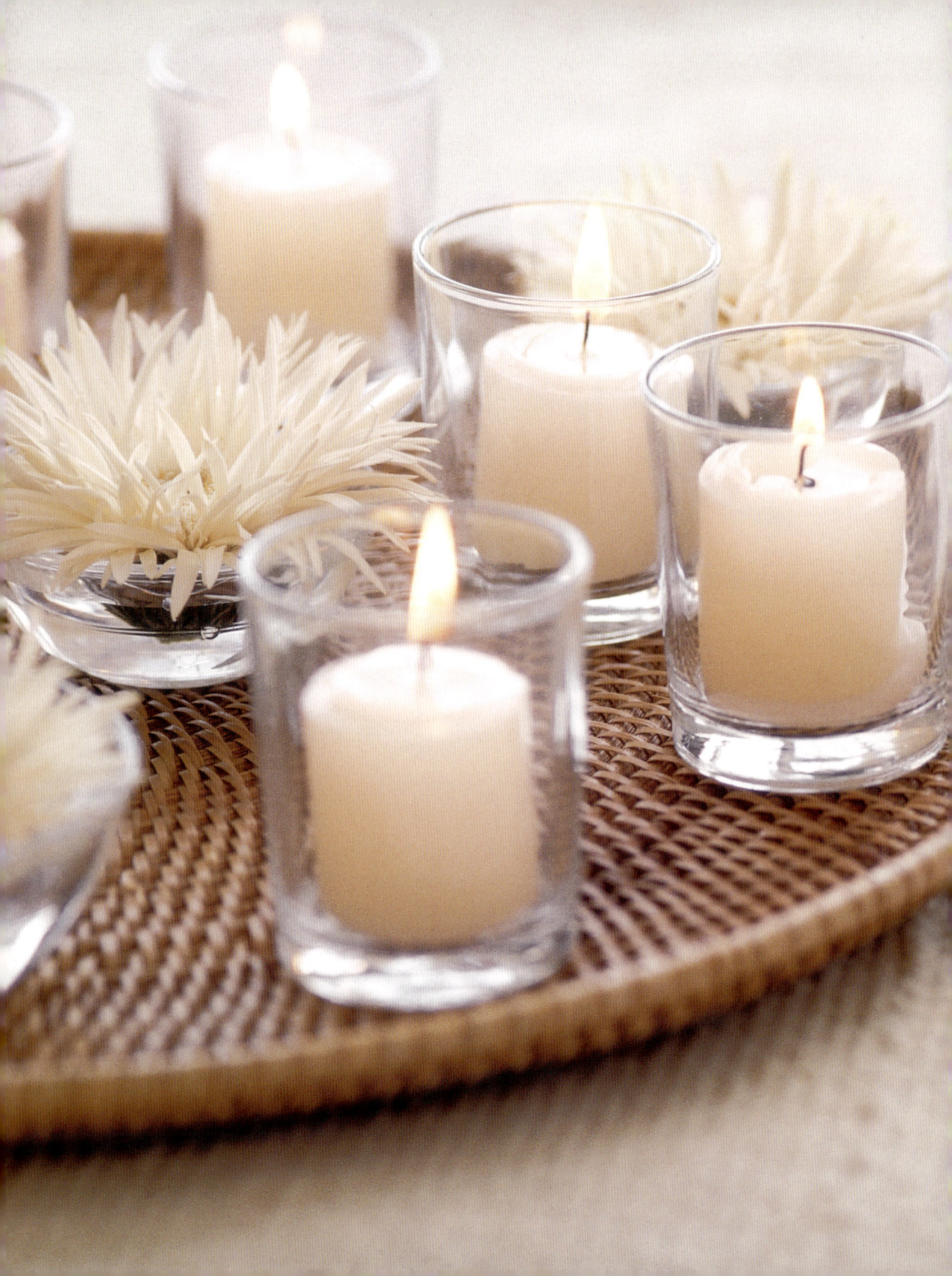

Bien que nous soyons des créatures de l'âge de la technologie, la lumière douce et dansante des chandelles nous enchante toujours. En placer quelques-unes ou même toute une collection dans une pièce peut la transformer en un espace magique en quelques minutes : votre cuisine devient soudain un petit café plein d'atmosphère, votre salle de bain un spa luxueux et, peut-être plus bouleversant encore, votre chambre à coucher se transforme en un mystérieux repaire.

La romance des chandelles

L'utilisation des huiles essentielles ajoute encore à l'expérience romantique. Dans la chambre à coucher, vous voudrez peut-être essayer une chandelle faite à partir de fleurs d'ylang-ylang ; non seulement c'est un aphrodisiaque réputé mais il soulage l'anxiété, aussi bien que le vétiver, aussi connu sous le nom « d'huile de la tranquillité ». Les chandelles parfumées au jasmin, au bois de santal, au néroli, au patchouli, à l'encens, au géranium ou à la rose sont toutes destinées à vous mettre dans un état d'esprit approprié pour l'amour.

Plusieurs boutiques de cadeaux ou de santé vendent des chandelles d'aromathérapie. Vous pouvez également fabriquer vos propres chandelles en ajoutant de 30 à 60 gouttes d'huile essentielle à 225 g de cire à chandelle ; vous trouverez des trousses de fabrication de chandelles dans les boutiques d'artisanat. Ou prenez le chemin facile : placez quelques gouttes d'huile essentielle sur n'importe quelle chandelle non parfumée, près de la mèche. À mesure que fond la cire, l'arôme se libère. (Souvenez-vous que les huiles essentielles sont inflammables ; n'en utilisez pas trop et ne les placez pas directement sur une mèche enflammée. Vous ne désirez tout de même pas que les choses deviennent à ce point brûlantes !)

Mains au cœur

Lorsque vous partagez une session de yoga avec votre partenaire, vous développez une prise de conscience spéciale du corps de l'autre et un état d'esprit qui vous met paisiblement en communion avec l'autre.

La chimie de rester ensemble
Une fois l'attraction sexuelle estompée, (voir « La chimie de l'attraction », ci-dessous), le sentiment de tendresse qui reste peut être attribué partiellement à l'hormone oxytoxine, que les chercheurs ont reliée à l'attachement émotionnel. Les amoureux de longue date bénéficient souvent d'élans périodiques de cette hormone et d'endorphines qui soulagent le stress. En fait, certains chercheurs pensent que les couples restent ensemble à cause de l'accoutumance physique aux produits chimiques qui ont nourri leur amour dès le départ.

Face à face, placez votre main droite sur le cœur de votre partenaire et votre main gauche sur son dos. Demandez à votre partenaire de faire la même chose. En respirant lentement et profondément, fixez les yeux de l'autre et pratiquez l'orbite microcosmique : quand vous inspirez, essayez de visualiser la lumière ou l'énergie provenant de votre ventre et s'élevant jusqu'au dessus de votre tête ; quand vous expirez lentement, imaginez l'énergie redescendant de votre tête et à travers votre corps. Puis, visualisez la même chose dans le corps de votre partenaire.

Maintenez la pose aussi longtemps que vous demeurez confortables et en communion. Ressentez la profondeur de votre union et l'amour, la confiance et le plaisir qui passent entre vous. Si l'un de vous est troublé ou blessé, visualisez l'énergie guérisseuse provenant du corps de l'autre ; si l'un de vous est heureux, qu'il nourrisse l'autre de son bonheur. Bien que cet exercice ne soit pas physiquement exigeant, sa pratique continue peut devenir une forme intense de méditation et d'intimité.

LA CHIMIE DE L'ATTRACTION

Sans vouloir jeter de l'ombre sur vos vues idéalistes de la romance, une grande partie du désir et de la faiblesse que vous ressentez lorsque vous êtes amoureux provient d'une série de réactions chimiques dans votre corps. Les hormones de la reproduction comme la testostérone (produite par l'homme et par la femme) nous poussent à rechercher un partenaire et plusieurs scientifiques croient qu'une zone spécialisée du nez répond aux phéromones (hormones sexuelles) et nous avertit que nous avons trouvé cette personne spéciale. Lorsque vous êtes avec votre amoureux, (ou même lorsque vous pensez à lui) votre cerveau libère des produits chimiques comme la dopamine, un neurotransmetteur qui vous aide à vous sentir bien, qui fait battre votre cœur plus vite, dilater vos pupilles et rosir vos joues.

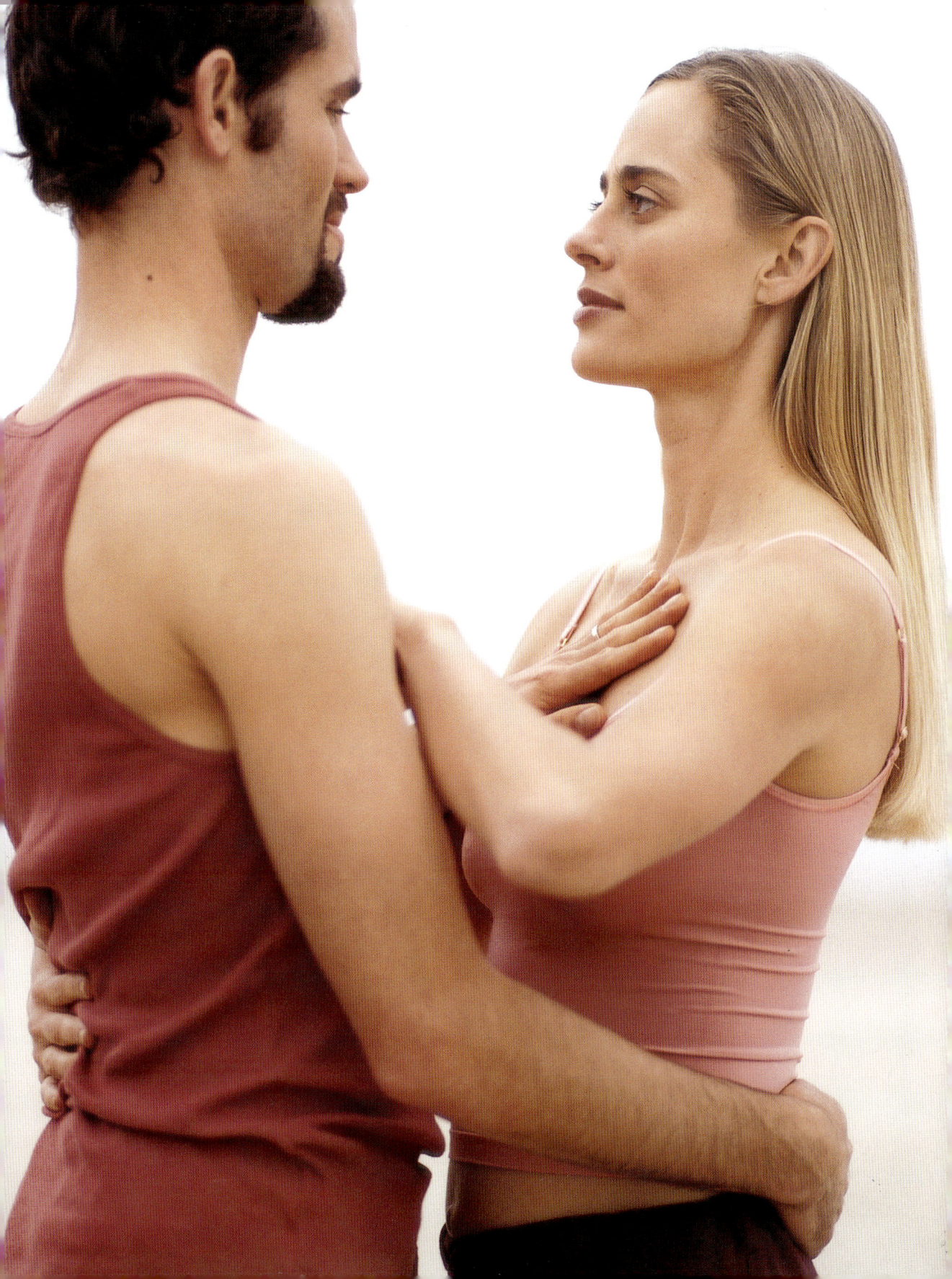

Shampoing pour deux

Laver les cheveux de l'autre crée une cascade de plaisirs sensuels, tout en favorisant avec votre partenaire une intimité basée sur le toucher et l'attention.

La combinaison du shampoing parfumé, du délicat massage de tête et du jaillissement de l'eau chaude sur vos cheveux et votre cuir chevelu est une gâterie que la plupart d'entre nous n'obtenons que dans un salon de coiffure. Mais laisser un être aimé laver vos cheveux, puis changer de rôle avec lui, est une façon merveilleuse de s'unir émotionnellement et de démontrer une attention véritable pour le bien-être de l'autre. Commencez par créer un shampoing infusé de vos huiles essentielles favorites (voir recette à gauche). Puis choisissez un endroit relaxant pour faire le shampoing: ce peut être la douche, le bain ou même dehors dans le jardin.

Pour commencer, versez de l'eau chaude sur les cheveux de votre partenaire. Frottez une petite quantité de shampoing dans vos mains. En travaillant lentement à partir de la ligne des cheveux vers le dessus de la tête et des côtés vers l'arrière, massez bien le shampoing dans le cuir chevelu en petits mouvements circulaires. Essayez de faire bouger le cuir chevelu avec le bout de vos doigts mais n'appuyez pas trop (ce serait douloureux) et ne frictionnez pas (cela endommage la tige capillaire). Faites de ce shampoing un moment de détente; il s'agit autant de vous unir à votre partenaire que de nettoyer ses cheveux. Rincez abondamment à l'eau tiède et séchez avec une serviette.

Mélange à shampoing sensuel
- 175 à 240 ml de shampoing non parfumé
- 10 gouttes d'huile essentielle d'ylang-ylang
- 8 gouttes d'huile essentielle de bois de santal
- 2 gouttes d'huile essentielle de lavande

FAIRE TRAVAILLER LA MOUSSE

Une idée fausse des plus courantes à propos du shampoing est que son pouvoir nettoyant est directement lié à la mousse qu'il produit. En réalité, quelques shampoings de qualité, très efficaces, ne contiennent que des quantités réduites de détergent, composant qui produit la mousse. Trop de détergent décape le cheveu de ses huiles naturelles et comme le détergent est un polluant, il n'est pas l'idéal pour Mère Nature non plus. Souvenez-vous également d'utiliser une quantité judicieuse de shampoing — à moins que vos cheveux ne soient très longs ou épais, une quantité de la taille d'un euro (vingt-cinq sous) devrait suffire.

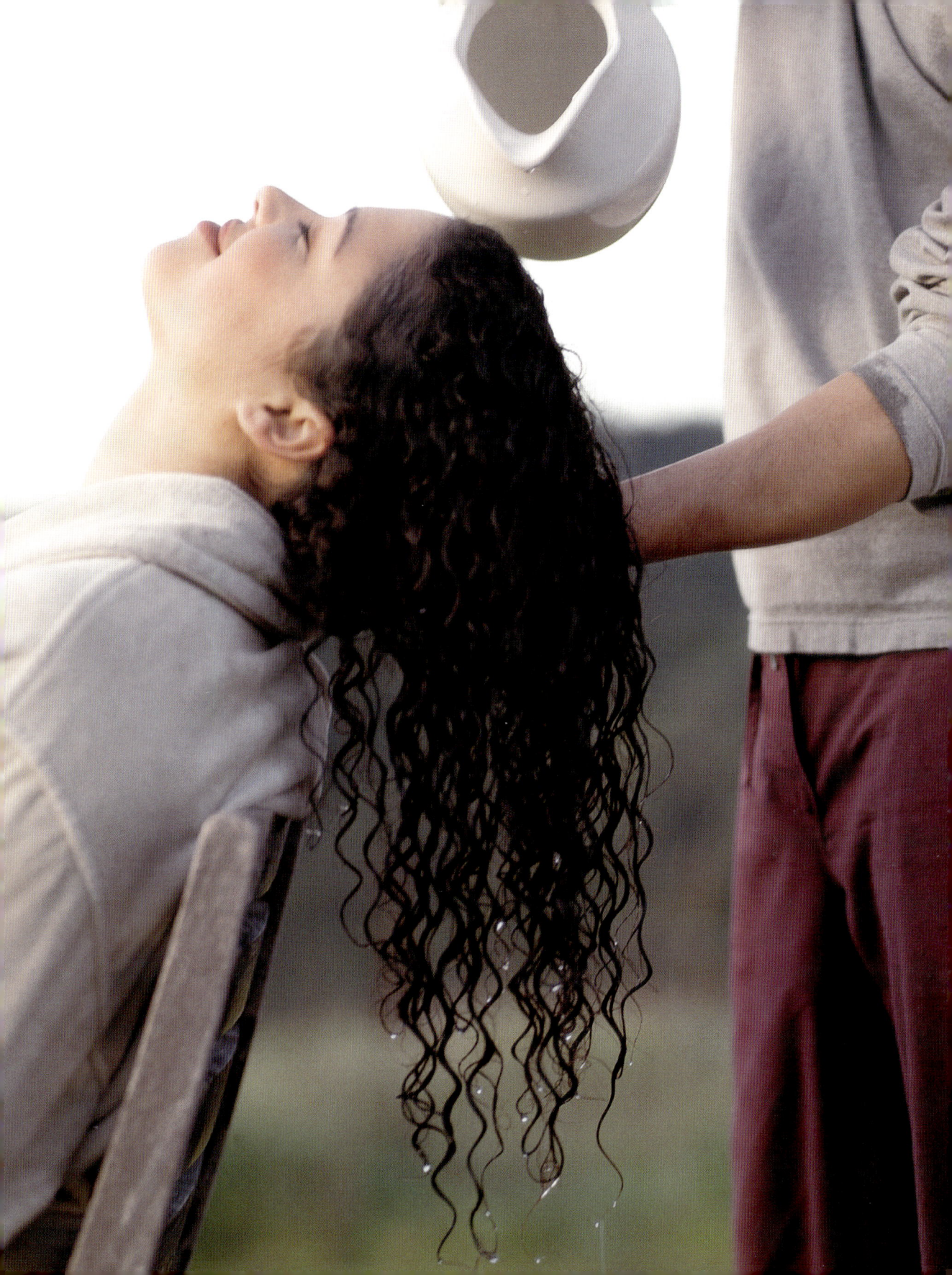

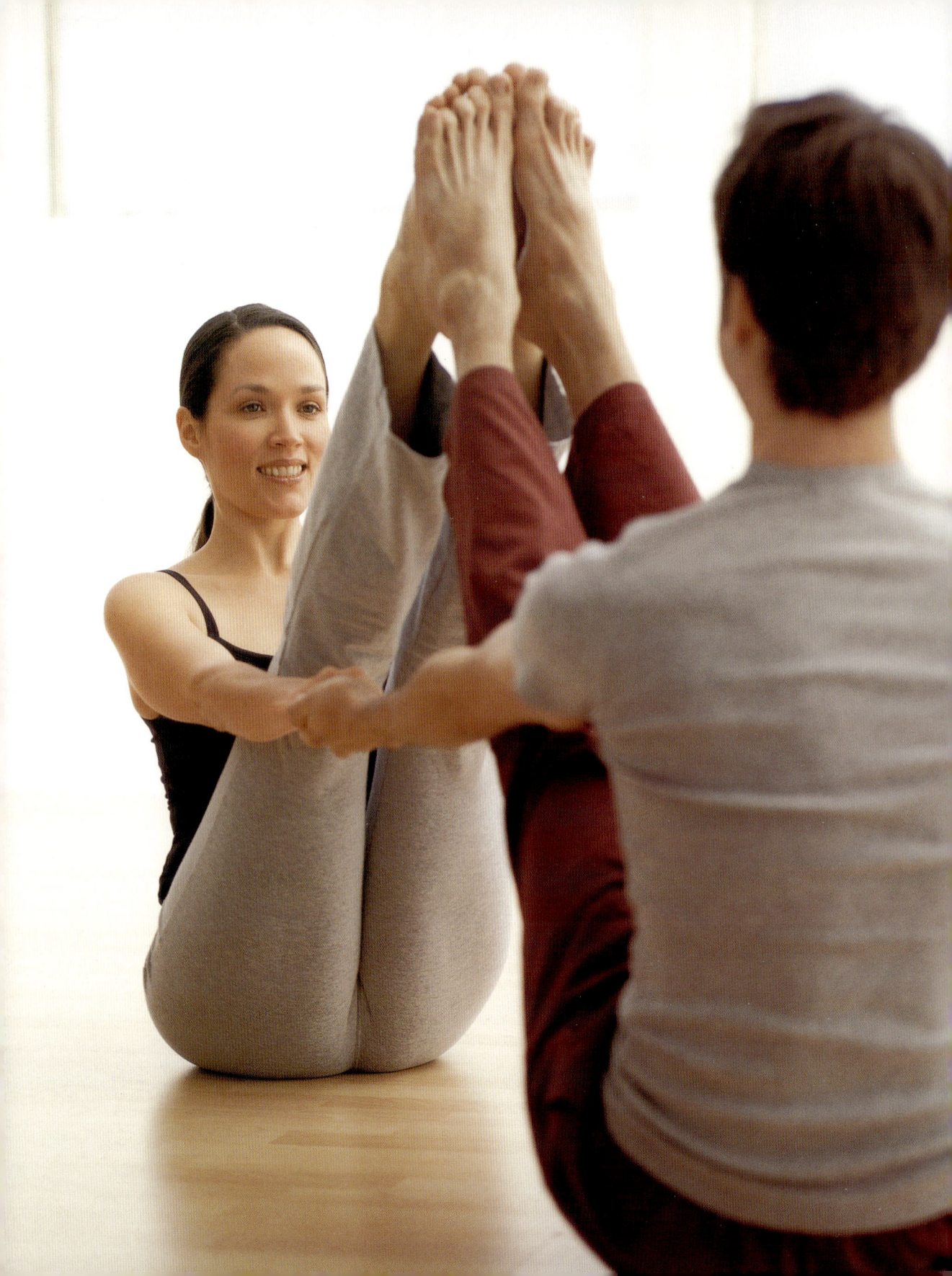

Deux bateaux

Des sensations de communion, de confiance et de support mutuel plus un étirement glorieux sont autant de bienfaits que vous retirerez de cette pose de yoga avec partenaire intime, pose qui forme une silhouette saisissante.

Cette pose de yoga est une forme double du *navasana* — le bateau — qui s'est mérité son nom à cause de sa ressemblance avec un navire sur l'eau. Lorsqu'elle est exécutée en solo, la pose du bateau est extrêmement exigeante, car elle requiert des muscles abdominaux forts. Deux bateaux est un peu plus facile parce que vous pouvez utiliser votre partenaire pour qu'il vous aide à retenir vos membres et votre équilibre. Une connexion physique avec votre amoureux fortifie également votre connexion émotionnelle, car vous dépendez l'un de l'autre pour le support et vous pouvez bénéficier ensemble des aspects méditatifs du yoga.

Pour commencer, asseyez-vous tous deux sur le plancher. Pliez vos genoux et placez vos pieds à plat sur le sol, orteils se touchant. Saisissez les mains de l'autre (ou ses avant-bras si c'est plus confortable), puis soulevez et raidissez lentement vos jambes une à la fois, avec la plante de vos pieds touchant celle des pieds de votre partenaire. Gardez votre dos droit plutôt qu'arrondi. Balancez-vous sur vos fesses, en vous soulevant à partir du bas du dos, regardez-vous et respirez lentement et profondément. Tenez la position pendant au moins 20 secondes et, éventuellement, essayez de la tenir jusqu'à une minute.

DE PLUS EN PLUS PRÈS À TRAVERS LE YOGA

Le mot *yoga* en sanskrit signifie « union ». Bien qu'il soit en général appliqué à atteindre l'harmonie entre sa propre pensée et son propre corps, le concept du yoga peut également être appliqué à deux individus n'en formant qu'un. Des poses comme les deux bateaux, l'arbre et le double chien permettent à un couple de partager sa passion pour le yoga et l'un pour l'autre. Même des partenaires de taille et de poids très différents peuvent apprendre à équilibrer et à supporter l'autre, souvent sous l'œil attentif d'un instructeur dans un atelier de yoga pour couples seulement.

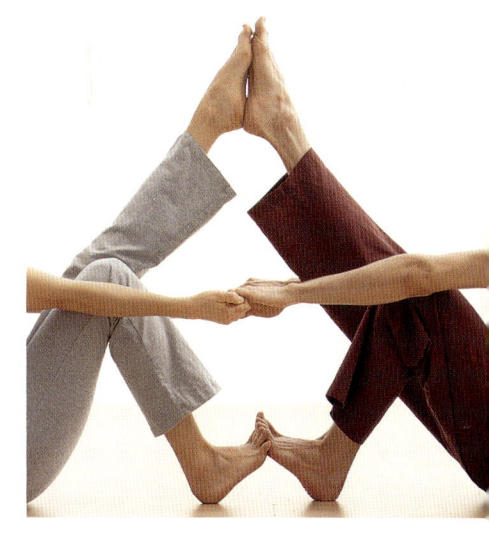

Soutenue à mesure qu'elle avance
Le truc pour entrer ou sortir de la pose des deux bateaux est de se concentrer sur un côté à la fois (n'essayez pas de soulever les deux jambes simultanément). Comme c'est le cas pour toutes les poses de couple, vous devez rester sensible à l'allure de l'autre, à sa position et à son confort.

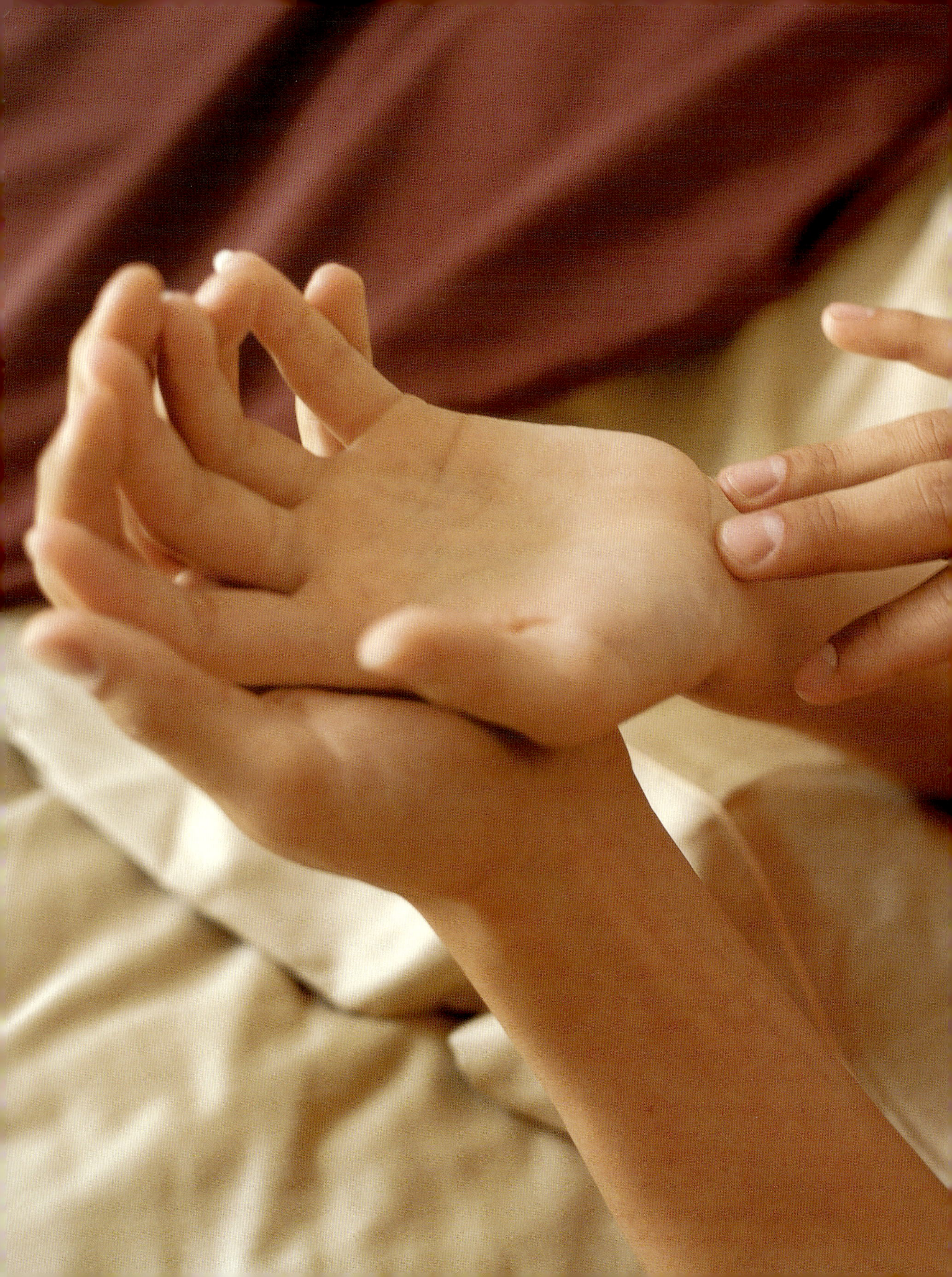

Massage sensuel

Attendez-vous à ce que ce massage amoureux ait un effet volcanique. Les mouvements légers et l'attention portée aux zones sensibles permettent à votre partenaire de vous explorer d'une façon particulièrement intime.

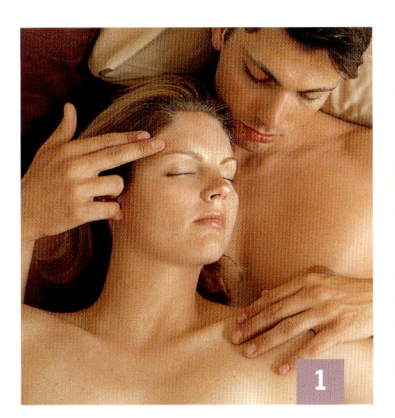

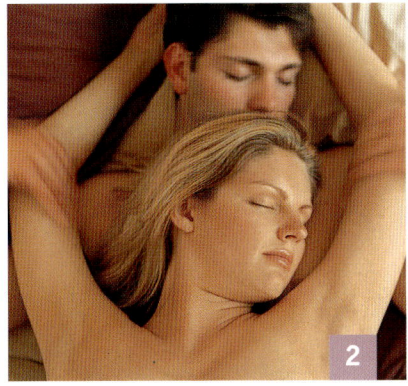

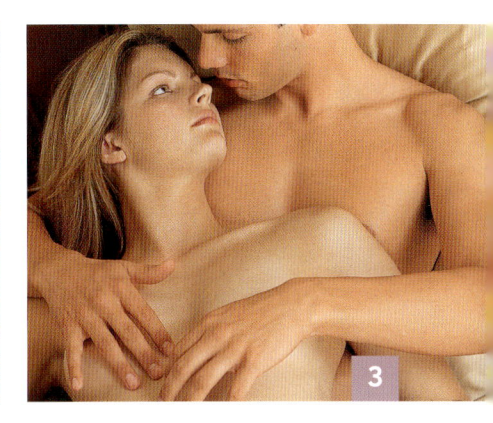

Commencez ce massage intime en vous couchant confortablement avec votre partenaire. Votre dos est placé contre la poitrine de votre partenaire ; demandez-lui de suivre ces étapes de massage sensuel :

1 Commencez par des mouvements sur son front, entre ses sourcils, autour des pommettes et le long de l'arête de son nez. Glissez vos doigts sur les lèvres de votre partenaire ; soulignez-les et explorez-les délicatement. Puis, autour de ses oreilles, tracez-en légèrement les bords externes et les surfaces internes.

2 Continuez ces délicates caresses par le massage de la peau douce et sensible de l'intérieur de ses bras, de ses coudes et de ses avant-bras. Puis prenez la main de votre partenaire dans la vôtre et massez le poignet et la main jusqu'à l'extrémité de chaque doigt. Répétez sur l'autre main.

3 À présent, allez vers le nombril et dessinez lentement avec le bout de vos doigts sur le ventre et le long des hanches. Puis tracez vers l'intérieur, de la taille au nombril. Faites plusieurs cercles autour du nombril et glissez du nombril à la clavicule. Continuez à explorer, en vous attardant sur les parties sensibles.

Bien frictionner votre partenaire
À mesure que vous avancez dans votre massage amoureux, expérimentez pour trouver exactement la pression qui convient. Vous désirez utiliser de légers balayages dans cet exercice sensuel, mais s'ils sont trop légers, vous risquez de chatouiller, et non de titiller, votre partenaire.

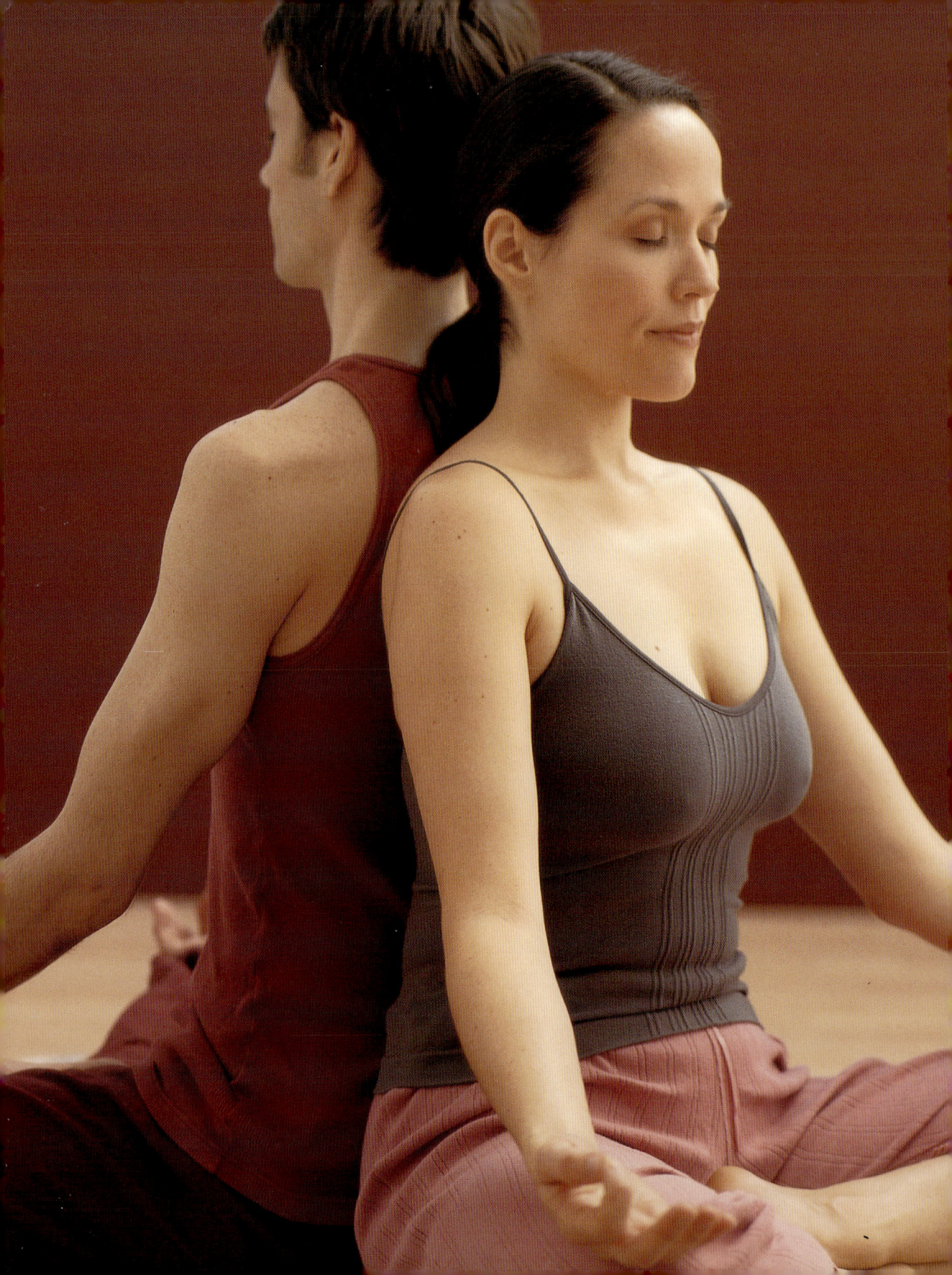

Respiration partagée

Vous partagez vos pensées, vos rêves et vos étreintes. Essayez maintenant de partager votre respiration dans cette technique de yoga de nature à vous unir davantage encore.

Asseyez-vous sur le plancher ou sur un lit dans une position méditative, votre dos contre celui de votre partenaire. Les lumières doivent être baissées et la pièce tranquille. Vous pouvez également écouter une douce musique instrumentale ou un enregistrement de sons de la nature comme une douce chute d'eau. Placez vos mains confortablement sur vos genoux ou vos cuisses et fermez vos yeux ; demandez à votre partenaire de faire de même. Concentrez-vous sur la respiration de l'autre et commencez à synchroniser vos respirations lentement et profondément. Si votre esprit vagabonde, ramenez-le pour marquer le patron régulier de vos inspirations et de vos expirations. Pratiquez pendant aussi longtemps que vous vous sentirez à l'aise tous les deux.

Comme variation, essayez la pose de la corde tressée. Asseyez-vous jambes croisées dos à dos avec votre partenaire et inspirez ensemble en allongeant vos colonnes vertébrales. Puis, avec votre main droite sur votre genou gauche et votre main gauche sur le sol du côté gauche (votre partenaire faisant de même), expirez en vous tournant vers la gauche, mais en conservant vos dos ensemble lorsque vous pivotez. Tenez la pose pendant plusieurs respirations, puis revenez au centre et répétez, cette fois fois en pivotant sur votre droite. (Voir Mains sur le cœur à la page 228 ◄ pour un autre exercice de contact intime.)

La joie de se laisser aller
En respirant lentement et profondément, comme vous l'avez fait dans cet exercice de yoga, vous déclenchez une réponse de relaxation de votre corps. Des preuves ? Après une demi-douzaine de respirations profondes avec votre partenaire, notez comme vous épaules retombent tout naturellement d'un à deux centimètres environ, signalant un relâchement de la tension.

SEXE ET RESPIRATION

Bien que l'exercice de respiration partagée décrit ici une communion paisible (et non brûlante et dérangeante), respirer est également à la base de plusieurs pratiques de sexe tantrique. La tradition tantrique (qui, malgré ce qu'en pensent de nombreux Occidentaux, est beaucoup plus que du sexe) soutient qu'une respiration profonde et contrôlée est une excellente façon d'aiguiser les sens et de purifier le corps, le rendant prêt à l'acte d'amour. Lorsque les couples synchronisent leur respiration, on doit le percevoir comme une convergence des forces de vie masculine et féminine.

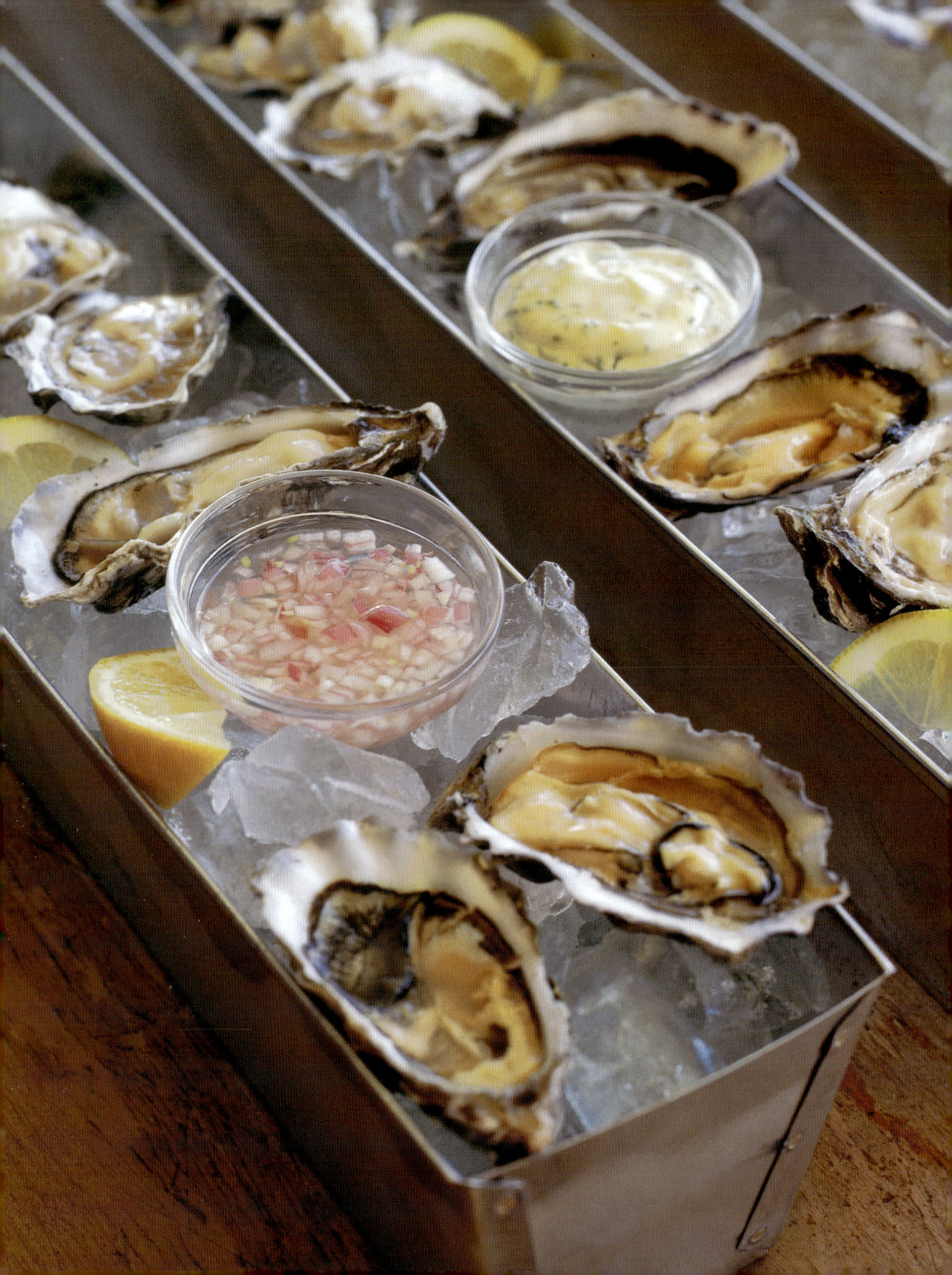

Huîtres pour amoureux

Un plat de succulentes huîtres fraîches accompagné d'un duo de sauces appétissantes pourrait vous aider à établir une atmosphère idéale pour une soirée romantique à la maison.

Pour les puristes, les huîtres fraîches n'ont besoin que de très peu pour exalter leur beauté saumâtre. Mais si vous vous mourez d'envie, une simple sauce mignonnette ajoute une note piquante, tandis qu'une sauce à la crème fraîche ajoute une touche de sophistication soyeuse. La clé du succès est de trouver des huîtres extrêmement fraîches ; un poissonnier de bonne réputation est votre meilleure source, et il ouvrira les huîtres et conservera le liquide pour vous. Si vous désirez un accompagnement classique, servez de minces tranches de pain pumpernickel avec du beurre et du champagne.

1 Pour faire la sauce mignonnette au sherry, mêlez le vinaigre de vin de sherry et les échalotes dans un petit bol. Ajoutez le poivre blanc et une goutte de la sauce jalapeño. Assaisonnez au goût et mélangez bien.

2 Pour faire la sauce à la crème fraîche, combinez la crème fraîche, la moutarde, l'aneth, le zeste de citron et son jus de même que le curcuma dans un petit bol. Ajoutez une pincée de sel et de poivre blanc et mélangez bien.

3 Remplissez une assiette de glace concassée. Arrangez les huîtres dans leur liquide et le duo de sauce sur la glace. Servez immédiatement.

Ingrédients

3 cuillères à table de vinaigre de sherry
1 cuillère à table d'échalotes émincées
Pincée de poivre blanc
1 goutte de sauce jalapeño verte de Tabasco

60 ml de crème fraîche
1 cuillère à thé de moutarde de Dijon
1 à 2 cuillères à thé d'aneth frais émincé
½ cuillère à thé de zeste de citron
1 cuillère à thé de jus de citron
⅛ cuillère à thé de curcuma
Pincée de sel casher et de poivre blanc

1 douzaine d'huîtres très fraîches

- Pour 2
- Temps de préparation : 10 minutes

Information nutritionnelle par portion
Les données sont pour une demi-douzaine d'huîtres et les deux trempettes.

Calories	179
Kilojoules	750
Protéines	7 g
Hydrates de carbone	6 g
Gras total	13 g
Gras saturé	7 g
Cholestérol	72 mg
Sodium	180 mg
Fibres alimentaires	0 g

NOURRITURE POUR VOS ÉTATS D'ÂME

Truffes, chocolat, caviar, figues, miel, asperges, crustacés, prunes, lait de chameau, cervelles de moineau et chair de lézard : tous ces aliments ont la réputation d'être des aphrodisiaques. Mais existe-t-il des preuves scientifiques que certains aliments allument votre libido ? Hélas, les aphrodisiaques culinaires restent des légendes folkloriques, selon les empêcheurs de tourner en rond du Johns Hopkins Medical Institution : « Il n'existe aucune preuve scientifique qu'aucun aliment ou breuvage ne puisse augmenter le désir. » Reste que prendre le temps de préparer un mets spécial, demeure une adorable façon d'exprimer son affection. Laissez tomber les cervelles de moineaux et la chair de lézard, toutefois.

Relaxer

Nous vivons à une époque où courir 24 heures par jour, sept jours par semaine, est un exercice louable et non un signal d'alarme. Pour restaurer votre équilibre et votre intégrité, sortez de la mêlée et pratiquez l'art délicat de la relaxation.

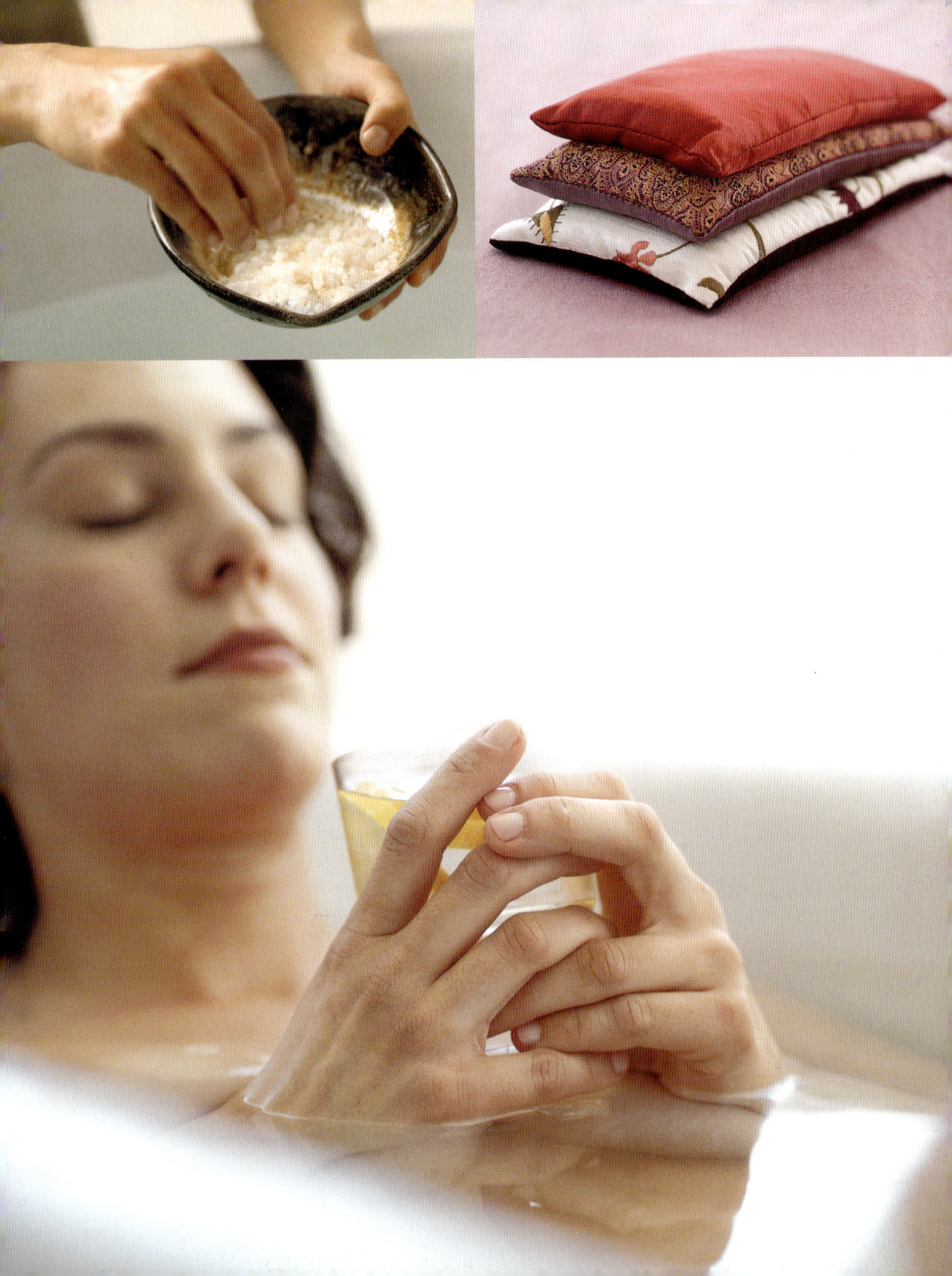

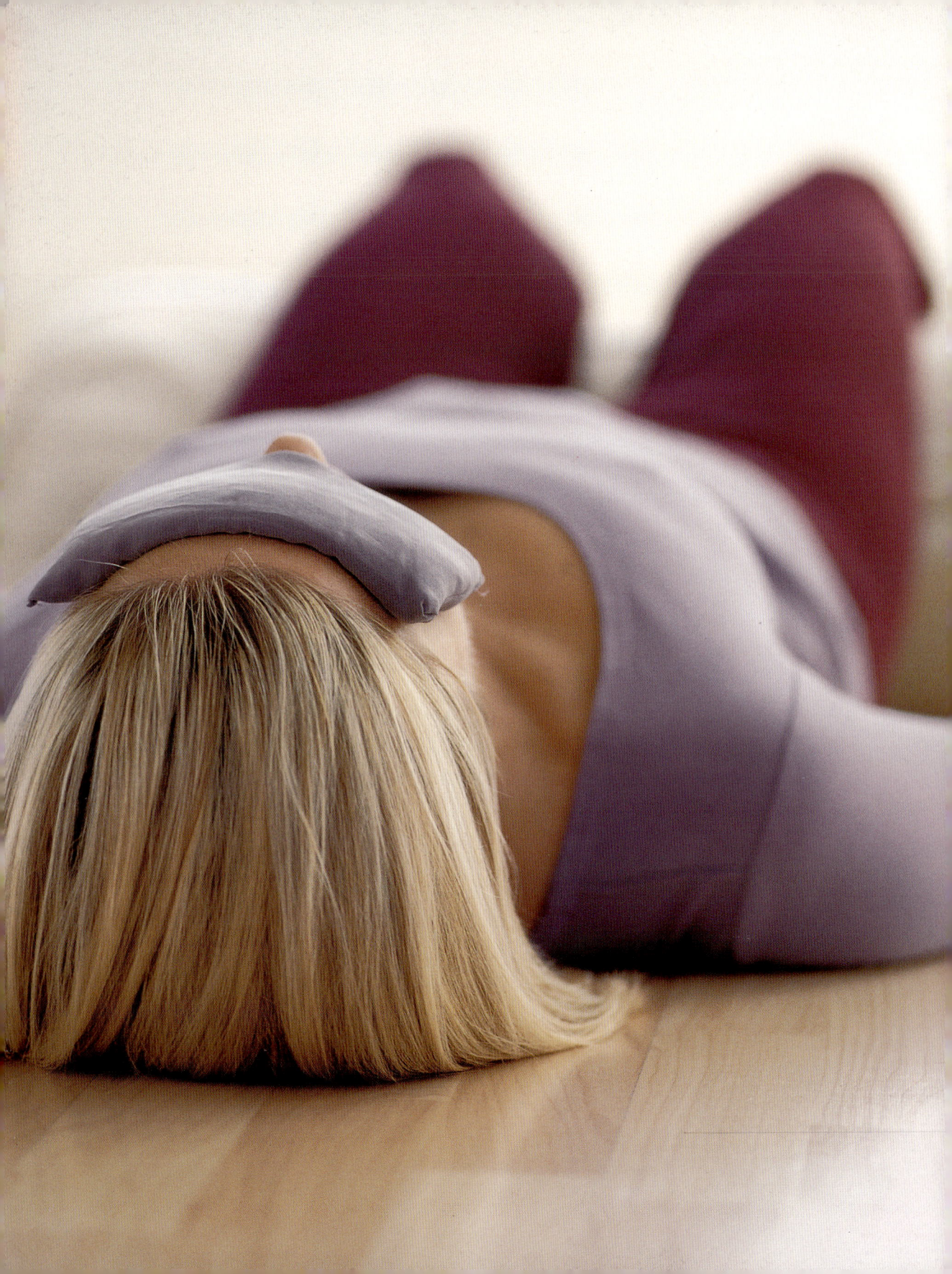

Relaxer

Tout comme les muscles ont besoin de temps pour récupérer entre les sessions d'entraînement, votre être a besoin de temps pour se détendre entre les périodes d'effort intense et le tourbillon d'activités qui, sans aucun doute, ponctuent vos journées. Un travail constant ne peut que rendre une femme ennuyante. Sans parler de la fatigue, de l'épuisement et de la mauvaise humeur.

Prendre le temps de rêvasser, de vous étirer et d'observer le monde autour de vous peut vous rapporter des dividendes formidables. Votre esprit s'éclaircit, votre corps récupère et votre âme s'emballe. Dans les pages qui suivent, vous découvrirez une variété d'avenues qui vous guideront dans la découverte de votre chemin personnel vers la vraie relaxation. Vous pouvez échanger des massages avec votre partenaire ou un ami. Vous pouvez être bercée par le mijotement satisfaisant d'un risotto qui cuit. Peut-être opterez-vous pour l'élan d'énergie qui vient d'une session de tai chi ou la délivrance que vous propose la respiration yogique.

Souvenez-vous seulement que laisser aller les choses peut être aussi important que de s'en préoccuper. En fait, laisser aller est quelquefois la meilleure façon de garantir que vous ferez de votre mieux. Après tout, un corps détendu bouge plus librement. Un esprit calme entend ses muses plus facilement. Et un cœur tranquille peut mieux ressentir les émotions qui font de nous des humains, comme l'amour et la joie.

relaxer

Recueillir le chi

Ceux qui pratiquent le tai chi croient que vous pouvez augmenter la quantité de chi, énergie vitale de votre corps en le recueillant dans l'air et dans l'univers.

1 Debout, coccyx rentré, genoux légèrement pliés, menton baissé, pieds écartés vis-à-vis des épaules et bras le long du corps, détendus.

2 Pliez-vous lentement en amenant vos bras devant vous pour créer un grand cercle, comme si vous vouliez ramasser un ballon de plage. Assurez-vous que vos coudes, poignets et genoux restent détendus, que vos bras sont arrondis et que vos mains ne se touchent jamais complètement lorsque vous ramassez le ballon.

3 Relevez-vous et, ce faisant, amenez vos bras vers votre abdomen, comme si vous poussiez l'air à l'extérieur du ballon.

4 À présent, regardez vers le haut et levez vos bras, tout en les gardant arrondis, comme pour atteindre un autre ballon. Puis amenez vos bras vers votre taille, comme pour dessouffler le ballon. Laissez tomber vos mains sur les côtés, puis répétez les étapes pendant trois à cinq minutes.

Les sources du chi

Selon les traditions orientales, le chi a plusieurs sources. Nous héritons tous d'une certaine quantité de chi de nos parents (ce type de chi est appelé jing). Un autre chi provient de la nourriture que nous mangeons (aliments entiers présentant plus de chi qu'aliments moins santé) et de l'air que nous respirons (le meilleur est le moins pollué). Finalement, une partie de notre chi est dérivé de l'univers même.

LES SEPT CHAKRAS

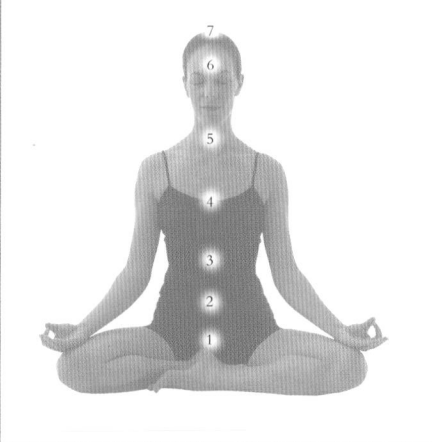

En tai chi, en yoga et en médecine orientale, le *prana* (force de vie) du corps est considéré comme s'écoulant le long des canaux d'énergie qui se croisent aux chakras (ou roues), lesquels sont associés à différents états d'âme.

CHAKRA	ENDROIT	ASSOCIÉ À
Premier	Base de l'épine dorsale	Sécurité, bien-être
Deuxième	Juste sous le nombril	Sensualité, fertilité
Troisième	Plexus solaire	Puissance personnelle, appartenance
Quatrième	Cœur	Amour, générosité
Cinquième	Gorge	Créativité, communication
Sixième	Entre les sourcils	Intuition, conscience
Septième	Dessus de la tête	Spiritualité

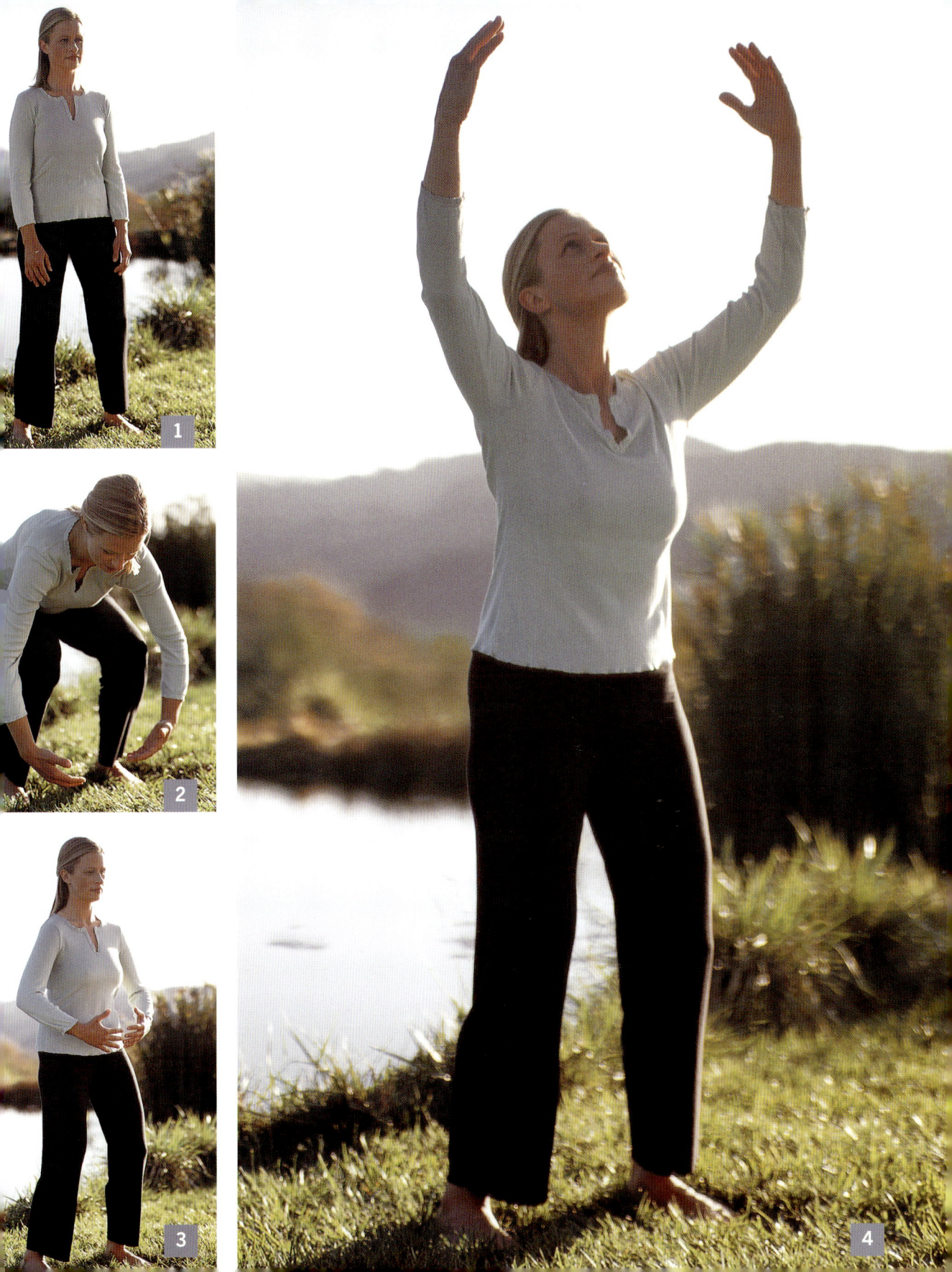

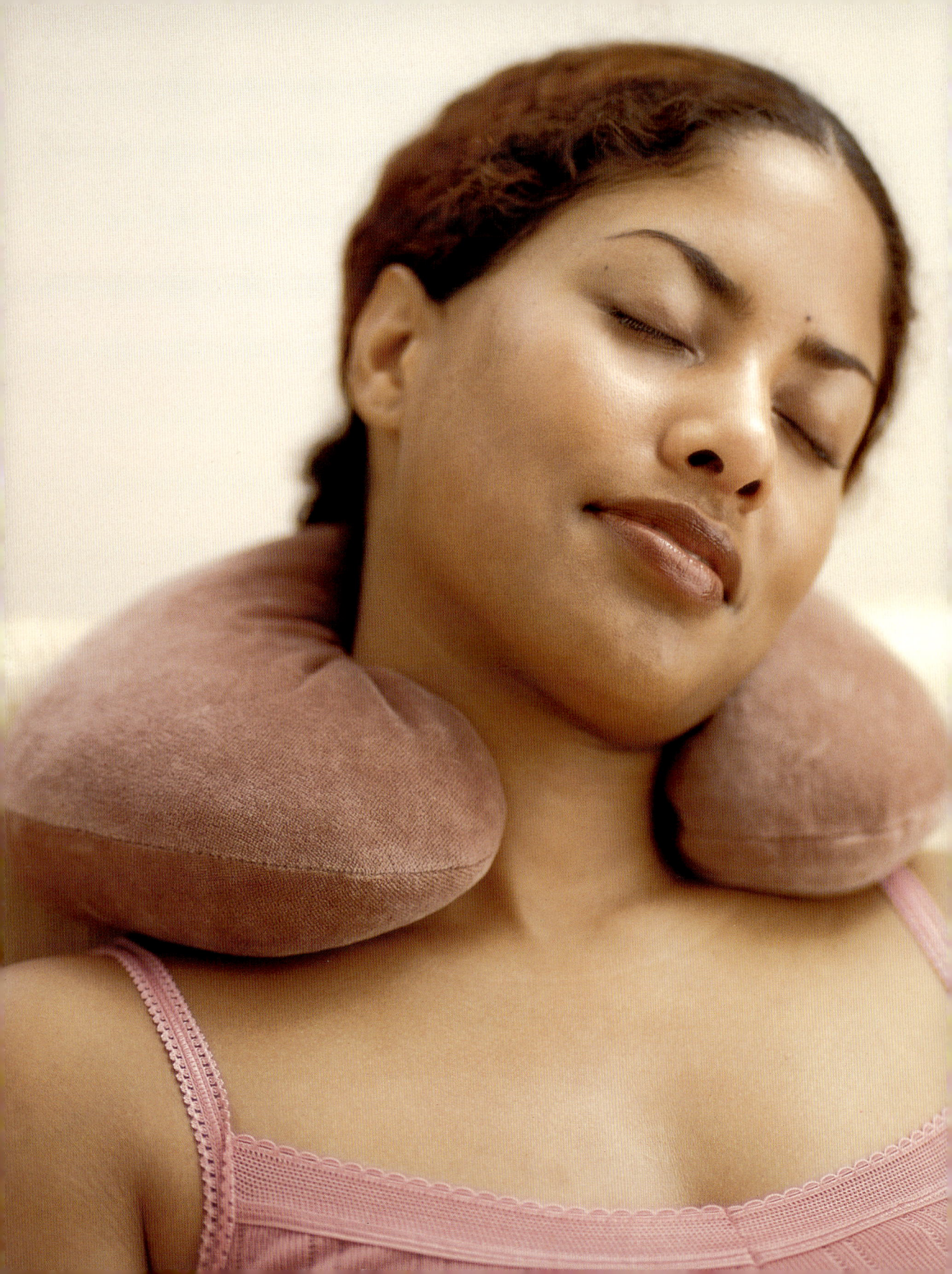

Enveloppement apaisant du cou

Après une dure journée de travail, des courses ou le soin des enfants, gâtez-vous et offrez à vos muscles endoloris un enveloppement chaud et parfumé du cou.

Besoin d'être convaincue de la quantité de stress qui s'accumule dans votre cou et vos épaules chaque jour ? Essayez simplement d'effectuer quelques roulements de tête de gauche à droite ou quelques haussements d'épaules pour sentir ces muscles tordus et douloureux prendre vie. Mais l'aide est à portée de la main : un enveloppement de cou ou un oreiller spécialement conçu peut soulager la tension et l'inconfort, et permettre à votre cou une plus grande variété de mouvements.

Procurez-vous un enveloppement ou un doux oreiller chauffant bien adapté aux contours de votre cou et qui soit rempli de riz et d'herbes aromatiques. Le poids du riz exerce une subtile pression sur vos muscles en les aidant à se relâcher ; le parfum des herbes est calmant pour les nerfs épuisés et la chaleur fait fondre la tension et la douleur.

Pour augmenter l'effet relaxant de ce traitement, vaporisez quelques gouttes d'huile essentielle sur l'enveloppement ou l'oreiller. Choisissez un parfum apaisant approprié aux herbes ou autres plantes déjà contenues dans le coussin. Par exemple, le jasmin s'harmonise avec la lavande et la camomille complète le romarin. La bergamote offre une odeur particulièrement apaisante et rassurante qui se mélange bien avec plusieurs huiles aromatiques comme le cyprès, le gingembre, le géranium des Indes, le genévrier, le citron, le néroli, l'ylang-ylang ou le géranium. Si vous utilisez une huile essentielle pure, assurez-vous de la mélanger avec un peu d'huile de préservation avant de la vaporiser sur l'oreiller pour éviter une possible irritation de la peau.

Trouvez un endroit tranquille où vous asseoir et appuyer votre tête, par exemple une chaise rembourrée à dossier haut. Faites chauffer l'oreiller ou l'enveloppement tel que recommandé par le fabricant et placez-le derrière votre cou, sur vos épaules. Asseyez-vous et détendez-vous pendant environ dix minutes ou jusqu'à ce que l'oreiller refroidisse et que la tension ait diminué suffisamment pour que vous puissiez faire face aux défis de demain.

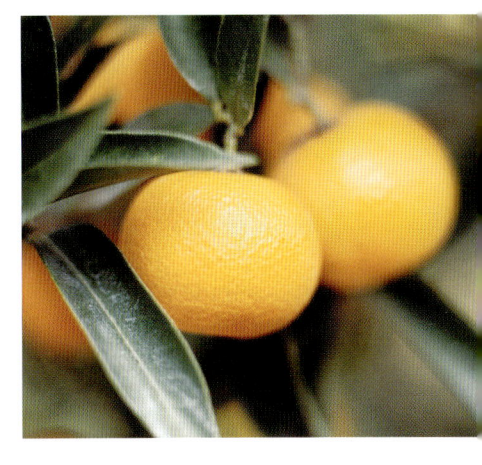

Beauté de la bergamote
C'est la saveur citronnée et vive de la bergamote qui donne au thé Earl Grey son goût distinctif. Son huile essentielle, distillée à partir de la pelure du fruit, est utilisée depuis la Renaissance pour les soins médicinaux et les soins de la peau. L'odeur de la bergamote est considérée comme extrêmement encourageante et apaisante ; les aromathérapeutes la recommandent pour traiter l'anxiété, la colère, la peur et même la dépression légère.

Poses de la montagne

Les poses de yoga qui demandent de l'équilibre vous aident à mieux comprendre la complémentarité entre le mouvement et l'immobilité. Elles peuvent également améliorer votre posture.

Commencez avec la pose de base de la montagne (voir photo à droite) : debout, pieds ensemble et bras détendus le long du corps, formez une longue ligne droite avec votre corps. Serrez vos quadriceps (les muscles à l'avant de vos cuisses) pour stabiliser vos genoux et les empêcher de se barrer. Gardez le menton vers le haut et la tête vers l'avant. Relâchez vos omoplates pour qu'elles restent détendues et abaissées, tout en gardant vos clavicules soulevées et larges. Détendez les muscles du visage et de la gorge. Mettez à l'épreuve vos capacités d'équilibre en fermant les yeux. Tenez la position pendant plusieurs respirations, visualisant l'immobilité d'une montagne.

La montagne en prière est une variation de cette pose. Tenez-vous debout, comme auparavant, bien droite et pieds ensemble. Au lieu de laisser reposer vos bras le long de votre corps, tenez vos mains dans une position de prière (paumes pressées l'une contre l'autre, doigts pointant vers le haut) et ramenez-les au niveau de la poitrine. Distribuez également votre poids sur vos deux pieds, serrez vos quadriceps, gardez vos épaules baissées et restez droite. Tenez la pose pendant plusieurs respirations.

Ambition aveugle
Si vous aimez rendre toutes les poses de yoga plus exigeantes, essayez-les les yeux fermés. Il est plus compliqué qu'il n'y paraît de maintenir votre équilibre lorsque vous perdez votre point de référence visuel.

TRIANGLE DE LA STABILITÉ
Pour vous aider à maintenir votre équilibre lorsque vous prenez la pose de la montagne et autres poses similaires, fixez votre regard sur un point au niveau ou juste sous le niveau des yeux, droit devant vous. Visualisez un triangle de stabilité qui se crée entre vos yeux, le point choisi et votre centre de gravité (juste sous votre nombril). Apprendre à vous tenir en équilibre de cette façon vous aidera à atteindre un nouveau niveau d'équilibre et à expérimenter la liberté que procure le calme physique et mental. Toutefois ne poussez pas trop loin. Si vous avez des problèmes d'équilibre, pratiquez ces poses près d'un mur ou appuyée sur lui. À mesure que se renforcent votre corps et votre esprit, vous serez à même d'abandonner le support externe.

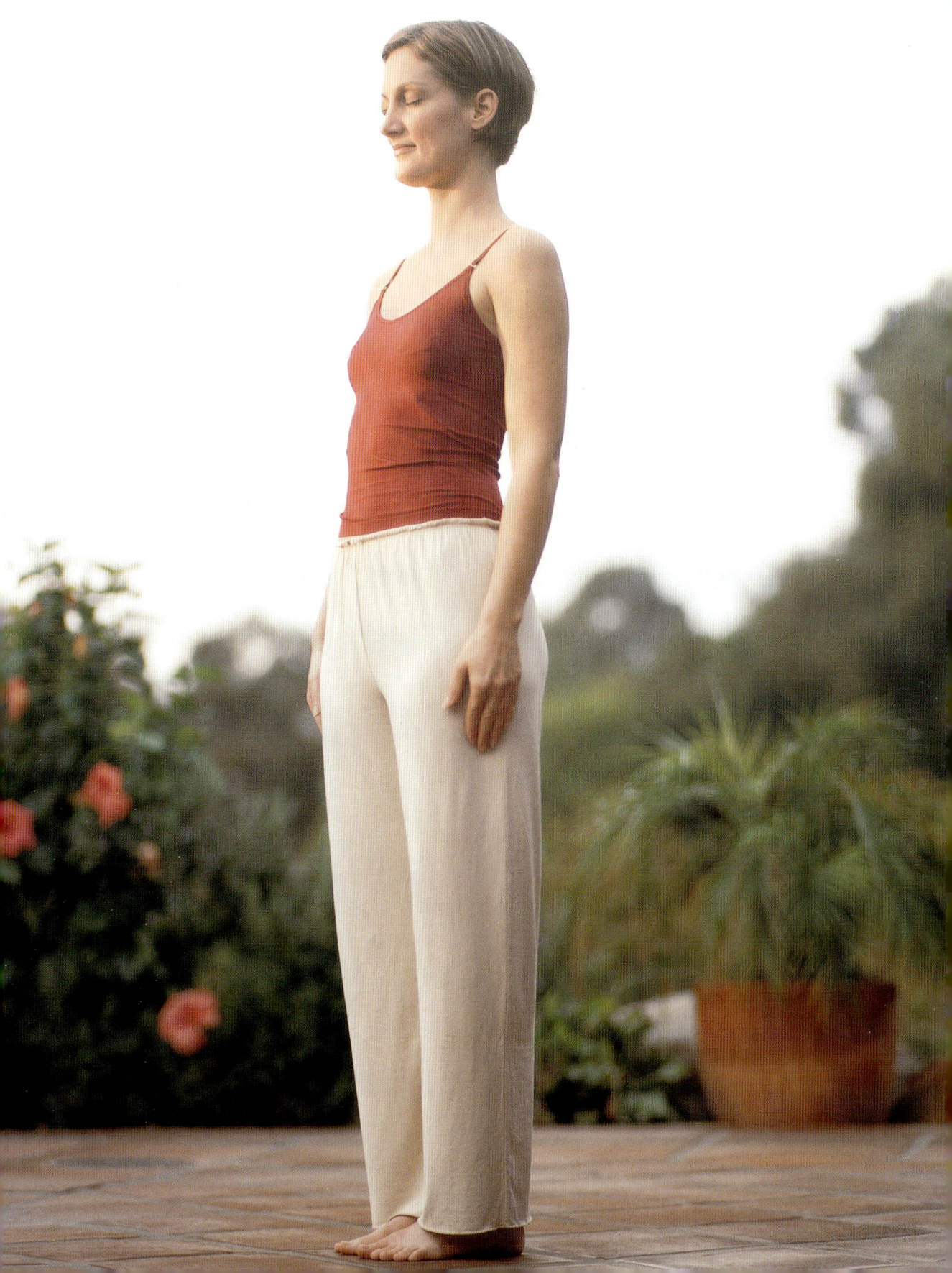

1

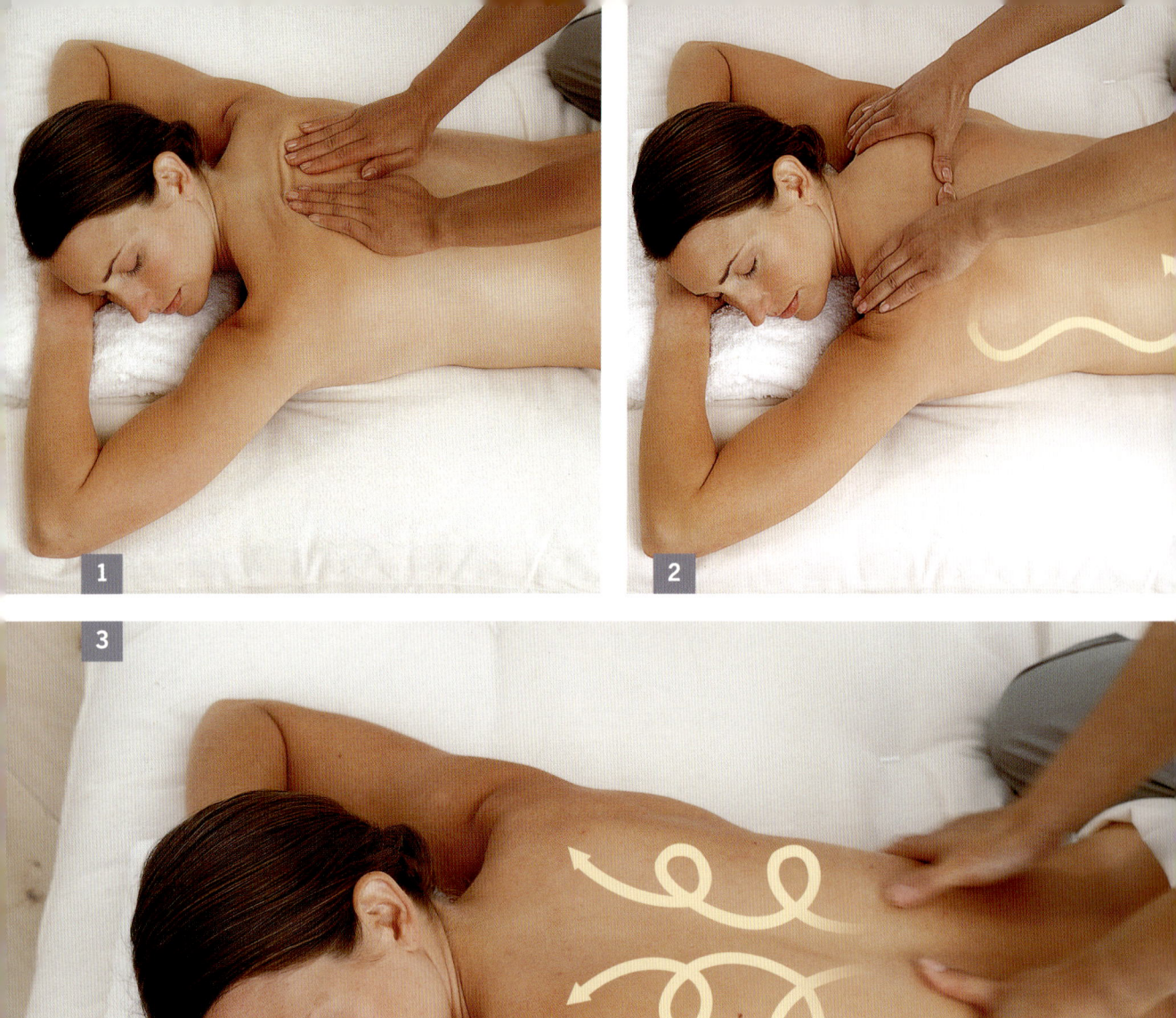

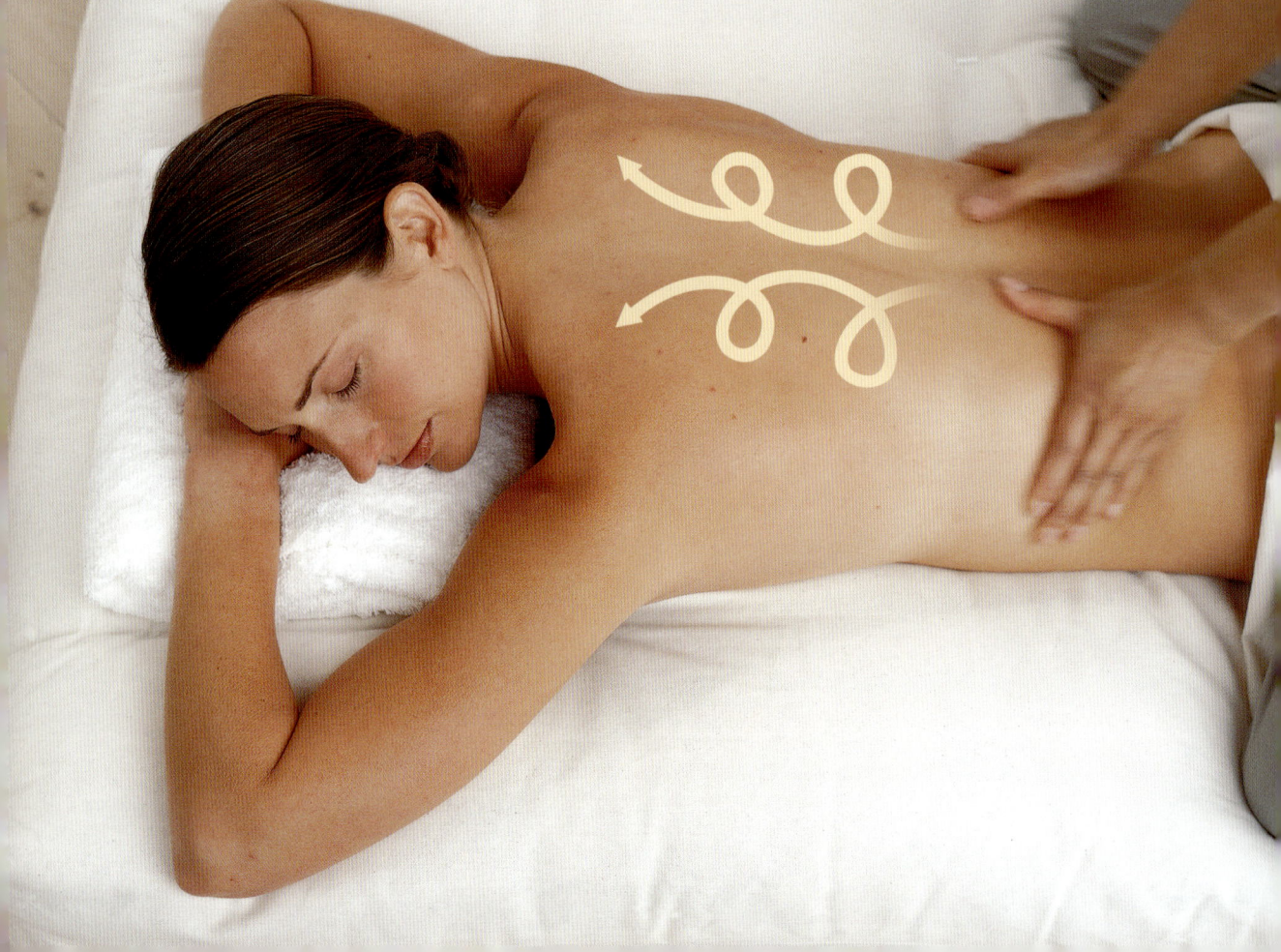

2

3

Massage amical du dos

Que ce soit dans le but de soulager maux et douleurs ou simplement pour une petite détente, ces techniques vous aideront à relaxer les muscles tendus et douloureux de votre dos.

Demandez à un(e) ami(e) de suivre ces simples étapes de massage :

1 Réchauffez dans vos mains de l'huile de massage (voir recette à droite), puis glissez de bas en haut des muscles épais du long de la colonne vertébrale. Appuyez fermement avec le bout de vos doigts et vos paumes et placez vos mains de façon à suivre la forme de son dos lors des mouvements glissants. À la base du cou, écartez vos mains et massez du haut jusqu'aux côtés des épaules.

2 Placez vos mains en coupe autour des épaules et tirez-les vers le bas, en direction des côtes. Glissez le long des côtes vers les hanches, balayez vos doigts sous la taille, puis penchez-vous vers l'arrière et tirez délicatement vers vous pour étirer les muscles du bas du dos. Répétez les étapes 1 et 2 cinq fois.

3 En commençant par le bas du dos, appuyez vos pouces dans les muscles de chaque côté de la colonne vertébrale. Avec une pression ferme, faites des cercles avec vos pouces dans les muscles tout en traçant graduellement votre chemin jusqu'au cou. Faites toujours attention d'appuyer sur les côtés de l'épine dorsale et jamais directement dessus. Puis faites des cercles avec vos pouces dans les muscles autour de la base du cou et à travers ses épaules. Répétez trois fois.

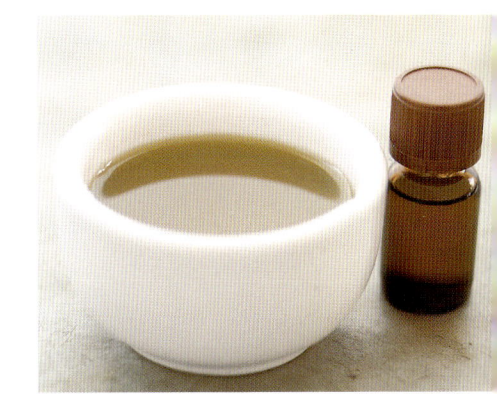

Mélange à massage de base
- 60 ml d'huile de préservation (comme de l'huile de pépins de raisins, de jojoba ou d'amande douce)
- 12 gouttes d'huile essentielle de lavande
- 8 gouttes d'huile essentielle de sauge sclarée
- 5 gouttes d'huile essentielle d'ylang-ylang

DOULEUR AU DOS CHEZ LES FEMMES

Les types de douleur au bas du dos de même que leurs causes sont différents chez les hommes et chez les femmes. Une douleur au dos dure plus longtemps chez la femme que chez l'homme et a tendance à la restreindre plus dans ses activités ; les hommes, par contre, présentent un plus grand risque de récurrence. La douleur de l'homme résulte souvent d'une blessure soudaine, mais celle de la femme provient de l'effort répété au cours d'activités routinières comme le jardinage. Les femmes enceintes ont souvent mal au dos parce qu'elles doivent déplacer leur centre d'équilibre en rejetant leurs épaules vers l'arrière et en sur-arquant la zone lombaire.

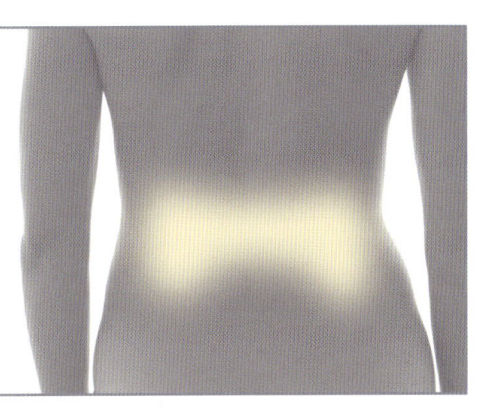

relaxer

Prendre les eaux

Même si vous ne pouvez vous évader vers un spa luxueux, vous pouvez bénéficier des bienfaits d'un spa à la maison en vous préparant votre propre bain minéral réparateur.

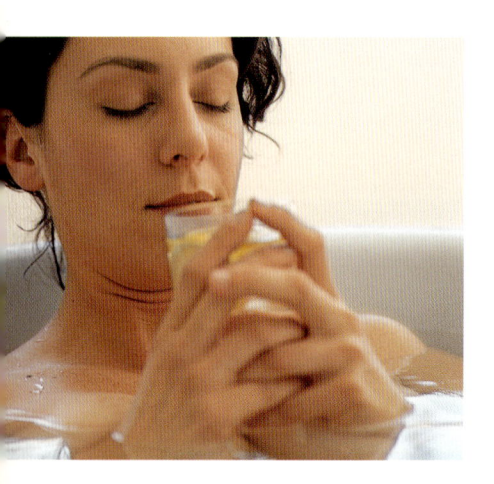

Directement de la source
Pour se mériter la désignation officielle « eau minérale », l'eau doit provenir d'une source souterraine, être recueillie directement de l'endroit d'où elle émerge du sol, contenir une certaine quantité de minéraux naturels et d'autres éléments, et ne pas être polluée.

Depuis des siècles, les Européens se sont choyés en « prenant les eaux », se baignant dans l'eau minérale de sources chaudes connues pour leurs pouvoirs curatifs et réparateurs. Dans les spas célèbres de Bath, à Budapest, les traitement d'hydrothérapie sont utilisés pour soigner de nombreux malaises, comme les maladies neurologiques, les désordres gastro-intestinaux, l'arthrite, les problèmes gynécologiques et les difficultés respiratoires. Plusieurs clients de spa croient également que l'hydrothérapie est ce qui se rapproche le plus de la fontaine de jouvence, attribuant aux eaux le pouvoir de leur conserver une apparence et une sensation de jeunesse. Nous ne pouvons vous promettre que le traitement à l'eau minérale décrit ici vous procurera de si merveilleux résultats, mais il améliorera votre bien-être général en vous donnant la sensation d'être merveilleusement détendue.

D'abord, versez-vous un grand verre d'eau minérale et placez-le à portée de la main de votre bain. Si vous le désirez, vous pouvez ajouter une tranche de lime, de citron ou de concombre pour qu'il soit encore plus rafraîchissant. Puis, remplissez votre bain d'eau tiède, assez pour couvrir complètement vos épaules. Ajoutez une poignée de sels minéraux parfumés à l'eau et mélangez avec votre main jusqu'à ce qu'ils soient complètement dissous. Glissez-vous dans le bain, couchée sur le dos (utilisez un oreiller de bain ou une serviette roulée si vous le désirez) et fermez vos yeux. Reposez-vous dans ce bain chaud et adoucissant pendant au moins 20 minutes en respirant lentement et profondément.

Comme vous êtes immergée dans de l'eau chaude, vous transpirerez, il est donc important que votre corps reste bien hydraté. Prenez fréquemment dans votre verre une gorgée d'eau minérale fraîche pendant tout le temps que dure votre bain. Une fois votre bain terminé et après vous être séchée, assurez-vous de remplir votre verre à nouveau et gardez-le à portée de la main ; continuez à boire beaucoup d'eau après le traitement pour vous aider à vous débarrasser des toxines.

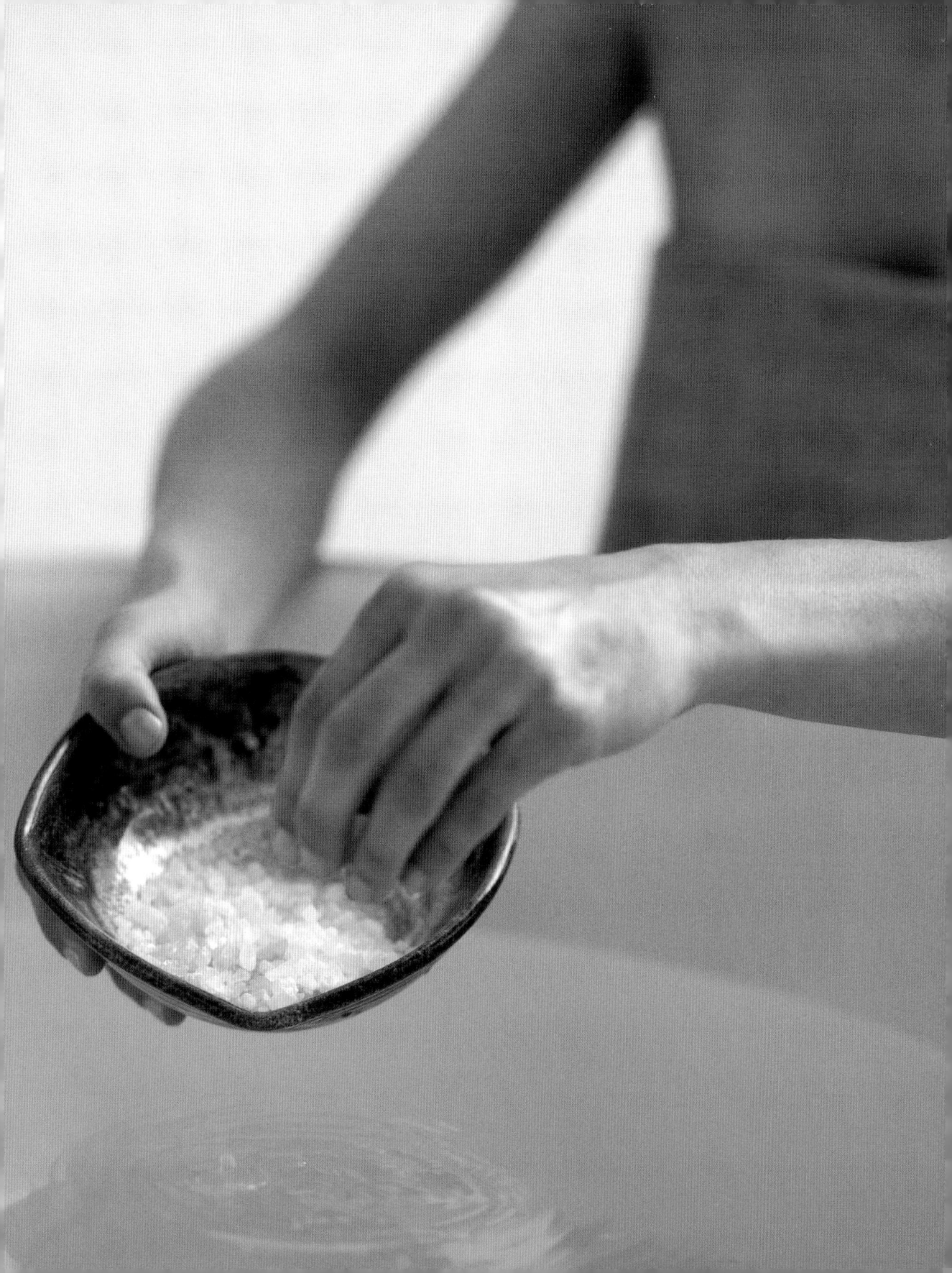

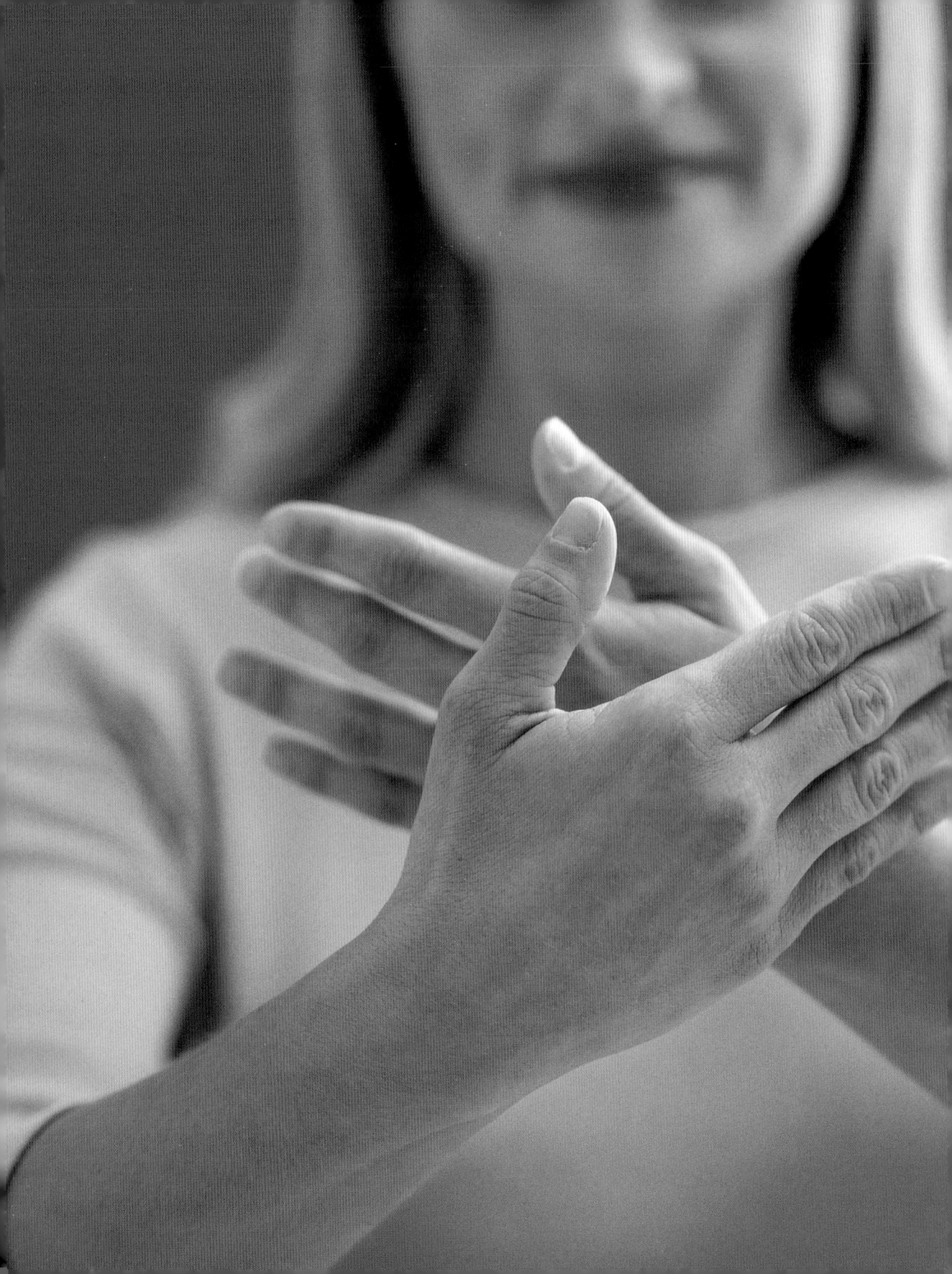

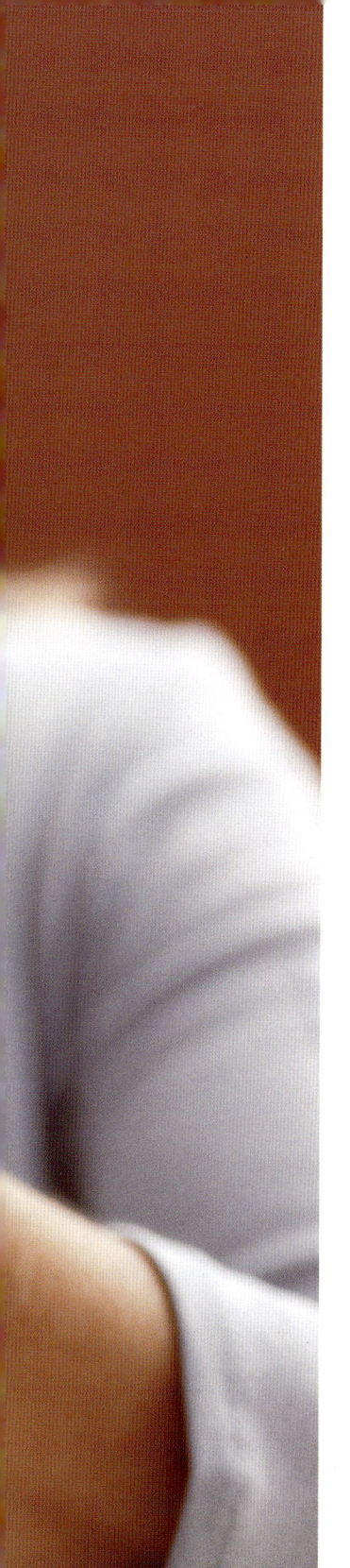

Séquence de fermeture tai chi

Vous vous sentez vidée ? Cette séquence calmante, apaisante et méditative de tai chi vous aidera à décompresser, que vous l'exécutiez après une séance d'exercices ou à la fin d'une longue journée de travail.

Nous connaissons toutes la sensation d'une trop grande énergie accumulée dans notre corps, ce sentiment d'avoir été surstimulée, surcaféinée ou globalement surexploitée par le cours des événements quotidiens. Cela ne devrait pas se produire durant une séance de tai chi, mais ceux qui le pratiquent croient qu'il est important d'apaiser le chi (ou énergie) du corps une fois qu'une forme (ou une série de mouvements de tai chi) est terminée. C'est que cet ancien art martial interne se concentre sur le recueil et la stimulation du débit de chi ; si cette énergie n'est pas calmée, celui qui le pratique peut se sentir éparpillé ou non centré. (Pour plus d'informations sur le chi, voir la page 244 ◄.)

Les mouvements souples du bras de l'exercice de tai chi suivant vous aideront à repousser le chi et à le maîtriser. Si vous trouvez que c'est difficile à imaginer, pensez au lissage d'un drap ou d'un linge à vaisselle légèrement froissés. Certains adeptes du tai chi comparent également ces mouvements à ceux d'un soleil couchant. Peu importe la façon dont vous les voyez, souvenez-vous que : le but à atteindre est de conserver l'énergie dans le corps, mais d'une façon détendue, calme et méditative.

> ## COMBIEN DE TEMPS AVANT DE VOIR DES RÉSULTATS ?
> Vous vous sentirez probablement plus détendue et gracieuse après les premières semaines de vos séances de tai chi, mais c'est après quelques mois que vous ferez l'expérience de résultats encore plus grands. Une étude américaine a découvert que l'équilibre et la mobilité, chez les femmes âgées, a augmenté de façon « significative » après qu'elles eurent pratiqué le tai chi pendant trois mois. Une autre étude conduite aux États-Unis a découvert qu'après six mois de classes de tai chi, les personnes âgées se sentent physiquement plus en confiance, qu'elles ont plus de force, un plus grand éventail de mouvements et un meilleur équilibre.

Séquence étape par étape ▶

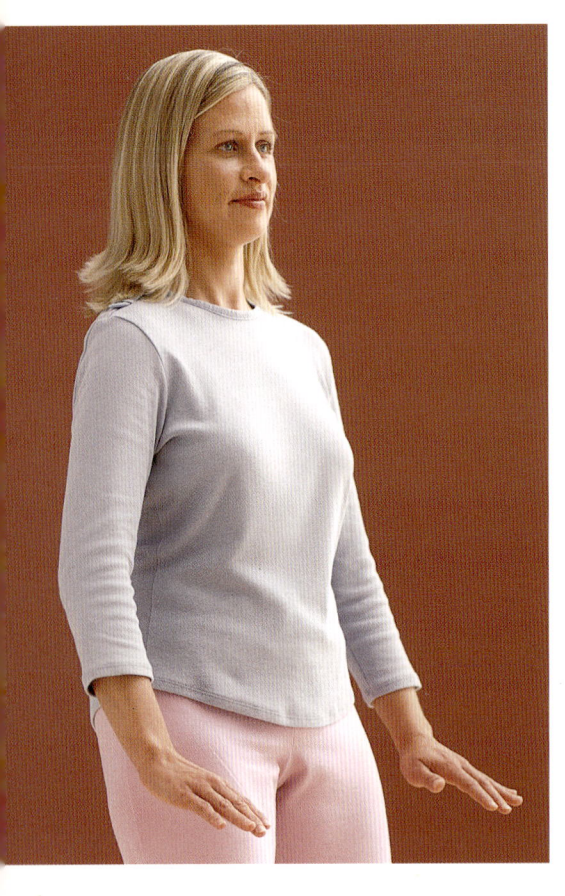

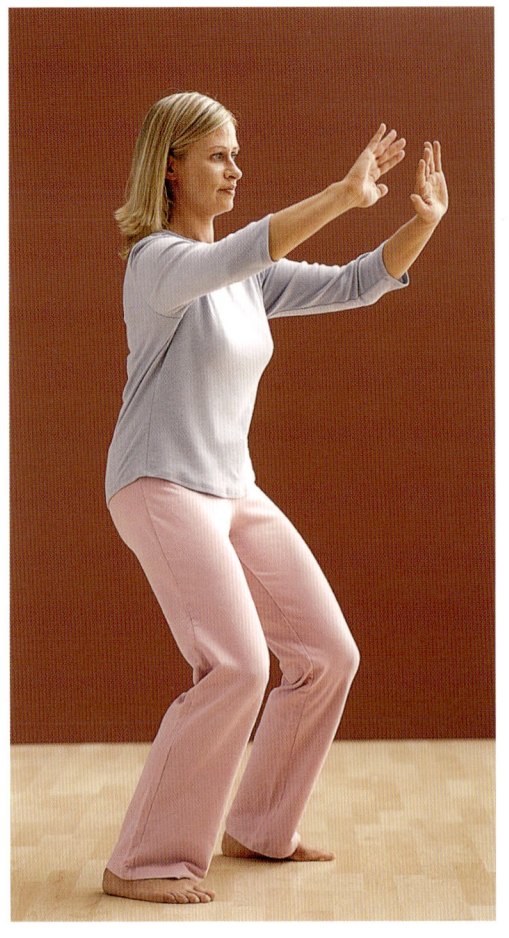

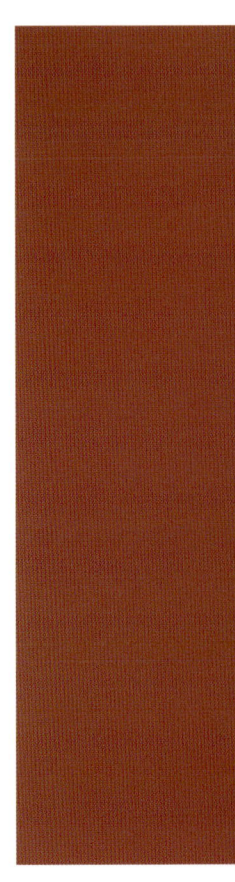

1 Tenez-vous debout, pieds alignés avec les épaules et orteils pointant droit devant. Commencez les bras détendus le long du corps. Accroupissez-vous, coccyx rentré, yeux droit devant et genoux détendus. À mesure que vous baissez, commencez à lever vos mains.

2 En respirant de façon aisée et naturelle, continuer à lever vos mains jusqu'à ce qu'elles atteignent la hauteur de votre menton, paumes vers l'extérieur. Déplacez lentement vos bras vers le bas et l'extérieur dans un large cercle, en gardant vos yeux dirigés droit devant vous.

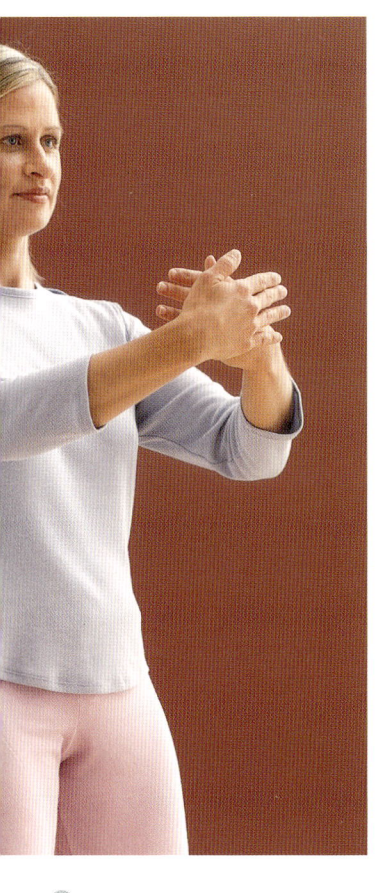

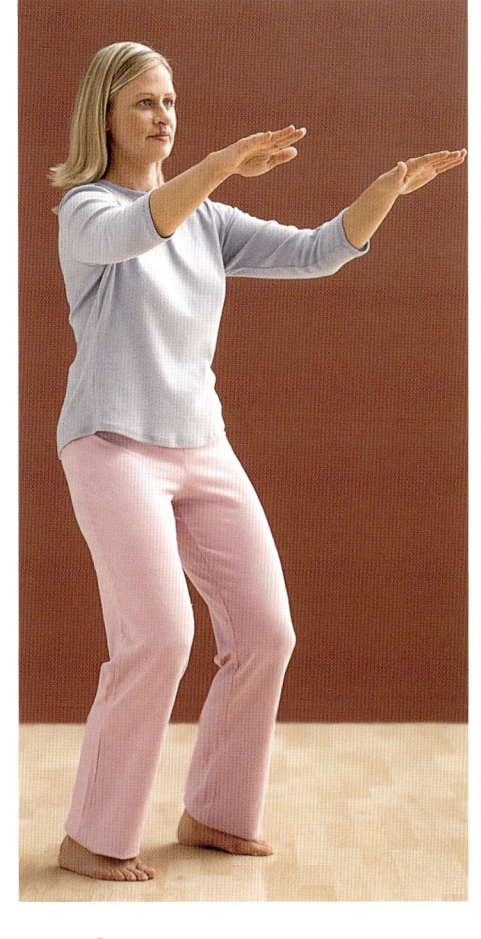

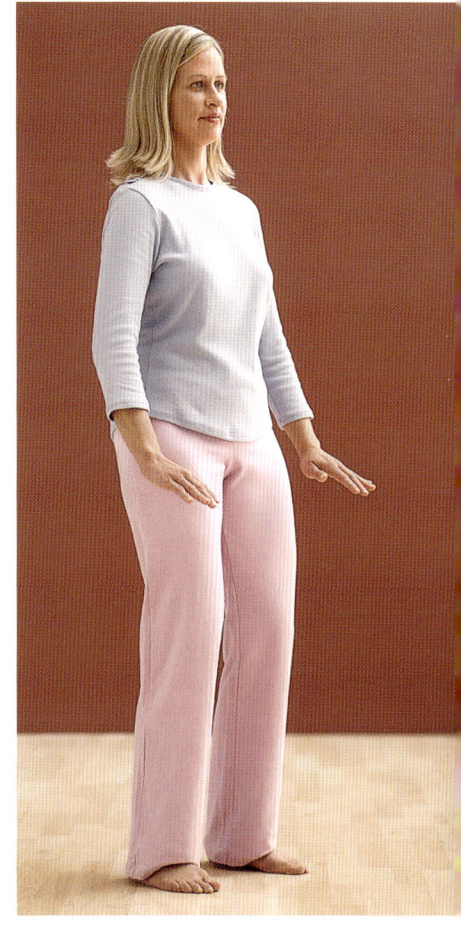

3   À présent, amenez vos mains ensemble vers le bas, croisez-les devant à peu près à la hauteur de l'épaule mais ne les touchez pas. Tournez les paumes vers vous.

4   Tournez vos paumes vers le sol et étirez vos mains devant vous, comme si vous les poussiez le long de la surface d'une table. Vos épaules doivent être abaissées et détendues.

5   En gardant vos pieds alignés avec vos hanches, relevez-vous et laissez vos bras tomber et reposer le long de votre corps. Terminez en avançant d'un pas avec un pied. Répétez les étapes 1 et 5 quatre fois.

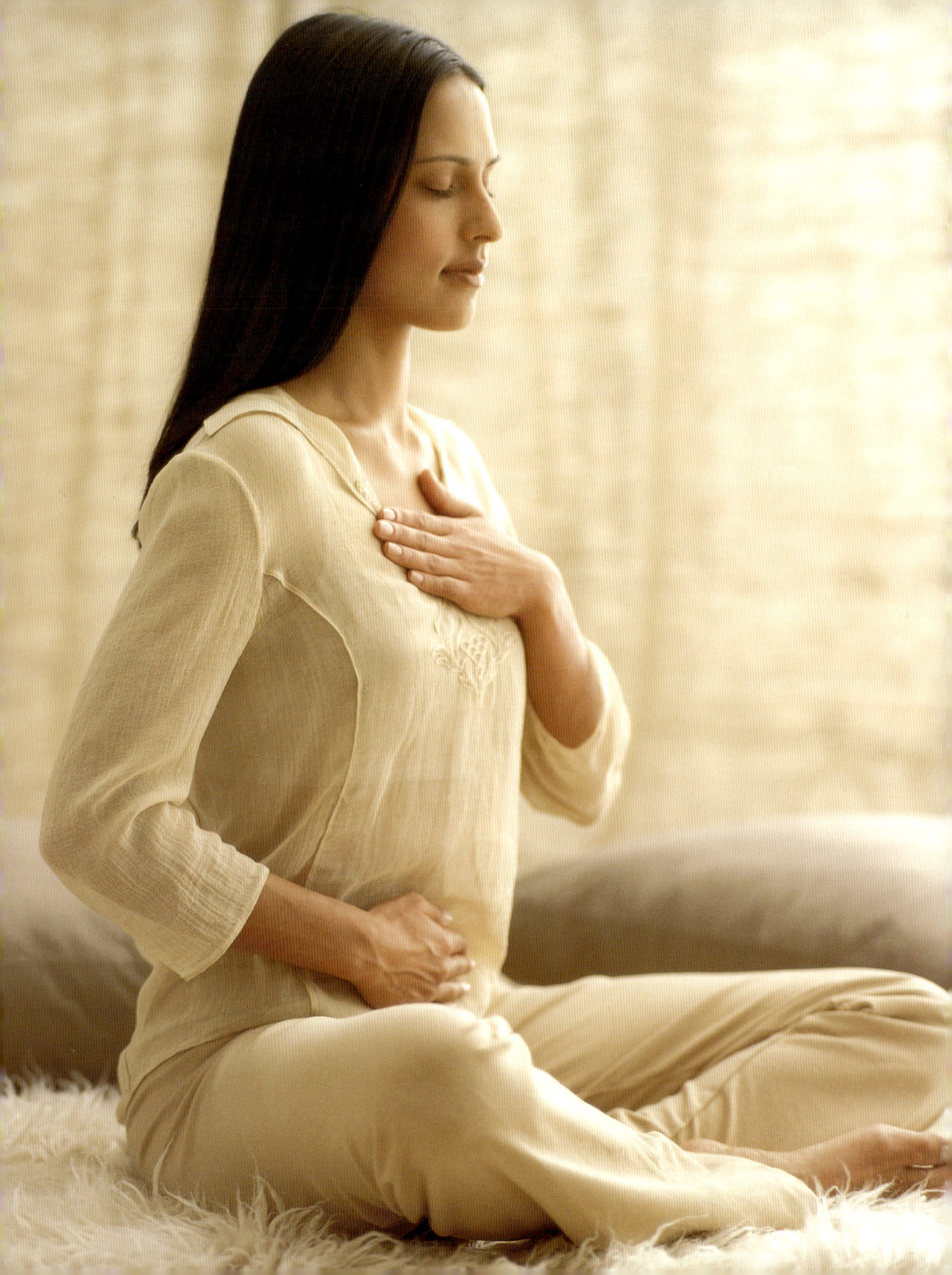

Respiration yogique pleine

En vous ramenant au moment présent et en décuplant la capacité de vos poumons, cette pratique de respiration yogique vous offre un billet vers la relaxation profonde.

Appelée *deergha swaasam* en sanskrit, la respiration yogique pleine aide depuis longtemps les guérisseurs et les soignants à développer la concentration, la clarté et l'harmonie avec les cieux parce qu'elle leur permet de conjurer beaucoup de *prana*, ou force de vie. Elle est également extrêmement relaxante.

Pour débuter cet exercice respiratoire, asseyez-vous confortablement sur le sol ou sur une chaise. Inspirez par les narines en partant de l'abdomen, déployez votre ventre et votre cage thoracique, puis soulevez vos clavicules avec la montée de votre respiration. Essayez d'utiliser vos poumons à pleine capacité. Puis expirer dans l'ordre opposé : d'abord, laissez la zone située juste sous les clavicules se vider, puis la cage thoracique et finalement l'abdomen. Si vous trouvez difficile de suivre le cours de votre respiration (ce qui deviendra de plus en plus aisé avec la pratique), placez une main sur votre abdomen et l'autre sur votre poitrine. Vous sentirez ainsi comment bouge votre corps pendant les inspirations et les expirations. Respirez lentement et profondément de cette façon pendant quelques minutes en profitant de cet état calme et contemplatif.

À chaque respiration

La plupart des gens respirent environ 12 fois par minute — environ 17 000 fois par jour — pour combler les besoins quotidiens du corps de 40 kg d'oxygène. La plupart de ces respirations passent inaperçues, à moins de respirer plus fort pour envoyer plus d'oxygène dans nos muscles, par exemple au cours d'une séance d'exercices. Dans ces cas-là, nous pouvons respirer 60 fois par minute ou plus.

LES AVANTAGES DE LA RESPIRATION PROFONDE

On entend souvent : « Détendez-vous et prenez une grande respiration. » Bien que ceux qui profèrent ce conseil courant ne le réalisent peut-être pas, la notion est en réalité basée sur un processus corporel connu sous le terme de réflexe Hering-Breuer. Lorsque vous inspirez à fond lentement, les récepteurs de vos poumons commandent à votre système cardio-vasculaire de se détendre, déclenchant une diminution du rythme cardiaque. De plus, la respiration profonde inonde votre corps d'oxygène, son carburant principal, et ouvre vos poitrine, ce qui, selon les yogis, stimule le chakra du cœur (voir page 244 ◄), un chakra associé à l'amour et à la capacité d'expansion. Respirer profondément et lentement peut vous calmer et vous nourrir n'importe où et à n'importe quel moment.

Frictions du cou

Demandez à un(e) ami(e) de vous donner ce massage du cou éliminateur de stress qui défera tous ces nœuds et plis et vous aidera à penser clairement à nouveau.

Pour vous préparer à ce traitement relaxant, asseyez-vous à califourchon sur une chaise confortable et reposez vos deux paumes sur le dossier de la chaise. Puis demandez à votre ami(e) de suivre ces consignes étape par étape :

1 Debout derrière la chaise, reposez vos avant-bras sur les épaules de votre amie et appuyez vers le bas avec un bras. Tenez la pose pendant quatre lentes respirations puis relâchez. Répétez avec l'autre bras. Puis, appuyez avec les deux avant-bras simultanément lorsque votre amie inspire et soulève ses épaules, en poussant vos avant-bras. À l'expiration, continuez à appuyer alors que votre amie détend et roule sa tête en cercles lents.

2 Demandez à votre amie de reposer son front dans ses mains et de placer ses coudes sur le dossier de la chaise. À présent, appuyez avec la partie charnue de votre pouce sur les muscles de la base de son crâne. Vous devez exercer une ferme pression mais assurez-vous qu'elle ne ressent aucun inconfort. Enfoncez votre pouce à l'inspiration et relâchez à l'expiration. Travaillez point par point vers le haut et vers l'extérieur le long d'un côté du cou jusqu'à 3 cm environ derrière l'oreille. Répétez de l'autre côté.

3 Les mains légèrement en coupe, appuyez la partie charnue de vos doigts sur les muscles de chaque côté de la colonne, près de la base du crâne. En petits mouvements circulaires, déplacez-vous vers la base du cou. Répétez cette technique trois fois.

4 Soutenez votre front avec une main. Saisissez l'arrière de son cou entre le pouce et les doigts de votre autre main et frictionnez doucement d'un côté à l'autre les muscles de chaque côté de la colonne, en travaillant à partir d'un pouce sous le lobe de l'oreille jusqu'à la base du cou. Augmentez lentement la pression lorsque vous sentez que les muscles commencent à se relâcher. Faites trois ensembles de ces mouvements.

Massage de masses

S'il vous manque temps ou argent pour un massage complet, vous pouvez récolter quelques-uns de ses bienfaits en profitant des « chaises à massages » rapides et économiques qui semblent pousser partout. En général d'une durée de 15 minutes environ, ces frictions supposent que vous vous asseyez dans une chaise spécialement conçue, entièrement habillée, et que la masseuse ou le masseur (en général un thérapeute agréé) travaille votre cou, vos épaules et le haut de votre dos. Les chaises de massages sont disponibles en toutes sortes d'endroits pratiques, incluant les aéroports, les événements sports, les concessionnaires auto, les bureaux corporatifs, les centres de convention et même les magasins d'alimentation.

1

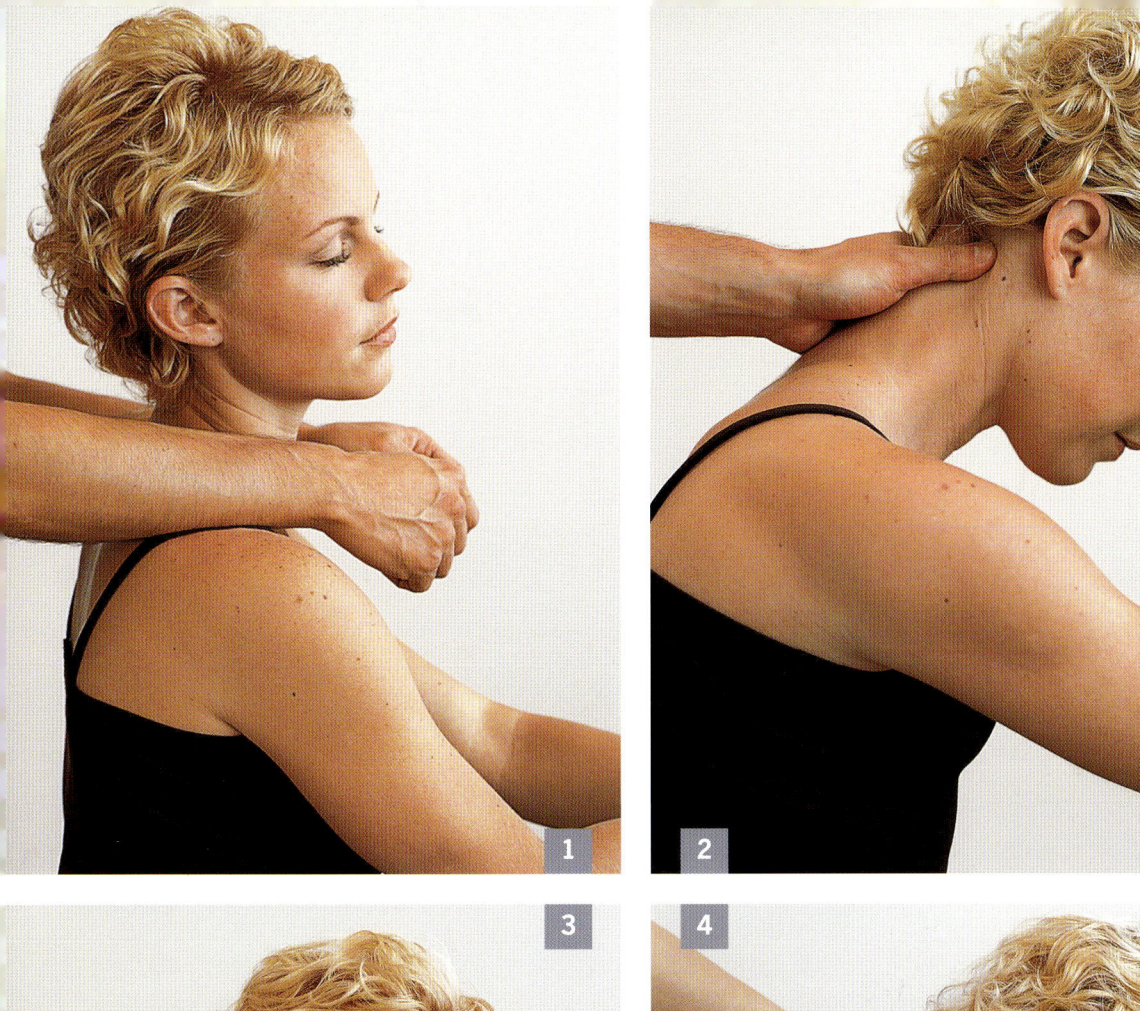

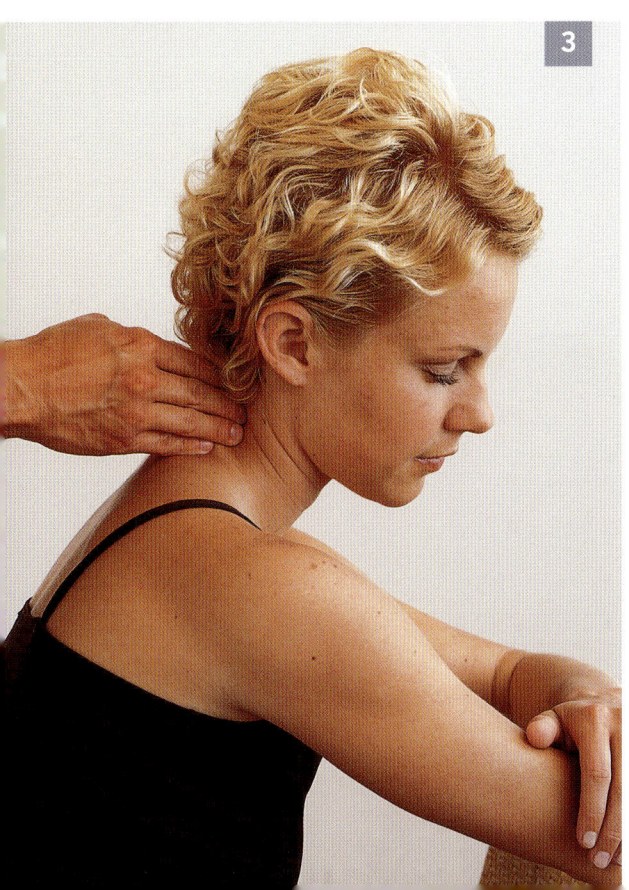

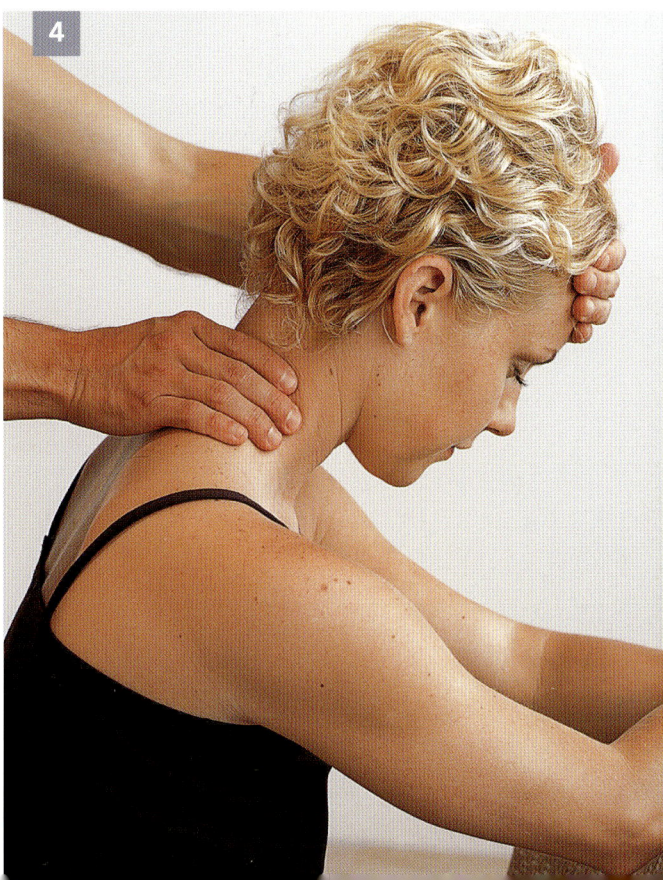

2

3

4

1

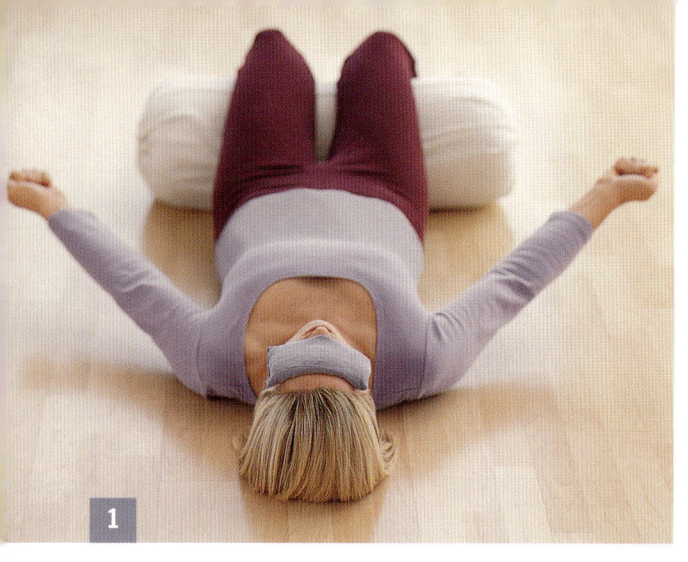

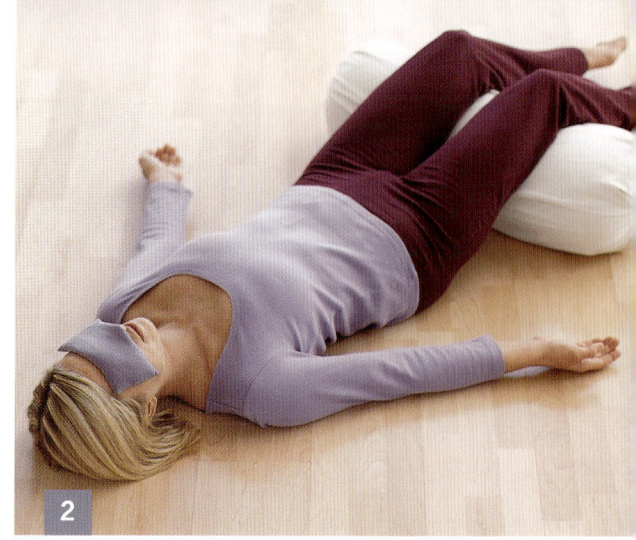

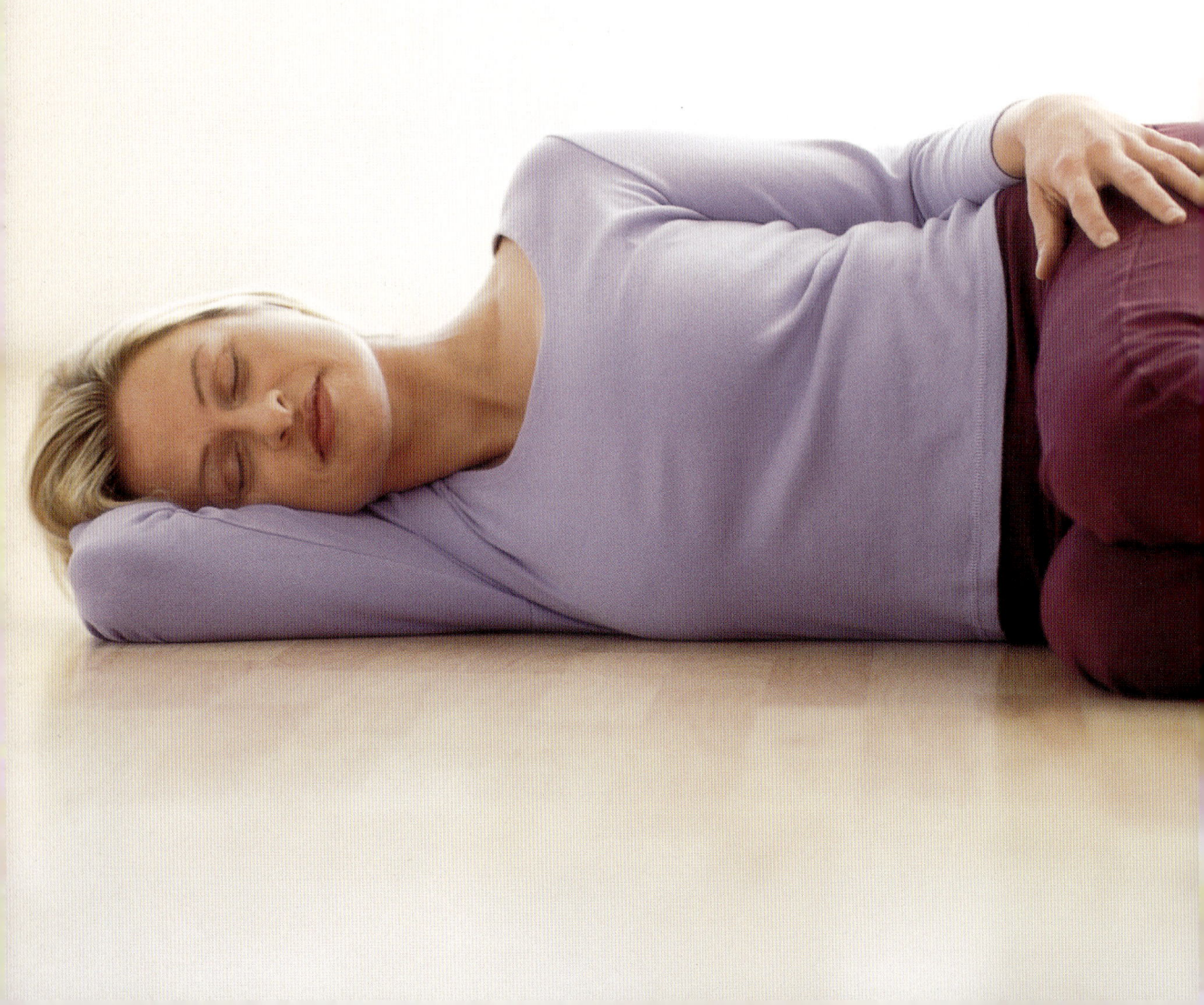

2

3

Euphorie post-yoga

La relaxation profonde est une forme de méditation traditionnellement effectuée à la fin d'une séance de yoga, qui permet aux poses de produire tous leurs effets sur votre corps.

1 Couchez-vous sur le dos. Pour encore plus de confort, vous voudrez peut-être vous coucher sur un tapis ou un tapis de yoga avec un oreiller sous les genoux et un oreiller relaxant pour les yeux. Inspirez et, tout en retenant votre respiration, fermez les poings en levant vos bras à plusieurs centimètres du sol. Serrez les poings pendant quelques secondes ; expirez et relaxez, laissant vos bras tomber vers le plancher. À présent, inspirez et retenez votre respiration en levant vos jambes et en contractant leurs muscles. Expirez et laissez retomber vos jambes. Ensuite, inspirez profondément pour gonfler votre ventre ; relâchez en expirant. Répétez pour la poitrine. Puis tournez doucement votre tête d'un côté à l'autre pendant quelques secondes. Plissez votre visage, puis relâchez.

2 Scannez mentalement votre corps, en arrêtant quelques instants sur chacune de ses parties et en déplaçant votre attention de vos orteils au haut de votre tête. Si vous sentez une tension, visualisez l'assouplissement et la relaxation de cette zone en particulier. Vous voudrez peut-être imaginer une vague de chaude lumière s'élevant de votre corps et créant un état de repos physique parfait. À présent, observez le flux et reflux naturel de votre respiration. Après environ une minute, notez les pensées qui envahissent votre esprit, mais essayez de n'y rattacher aucun sentiment. Après une minute de plus, faites une prise de conscience encore plus profonde de la calme euphorie qui vous habite. Expérimentez cette euphorie pleinement pendant plusieurs minutes.

3 Alors que vous vous préparez à sortir de cet état de relaxation profonde, prenez une minute pour approfondir votre respiration et apprécier ce calme concentré que vous recherchiez. Puis, tournez lentement sur votre côté droit, nichant votre bras droit sous votre tête ; pliez les genoux et ramenez-les vers votre poitrine. Lorsque vous êtes prête à vous asseoir, soulevez-vous lentement. Bien que vous reveniez dans le monde quotidien, cette sensation de calme euphorie perdurera, vous laissant rafraîchie et renouvelée.

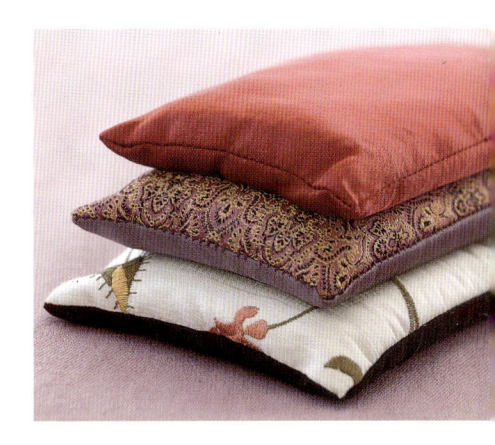

Les effets apaisants des oreillers pour les yeux
Un oreiller pour les yeux peut enrichir votre méditation. Fabriqué de tissu doux comme du coton ou de la soie, et rempli d'ingrédients comme des coques de sarrasin et des graines de lin, ces oreillers coupent la lumière et soulagent les yeux fatigués en exerçant doucement une pression sur eux. Certains peuvent être refroidis ou réchauffés tandis que d'autres contiennent des herbes aromatiques calmantes comme la camomille ou la lavande.

relaxer

Risotto primavera

L'acte même de fabriquer un risotto est relaxant : satisfaisant, tout ce brassage du riz à mesure qu'il gonfle si joliment. Et votre récompense ? Un bol d'une nourriture suprêmement réconfortante.

Ingrédients

- 450 g de féveroles à petits grains
- 8 asperges (en morceaux de 3 cm)
- 1 à 1.5 l de bouillon de poulet ou de légumes
- ¼ cuillère à thé d'huile d'olive extra-vierge
- 55 g d'oignons verts hachés
- 340 g de riz Arborio
- 1 gousse d'ail émincée
- 75 ml de vin blanc sec
- 60 g de zucchinis finement coupés
- 60 g de fromage parmesan râpé
- Sel casher et poivre fraîchement moulu
- 15 g de persil italien frais haché
- 25 g de feuilles de basilic frais hachées

- Pour 4
- Temps de préparation : 25 minutes
- Temps de cuisson : 25 minutes

Information nutritionnelle par portion

Les féveroles sont faibles en gras et riches en fibres et en protéines.

Calories	380
Kilojoules	1 580
Protéines	15 g
Hydrates de carbone	57 g
Gras total	11 g
Gras saturé	3 g
Cholestérol	10 mg
Sodium	900 mg
Fibres alimentaires	7 g

Le risotto relevé de tiges d'asperge, de féveroles à petits grains, de zucchinis et d'herbes fraîches met le printemps sur la table. C'est un plat qu'on ne peut pas faire à la hâte ; sa préparation vous force à ralentir et vous permet de savourer la fraîcheur des ingrédients lorsque vous hachez les légumes et encouragez le riz perlé à absorber le bouillon.

1 Retirez les féveroles de leur enveloppe (elles devraient donner environ 115 g de fèves décortiquées). Blanchissez les fèves en les faisant bouillir pendant une minute et essorez. Lorsqu'elles sont refroidies, retirez la peau de chaque fève.

2 Blanchissez les asperges pendant une minute. Essorez et laissez de côté. Conservez les tiges pour la garniture.

3 Faites cuire le bouillon de poulet ou de légumes dans une casserole moyenne. Mijotez à feu doux tout au long de la recette.

4 Dans une grande casserole, réchauffez l'huile d'olive à la chaleur moyenne. Ajoutez l'oignon et faites sauter deux trois minutes jusqu'à ce que l'oignon soit fondu. Ajoutez le riz et l'ail émincé et mélangez de trois à quatre minutes, jusqu'à ce que les grains commencent à devenir translucides.

5 Ajoutez le vin et continuez à mélanger. Lorsque le liquide est presque entièrement absorbé par le riz, ajoutez environ 125 ml de bouillon chaud. Remuez fréquemment, en ajoutant 125 ml de bouillon chaud à la fois à mesure que le liquide est absorbé. Ne laissez pas le riz sécher ! Après environ 12 minutes, ajoutez les zucchinis, les féveroles et les asperges. Continuez à ajouter du bouillon en remuant jusqu'à ce que le riz soit ferme mais tendre, environ six minutes de plus.

6 Retirez la casserole du feu. Ajoutez le fromage parmesan. Ajoutez sel et poivre au goût. Puis ajoutez le persil et le basilic. Placez dans un large bol préchauffé et garnissez de pointes d'asperges. Servez avec un bol de parmesan supplémentaire à être saupoudré sur le risotto.

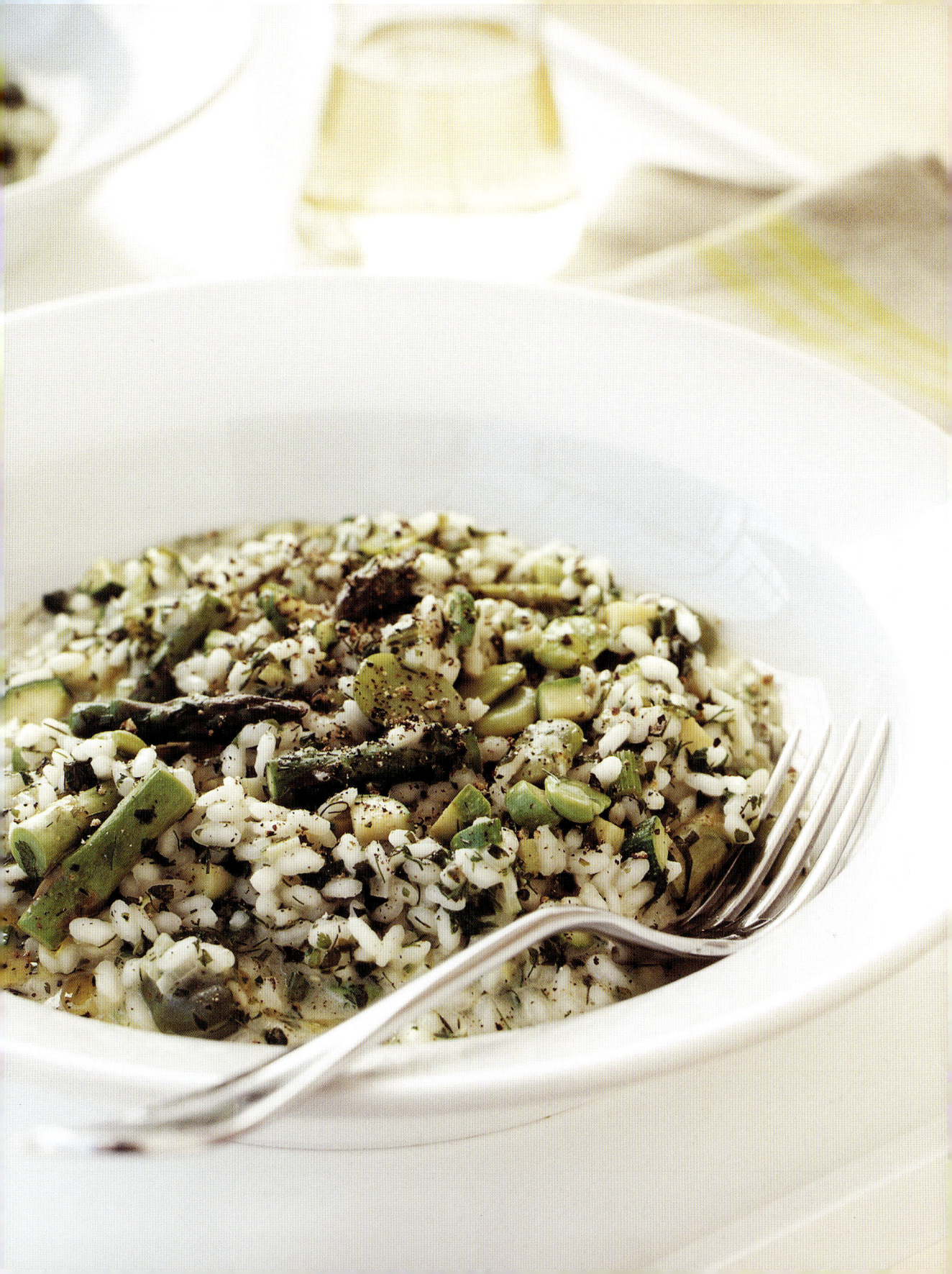

Se gâter

Trop souvent, le terme « gâterie » est lié à des plaisirs coupables. Mais il peut également faire référence à des pratiques saines et gratifiantes auxquelles vous vous livrez avec joie dans le cadre de soins personnels que vous méritez grandement.

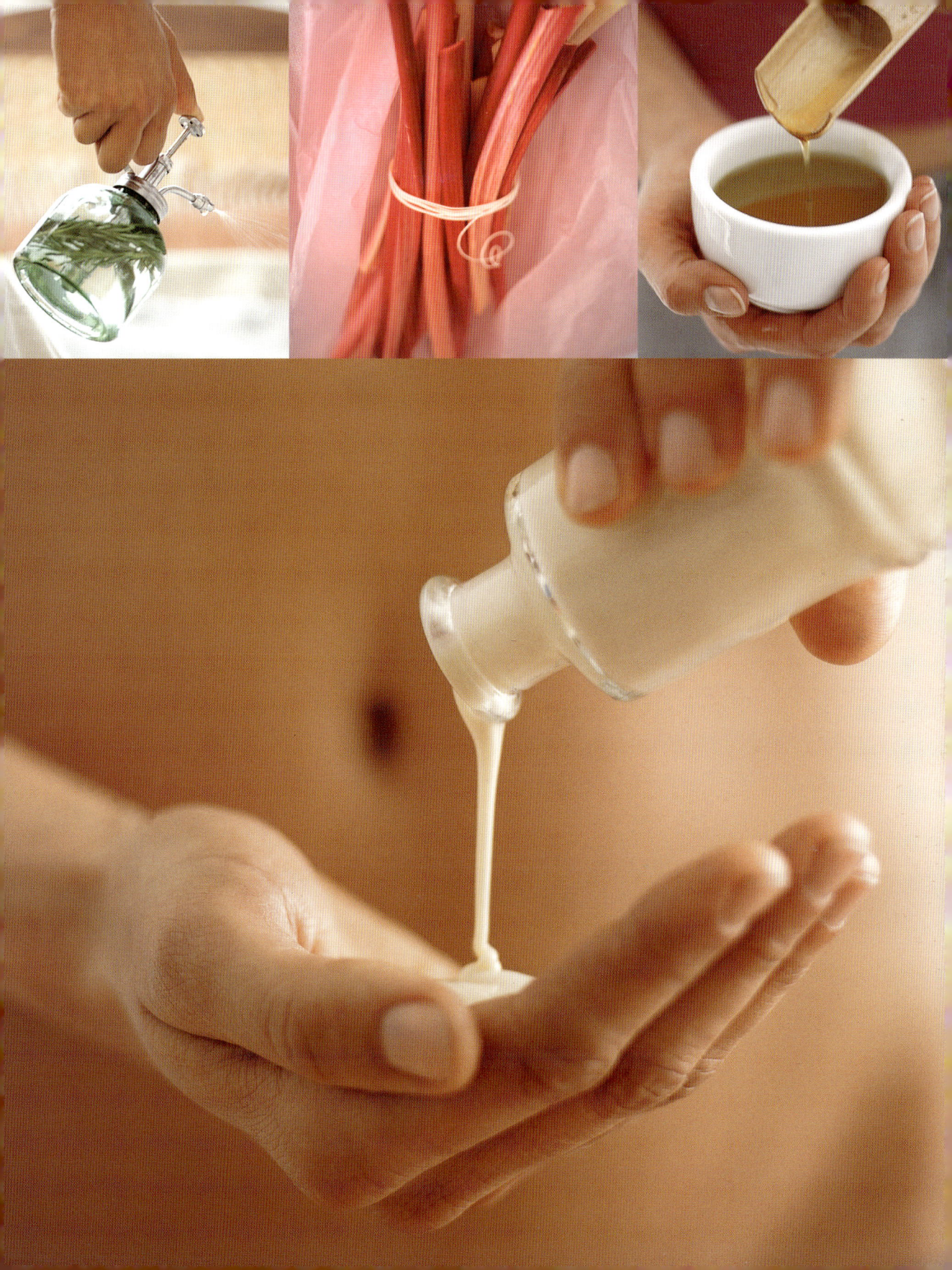

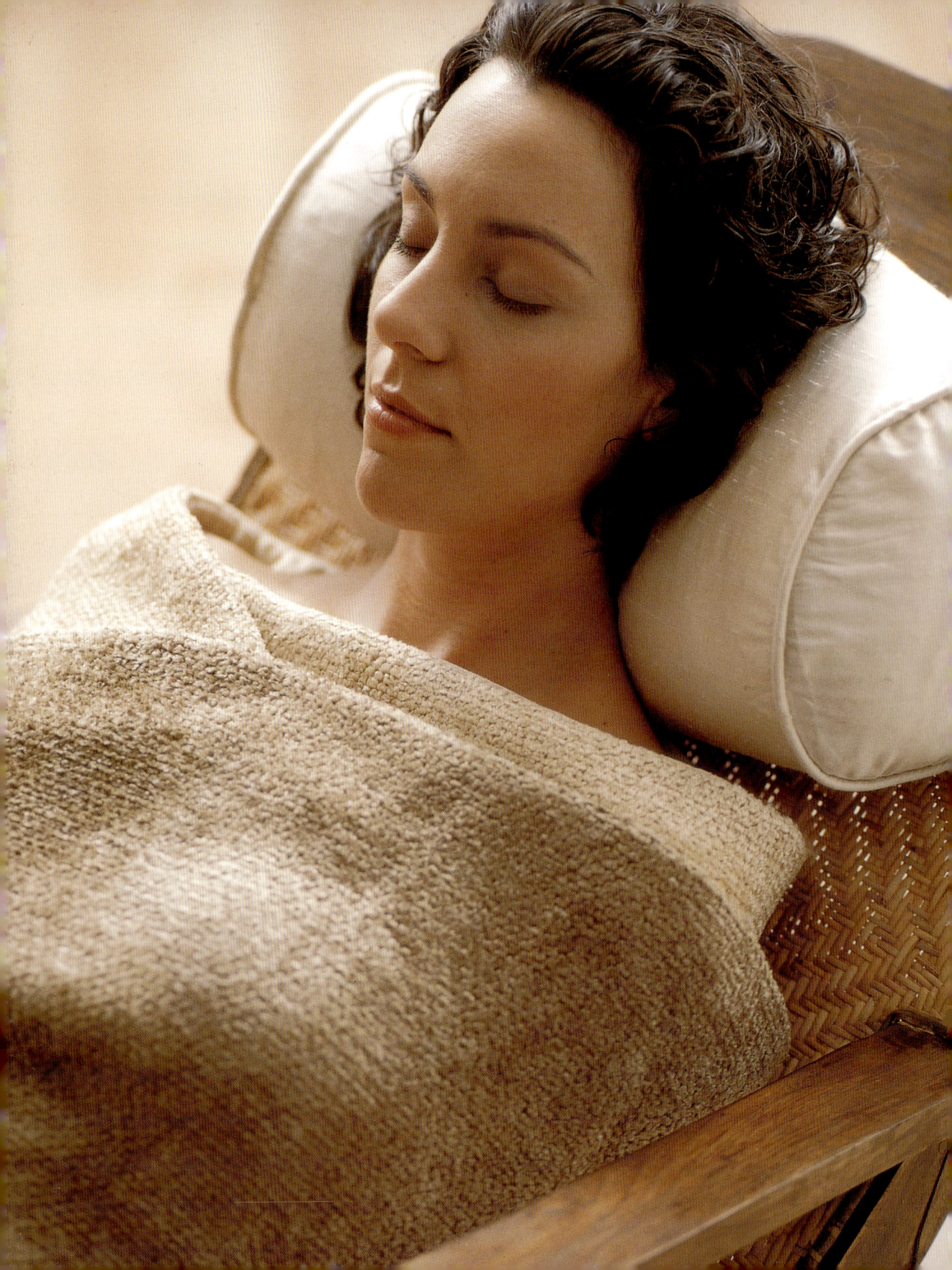

Se gâter

Être adulte, c'est en partie, savoir ce que vous aimez : les nourritures que vous savourez, la compagnie que vous préférez, les activités que vous aimez faire. Mais il peut arriver que, vous vous sentiez un peu coupable de profiter des plaisirs de la vie — nous les femmes, nous sommes ainsi faites : il y a tant à faire ! Mais il y a un moment et un endroit pour tout, et quand votre tour est venu de vous délecter d'un peu de soins attentifs bien mérités, tournez-vous vers nos suggestions.

Les activités proposées dans ce chapitre réjouissent les sens : il peut s'agir de faire de votre chambre à coucher un havre parfumé ou d'échanger des massages avec l'être aimé devant un feu crépitant. Quant aux traitements de soins pour la peau et de spa, plus qu'une simple question d'entretien, ce sont des traitements sérieux et approfondis qui valent bien le temps que nous prenons pour les faire. Vous trouverez également des suggestions pour revitaliser un corps tendu et fatigué, pour ralentir le rythme juste assez pour vous reconnecter avec votre environnement en vous abandonnant à une version adulte du temps d'arrêt. Peu importe l'activité choisie, souvenez-vous qu'une gâterie doit plaire à vos sens, calmer votre esprit et vous remonter le moral. Et, par-dessus tout, elle doit vous rendre heureuse.

1

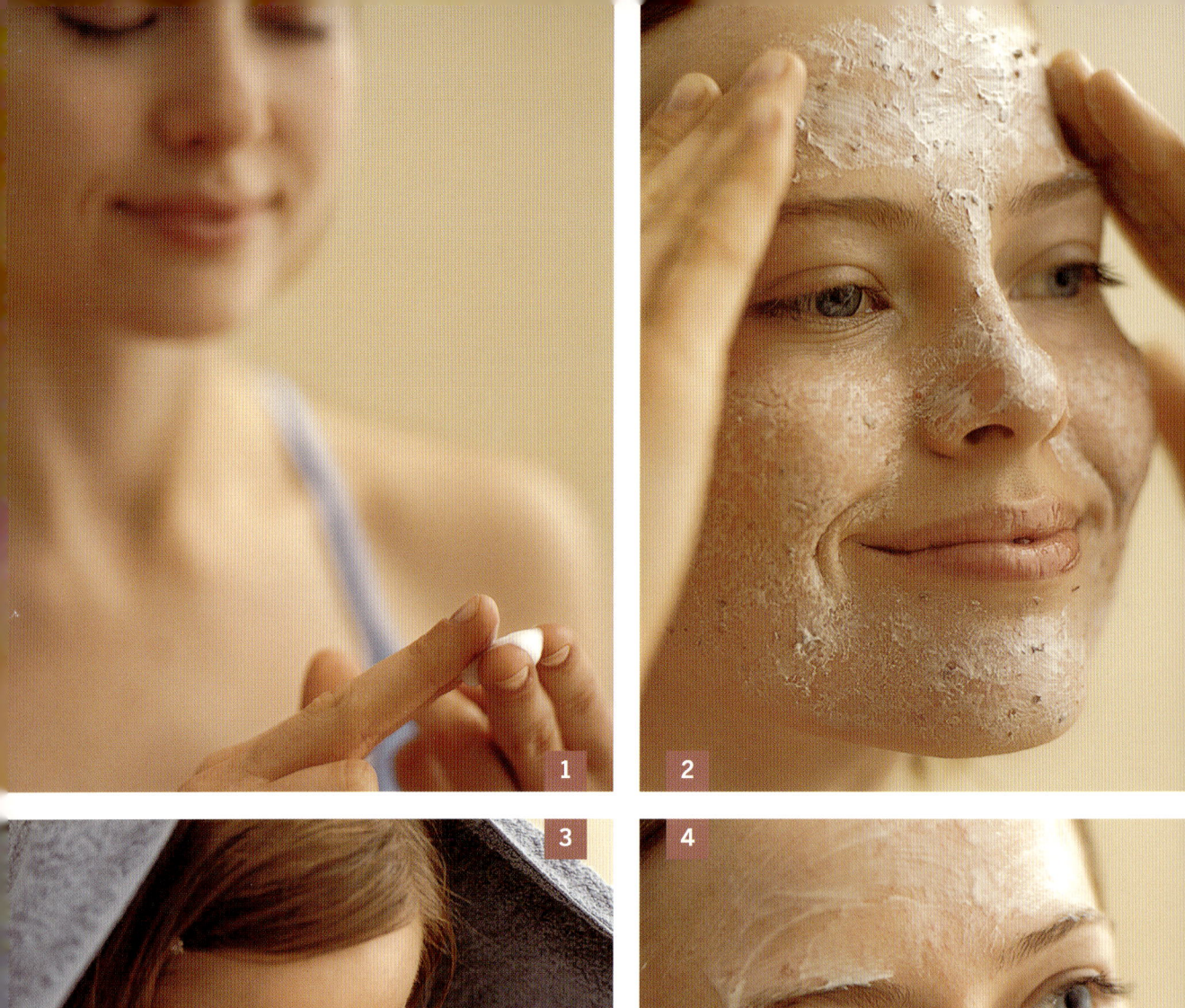

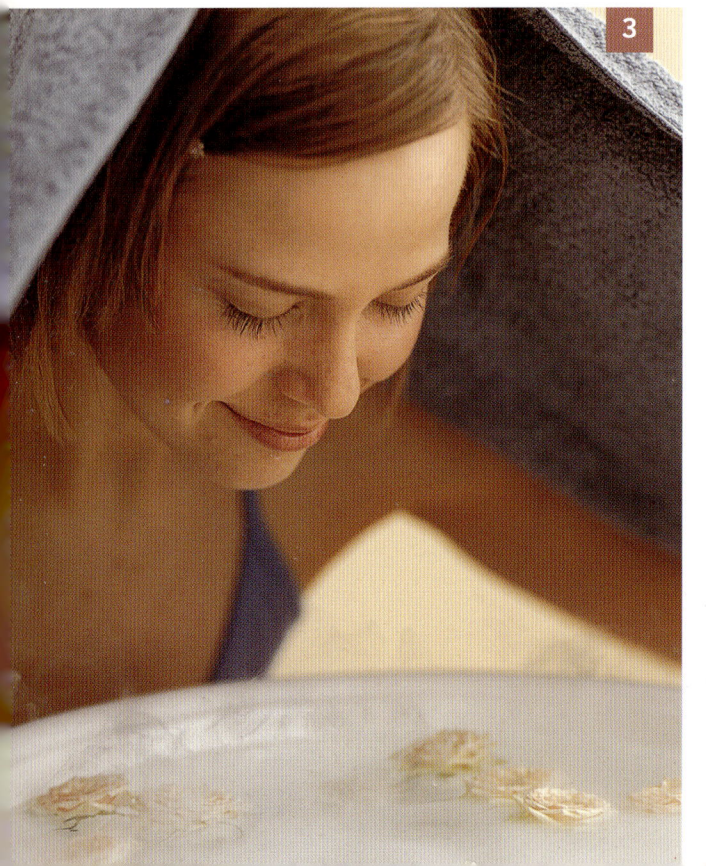

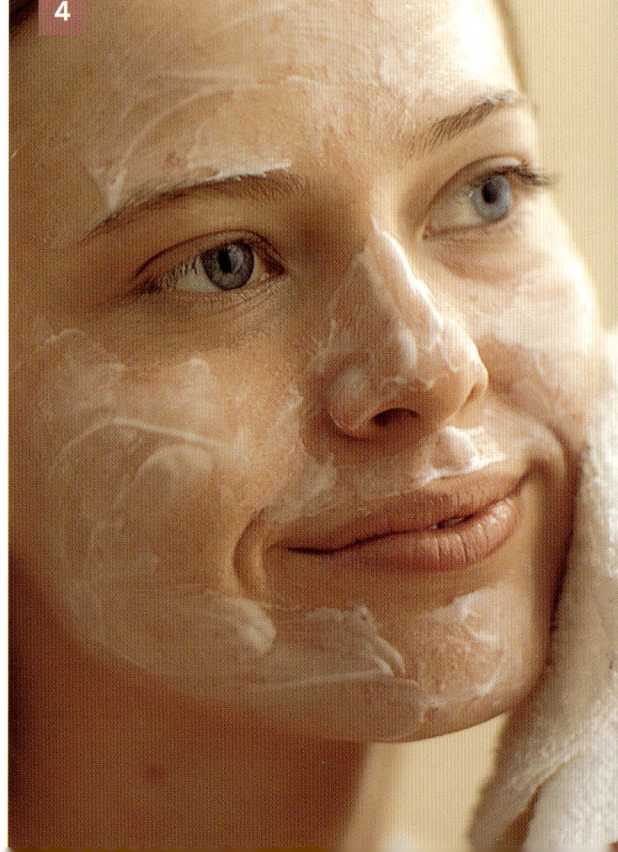

2

3

4

Facial de luxe

De bons soins quotidiens pour la peau sont essentiels au maintien de sa condition. Une fois par semaine ou à peu près, sortez de votre routine grâce à un facial qui rendra votre teint encore plus éclatant de santé.

1 Comme c'est le cas pour tout soin du visage, commencez par nettoyer votre peau avec un produit approprié à votre type de peau (voir pages 54 ◄). Mouillez votre visage et appliquez une quantité de nettoyant de la taille d'un ongle, en utilisant des mouvements circulaires doux pour le masser sur votre visage et votre cou. Rincez à l'eau tiède et tamponnez votre visage et votre cou pour les sécher.

2 Ensuite, exfoliez votre peau pour enlever les cellules mortes, les impuretés et le sébum (huile). L'exfoliation accélère le renouvellement des cellules et permet à une nouvelle couche de peau lisse et éclatante d'émerger. Encore une fois, vous devez utiliser un produit doux conçu pour votre type de peau. Frottez légèrement vos doigts sur votre visage en faisant des cercles et en évitant le contour des yeux. Rincez abondamment à l'eau tiède et tamponnez pour sécher.

3 Remplissez un bol d'eau bouillante. Ajoutez quelques gouttes d'huile essentielle. Si votre peau est sèche, un mélange de rose et d'encens de Somalie est un excellent choix, alors que la lavande est parfaite pour la peau sèche ou normale ; la camomille soulage la peau sensible et le citron convient aux peaux grasses. Mélangez bien l'huile et l'eau. Penchez-vous au-dessus du bol, votre visage à une distance d'environ 30 cm de la vapeur. Recouvrez votre tête et le bol d'une serviette pour emprisonner les vapeurs. Laissez votre visage s'imprégner de vapeur pendant cinq à dix minutes.

4 Alors que votre peau est encore humide de vapeur, appliquez un masque facial conçu pour votre type de peau et sa condition (par exemple, un produit hautement hydratant, purifiant ou apaisant). Recouvrez votre visage d'une petite quantité mince et égale et laissez pendant 10 à 20 minutes. Retirez le masque avec un gant de toilette mouillée et tamponnez pour sécher. À moins que votre peau ne soit très grasse, compléter votre luxueux facial par l'application d'une crème hydratante compatible avec votre type de peau.

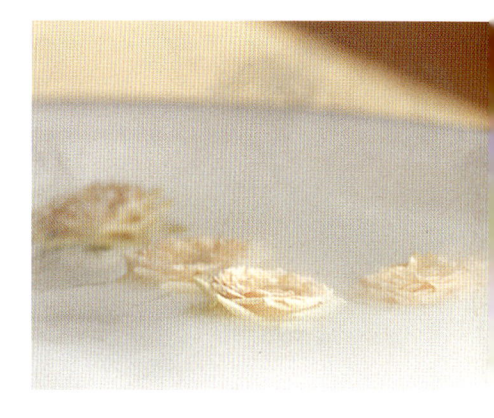

Rose au secours
Rafraîchissante, relaxante et tonifiante (mais très dispendieuse sous sa forme non diluée), l'huile essentielle de rose est célébrée pour ses effets régénérateurs, en particulier pour la peau sèche ou mature. Elle est utilisée pour adoucir les rides, hydrater, réduire le gonflement et libérer les pores obstrués. De plus, son doux arôme floral est apaisant et favorise un sommeil reposant.

Chat et vache

Ces poses de yoga ont été inspirées par l'arc du dos du chat et la courbure concave de celui de la vache. Facile à faire, elles étirent votre dos et renforcent les muscles profonds tout en procurant un sentiment de satisfaction.

1 Pour la pose de la vache, commencez à quatre pattes, paumes en ligne directe avec vos épaules, genoux sous les hanches et coudes détendus. (Si vos poignets sont faibles ou douloureux, soulagez la pression exercée sur eux en fermant les poings, pouces à l'extérieur et mains sur le sol.) Inspirez, poussez votre ventre vers le bas lorsque votre poitrine s'élargit et levez doucement votre tête et votre coccyx, donnant ainsi une légère courbe concave à votre dos.

2 Pour la pose du chat, expirez en contractant votre diaphragme et votre abdomen et soulevez votre dos en baissant votre tête et votre coccyx, comme un chat qui s'étire voluptueusement.

Répétez la séquence pendant quatre à dix respirations. Vous voudrez peut-être pratiquer le mantra japa, répétition d'un mot ou d'une phrase. Silencieusement ou tout haut et coïncidant avec le rythme de votre respiration, il peut vous aider à créer une expérience plus méditative lorsque vous effectuez les poses. Vous pouvez utiliser tout mot ou phrase d'encouragement. Si rien ne vous vient à l'esprit, essayez d'utiliser le simple et profond *shanti* (prononcez SHÂHN-tee), qui signifie «paix» en sanskrit.

Donnez-vous une poussée
Bien des gens soulèvent incorrectement les objets lourds, ce qui est l'une des causes les plus courantes de blessure au dos. Lorsque vous ramassez un objet lourd, assurez-vous de vous accroupir, rentrez les fesses et tenez l'objet près de vous. Gardez votre dos droit et levez-vous en utilisant les muscles de vos jambes (pour donner de la force à votre levée) et non votre vulnérable dos.

DORLOTEZ VOTRE DOS

Bien que les maux du bas du dos se produisent trop facilement chez les femmes, il est facile de prendre de bonnes habitudes qui vous en éloigneront. Par exemple, prenez des pauses fréquentes lorsque vous travaillez à un bureau ou à un ordinateur. Vous trouverez à gauche quelques trucs de plus.

FAITES :	NE FAITES PAS :
• Dormir sur le côté, avec un oreiller supportant votre cou.	• Dormir sur votre estomac.
• Garder les pieds sur le sol lorsque vous êtes assise.	• Croiser vos jambes lorsque vous êtes assise.
• Utiliser une chaise à accoudoirs.	• Transporter un sac à main lourd, entraînant votre poids à pencher d'un côté.
• Maintenir une bonne posture lorsque vous pratiquez des sports ou que vous travaillez dans la maison.	• Porter des talons hauts.
• Exercer vos muscles abdominaux et dorsaux.	• Vous tenir voûtée.
	• Vous pencher vers le miroir lorsque vous vous coiffez.

1

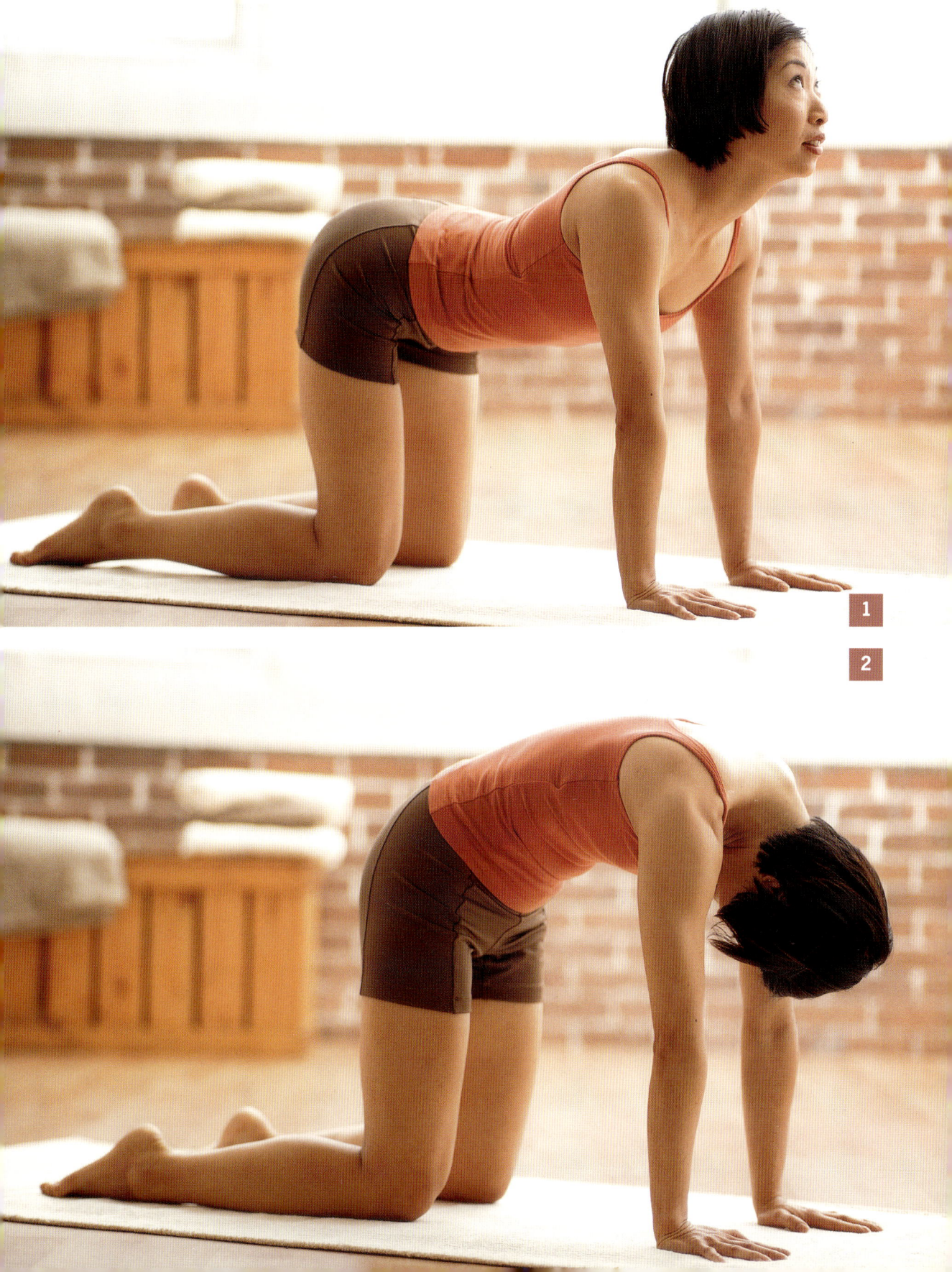

2

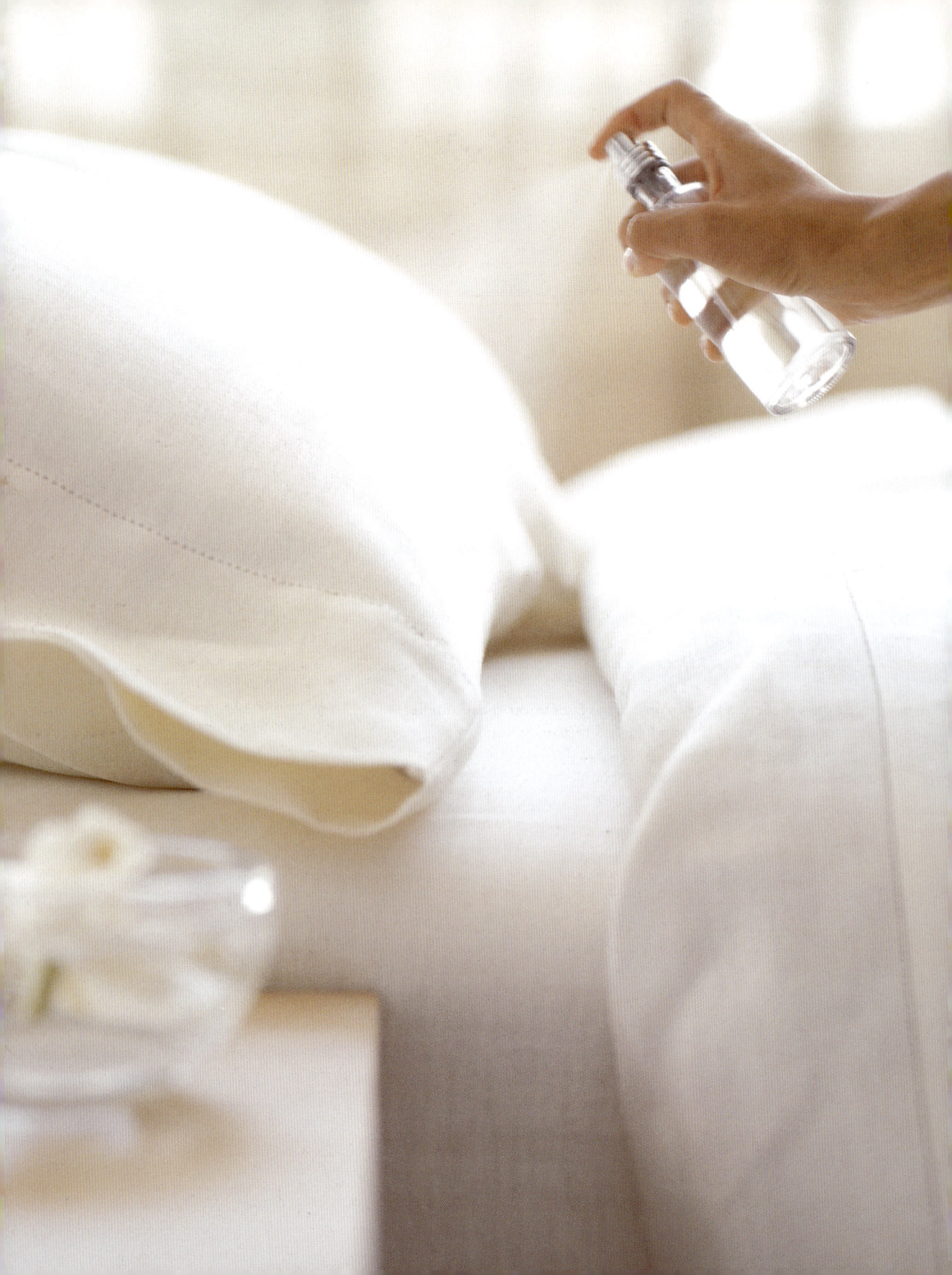

Aromathérapie dans la chambre à coucher

Utiliser des huiles essentielles dans la chambre à coucher peut dégager la fraîcheur, la chaleur, la séduction ou la paix, selon l'atmosphère que vous désirez créer pour ce refuge très spécial.

En tant que pièce dans laquelle nous dormons, rêvons, faisons l'amour et nous retirons, la chambre à coucher mérite une attention toute particulière et un soupçon de créativité. La décorer selon nos goûts et la garder propre et exempte de fouillis est important pour en faire un lieu de refuge et de gâterie. C'est un traitement royal que d'infuser votre chambre à coucher de l'arôme idéal.

Vaporiser des huiles essentielles partout dans la chambre est une façon délicieuse de créer une atmosphère. Ajoutez tout simplement votre huile essentielle favorite ou un mélange (voir la recette à droite) à un vaporisateur-brumatisateur rempli d'eau distillée. En plus de vaporiser votre mélange dans l'atmosphère, vous pouvez en vaporiser légèrement vos draps, rideaux et tapis. (Utilisez des huiles légères et claires pour éviter les taches et ne vaporisez pas sur les meubles de bois.) Choisissez une odeur qui convient à vos besoins : la bergamote ou la camomille romaine réduisent le stress, la lavande aide à relaxer. Si vous avez la romance en tête, le parfum floral exotique de l'ylang-ylang est réputé aphrodisiaque, comme le sont le patchouli et le bois de santal. Utilisez l'huile de citron ou de pamplemousse pour rafraîchir la pièce et l'eucalyptus pour éliminer l'air vicié et repousser les insectes.

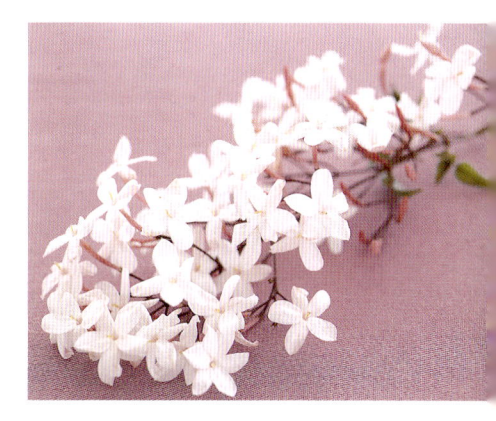

Mélange vaporisateur-brumatisateur pour se gâter
240 ml d'eau distillée
8 gouttes d'huile essentielle de jasmin
7 gouttes d'huile essentielle de lavande
7 gouttes d'huile essentielle de bois de santal
3 gouttes d'huile essentielle de vétiver

« PAS CE SOIR JOSÉPHINE »

On ne sait si Napoléon a déjà vraiment chuchoté ces fameux mots à son impératrice, mais apparemment Joséphine avait une habitude de boudoir qui offensait son mari. Elle adorait le musc, et le papier peint de sa chambre à coucher était imprégné de cette odeur piquante et sensuelle. Hélas, au lieu d'enflammer le désir de son mari, elle arrivait seulement à lui donner un mal de tête intermittent. Pour se venger, l'empereur fit arroser les murs de son boudoir de lime et lui demanda de s'inonder de son propre parfum favori, fait de fleurs de violettes, qu'il fit d'ailleurs planter sur sa tombe plus tard.

Massage au coin du feu

Échanger des massages près d'un feu crépitant et chaud est une manière relaxante, romantique et silencieuse d'entrer en communion non-verbale de connecter avec votre partenaire.

Par un soir frisquet, un foyer ronronnant exerce une attraction puissante : la chaleur est relaxante et réconfortante, le jeu des ombres et de la lumière est hypnotique et le crépitement aussi bien que l'odeur de fumée réveillent nos sens. C'est une mise en scène parfaite pour la pratique du toucher intime. Rapprochez-vous du foyer et demandez à votre partenaire de suivre ces instructions pour un massage euphorique. (Si vous n'êtes pas trop euphorique après, vous voudrez peut-être lui rendre la pareille.)

1 Commencez par des mouvements glissants et légers à la surface de sa tête, utilisant vos doigts pour peigner ses cheveux. Commencez les premiers mouvements à la ligne des cheveux sur le front et descendez. Puis déplacez-vous vers une position différente à la ligne des cheveux et répétez jusqu'à ce que toute sa tête ait été couverte.

2 Le toucher par excellence pour la relaxation est souvent le léger balayage de la peau. En utilisant le plat de vos paume et une pression légère, placez vos mains au bas du dos de votre partenaire et remontez jusqu'à la base de son cou. Puis, étirez vos mains sur les bords de ses épaules et balayez le long de ses côtes, revenant vers la taille et le bas du dos. Répétez ces gestes et encouragez votre partenaire à respirer profondément et à se débarrasser des soucis du monde un peu plus avec chaque caresse.

3 Pour aider à libérer la tension qui a tendance à s'accumuler entre les omoplates, stabilisez votre partenaire avec une main sur son épaule. Avec votre autre main, appuyez et faites descendre votre pouce sur les muscles entre les omoplates et la colonne. Suivez le rebord de chaque omoplate en glissant de haut en bas. Commencez par une pression délicate et travaillez plus en profondeur à mesure que les muscles se détendent.

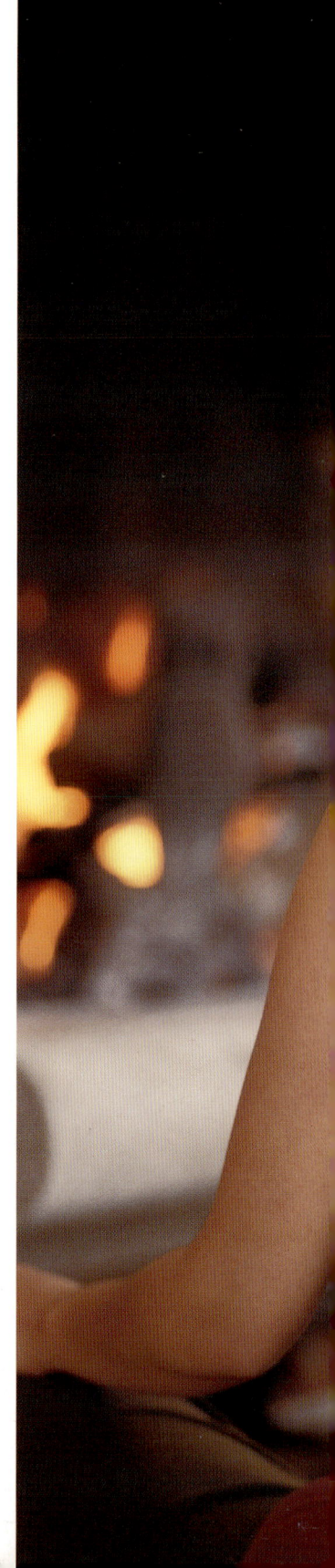

1

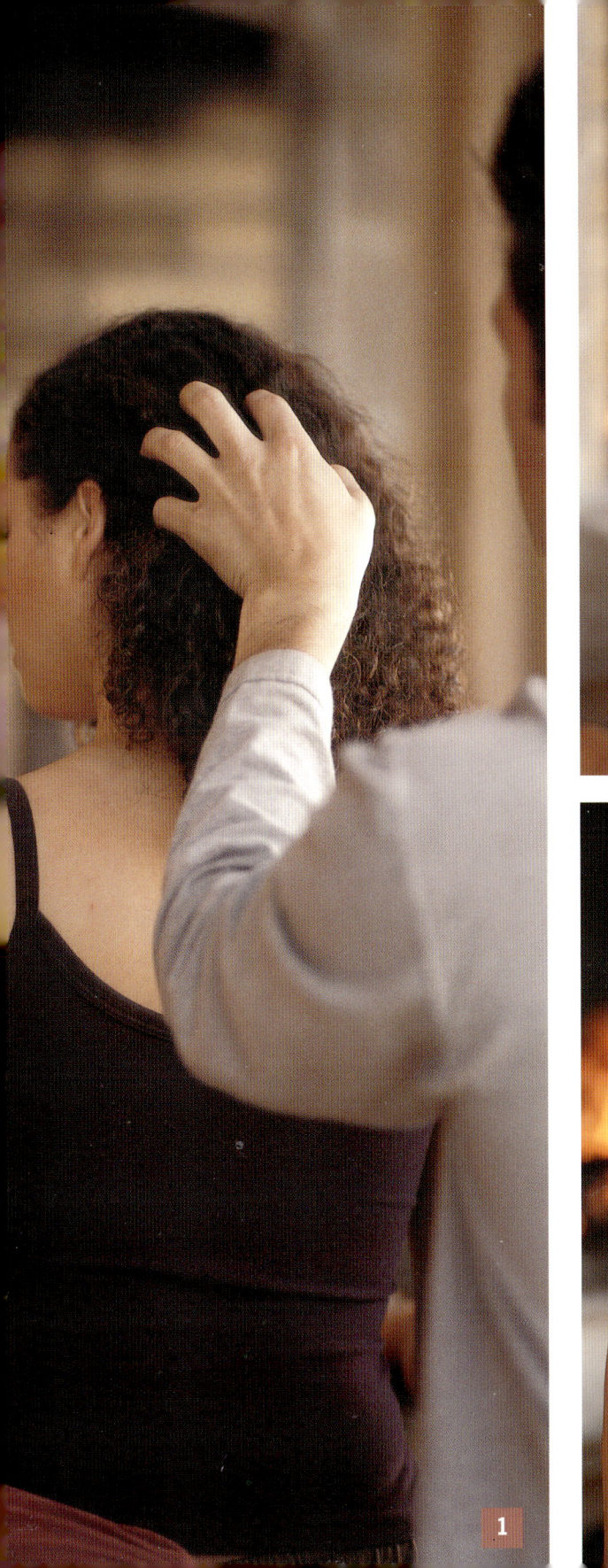

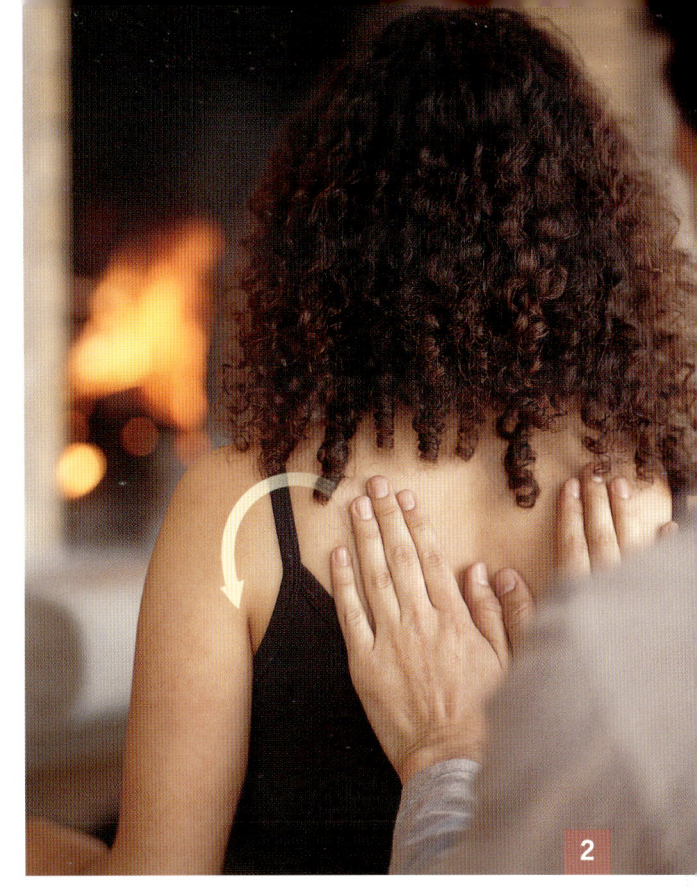

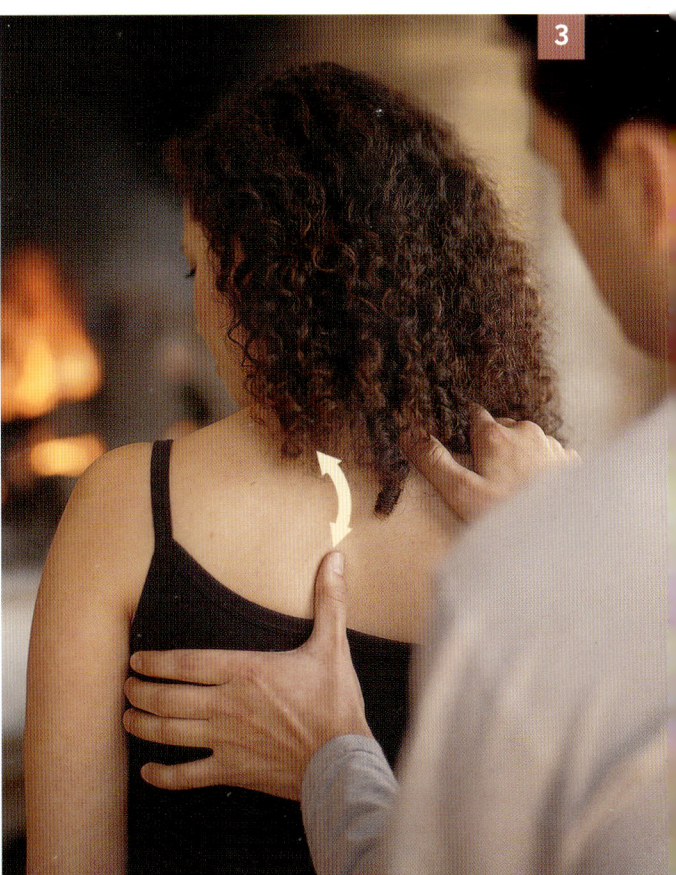

2

3

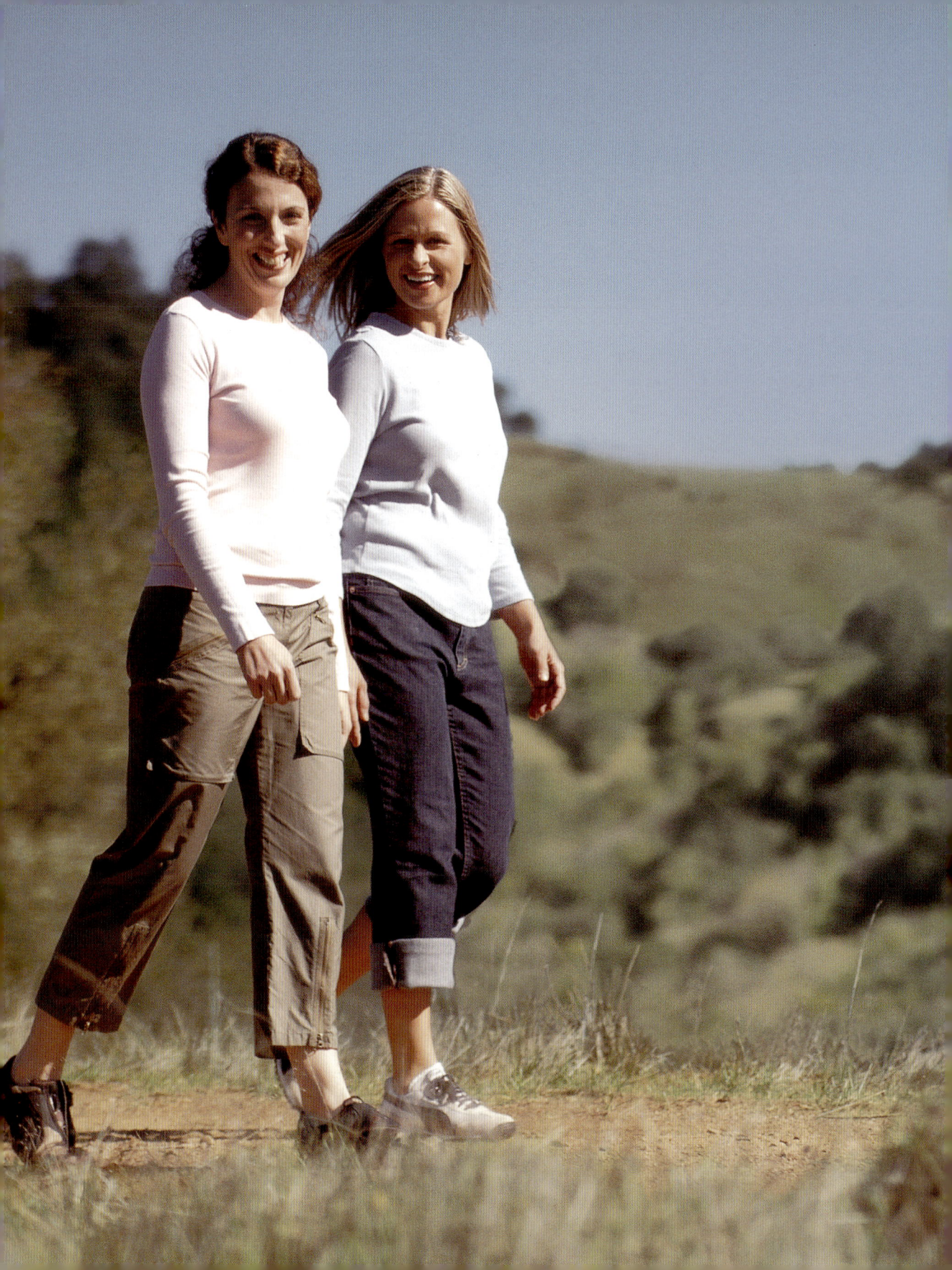

Dans de nombreuses cultures, la marche est considérée comme un mal nécessaire, quelque chose que nous faisons lorsque nous ne pouvons trouver une place de stationnement ou que nous devons nous traîner du métro au bureau. Nous n'avons ni le temps ni la patience. Bon sang ! nous n'avons même pas les bons souliers ! Il peut donc vous paraître étrange de considérer la marche comme une gâterie, mais dans une société où tout n'est que bousculades, c'en est peut-être une, après tout. Non seulement il s'agit d'une forme d'exercice excellente et accessible, mais c'est également une façon de vous connecter à votre environnement immédiat et d'appliquer un baume sur votre esprit et votre âme.

La cure de la marche

Marcher pour aller travailler (ou du moins sur une partie du trajet, par exemple en descendant de l'autobus un arrêt plus tôt ou en stationnant plus loin) vous permet de rassembler vos esprits et de mettre en marche votre corps. Et, après le tumulte d'une longue journée, une marche offre à vos membres tendus et agités un étirement voluptueux et vous aide à éliminer la tension et l'anxiété. Conduire vos enfants à l'école à pied, même si ce n'est qu'une fois par semaine, représente un moment privilégié, une occasion de se parler, de se tenir par la main et de leur démontrer à quel point leur compagnie est importante pour vous. Une promenade tranquille dans les environs vous fera redécouvrir votre propre voisinage, ou en découvrir un nouveau, d'une façon particulièrement intime, axée sur le moment présent. Invitez un(e) ami(e) et explorez un parc voisin ou un jardin public ; il y a quelque chose dans le rythme lent, l'exercice partagé et le contact avec la nature qui encourage la camaraderie et facilite la conversation. Alors, prenez le temps de marcher et arrêtez-vous pour cueillir les roses de la vie. Peut-être même au sens propre.

1

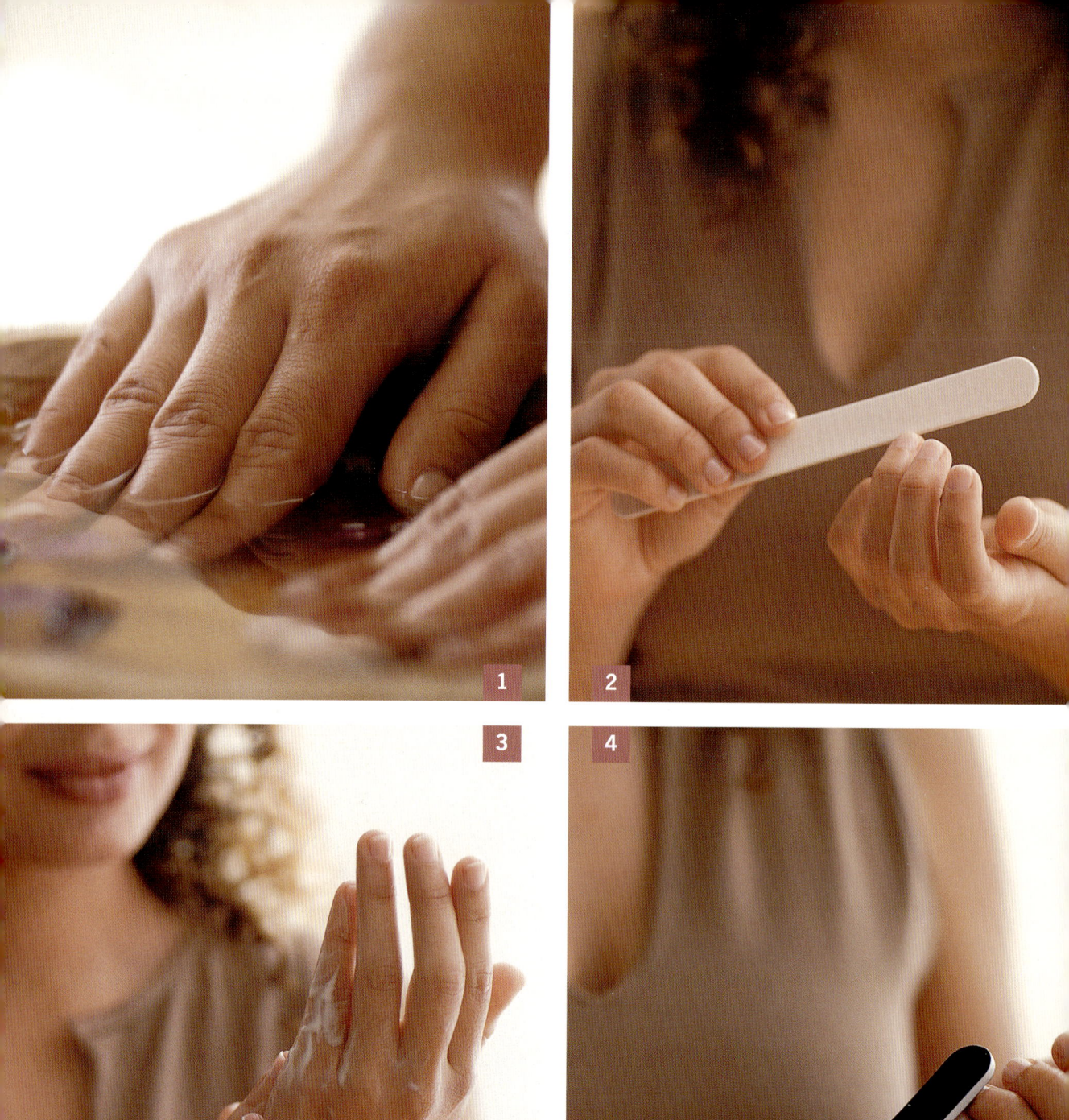

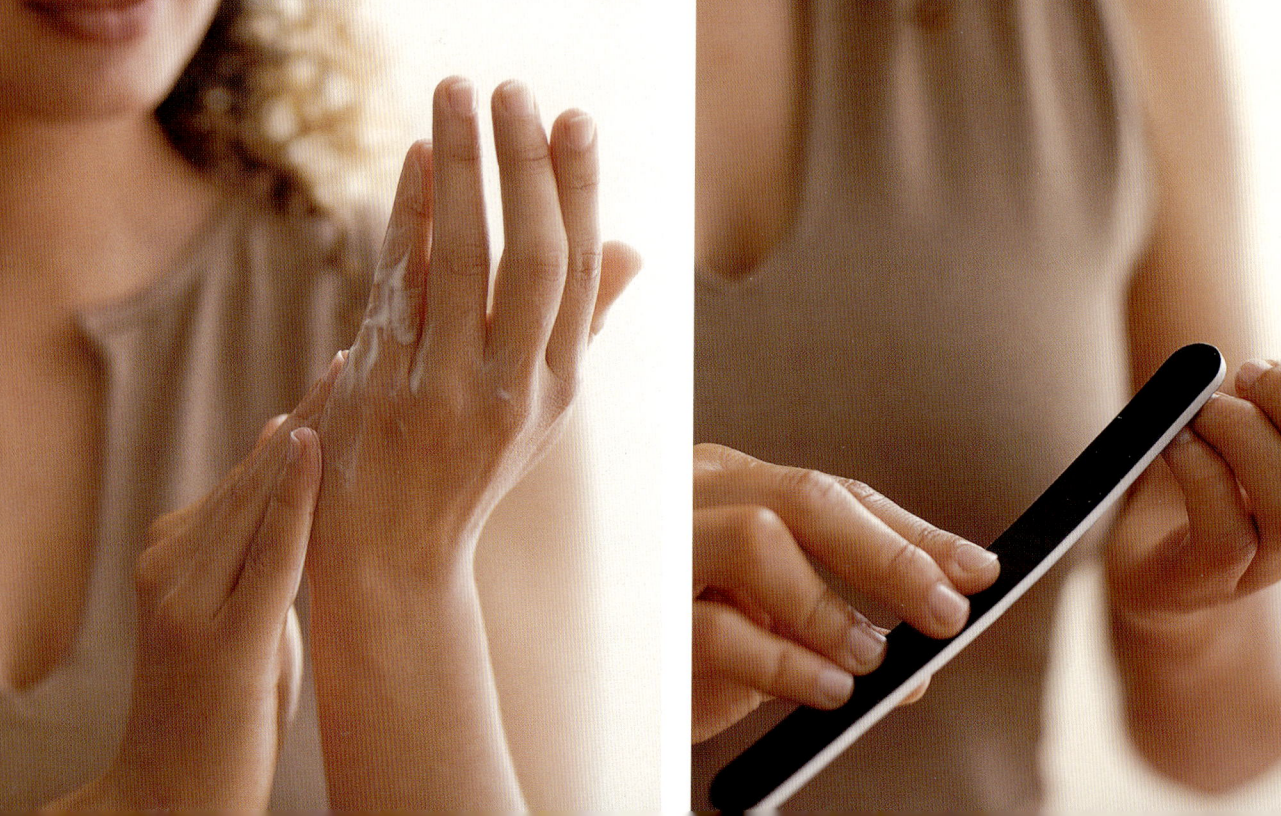

2

3

4

Manucure maison

Peau parcheminée ? Ongles non égaux ou cassants ? Cuticules insoumises ? C'est le moment d'offrir à vos mains qui travaillent dur un petit traitement de manucure destiné à leur donner une belle apparence et une sensation de bien-être.

1 Commencez votre manucure en remplissant un bol de taille moyenne d'eau tiède. Ajoutez deux gouttes d'huile essentielle de lavande ; la lavande agit comme agent antibactérien apaisant et aide à désinfecter le lit d'ongle (elle sent merveilleusement bon aussi). Immergez le bout de vos doigts dans l'eau, en vous assurant que vos ongles et cuticules sont entièrement couverts. Trempez vos doigts pendant au moins cinq minutes pour adoucir les cuticules et préparer vos ongles aux étapes suivantes.

2 À l'aide d'une lime d'émeri, limez chaque ongle à la forme désirée et éliminez tout bord déchiqueté. (N'utilisez pas une lime de métal, sa surface dure peut endommager les ongles.) Commencez sur l'un des côtés et, d'un seul mouvement souple, glissez la lime vers le centre de l'ongle plusieurs fois ; répétez de l'autre côté. Attention de ne pas limer dans un mouvement de va-et-vient qui cause le dédoublement de l'ongle. Une fois que vous avez fini de limer vos ongles, poussez délicatement les cuticules à l'aide d'un bâton d'oranger enveloppé d'un morceau de coton. (Bien que certains professionnels le fassent, ne coupez jamais vos cuticules, cela augmente le risque d'infection.) En suivant le contour naturel de vos ongles, essayez d'exposer autant de surface d'ongle que possible pour leur donner une silhouette longue et élégante.

3 Comme vos mains ont moins de glandes sébacées que le reste de votre corps, elles ont tendance à vieillir prématurément et à être sèches. Appliquez une lotion réhydratante intensive, par exemple une lotion à la vitamine E ou au chanvre, pour qu'elles demeurent bien hydratées. Il est également important d'utiliser un écran solaire quotidien sur vos mains pour tenir à distance les rides et les taches de vieillissement.

4 Utilisez une lime ou un bloc de polissage pour donner à vos ongles une brillance naturelle. Tenez l'outil à polir entre votre pouce et vos doigts tandis que vous recourbez les doigts de l'autre main vers votre paume. Étendez un doigt à la fois et appliquez le polisseur dans un mouvement de va-et-vient sur chaque ongle. Faites des mouvements rapides et égaux pour polir vos ongles et leur donner une apparence d'ongles en santé.

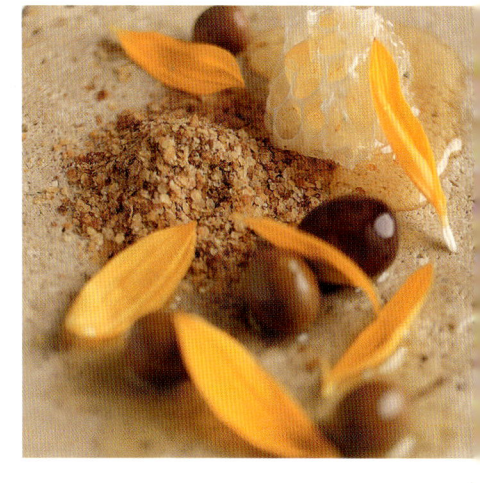

Soins intensifs pour cuticules
Si vos cuticules sont dans un état vraiment lamentable, utilisez ce traitement efficace de nuit provenant de votre cuisine pour leur donner un coup de fouet. Juste avant d'aller vous coucher, mélangez dans un petit bol une cuillère à thé de miel à une cuillère à thé d'huile de tournesol, de germe de blé ou d'olive. Trempez vos doigts dans le mélange et massez les ongles et cuticules. Couvrez vos mains de gants de coton (ou utilisez une paire de bas de coton doux comme des mitaines) et gardez-les toute la nuit.

1

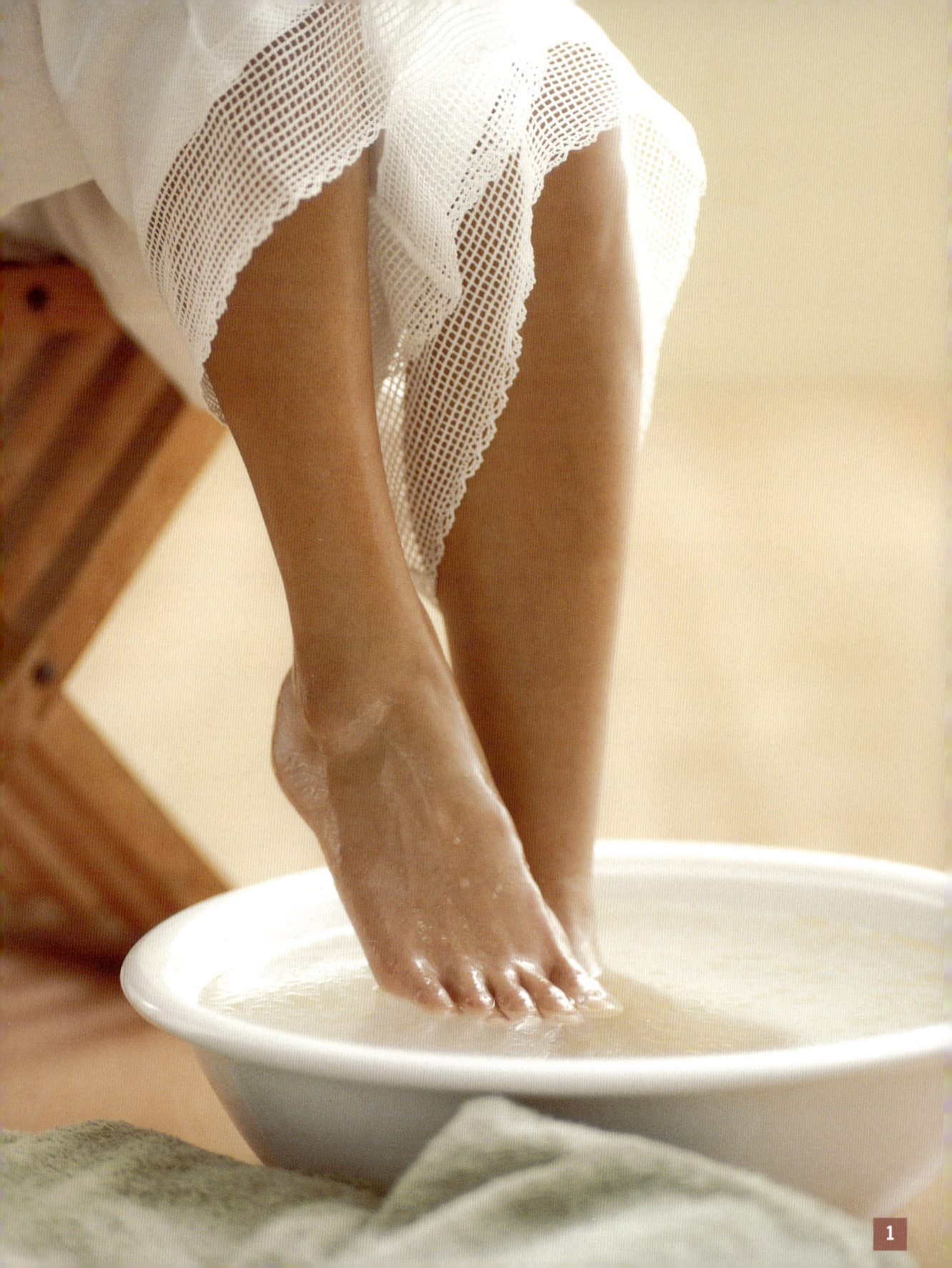

Hydratation des pieds secs

Un trempage hydratant, un bref limage judicieux et un traitement hydratant pour la nuit, voilà qui peut faire des merveilles pour les pieds secs ou rugueux.

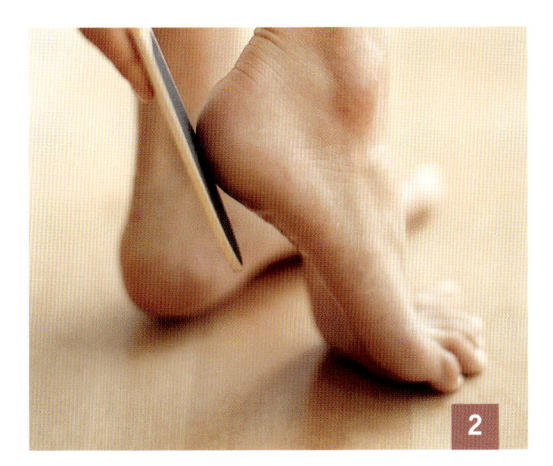

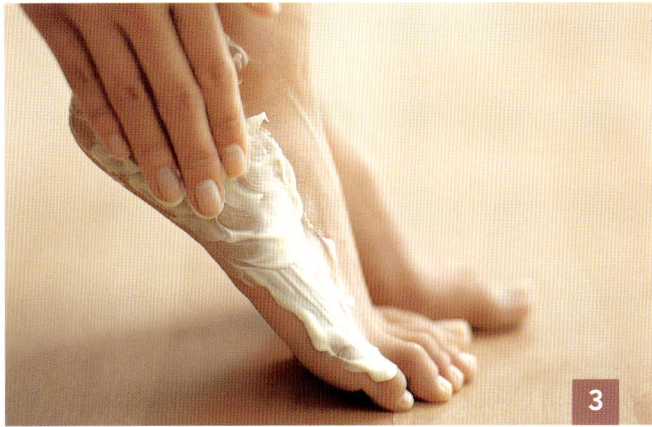

1 Remplissez d'eau tiède un bol assez grand pour pouvoir complètement immerger vos pieds, puis ajoutez cinq gouttes d'huile essentielle de néroli et trois cuillères à table d'huile d'olive, puis mélangez bien. Le parfum floral du néroli est relaxant et remonte le moral ; l'huile d'olive est reconnue pour ses propriétés adoucissantes et émollientes. Trempez vos pieds pendant 15 minutes, puis posez-les sur une serviette.

2 Alors que vos pieds sont encore humides, utilisez une lime à pied dans un ferme mouvement de va-et-vient pour enlever la peau morte qui a tendance à s'accumuler aux talons, à la partie charnue des pieds et des gros orteils. Vérifiez votre peau souvent ; lorsqu'elle n'est plus rugueuse à un endroit précis, passez à la zone problème suivante. (Et, bien entendu, arrêtez-vous à la moindre douleur.) Si vos pieds sont fendillés et secs, vous aurez peut-être besoin de plusieurs traitements pour les adoucir, n'espérez pas de miracles instantanés.

3 Hydratez votre nouvelle peau. Pour des résultats spectaculaires, beurrez généreusement vos pieds avec un baume d'arbre à beurre ou tout autre hydratant très riche comme l'huile de chanvre, puis enfilez une paire de couvre-pieds hautement hydratants (ou des bas de coton) et laissez toute la nuit.

À plat sur les souliers

Bien des femmes vivent une histoire d'amour avec les souliers, mais ces accessoires adorables et indispensables sont à blamer pour de nombreux problèmes de pieds. Les bouts pointus, les talons haut, l'absence de rembourrage adéquat et un mauvais ajustement contribuent à tous les maux, des oignons aux plaques de corne, des callosités aux douleurs aiguës (et non seulement les pieds souffrent, mais également les dos lorsque nous nous pavanons en talons hauts).

se gâter

Traitement en profondeur

Traiter les cheveux à l'huile tiède contenant des huiles essentielles les rend forts et lustrés, combat les effets du séchoir, de la lumière du soleil et des processus chimiques.

1 Mélangez les ingrédients de la recette à gauche dans un petit bol ou une bouteille de plastique. Réchauffez le mélange d'huiles en plaçant le bol dans un bol plus grand contenant de l'eau chaude pendant quelques minutes. (Les huiles réchauffées pénètrent mieux que les huiles froides, les rendant plus efficaces).

2 Mouillez vos cheveux, frictionnez l'huile sur vos doigts et appliquez-la sur vos cheveux, en commençant par le cuir chevelu pour aller jusqu'aux pointes.

3 Trempez une serviette dans l'eau tiède et essorez. (Ou passez à la sécheuse une serviette humide pendant quelques minutes pour la réchauffer.) Enroulez-la autour de votre tête. Laissez reposer pendant cinq à quinze minutes. (L'un des avantages d'un traitement plus long est qu'il vous donne le temps de prendre un bain relaxant, de méditer, de vous asseoir dehors ou de lire un livre.) Puis lavez vos cheveux avec votre shampoing habituel.

4 Peignez vos cheveux avec un peigne à dents larges (les brosses peuvent briser les cheveux mouillés). Toutes les quelques semaines, répétez ce traitement ; répétez plus souvent si vos cheveux sont très secs ou endommagés, moins s'ils sont gras ou fins.

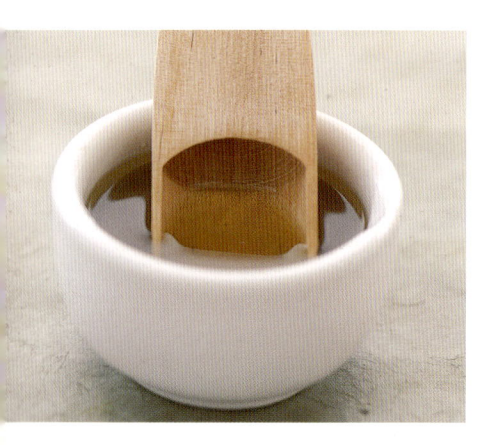

Traitement de conditionnement en profondeur pour les cheveux
- 1 cuillère à thé d'huile de noix du Brésil
- 1 cuillère à thé d'huile d'olive
- 1 cuillère à thé d'huile de sésame
- ½ cuillère à thé de miel
- 2 gouttes d'huile essentielle de géranium
- 2 gouttes d'huile essentielle de lavande

HISTOIRE À FAIRE DRESSER LES CHEVEUX

Tout comme les ongles, les plumes et même les fanons des baleines, les cheveux sont une forme de protéine connue sous le nom de kératine. Les cheveux humains sont forts, aussi forts qu'un fil de fer, par certains aspects, mais ils peuvent être endommagés par les traitement chimiques, le séchage, le soleil, le chlore et la manipulation vigoureuse. Des cheveux très endommagés peuvent ne jamais récupérer ; vous devrez attendre que le cheveu tombe de son follicule et qu'il soit remplacé par un nouveau. Les traitements revitalisants peuvent toutefois améliorer l'apparence de vos cheveux. C'est que les cheveux endommagés ont tendance à présenter des pointes hérissées que les revitalisants peuvent aplatir, donnant ainsi à la chevelure une apparence lisse et lustrée.

1

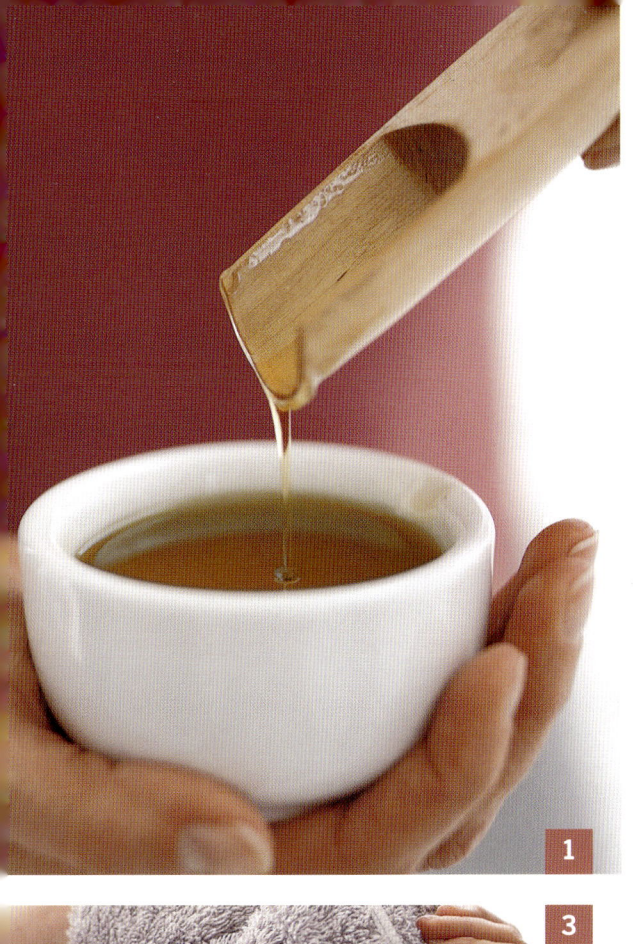

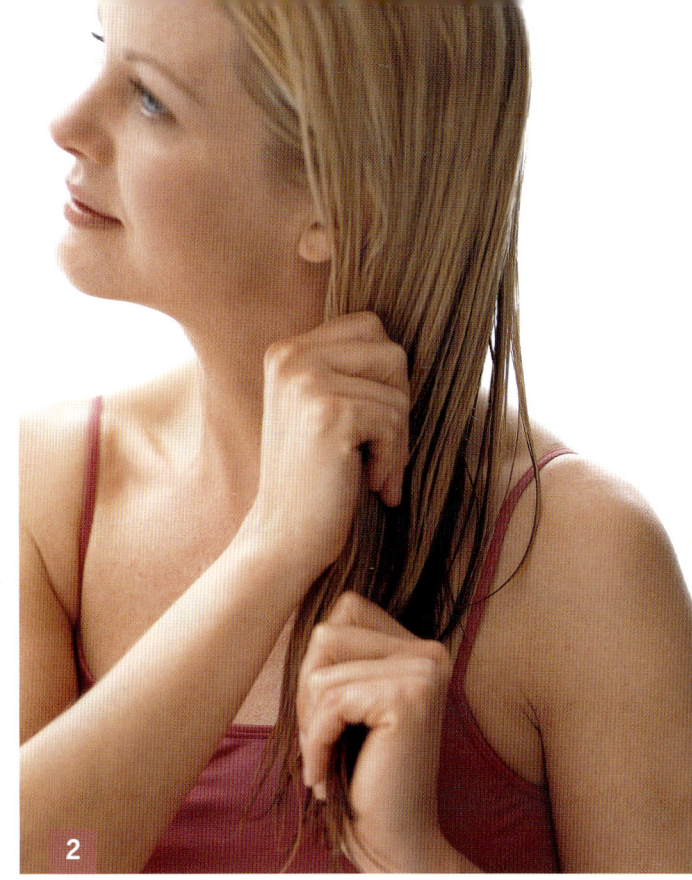

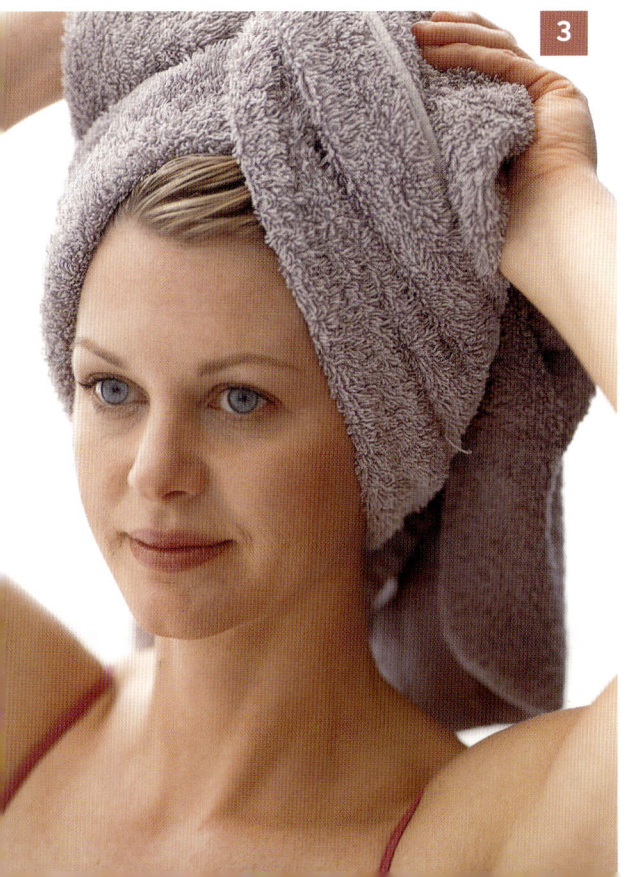

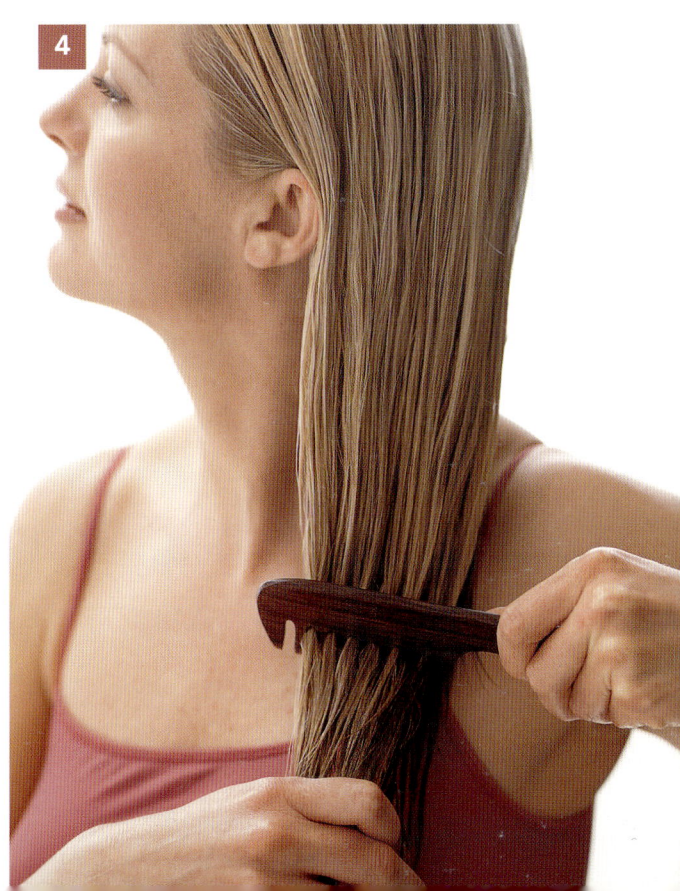

2

3

4

Enveloppement reposant

Après un bain ou tout simplement lorsque vous avez besoin d'un temps d'arrêt, vous reposer dans un nid de couvertures douces et tièdes peut vous donner une sensation de repos et de récupération.

Couronner un rituel de bain à la maison (voir page 205 ◄) par un moment de repos sous les couvertures tièdes est souvent considéré comme l'étape la plus importante de toutes. (Bain ou pas, un enveloppement reposant est une bonne façon de vous échapper lorsque vous avez besoin d'un peu de temps pour vous.) Pendant cette période de repos, votre système nerveux parasympathique fait travailler sa magie de récupération, ralentit votre rythme cardiaque, régularise la digestion de la nourriture et aide votre corps à fonctionner souplement et efficacement.

Pour préparer cet enveloppement, étendez deux ou trois couvertures lourdes sur votre lit ; utilisez une couverture douce sur le dessus, car elle sera en contact avec votre corps. Placez un ou deux oreillers sur le lit, afin que vous puissiez reposer votre tête selon une hauteur et un angle confortables. Retirez tous vos vêtements et étendez-vous sur les couvertures, en les enroulant serré autour de votre corps. Reposez-vous ainsi les yeux fermés de 20 à 30 minutes. Utilisez ce moment pour méditer, vous rappeler les événements positifs de la journée, rêver à vos prochaines vacances : tout sauf vous inquiéter.

Pour une variation gâtée, utilisez un vaporisateur-brumisateur pour embaumer les couvertures utilisées de vos huiles essentielles favorites (voir notre suggestion pour un mélange reposant à gauche). Si vous préférez, vous pouvez simplement vaporiser une serviette de bain avec le mélange d'huiles essentielles et la placer sur le dessus des couvertures (il est plus facile de faire disparaître l'odeur si elle est dans la serviette plutôt que dans une pile de couvertures). Lorsqu'il fait plus froid, réchauffez-vous en vaporisant un peu d'eau sur votre serviette de bain ou sur la couverture du dessus et en la passant à la sécheuse pendant dix minutes avant de la placer sur votre lit. Pour que la chaleur dure encore plus longtemps, placez une bouillotte ou un coussin chauffant au milieu des couvertures.

Mélange de vaporisateur-brumisateur pour enveloppement reposant
250 ml d'eau distillée
2 gouttes d'huile essentielle de jasmin
1 goutte d'huile essentielle de sauge sclarée

S'abandonner à la sérénité
Selon les aromathérapeutes, la sauge sclarée (les feuilles séchées illustrées ci-dessus) peut être un puissant antidote à la dépression et à l'anxiété et peut même être un aphrodisiaque. Le jasmin (les fleurs séchées illustrées ci-dessus) est depuis longtemps reconnu également pour ses capacités à soulager l'anxiété, le stress et la dépression, de même que pour son pouvoir de renforcement de la libido.

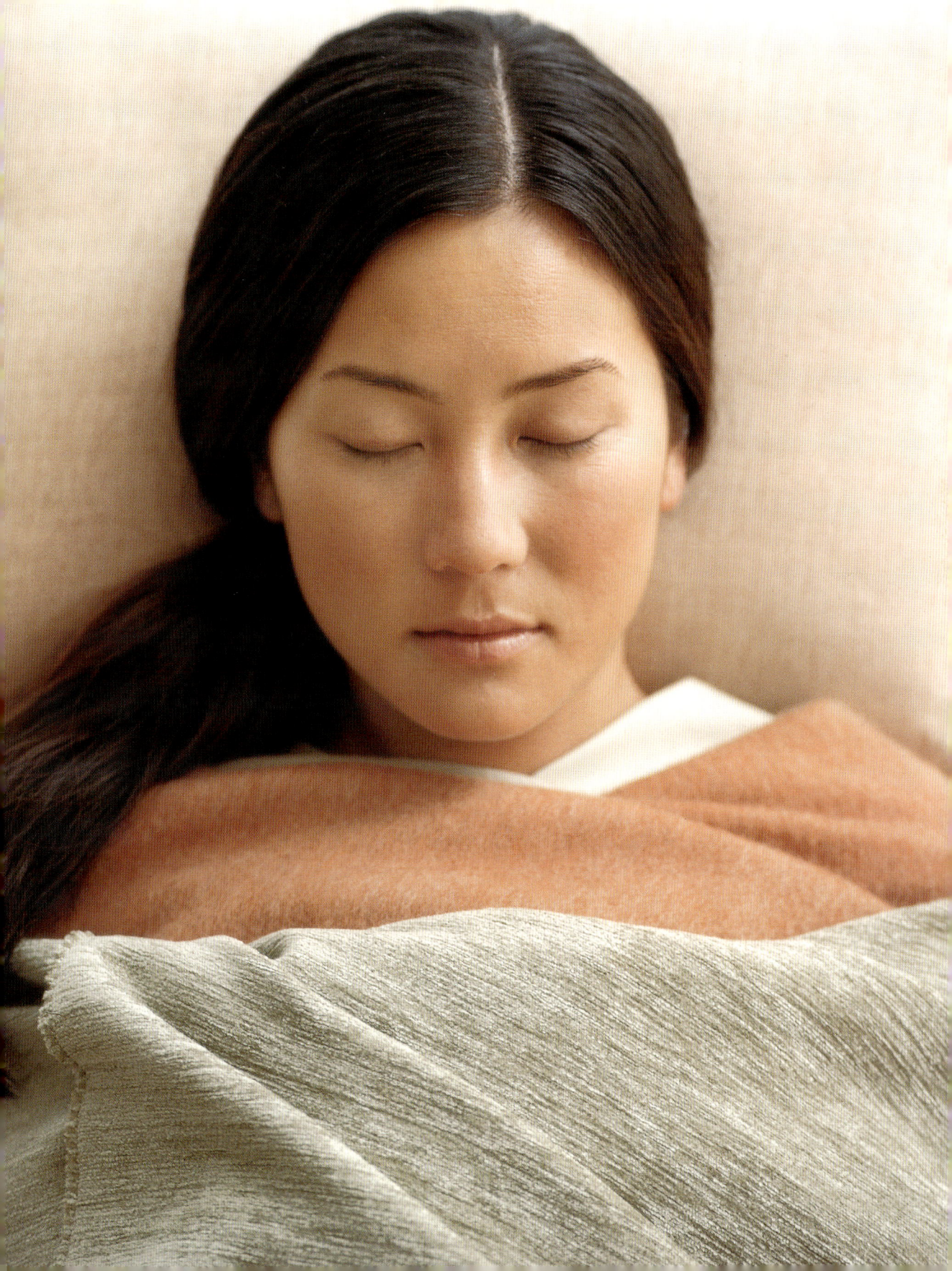

se gâter

Soupe froide à la rhubarbe

Idéalement concocté à partir de tiges fraîches de rhubarbe rouge, ce dessert léger et rafraîchissant a un goût richement décadent tout en étant étonnamment faible en gras et en calories.

Ingrédients

- 300 g de rhubarbe fraîche, coupée en morceaux de 1 cm (ou 300 g de rhubarbe congelée)
- 115 g de fraises tranchées, plus quelques-unes de côté pour la garniture
- 375 ml d'eau
- 125 ml de jus d'orange
- 50 g de sucre
- 2 cuillères à thé de zeste d'orange finement râpé
- 2 cuillères à table de liqueur Triple sec
- Crème fraîche ou yogourt à la vanille (facultatif)

- Pour 4
- Temps de préparation : 10 minutes
- Temps de cuisson : 10 minutes, plus 2 heures à refroidir

Les soupes dessert froides ajoutent une touche de douceur et de sophistication à un souper d'été. Cette soupe à la rhubarbe peut être préparée la veille et conservée au réfrigérateur jusqu'au moment du dessert. Mettre en valeur sa délicate couleur rosée en la servant dans de petits bols de verre. Quelques tranches de fraises forment une garniture attrayante, et, si vous le désirez, vous pouvez couronner le tout d'une cuillère de crème fraîche ou de yogourt.

1 Dans une casserole moyenne, combinez la rhubarbe et les fraises avec l'eau, le jus d'orange et le sucre. Amenez à ébullition, baissez le feu et laissez mijoter pendant 10 à 12 minutes, en brassant occasionnellement, jusqu'à ce que rhubarbe et fraises soient défaites.

2 Retirez la casserole du feu; ajoutez le zeste d'orange et la liqueur Triple Sec. À l'aide d'un fouet, battez le mélange de rhubarbe pour briser les morceaux de rhubarbe et de fraises.

3 Versez dans un bol, couvrez et réfrigérez pendant au moins deux heures avant de servir. Couronnez les portions de crème fraîche ou de yogourt si désiré.

Information nutritionnelle par portion

Voici un dessert savoureux et riche, mais exempt de gras et de cholestérol.

Calories	120
Kilojoules	502
Protéines	1 g
Hydrates de carbone	28 g
Gras total	0,5 g
Gras saturé	0 g
Cholestérol	0 mg
Sodium	5 mg
Fibres alimentaires	1 g

RHUBARBE BONNE POUR LE CŒUR

À la fois légèrement sucrée et légèrement sûrette, la rhubarbe est un ingrédient complexe, parfait pour les tartes, les confitures, les sauces et autres créations culinaires. Ce légume à tiges rouges est également bon pour votre cœur. Une étude canadienne a découvert que lorsque des hommes présentant des niveaux élevés de cholestérol ont été soumis à un régime alimentaire parsemé de fibre de rhubarbe, leur niveau de cholestérol LDL (mauvais cholestérol) est descendu de 9 à 20 pourcent. Un autre bienfait pour la santé : la rhubarbe possède une bonne quantité de potassium et de vitamine C. (Toutefois ses feuilles et ses racines sont toxiques, assurez-vous de ne consommer que les tiges.)

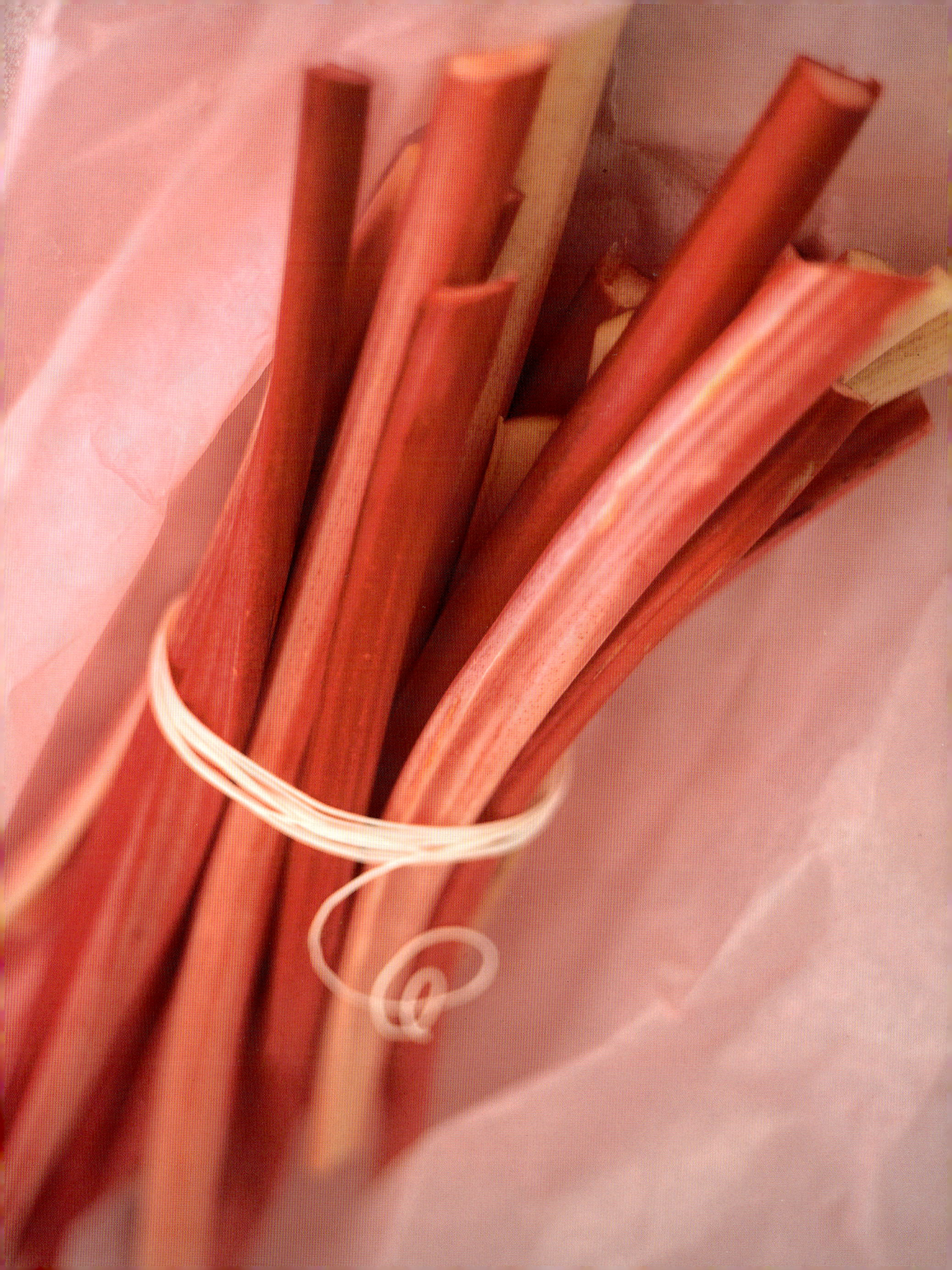

Explorer

Les routines, rassurent. Les routines simplifient nos journées. Les routines nous offrent l'expérimenté et le vérifié. Et elles peuvent être ennuyantes. Il est temps de voir ce qui pourrait nous attendre encore....

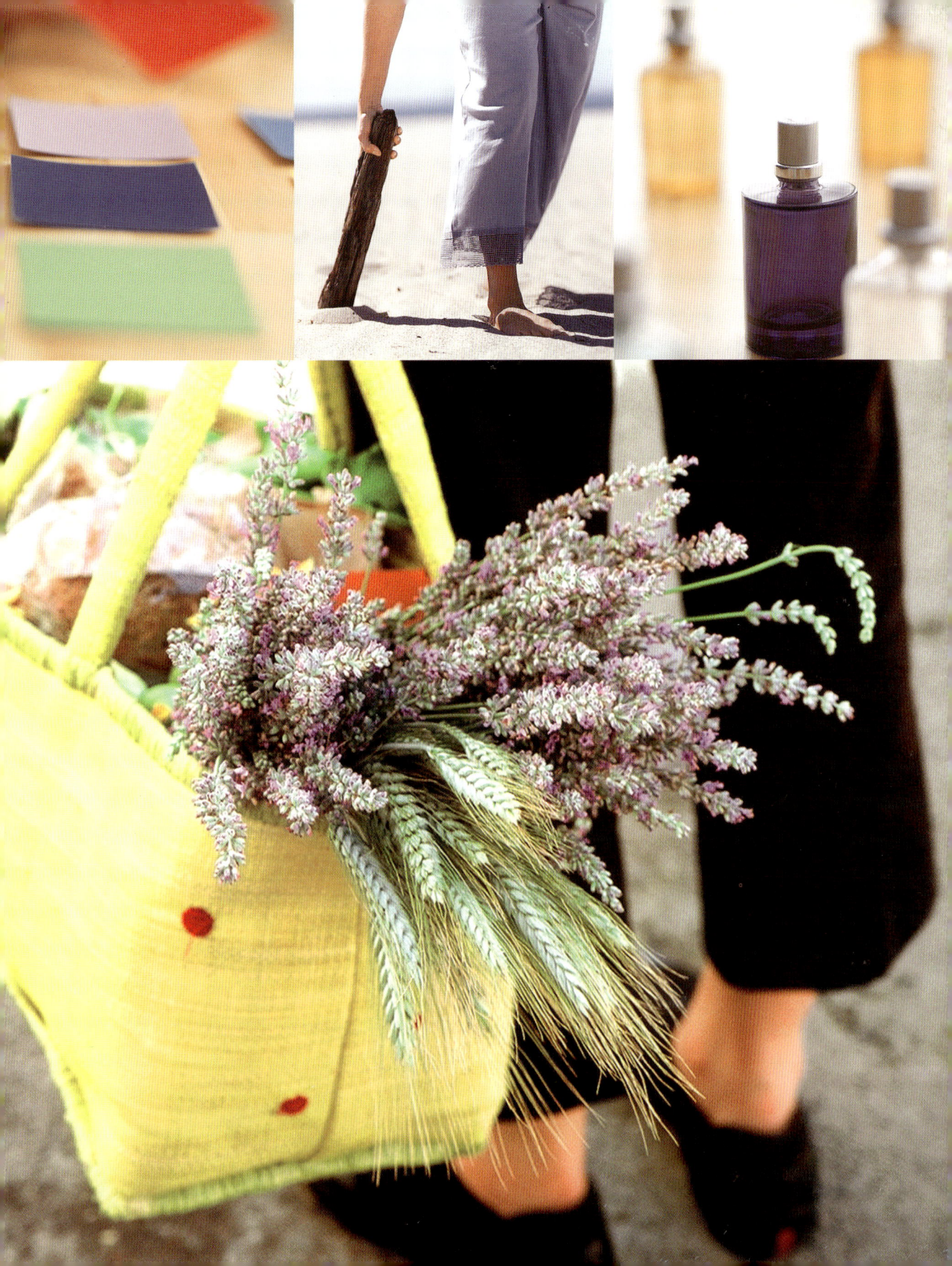

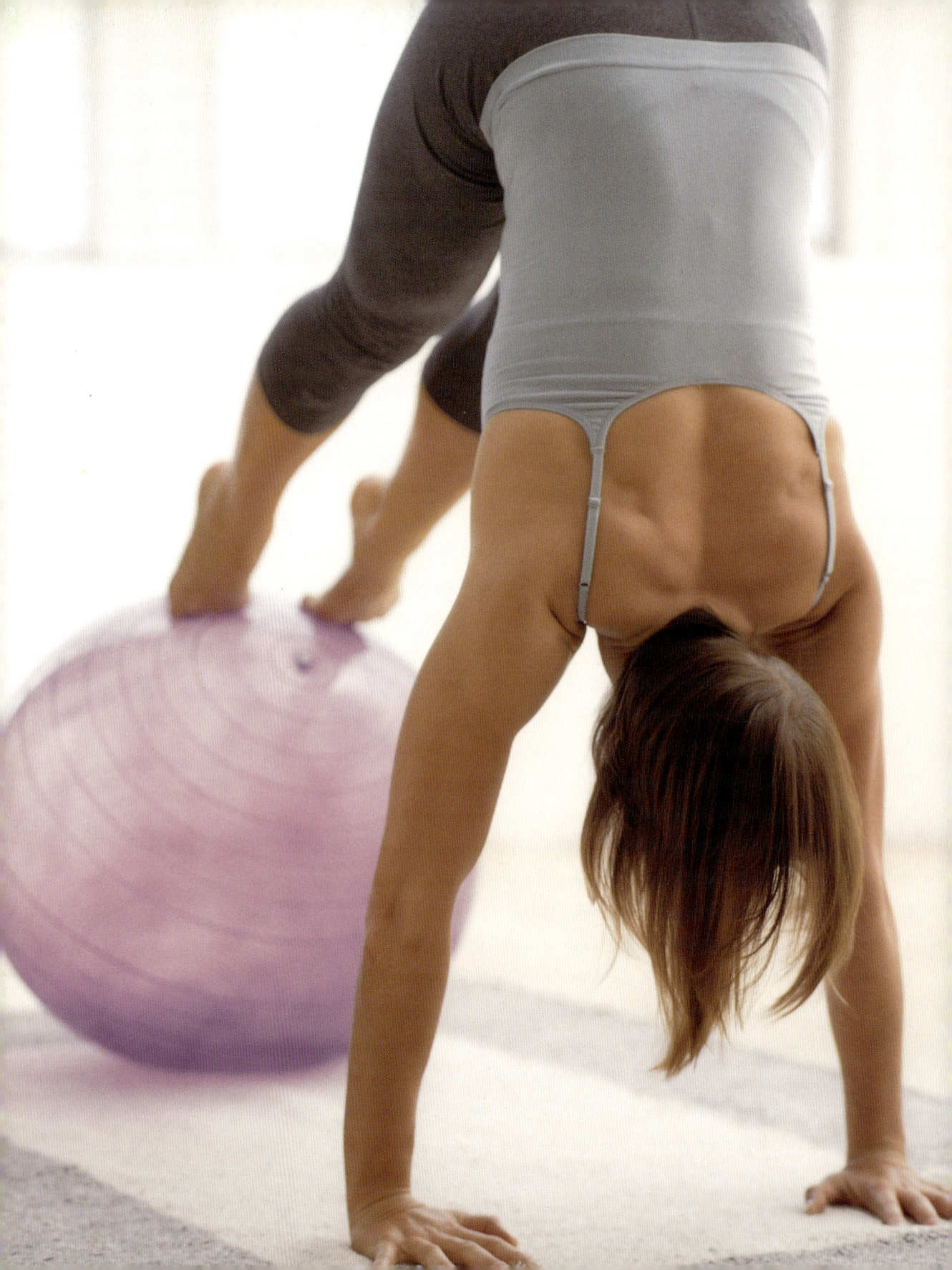

Explorer

Nous sommes tous plus ou moins des créatures d'habitude, ce qui n'est pas nécessairement une mauvaise chose. La routine est le fruit de l'expérience passée et elle est importante. Elle apporte de l'ordre dans le chaos, nous rend plus efficace et crée une constance dans un monde souvent imprévisible. Mais il arrive qu'une routine qui paraît agréable ne soit en réalité qu'un ensemble d'habitudes si profondément ancrées que vous auriez besoin d'un attelage de chevaux de trait pour vous en extraire.

Certes, nous ne pouvons pas atteler ces chevaux mais nous pouvons lancer quelques coups de sonde pour vous aider à trouver des idées fraîches. Vous n'aurez pas à faire quoi que ce soit de vraiment extraordinaire; en gros, il s'agit de donner une nouvelle tournure à vos actes favoris et familiers. Vous aimez cuisiner, mais vous vous retrouvez toujours à préparer les mêmes recettes usées ? Essayez d'explorer les marchés, les boutiques d'aliments naturels ou les épiceries ethniques pour y retrouver l'inspiration culinaire. Votre routine d'exercices stagne un peu ? La solution peut se trouver à portée de centre de conditionnement physique. Vous vous sentez agitée pendant vos séances de méditation ? Vous pouvez expérimenter avec la façon dont la couleur peut affecter vos perceptions du monde ou essayer de découvrir les mystères d'un labyrinthe. Peu importe votre quête et le chemin que vous emprunterez, l'exploration enrichira à coup sûr votre corps et votre âme, et vous offrira à tout coup une vie intéressante.

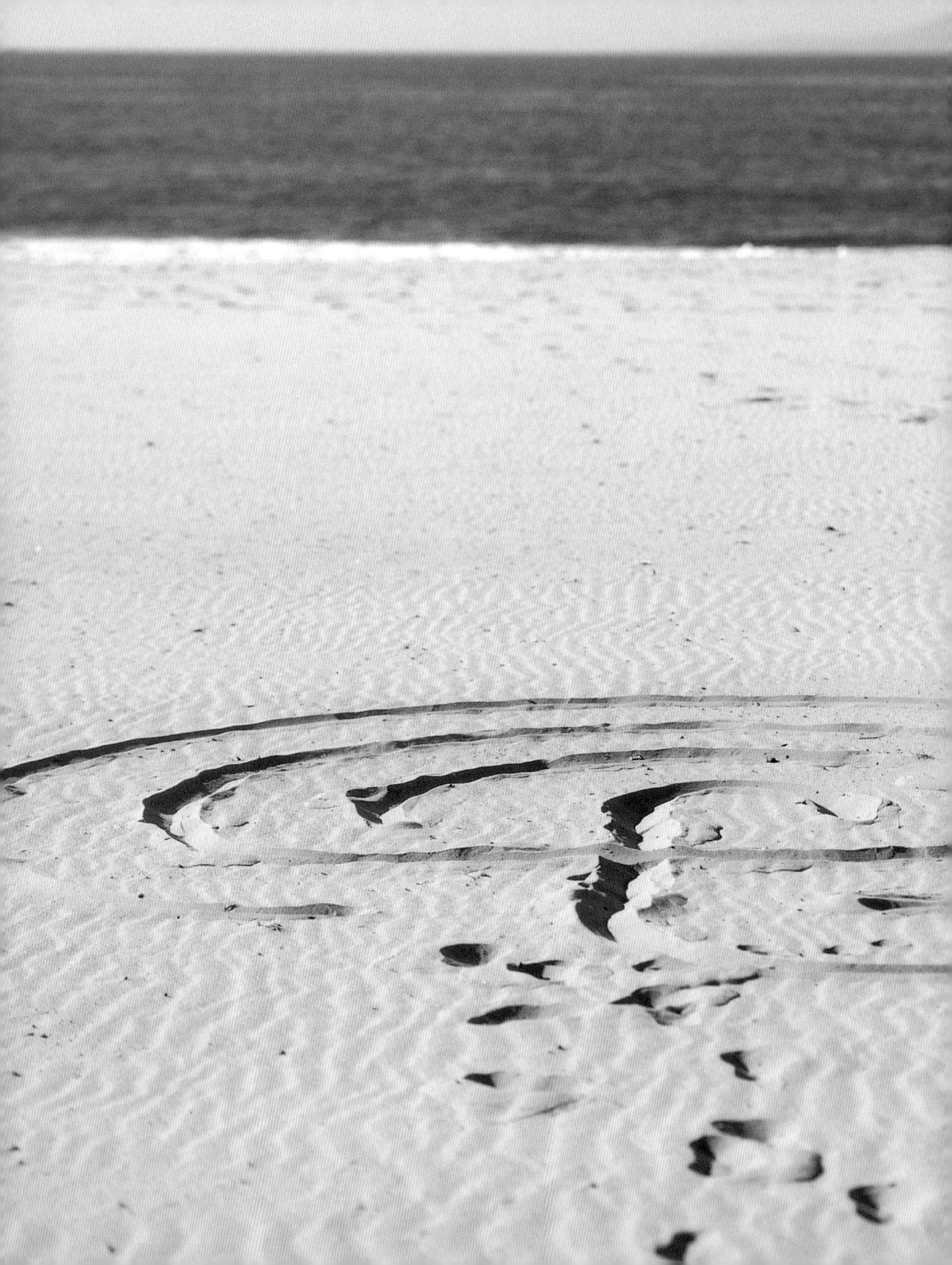

Apprendre des labyrinthes

Créez votre propre labyrinthe en dessinant une figure classique dans le sable et en suivant ses courbes et torsades pour parvenir à un état d'esprit plus calme et contemplatif.

Les humains créent des labyrinthes — espèces de sentiers de marche — qui les ramènent vers eux-mêmes comme une spirale depuis des milliers d'années. Les anciens Grecs, les Amérindiens et les Mayas utilisaient tous des labyrinthes dans leurs rituels sacrés. Les Européens de l'époque médiévale ont créé des labyrinthes élaborés pour nombre de leurs églises ; les Français en ont installé un des plus fameux, fait de marbre incrusté, dans la cathédrale de Chartes au 13e siècle. Les designs et matériaux utilisés peuvent grandement varier, mais ils représentent tous les mêmes symboles de vie, de mort et de mystère, une façon de faire un voyage au centre de soi-même puis de revenir dans le monde.

Aujourd'hui, les églises, les parcs, les centres médicaux, les spas et les écoles, et même quelques prisons, offrent au public des labyrinthes pour qu'il puisse y déambuler. Qu'ils représentent pour vous le chemin symbolique de la vie, les sentiers vers la rédemption, une métaphore pour trouver votre propre voie spirituelle ou d'intrigants véhicules de méditation, les labyrinthes vous aident à pacifier votre esprit et à trouver la consolation. Si vous n'en trouvez pas dans votre région (ou que vous êtes tout simplement du genre à le faire vous-même), vous pouvez créer votre propre labyrinthe dans le sable ou la terre ; le fait qu'il soit petit ne le rend pas moins spirituel.

NE L'APPELEZ PAS DÉDALE

Les partisans du labyrinthe se hérissent lorsqu'on qualifie leurs bien-aimés sentiers de dédales. Les dédales, font-ils remarquer, peuvent avoir plusieurs entrées et chemins, qui, très souvent, ne mènent pas au centre et ils ont des culs-de-sac. Les labyrinthes comportent un unique chemin ; qu'il soit tordu et complexe, il est tout de même simple à suivre et celui qui les traverse ne se perd jamais. Ils n'ont ni cul-de-sac ni mauvaises courbes. Comme l'explique Lauren Artress, créatrice du Worldwide Labyrinth Project : « Un labyrinthe est conçu pour que vous retrouviez votre chemin. Un dédale est conçu pour que vous le perdiez. »

séquence étape par étape ▶

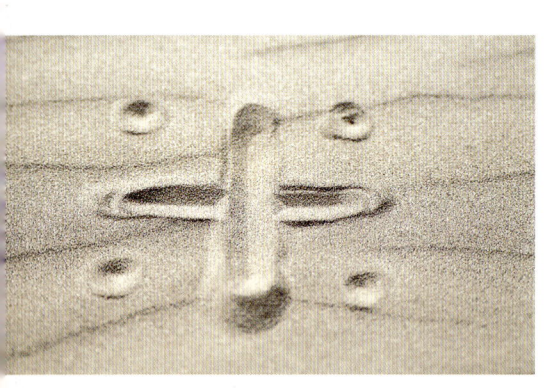

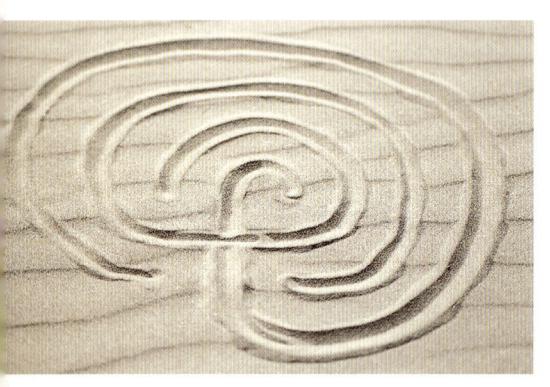

1 Pour créer un labyrinthe classique, dessinez une croix d'environ deux mètres de largeur et placez un point dans chaque quartier. Puis, dessinez quatre lignes courbes dans le sens des aiguilles d'une montre, selon l'ordre suivant : joignez le haut de la croix au haut du point droit ; ensuite, reliez le point supérieur gauche au bras droit de la croix ; puis reliez le bras gauche de la croix au point inférieur droit ; finalement, formez un cercle du point inférieur gauche jusqu'au bras inférieur de la croix.

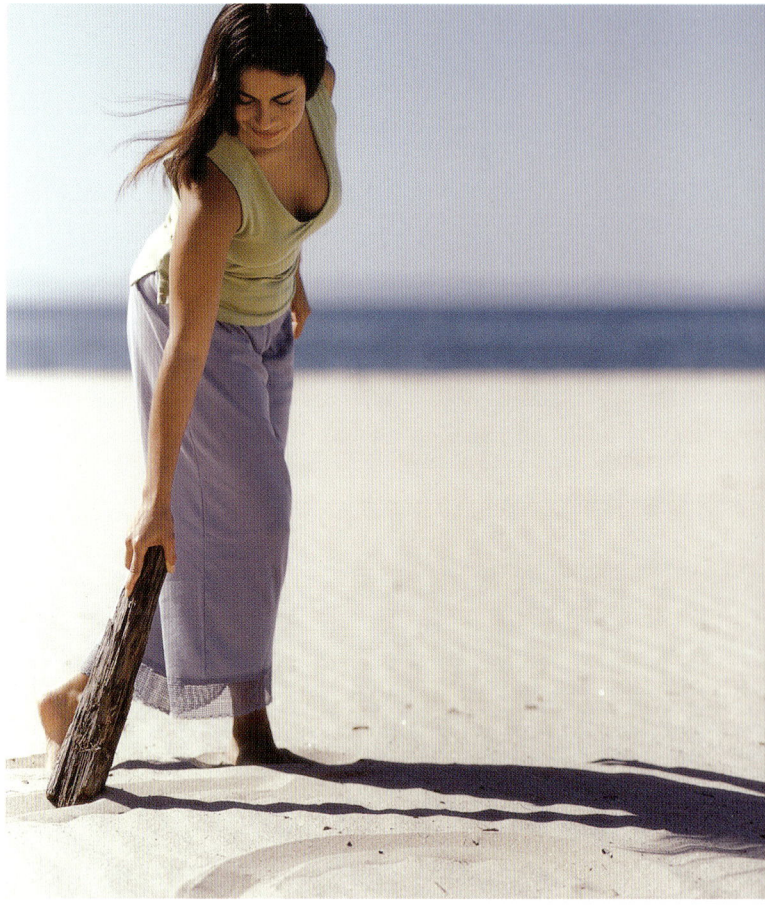

2 Tout en dessinant, essayez de conserver un esprit calme et réfléchi. Écoutez le foulement du bâton à mesure qu'il se déplace dans le sable. Sentez la chaude caresse du soleil sur votre peau. Essayez de vous déplacer et de respirer avec concentration et délibération. Souvenez-vous que l'acte même de fabriquer le labyrinthe peut être un type de méditation mobile.

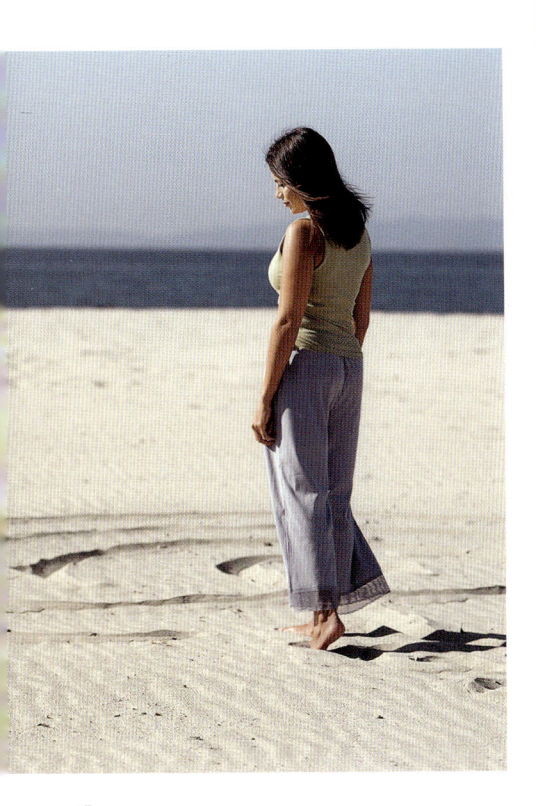

3   Lorsque vous avez terminé, inspirez profondément à l'entrée du labyrinthe et libérez votre esprit. Prenez conscience du voyage que vous allez commencer ; vous pouvez même formaliser cette étape par un salut, une brève prière ou simplement en fermant vos yeux pendant un moment. Rattachez une intention à votre marche, qu'elle soit spirituelle, réfléchie ou enjouée.

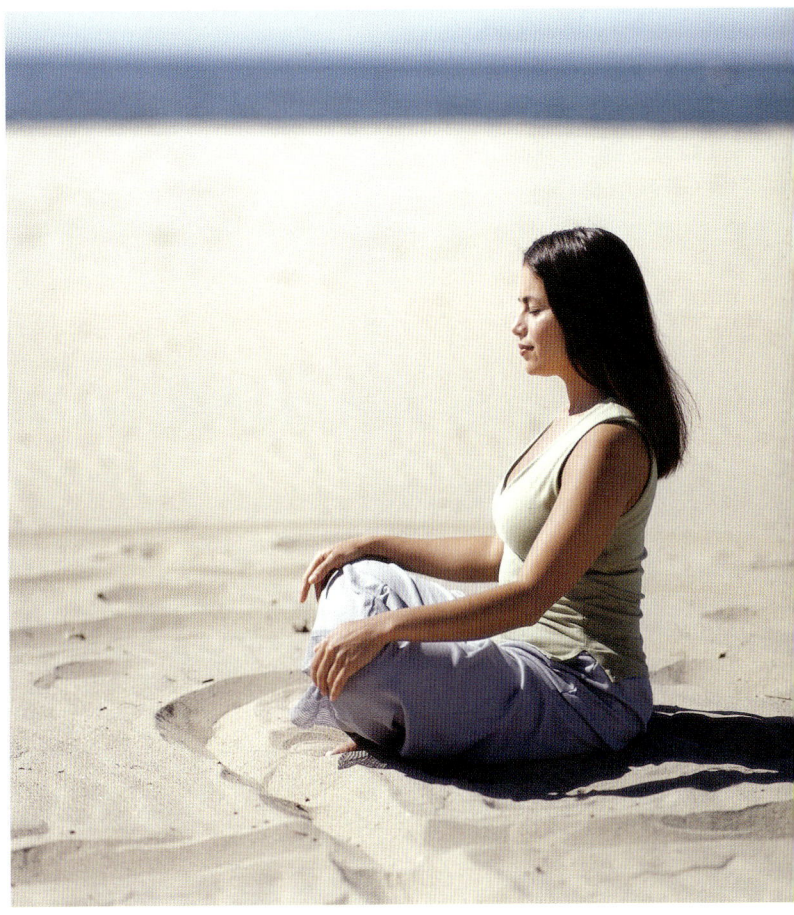

4   Suivez le chemin qui va vers le centre du labyrinthe. Votre esprit doit rester calme ; laissez défiler les pensées et les soucis à mesure qu'ils surviennent. Concentrez-vous sur le fait de mettre un pied devant l'autre et de respirer avec régularité. Lorsque vous atteignez le centre, asseyez-vous et prenez quelques instants pour méditer. (Vous voudrez peut-être réfléchir à certaines questions ou rester simplement assise tranquillement.) Lorsque vous êtes prête à repartir, suivez le chemin vers l'extérieur du labyrinthe, emportant avec vous vos introspections.

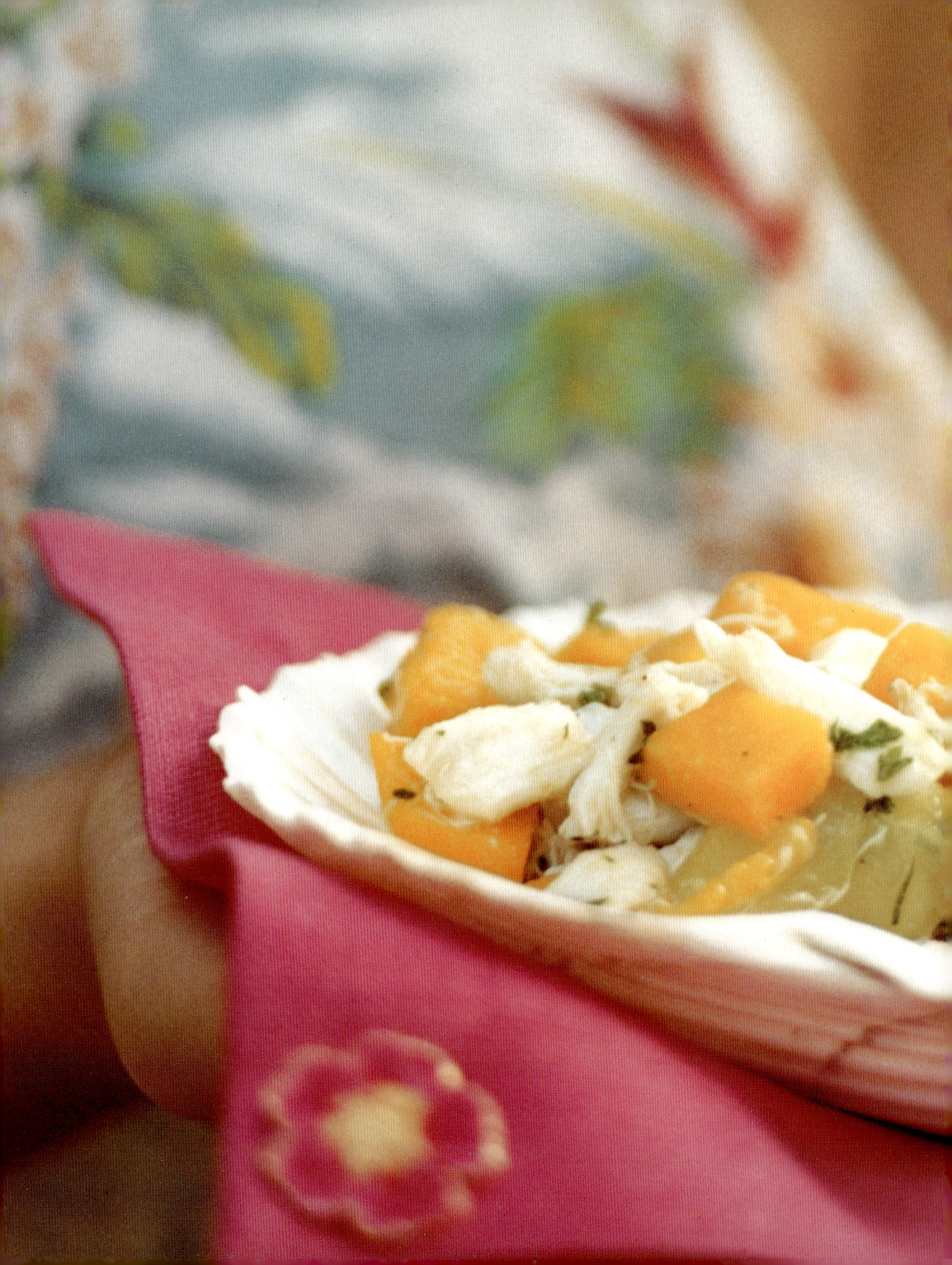

Une manière plaisante de rechercher une rafraîchissante inspiration culinaire est de visiter les marchés, les épiceries ethniques et les boutiques d'aliments naturels. Vous serez exposée à tout un éventail de délicieux fruits et légumes, à de nouveaux et intéressants types de viande, de volaille et de poisson et à des fromages frais et des pains tout juste sortis du four. Les magasins de spécialité comme les bouchers, les poissonniers et les fromagers offrent souvent une grande variété de produits que vous ne trouverez pas dans un supermarché. Lorsque vous déambulez dans les allées, prenez le temps de parler aux propriétaires et aux exploitants agricoles ; ils sont en général très fiers de leurs produits et heureux de vous conseiller sur la manière de les choisir et de les préparer.

Nouvelles nourritures

Les cours de cuisine peuvent également vous inspirer si vous désirez explorer une nouvelle cuisine ethnique ou une nouvelle façon de cuisiner. En plus des écoles traditionnelles de cuisine, les établissements comme les collèges, les services de loisirs locaux, les magasins de batterie de cuisine, les supermarchés, les restaurants et les vineries offrent peut-être aussi des cours dans votre région. Certains offrent des démonstrations de cuisine, d'autres se spécialisent dans les cours pratiques ; vous pouvez ainsi choisir le niveau d'implication que vous désirez. Bien entendu, Internet également facilite la recherche de recettes et d'informations nutritionnelles pour tout, des anchois aux zucchinis. En dernier lieu, n'oubliez pas les pistes les plus simples : revues et livres de cuisine. Classiques ou nouvelles, générales ou spécialisées, ces sources offrent des quantités de nouvelles idées, menus, divertissements et préparation des aliments.

Thérapie par la couleur

Lorsque vous vous sentez en mauvais état, déprimée, abattue ou en colère, la couleur ravivera votre humeur. Les thérapeutes par la couleur diront même qu'elle peut guérir certaines maladies.

La thérapie par la couleur, ou chromothérapie, est une façon d'utiliser la couleur pour traiter ou prévenir les maladies mentales et physiques. Les promoteurs de cette théorie considèrent que la couleur, qui est une forme de radiation électromagnétique, peut affecter l'énergie émise par les divers organes du corps et avoir de profonds effets psychologiques également. Les chromothérapeutes prescrivent le vert pour les ulcères et le jaune pour la dépression, par exemple. Vous pouvez prendre votre médecine chromatique de diverses façons, allant de l'installation d'une ampoule colorée à la confection d'aliments d'une certaine teinte.

Même les scientifiques qui méprisent la chromothérapie reconnaissent que la couleur a un effet significatif sur la psyché humaine et qu'elle peut entraîner certaines réactions physiologiques. Des personnes enfermées dans une pièce peinte de couleurs froides, comme le bleu gris, mettront le thermostat à un degré plus élevé que ceux qui sont dans une pièce jaune ou orangée pour se réchauffer. Altérer la couleur naturelle de la nourriture entraîne les goûteurs à détester un plat qu'en général ils apprécient et peut même les rendre malades. Les chercheurs ont confirmé que les couleurs influencent l'humeur des gens : certaines teintes ont un effet calmant alors que d'autres sont réputées joyeuses ou stimulantes.

Vision en violet
Fervent partisan du pouvoir de la couleur, Leonardo da Vinci se reposait, à ce qu'on dit, dans l'éclat d'une fenêtre teintée de violet pour augmenter ses pouvoirs créateurs. Essayez d'atteindre un effet similaire en saturant votre environnement, des vêtements que vous portez aux couleurs de vos murs, de violet par exemple.

DÉSIREZ-VOUS ARDEMMENT UNE COULEUR ?
Lorsque vous êtes attirée par certaines couleurs en des moments particuliers, les thérapeutes de la couleur déclarent que c'est parce que vous manquez de l'énergie produite par cette couleur. Pour réaliser de quelle teinte votre corps et votre esprit sont affamés, regardez la barre de couleurs à droite. Après quelques minutes, vous serez probablement attirée par une couleur plus que les autres.

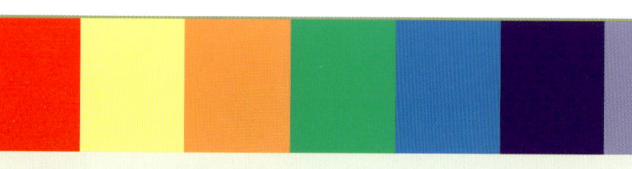

Si vous choisissez le rouge, vous avez besoin d'énergie ou de confiance. Le jaune signifie que vous aimeriez alléger une humeur déprimée. Si vous êtes attirée par l'orange, si vous avez besoin d'énergie mentale et de gaieté. Le vert signifie que vos nerfs sont fatigués et que vous vous sentez émotionnellement déséquilibrée. Le bleu vous aide à vous sentir sereine et réfléchie. L'indigo exacerbe votre intuition et soulage la frustration et la peur. Le violet vous rend créative et spirituelle.

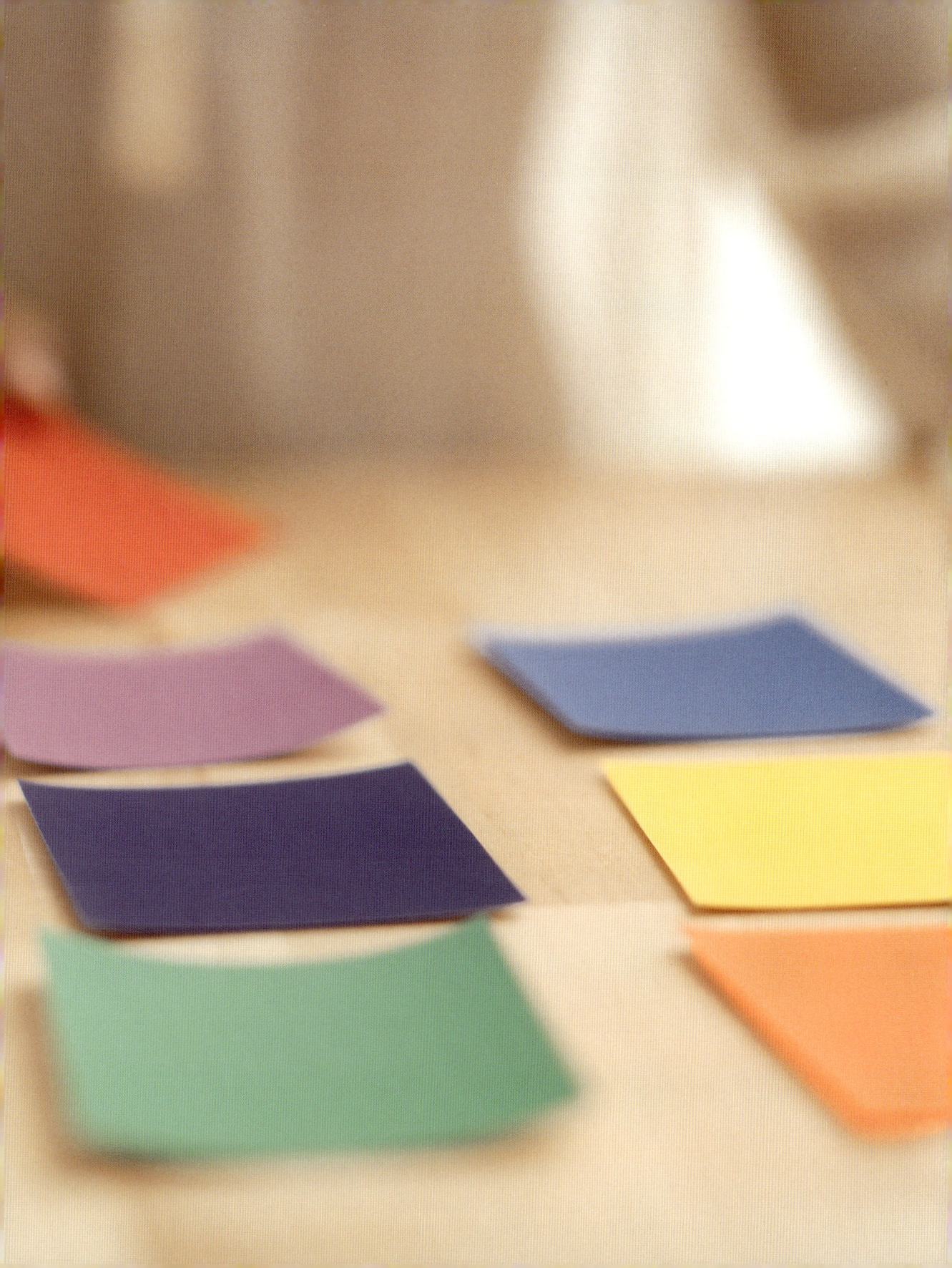

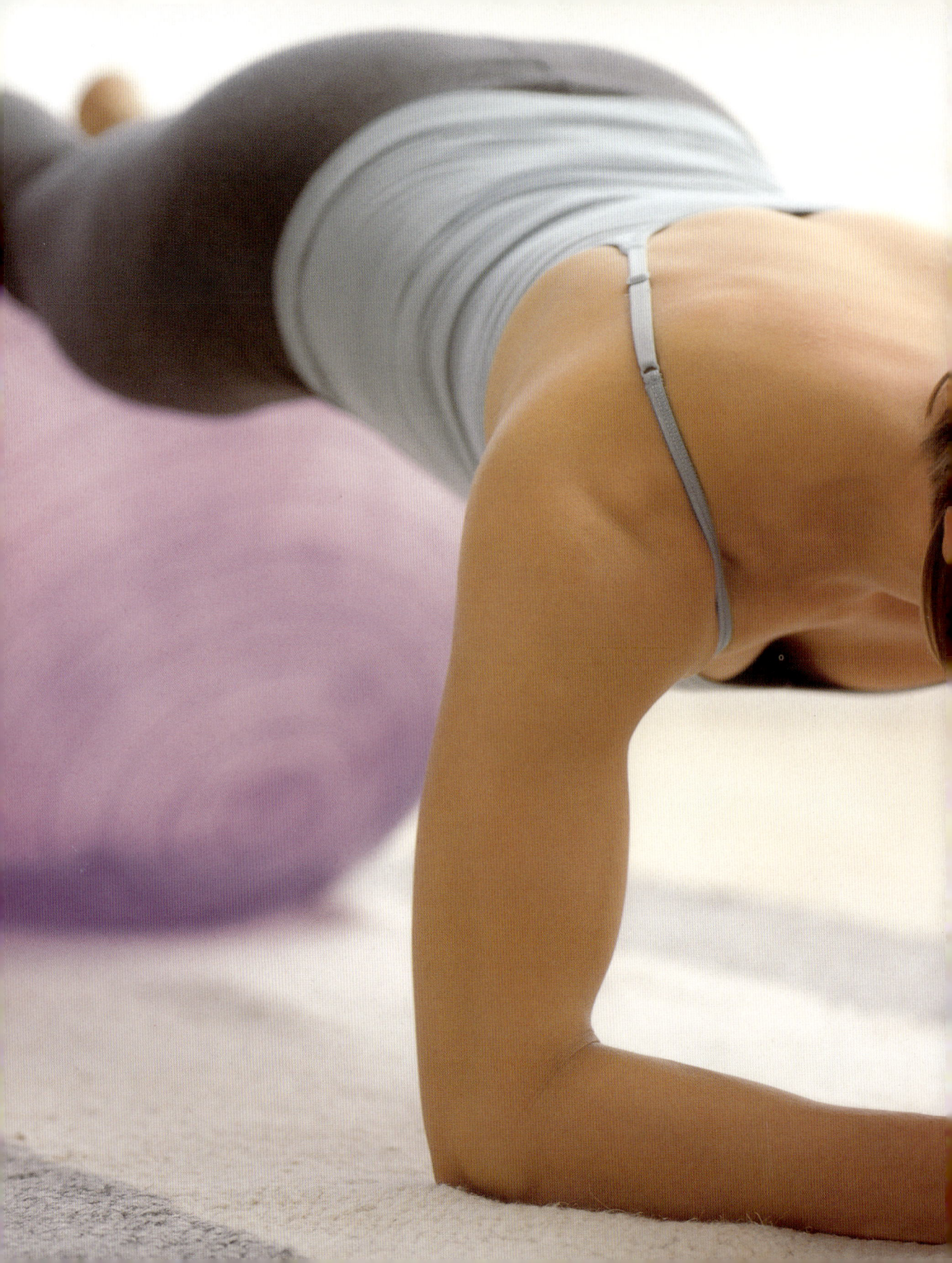

Ballon d'entraînement

Essentielle dans les exercices pilates, l'utilisation d'un gros ballon gonflable aide à développer des muscles qui sont en général peu sollicités, même dans les sports ou les activités exigeant beaucoup de vigueur.

Rouler sur un gros ballon peut sembler un jeu d'enfant. Mais, lorsque correctement exécuté, le travail sur le ballon peut être incroyablement exigeant ; il vous aide à développer vos muscles profonds (voir page 93 ◂) et un équilibre de tous les instants que la plupart des exercices au plancher ne demandent pas. L'utilisation d'un ballon vous permet également de faire des exercices pilates de renforcement et d'étirement qui exigeraient sinon un équipement coûteux. Ensemble, le ballon et la tradition pilates peuvent vous aider à aligner votre corps et à renforcer votre torse, lesquels contribuent au physique long et mince caractéristique de ceux qui pratiquent régulièrement les pilates.

Vous pouvez acheter un ballon d'entraînement de 55 à 65 centimètres dans presque n'importe quel magasin d'équipement d'exercice. (En général, les gens de moins d'un mètre soixante-quinze préféreront un ballon de 55 centimètres.) Nous vous conseillons de l'utiliser sur un tapis, ou mieux encore, sur un tapis de yoga à adhérence plus élevée, pour que le ballon ne glisse pas trop. Assurez-vous de choisir un vrai ballon d'entraînement et non un ballon gonflable pour enfant. Les ballons d'entraînement sont faits pour supporter plus de pression et de mouvement.

S'AMUSER PAR L'EXERCICE

Les chercheurs de l'université de Waterloo, en Ontario, ont comparé le **taux d'activité musculaire** de redressements partiels effectués au sol, **sur une planche oscillante** (un genre de planche d'équilibre) et sur un **ballon d'entraînement**. Ils ont découvert que le ballon permet un bien **meilleur entraînement** qu'une surface plate ; il fait travailler les **abdominaux supérieurs 25** pour cent plus fort, les abdominaux **inférieurs 34 pour cent plus fort** et les obliques externes (le groupe de **muscles des côtés du torse) 16** pour cent plus fort. En clair, les muscles **doivent travailler davantage** pour maintenir l'équilibre sur la surface instable du ballon que sur une surface plate.

Séquence étape par étape ▶

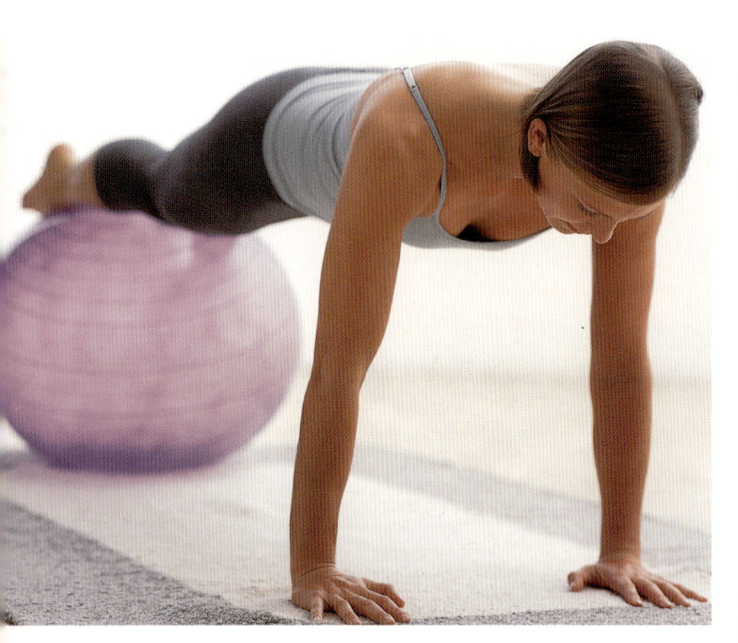

1 Commencez par vous balancer dans une position de flexions à l'horizontale («push-up»), bras sur le sol, doigts pointant vers l'avant et dessus de pieds sur le ballon. Écartez vos omoplates de votre colonne vertébrale et tirez vos côtes vers le haut, tout en contractant vos muscles abdominaux et en serrant les fesses. Évitez d'arquer votre dos ou de laisser pendre votre taille. Gardez votre cou droit et vos yeux fixés sur le plancher.

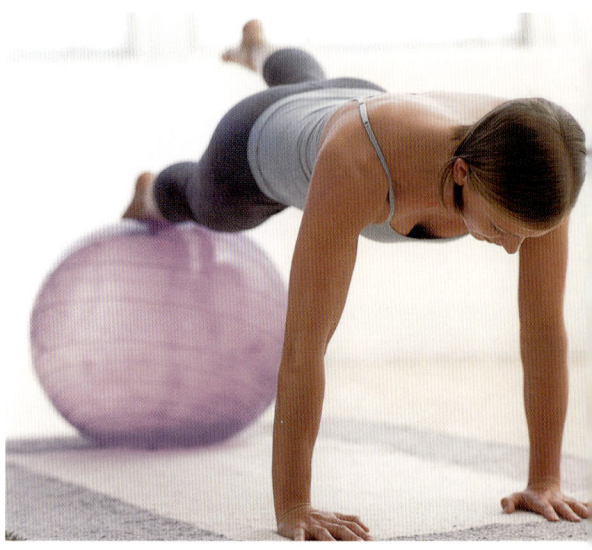

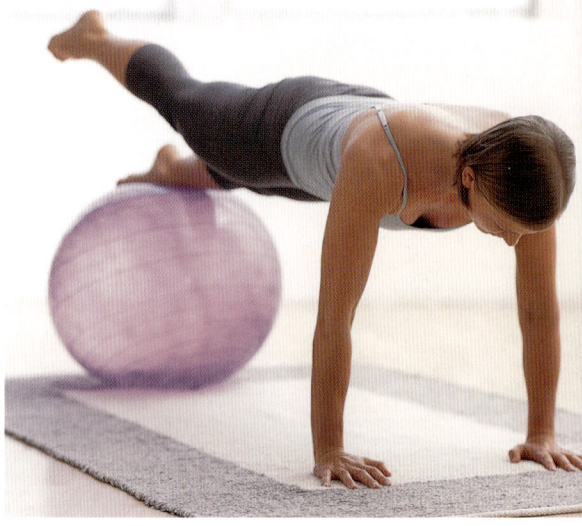

2 Soulevez une jambe, allongez-la autant que vous le pouvez et pointez vos orteils. Encore une fois, évitez d'arquer le dos ou de pousser votre derrière en l'air. Votre pelvis doit être au niveau et vos abdominaux rentrés.

3 À présent, travaillez l'autre jambe. Continuez à alterner l'exercice de vos jambes, en soulevant chacune d'elle cinq à dix fois. Lorsque vous avez terminé, descendez avec précaution du ballon en pliant vos genoux et en ramenant une jambe sur le sol à la fois.

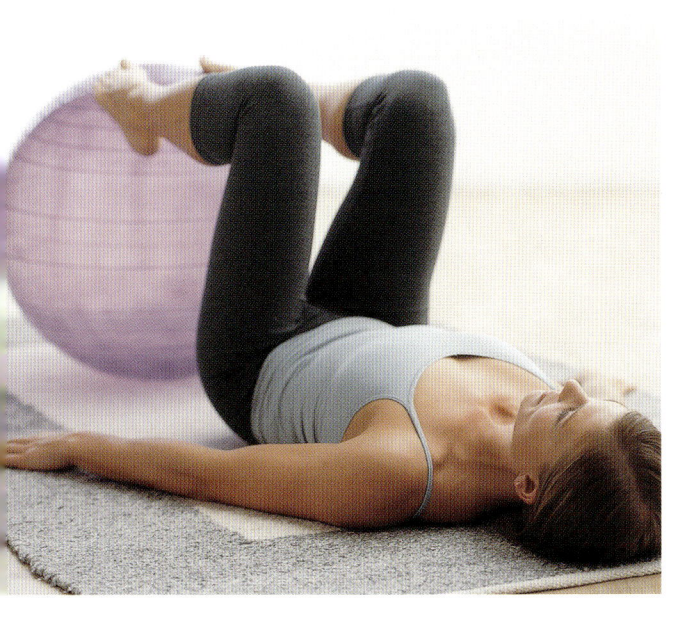

4   Pour commencer l'exercice suivant, couchez-vous sur le dos et mettez vos pieds sur le ballon pour que vos genoux soient à un angle de 90 degrés et vos mains sur les côtés, paumes vers le bas. Rentrez vos abdominaux et poussez votre cage thoracique vers le sol.

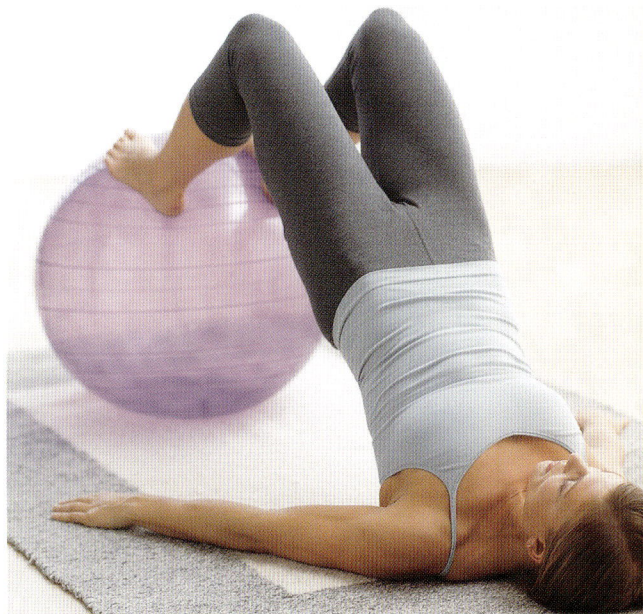

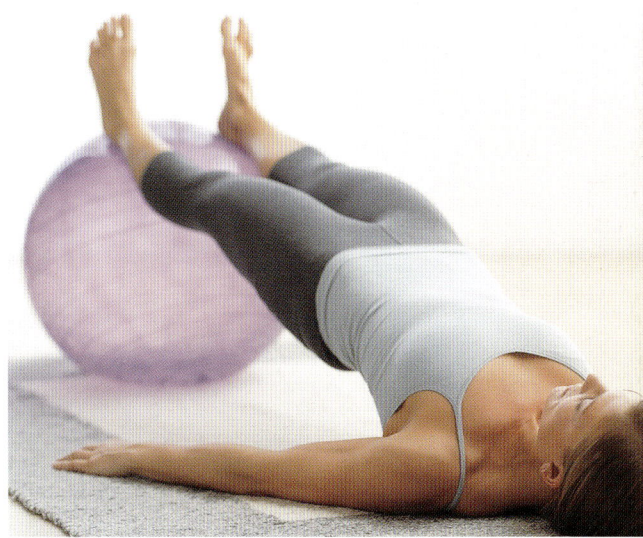

5   Poussez le ballon avec le dessous de vos pieds, pliez vos genou et reposez sur vos omoplates. Attention de ne pas rouler sur votre cou.

6   En écartant le ballon de vous, étendez vos genoux afin que votre corps forme une ligne droite. Reposez vos talons sur le ballon et essayez de garder vos hanches relevées. Ramenez le ballon vers vous. En poussant vers le bas avec la plante de vos pieds, ramenez votre pelvis au sol. Répétez les étapes 4 à 6 huit fois.

1

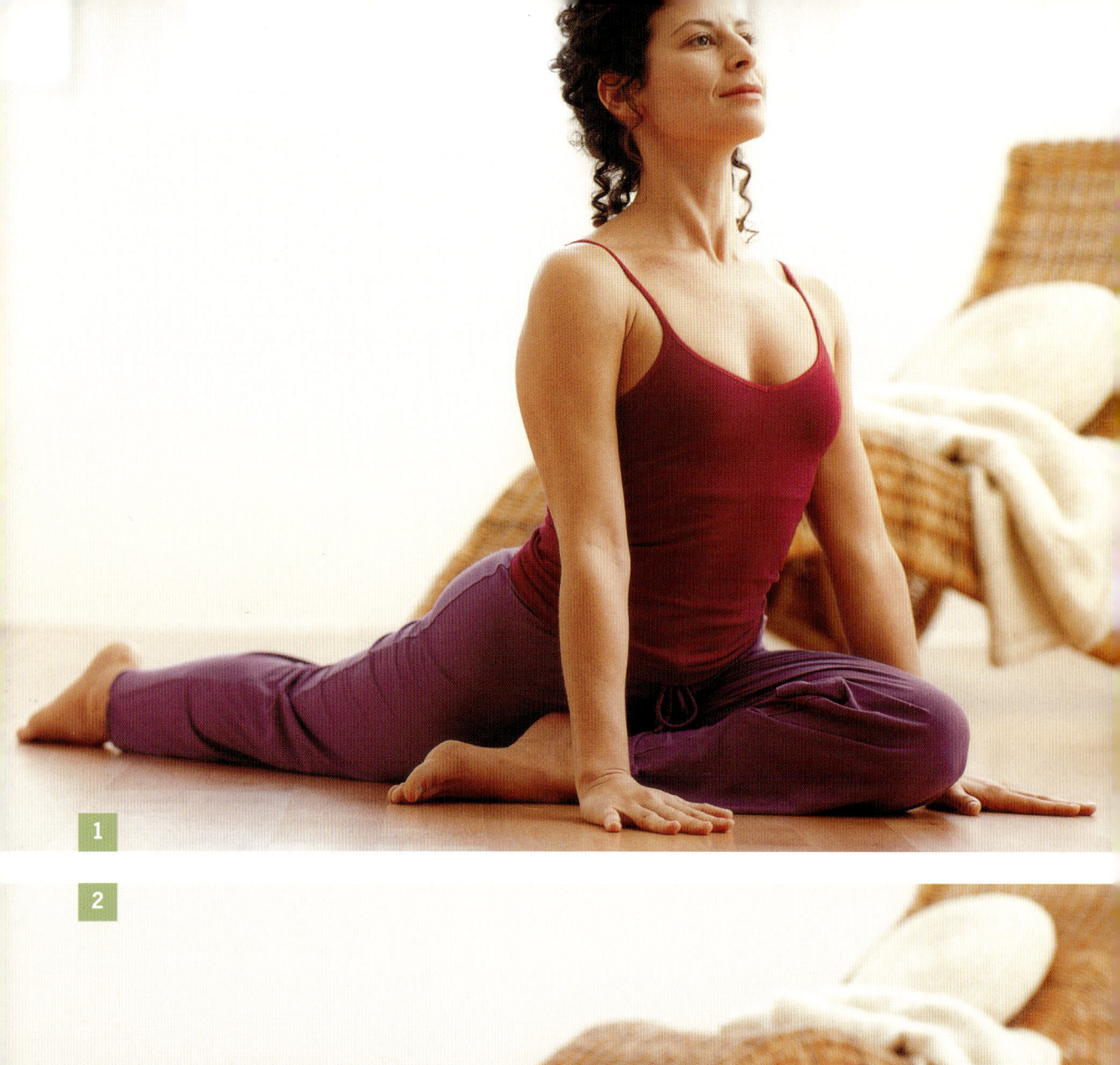

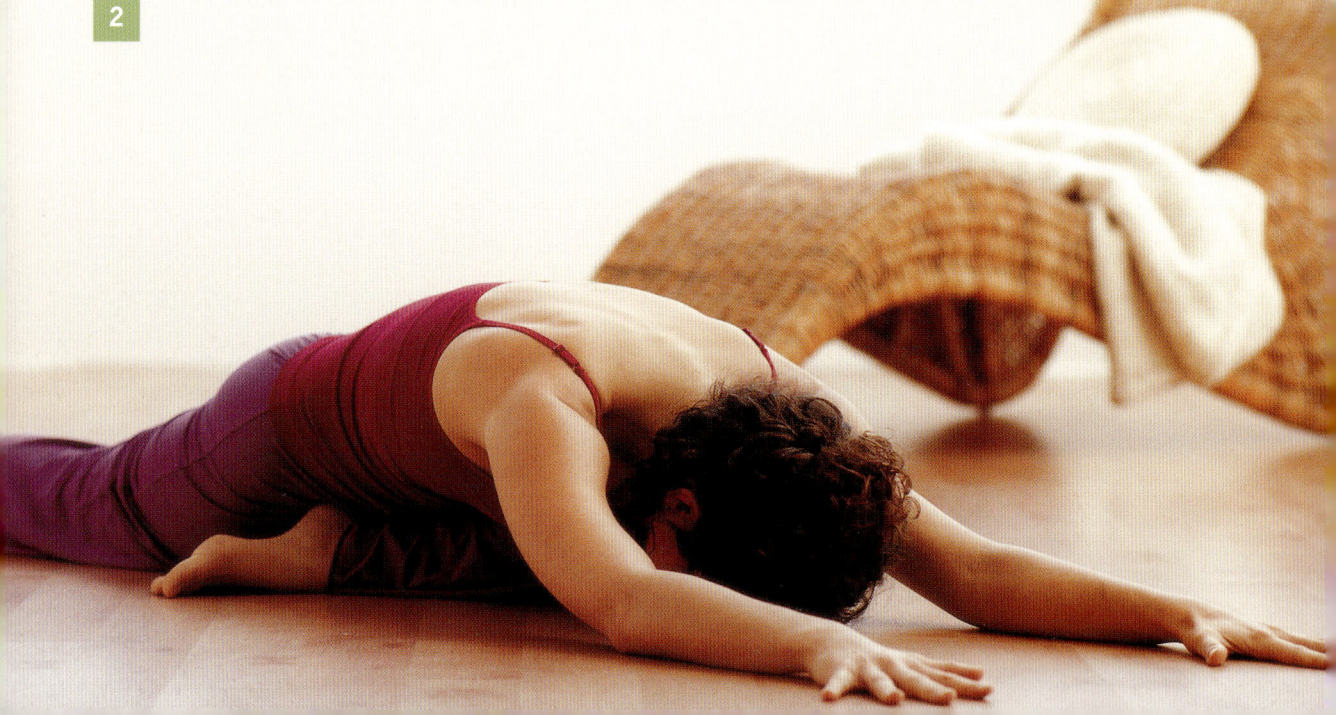

2

Variations sur un pigeon

Gardez votre routine de yoga toujours fraîche de même que votre esprit et votre corps stimulés en augmentant votre répertoire. La pose du pigeon vous permet de travailler à un relâchement difficile mais gratifiant des hanches.

1 Pour effectuer la pose du pigeon, mettez-vous à quatre pattes. Ramenez votre genou gauche vers l'avant entre vos mains, avec le pied à droite, afin que votre jambe forme un V inversé. Étirez votre jambe droite vers l'arrière et laissez tomber vos hanches, les gardant au niveau du sol. Attention de ne pas rouler sur votre cuisse gauche ou de forcer vos genoux. Allongez votre colonne, soulevez votre poitrine et gardez vos paumes sur le sol et vos épaules détendues et abaissées. Maintenez la pose pendant quatre à six respirations (mais relâchez au premier signe d'inconfort). Pour relâcher, poussez vos paumes vers le bas, levez vos hanches et glissez votre jambe gauche à sa position de départ. Répétez de l'autre côté.

2 Dans la pose du pigeon bas, votre poids est supporté plus par vos bras et un peu moins par vos hanches. À partir de la pose du pigeon, détendez-vous sur la jambe repliée. Faites passer votre poids dans vos avant-bras, en les plaçant sur le plancher, écartés de la distance de vos épaules. Si cette position n'est pas confortable, soulagez votre jambe repliée en étendant complètement vos bras et en laissant votre tête reposer sur (ou pendre vers) le plancher. Prenez note de toute résistance de votre corps et encouragez ces muscles à s'abandonner à la pose. Tenez la pose pendant quatre à six respirations. Relâchez doucement et répétez de l'autre côté. (Pour une autre pose de relâchement des hanches, essayez la pose Bercez le bébé, voir page 202 ◄.)

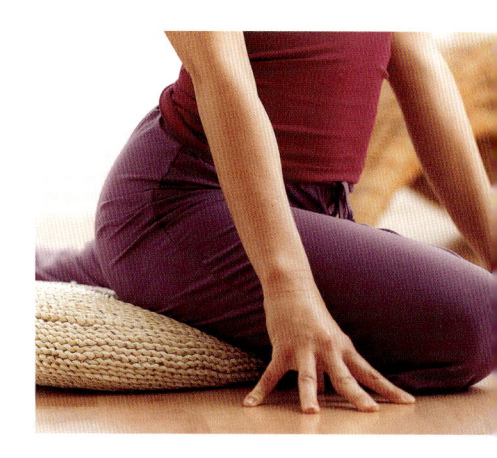

Un peu d'aide
Si vous trouvez difficile de garder vos hanches de niveau dans une des deux poses du pigeon, essayez de placer un oreiller ferme ou une couverture pliée sous la hanche du côté de votre jambe repliée. Plus vos hanches sont loin du sol, bien entendu, plus l'oreiller ou la couverture doivent être épais. Au fil d'une pratique régulière, vous aurez de moins en moins besoin de support.

DIFFÉRENTS TYPES DE HATHA-YOGA	TYPE DE YOGA	PRINCIPALES CARACTÉRISTIQUES
Les poses et exercices de respirations décrits dans ce livre relèvent de la tradition du hatha-yoga et sont parfaits pour les débutants. Mais il existe plusieurs variétés de hatha-yoga, certaines plus exigeantes que d'autres.	Ashtanga	Une séquence de poses au rythme rapide avec un contrôle de la respiration.
	Bikram	Une série de poses effectuées dans une chambre où règne une température d'environ 40 degrés Celsius et 60 pour cent d'humidité.
	Jivamukti	Des poses physiquement exigeantes combinées à une forte composante spirituelle.
	Sivananda	Pratique de poses et d'exercices de respiration, combinée à un régime végétarien, à la méditation, la pensée positive et la relaxation.

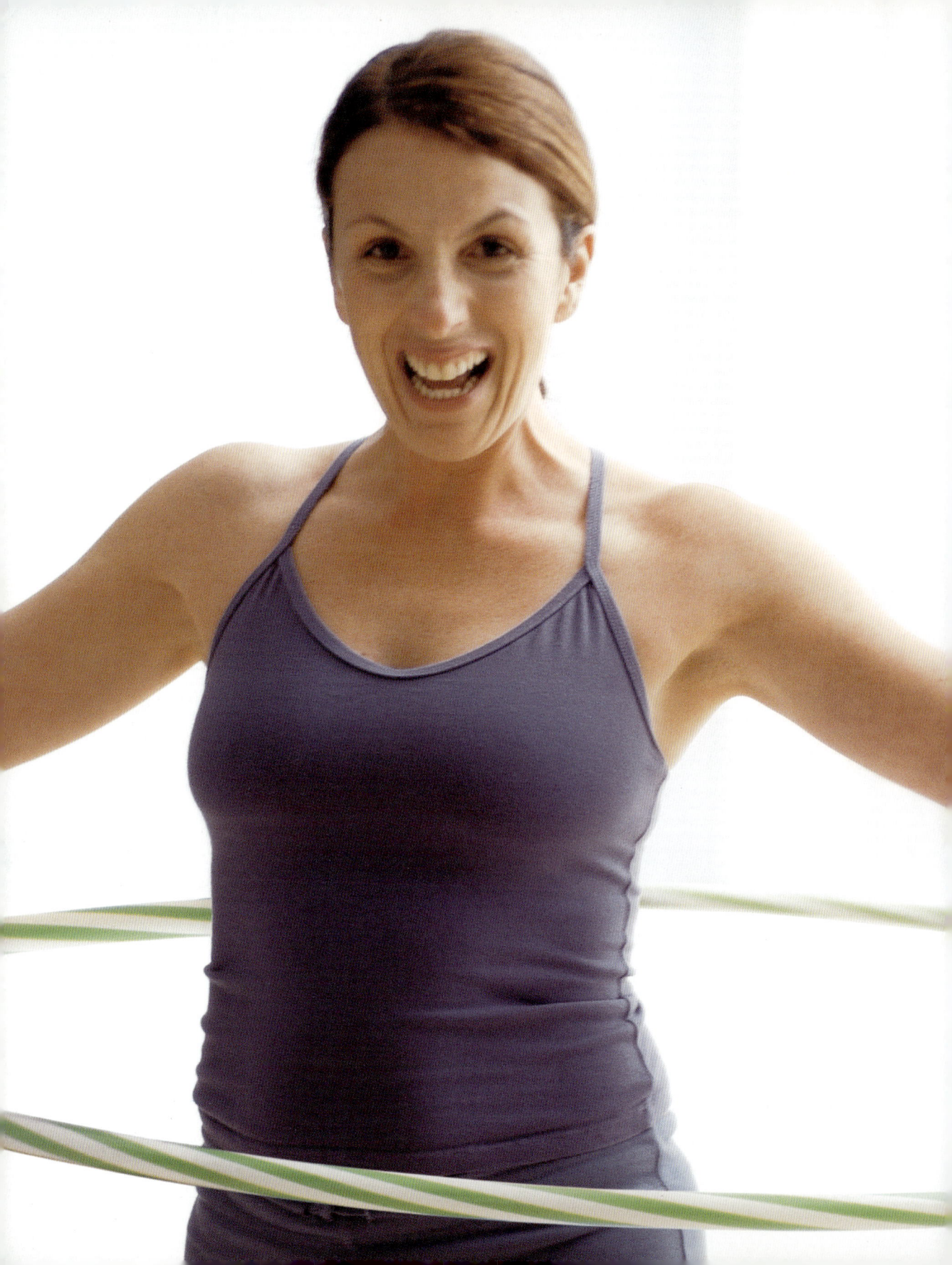

Nous courons, pédalons, marchons, faisons de la randonnée : à un certain moment, nous découvrons une routine d'exercices qui conviennent à notre corps, à notre emploi du temps et à nos aptitudes. Malheureusement, nombreuses sont celles qui conservent leurs vieilles routines usées même lorsque leur esprit et leur corps demandent ardemment quelque chose de nouveau.

Secouez votre routine

Explorer différentes activités athlétiques dissipe l'ennui qui peut s'emparer même de la plus assidue, et permet de renforcer d'autres muscles, de développer de nouveaux types de coordination et d'améliorer la flexibilité. Les livres et vidéos offrent des points de départ, mais des cours ont l'avantage de vous faire bénéficier d'un instructeur d'expérience qui vous entraînera de la bonne façon (ce qui est important pour maximiser les bienfaits autant que pour éviter les blessures), vous encouragera lorsque vous n'êtes pas inspirée et vous prodiguera ses conseils si vous éprouvez des difficultés. Recherchez quelqu'un possédant les connaissances et l'enthousiasme qui rendront le cours aussi plaisant qu'exigeant.

Il existe toutes sortes de cours qui offrent toutes sortes de bienfaits, vous n'avez qu'à choisir. Un cours de salsa vous aidera à avoir un certain rythme. Un cours de « step » donnera l'impulsion nécessaire à votre système cardiovasculaire pour qu'il entre en action. Un cours de yoga améliorera votre équilibre, votre posture et votre concentration. Vous serez étonnée du nombre de possibilités : n'importe quoi, du houla-hoop au baladi, de la corde à danser au tai chi aquatique.

Où trouver ces nouvelles activités ? En plus des centres de culture physique et des services récréatifs de votre ville, jetez un coup d'œil aux collèges locaux, aux babillards des magasins d'articles de sport, des studios de danse et de yoga. Si vous êtes intimidée ou nerveuse, demandez à une amie de se joindre à vous ; votre période d'exercice deviendra ainsi un moment d'amitié partagée.

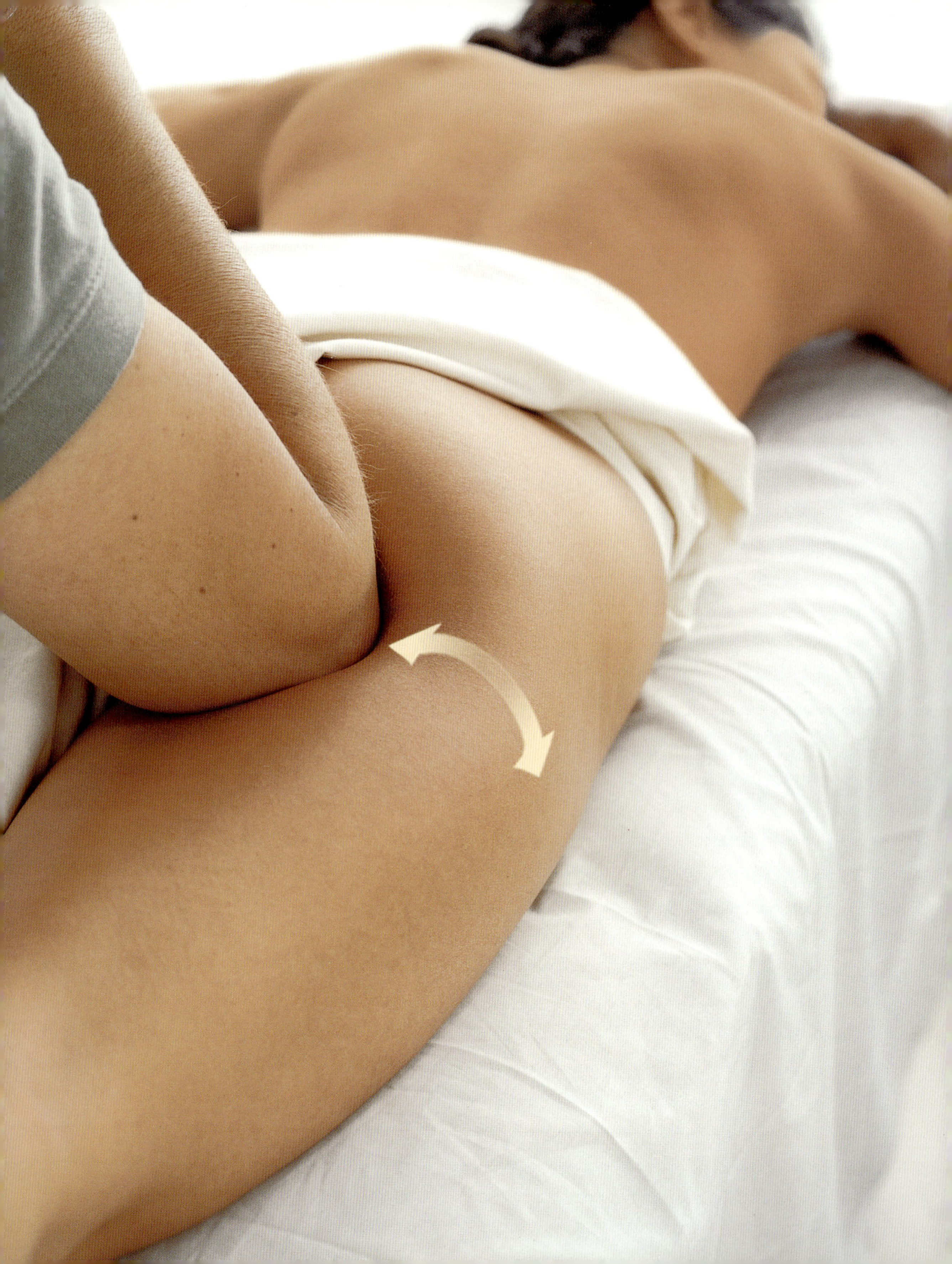

Massage des fesses

Même les femmes qui se font masser régulièrement considèrent que certaines parties de leur corps sont intouchables. Mais quelquefois, pousser votre zone de confort peut mener à des plaisirs inattendus.

Même les massages professionnels du corps entier n'incluent souvent pas le massage des fesses. Ce qui est une vraie honte, car nous avons tendance à accumuler beaucoup de tension dans ces muscles (le glutei maximi), les plus épais de notre corps. Alors, brisez vos habitudes et échangez des massages fessiers avec un(e) ami(e) ou votre partenaire. Ils relâchent la tension accumulée, donnent du tonus aux fesses et peuvent même vous aider à vous débarrasser de la cellulite en améliorant votre circulation et en vous débarrassant des toxines. De plus, un massage fessier est très très plaisant. Voici les étapes que doit suivre votre partenaire de massage :

Pour commencer, placez un de vos coudes sur la partie inférieure d'un des muscles fessiers. Avec une ferme pression, glissez le long du coccyx jusqu'aux muscles épais de la région fessière. Puis zigzaguez lentement dans un mouvement de va-et-vient en travers des muscles, travaillant du bord du coccyx vers la partie large de la cuisse externe et retour. Vous saurez que vous faites bien votre travail lorsque vous sentirez les fibres qui commencent à se séparer. (Voir « Lorsque les bonnes fibres tournent mal » à la page 126 ◄ pour plus d'information à propos des bienfaits du massage croisé des fibres.)

Donner un bon massage croisé des fibres peut vous donner l'impression de faire éclater des noeuds le long d'une corde raide, mais ne vous inquiétez pas, il détendra et ramollira les fibres. Une certaine douleur est courante pendant et après le travail en travers des fibres, mais attention de ne pas exagérer. Une friction excessive peut blesser les tissus. La règle du pouce : plus vous appuyez, plus vous allez lentement. Massez les muscles de cette façon pendant deux à trois minutes.

À présent, placez-vous d'un côté de votre amie et appuyez le bout de vos doigts sur la partie éloignée du muscle fessier opposé. En vous penchant vers l'arrière, tirez vers le coccyx en alternant les mains. Répétez dix fois, puis répétez le mouvement de l'autre côté.

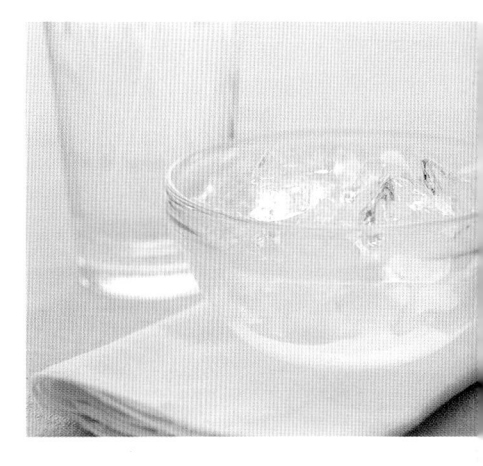

Laissez venir l'eau
Buvez beaucoup d'eau après un massage croisé des fibres pour éliminer toutes les toxines récemment libérées. Et si une zone de votre corps est douloureuse, placez-y de la glace pendant sept à dix minutes avant et après le massage.

explorer

Thérapie par le rire

Que ce soit un rire étouffé, un éclat de rire ou un ricanement, le rire fait plus que procurer un sentiment de bien-être : il améliore votre système immunitaire et rend votre cœur plus fort.

Pourquoi ne pouvez-vous pas vous chatouiller vous-même ?
Allez-y, essayez. Même si vous vous chatouillez à l'endroit exact et de la façon qui vous rend hystérique lorsque quelqu'un d'autre le fait pour vous, vous n'obtiendrez même pas un rire léger, encore moins un éclat de rire. Les chercheurs croient que, bien que l'information envoyée à votre système nerveux central soit identique, il manque deux éléments primordiaux : tension et surprise.

« La terre rit par ses fleurs », écrivait il y a plus de cent ans le poète et philosophe Ralph Waldo Emerson et, en effet, le rire est une chose magnifique. Il fait étinceler vos yeux et rosir vos joues et son bruit fait sourire les gens tout autour de vous. Il est également bon pour votre santé : lorsque vous riez, le niveau d'hormones de stress de votre corps diminue et vous produisez plus de cellules et protéines de défense contre les virus, les tumeurs et les bactéries nocives. Le rire stimule également le débit et l'oxygénation du sang, ce qui est revigorant et aide à la guérison. C'est même une forme d'exercice pour les muscles de votre visage, de votre poitrine, de votre dos et de votre abdomen.

Si vous avez de la difficulté à voir le côté léger de la vie, il existe des programmes d'humour mondialement offerts dans les hôpitaux, les écoles, les entreprises et les centres pour personnes âgées. Cette approche peut sembler forcée, mais les animateurs jurent que parfois, quelques directives suffisent pour que les rires fusent et qu'une fois que la joie est déclenchée, une meilleure santé et des amitiés plus profondes s'ensuivent.

L'ANATOMIE DU RIRE

Les neurobiologistes ont découvert que tous les rires sont composés de sons limités et de type voyelle (comme ha ! ha !) répétés toutes les 210 millisecondes. Le rire fait contracter plus d'une douzaine de muscles du visage, incluant celui qui fait soulever la lèvre supérieure. Votre épiglotte (mince cartilage qui protège l'espace entre les cordes vocales) ferme partiellement votre larynx (entrée supérieure de la trachée), vous faisant haleter. Lorsque vous êtes vraiment chatouillée, vos conduits lacrymaux réagissent, produisant les ruisseaux de larmes de rire.

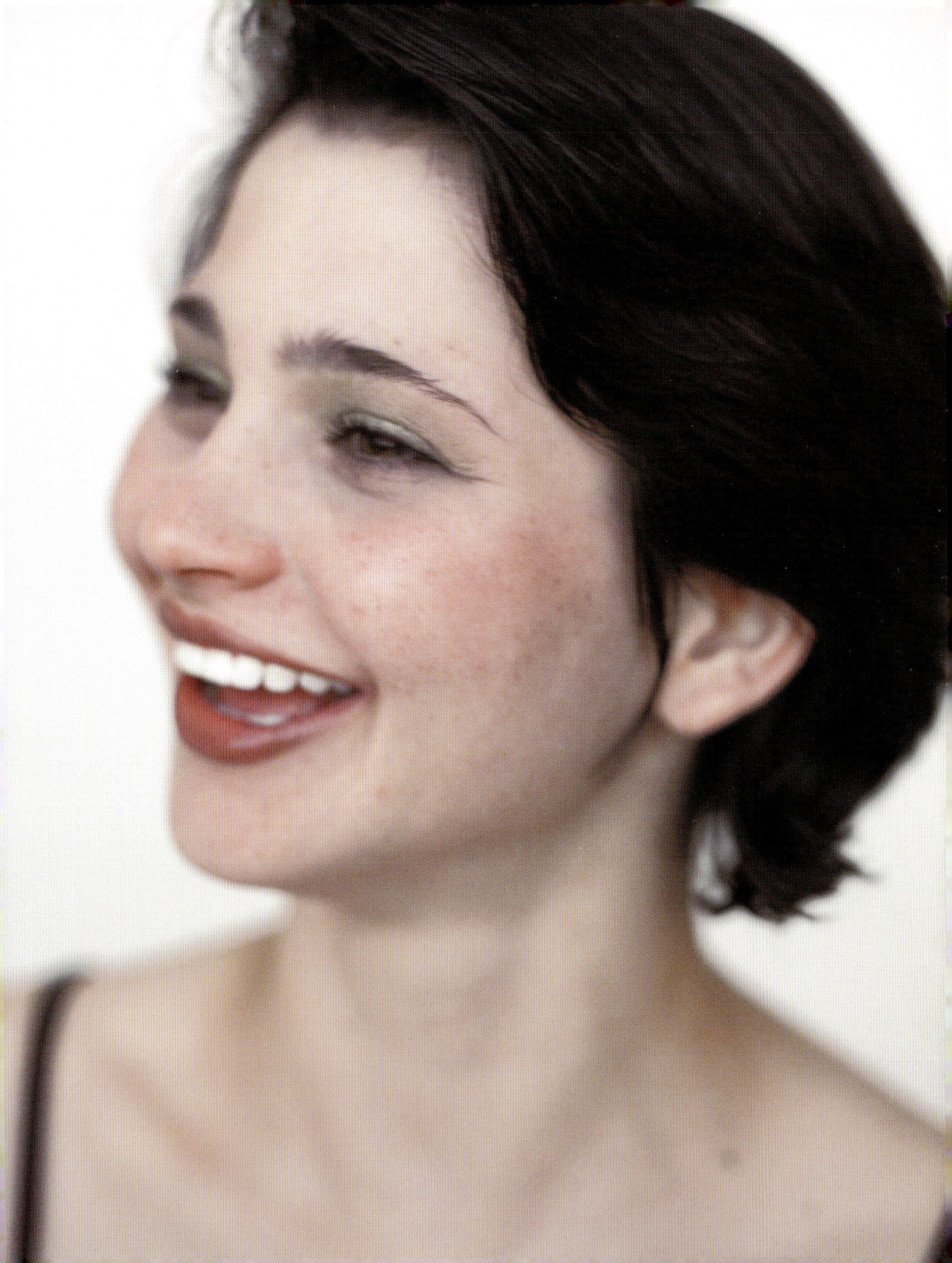

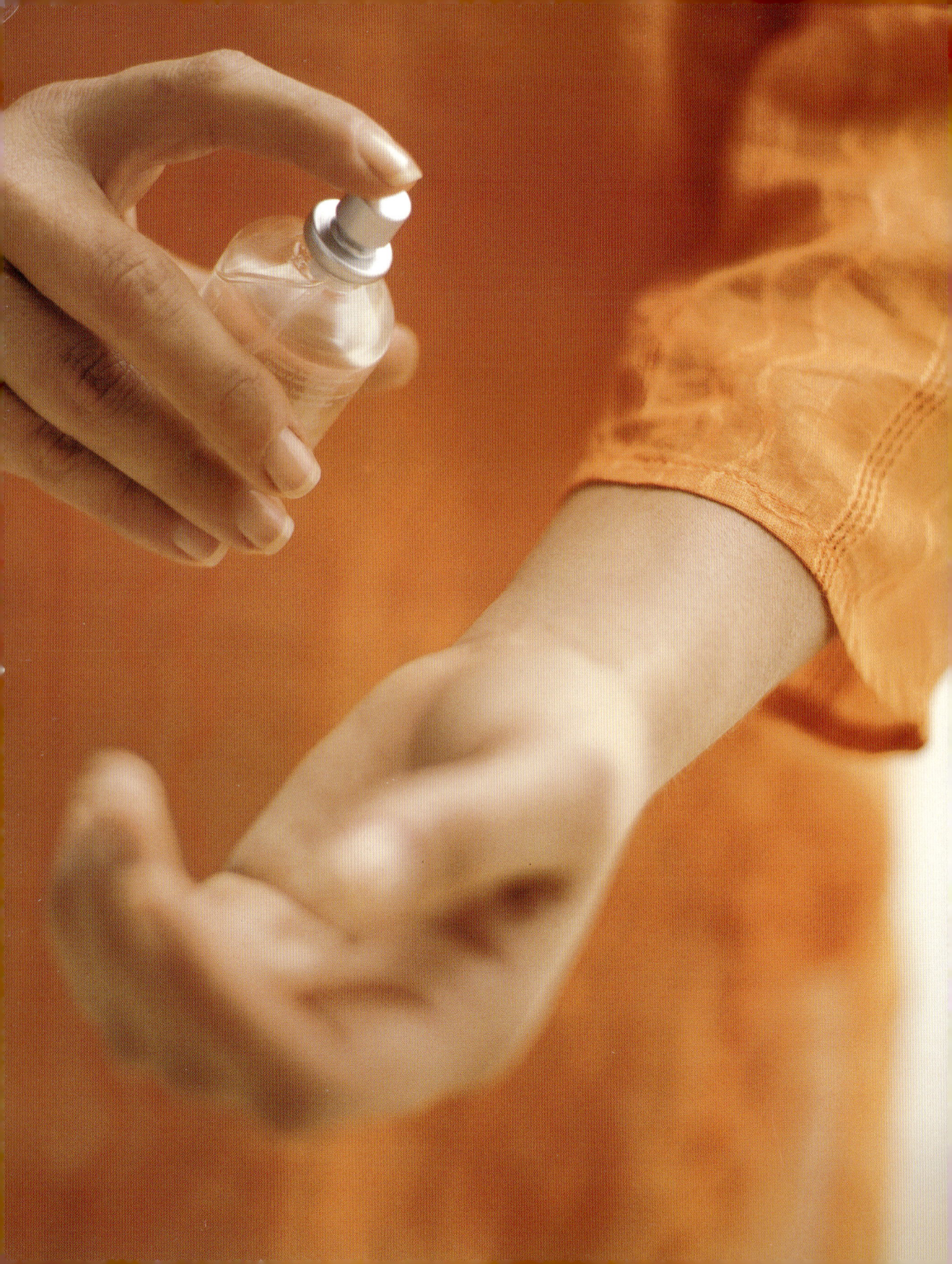

Odeurs signature

Pas besoin d'essayer toutes les eaux de cologne qui existent pour trouver celle qui vous convient. Une nouvelle récolte de parfums à agencer rend aisée la création de votre propre mélange, unique et personnalisé.

Lorsque vous êtes à la recherche de ce nouveau parfum, vaporiser des douzaines de testeurs au magasin peut causer une surcharge olfactive et une cacophonie d'odeurs entremêlées. Les odeurs peuvent vous paraître trop sucrées, trop épicées, trop boisées ou simplement trop tout. Mais à présent, plusieurs fabricants, reconnaissant la nature individuelle de notre sens de l'odorat offrent des gammes de colognes à être mélangées ou superposées, permettant ainsi à chaque client de créer sa propre odeur signature, facile à modifier et à adapter à son humeur, au moment de la journée et même à l'occasion.

Certains de ces mélanges sont simples, odeurs à note unique, tandis que d'autres sont plus complexes avec des notes supérieures, centrales et de base. Dans le jargon des parfumeurs, la note supérieure est la première impression, la note centrale apparaît une fois que le parfum est sec et que les diverses essences ont été libérées et la note de base est l'odeur qui durera tout au long de la journée. Assurez-vous que toutes les notes de votre mélange personnel soient harmonieuses.

Pour trouver l'odeur parfaite pour vous, mélangez diverses combinaisons d'odeurs sur une feuille de papier plutôt que sur votre poignet. (Vous pouvez jeter le papier si les résultats ne vous plaisent pas, une solution plus simple que de laver votre bras à répétition.) Lorsque vous croyez avoir déniché un mélange qui vous plaît, c'est le moment de l'essayer sur votre peau. C'est une étape cruciale : le parfum se modifiera en réagissant aux niveaux d'acidité et d'onctuosité de votre peau, c'est la raison pour laquelle le même parfum peut sembler différent selon les personnes qui le portent. Pour appliquer, vaporisez une légère brume d'une odeur. Puis, ajoutez une ou plusieurs autres odeurs jusqu'à ce que le mélange que vous avez créé sur papier soit recréé. Pour être certaine que vous avez là une combinaison gagnante, laissez le parfum dégager ses arômes pendant un moment et vérifiez son odeur à mesure que le temps s'écoule.

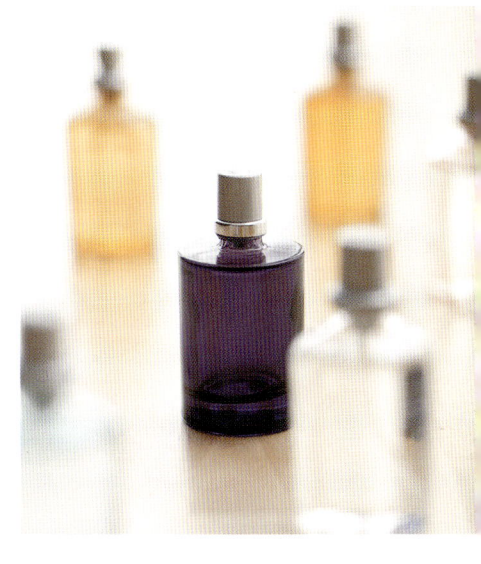

Le mythe des points de pulsation
N'accordez aucune importance à cet avis à propos d'appliquer le parfum aux points de pulsation ; des recherches ont démontré qu'ils sont d'un effet négligeable sur sa dispersion. Coco Chanel, la diva de la mode française, donnait un conseil beaucoup plus judicieux : elle suggérait simplement que les femmes se parfument lorsqu'elles désirent être embrassées.

Glossaire

acide ellagique Un produit phytochimique possédant un fort antioxydant et des propriétés antibactériennes ; on le trouve dans des aliments comme les fraises.

acide lactique Un sous-produit d'un processus qui livre l'énergie aux muscles lorsqu'ils demandent plus d'oxygène que le sang ne peut en fournir. L'acide lactique peut causer une sensation de brûlure pendant un exercice vigoureux.

acupressure Une technique de massage thérapeutique qui utilise la pression du pouce ou du bout du doigt pour stimuler les points d'acupuncture.

acupuncture Une tradition thérapeutique chinoise vieille de 6 000 ans qui consiste à placer des aiguilles dans la peau en des points spécifiques pour équilibrer le flux d'énergie (ou chi) et soigner les maladies.

antioxydant Une molécule qui supprime les divers effets de l'oxydation et en particulier les radicaux libres, spécialement ceux à courte durée de vie, hautement réactifs à l'oxygène.

aromathérapie L'utilisation judicieuse d'huiles essentielles pour favoriser le bien-être physique, émotionnel et spirituel. Les huiles essentielles peuvent être chauffées, versées dans le bain ou appliquées (sous forme diluée) sur la peau.

asana Le terme sanskrit « pour pose » de yoga. Les asanas sont conçus pour améliorer la santé physique, spirituelle et émotionnelle.

astringent Voir tonique.

ayurveda Médecine traditionnelle de l'Inde. Ce système holistique de soins de santé enseigne que chaque personne possède un noyau de paix et de perfection, un état naturel de bien-être et de bonheur. Les pratiques ayurvediques aident les gens à revenir à cet état naturel en équilibrant leurs énergies de vie et en les aidant à atteindre l'harmonie avec leur environnement.

bikram yoga Une forme moderne de yoga qui consiste en 26 poses pratiquées dans une pièce à température élevée pour favoriser la détoxication.

blessure par microtraumatisme Une blessure aux cartilages, tendons, ligaments, nerfs ou muscles résultant de la répétition d'un mouvement.

bromélaïne Une enzyme qui aide la digestion. On le trouve notamment dans l'ananas.

calorie Une unité de mesure utilisée dans certains pays pour indiquer quelle quantité d'énergie est contenue dans un aliment. Multipliez le nombre de calories par 4,186 pour avoir l'équivalent en kilojoules.

cellulite Gras sous-cutané à apparence picotée, comme une peau d'orange.

chakra Traduit du sanskrit par roue, une chakra est un point à travers lequel l'énergie entre dans le corps et en ressort. Les traditions orientales croient que le corps possède sept chakras, chacun d'entre eux associé à certaines caractéristiques mentales ou émotionnelles.

chakra du cœur Le centre d'énergie du cœur ; ce chakra est associé à l'amour et à la générosité (voir chakra).

chi En médecine chinoise, le chi est l'énergie vitale qui s'écoule à travers le corps (et l'univers). Les guérisseurs chinois croient que les blocages ou les déficiences du chi sont la principale cause des maladies.

cholestérol Un gras cireux provenant du foie et des aliments que nous absorbons, en particulier la viande et les produits laitiers. Les nutritionnistes divisent le cholestérol en deux groupes : le cholestérol HDL, qui est dit bon et le cholestérol LDL, qui est dit mauvais parce que considéré comme malsain.

collagène La protéine principale des tissus conjonctifs. Le collagène procure à la peau sa force. La dégradation du collagène est la cause de la formation des rides.

comédogène Décrit une substance qui peut causer ou aggraver les boutons, les points noirs ou les points blancs (pour identifier les produits conçus pour décourager ces types de problèmes de la peau, recherchez le terme non-comédogène sur les étiquettes des produits).

déchet métabolique Les déchets normaux que produit le corps dans le cours de son fonctionnement quotidien.

diffuseur Un dispositif qui distribue (souvent au moyen de la chaleur) l'arôme d'une huile essentielle.

diurétique Toute substance qui augmente la quantité d'urine que produit le corps.

élastine Une protéine qui rend la peau élastique.

exfoliant Un agent granuleux conçu pour débarrasser la peau de ses cellules mortes résiduelles.

exfolier Frictionner pour éliminer les cellules mortes de la peau.

fibre alimentaire La partie volumineuse d'un aliment (en général une plante) qui ne peut être fracturée par les enzymes du système digestif. Les fibres facilitent le déplacement des aliments dans les instestins et leur consommation a été liée à une diminution des cas de cancer.

glande thymus Une glande sans canal de la région de la gorge qui aide le système immunitaire.

glutes Le nom courant des glutei maximi, muscles des fesses.

gras Composé organique qui compose la source la plus concentrée d'énergie dans un aliment. *Gras total* mesure tous les types de gras dans un aliment. *Gras saturé*. mesure uniquement la quantité d'un type de gras spécifique, qui est la principale source alimentaire des niveaux élevés de LDL (ou mauvais cholestérol)

hatha-yoga Une forme de yoga qui combine les postures et les exercices de respiration pour équilibrer les énergies du corps. Le mot *hatha* vient des mots sanskrit *ha* (soleil) et *tha* (lune) ; le but de cette pratique est de réunir et d'équilibrer les énergies solaire (énergisante) et lunaire (relaxante).

héliotrope Une plante à fleurs odorantes aux couleurs variant du violet au blanc.

huile aromatique Voir huile essentielle.

huile d'iris Dérivée des racines d'iris, elle est utilisée comme fixatif (ou préservatif à parfum) dans les parfums et ailleurs.

huile de citronelle Une huile essentielle qui est reconnue pour ses propriétés répulsives pour les insectes.

huile de néroli Produite à partir des bourgeons blancs de l'oranger amer de Séville, l'huile de néroli (aussi appelée huile de bourgeon d'orange) exude un arôme qui, selon les aromathérapeutes, peut aider à calmer les émotions aussi bien que favoriser un sommeil reposant.

huile de préservation Une huile inerte (en général végétale ou minérale) utilisée pour retenir ou diluer des substances plus efficaces comme les huiles essentielles. Une huile de préservation est en général utilisée pour réduire la concentration d'une substance, rendant ainsi son utilisation sûre pour la peau.

huile essentielle Une huile qui donne aux plantes leur odeur caractéristique. Ces huiles sont utilisées pour l'aromathérapie de même qu'en parfumerie.

hydratant Une substance ou un produit qui réduit la perte d'hydratants de la peau.

hydrates de carbone Les hydrates de carbone sont essentiellement le sucre et l'amidon ; lorsqu'ils sont utilisés sous forme d'énergie, ils se transforment en carburant pour nos muscles et notre cerveau. On les retrouve dans des aliments comme le pain, les céréales, les pommes, les oranges et les bonbons.

kilojoule Une unité de mesure utilisée internationalement pour expliquer quelle quantité d'énergie est contenue dans un aliment. Divisez le nombre de kilojoules par 4,186 pour avoir l'équivalent en calories.

labyrinthe Un réseau de passages ou de sentiers, menant tous à un point central.

lotion auto-bronzante Un produit contenant du dihadroxyacétone (DHA) qui réagit avec les amino-acides des couches supérieures de la peau pour déclencher les cellules de production de la mélamine et donner une apparence bronzée à la peau.

luffa Une éponge rugueuse faite du cocon séché d'une courge et représentant un bon outil pour l'exfoliation de la peau.

mélanine Un pigment foncé naturel qu'on trouve dans la peau ou les cheveux. Lorsqu'elle est exposée à la lumière du soleil, notre peau fonce parce qu'elle produit plus de mélanine.

méridien En médecine chinoise, un canal ou un sentier à travers lequel l'énergie (ou le chi) circule. Les points d'acupuncture sont situés le long des méridiens ; stimuler ces points aide à équilibrer le débit du chi le long de ce méridien.

nadis Quelquefois traduit par conduits, nerfs ou vaisseaux, les nadis ayurvedique, tout comme les méridiens chinois, sont les canaux à travers lesquels s'écoule l'énergie de vie.

neurotransmetteur Une substance qui transmet les impulsions entre les cellules nerveuses.

ostéoporose Un syndrome dans lequel les os deviennent moins denses, plus friables et plus enclins à se fracturer.

phénols Une catégorie de produits phytochimiques, incluant les composés qui rendent les bleuets bleus et les aubergines violettes. Les phénols sont de puissants antioxydants aux propriétés anti-coagulantes et anti-inflammatoires.

pierre ponce Une pierre volcanique très légère et poreuse qu'on peut utiliser pour exfolier la peau rugueuse, en particulier celle des pieds.

pilates Un système d'exercices développés par le danseur et boxeur allemand Joseph Pilates dans les années 20. Les exercices pilates renforcent et allongent les muscles, améliorant ainsi la posture et la flexibilité.

polyphénols Un type de phénols qui sont des antioxydants efficaces trouvés dans des substances comme le vin, le café et le thé.

pores Les ouvertures de la surface de la peau vers les tubes des glandes sudoripares. Les glandes sudoripares sécrètent la transpiration et aident à la régulation de la température du corps.

prana Le mot sanskrit pour force de vie.

pranayama Exercices de respiration yogique conçus pour augmenter la prana, ou force vitale.

produits phytochimiques Produits chimiques végétaux. Certains produits phytochimiques sont réputés combattre ou protéger de certaines maladies, réparer les cellules endommagées, stimuler le système immunitaire et aider les mécanismes de détoxication du corps.

protéines Composés organiques complexes faits d'amino-acides qui fournissent au corps son énergie et assurent des fonctions comme la construction des tissus. Les sources d'aliments élevés en protéines comprennent la viande, les produits laitiers, les céréales et les légumes.

quadriceps Les muscles qui courent le long de l'avant des cuisses.

radicaux libres Molécules instables qui ont été liées à la dégénération des fonctions biologiques humaines. On croit que les radicaux libres contribuent aux troubles comme les maladies cardiaques et le cancer.

réflexologie Un type de massage qui consiste à appliquer une pression sur des points spécifiques des mains et des pieds pour apporter des bienfaits aux autres parties du corps.

revitalisant Une substance conçue pour redonner une apparence de santé aux cheveux, qui peuvent avoir été endommagés par les processus chimiques, une manipulation rude ou un excès de chaleur.

sanskrit Une ancienne langue indienne utilisée en éducation et dans les relations officielles, un peu comme le latin dans les pays occidentaux.

sel casher Un sel à gros grain quoique raffiné qui ne contient aucun additif (on l'appelle casher parce qu'il est utilisé pour rendre la viande casher en en soutirant le sang).

spleen 16 Un point d'acupression, à la base de la cage thoracique, directement sous le mamelon, utilisé pour soulager l'indigestion, la nausée et les crampes abdominales de même que pour équilibrer l'appétit et le système gastro-intestinal.

syndrome du tunnel carpien Un état dans lequel le nerf du poignet devient comprimé (souvent à cause d'un mouvement répétitif) et entraîne faiblesse et douleur.

système endocrinien Le système de glandes qui produisent diverses sécrétions chimiques (hormones) transportées par le sang, à travers le corps.

système lymphatique Un réseau d'espaces entre les tissus du corps et les organes, à travers lequel la lymphe (liquide pâle qui contient des globules blancs) circule.

tai chi Une ancienne tradition chinoise de combat et de guérison constituée de mouvements lents et gracieux destinés à équilibrer et fortifier le chi, ou énergie, du corps.

tendons du jarret Les muscles longs qui courent à l'arrière des cuisses.

terpenes Une catégorie de produits phytochimiques trouvés dans divers aliments, du soya à l'épinard, et qui sont de puissants antioxydants.

tonique Également appelé astringent ou rafraîchissant. Un produit facial nettoyant qui retire les traces résiduelles de maquillage, d'huile et d'autres impuretés. Le tonique a sur la peau un effet rafraîchissant. Il peut également faire paraître les pores plus petits.

yoga Un ancien système indien qui combine les asanas (poses) avec les pranayamas (technique de respiration) et la méditation. Le yoga vise l'amélioration de la santé physique, émotionnelle et spirituelle.

yogi Celui qui pratique le yoga.

zone en T Le front, le nez et le menton du visage humain, qui ont tendance à être plus gras que les autres régions du visage.

Index

a

antioxydants, 168, 173
aphrodisiaques, 239
aromathérapie, 19
  au travail, 165
  bergamote, 247
  camomille, 205
  chandelles, 227
  citron, 29
  dans la chambre, 275
  diffuseurs, 139
  efficacité de l', 85, 139
  eucalyptus, 43
  exercice et, 85
  jasmin, 286
  lavande, 85, 183
  marjolaine espagnole, 85
  menthe poivrée, 35
  menthol, 35
  odeurs relaxantes, 139, 247
  odeurs stimulantes, 85
  pamplemousse, 113
  pot-pourri, 206
  romarin, 85, 113
  rose, 271
  sauge sclarée, 286
  sécurité et, 23
  soulagement des douleurs menstruelles par, 140
  thym, 165
asperges, 75
auto-bronzant, 167
ayurveda, 47

b

bain (s)
  lavande, 183
  minéraux, 252
  produits pour le, 205
  réconfortants, 205
balayages du front, 72
ballons, entraînement, 303-5
ballons, entraînement, 303-5
blessures sportives, 129
BMR, 88
boutons, 69, 113
bronzer, 54, 167
brossage sec du corps, 119

c

calcium, 98
camomille, 205
casse-tête, 295
cellulite, 119
chakras, 202, 208, 244, 259
chandelles, 227
chatouiller, 312
chi, 244
cholestérol, 288
circulation sanguine, 110
colognes, 315
confort, signification du, 199
conscience de la posture, 158
cou
  douleur au, 63, 193
  enveloppements du, 247
  étirements du, 193
  massage du, 193, 260
cuticules, 137, 281

d

détoxication
  importance de la, 103
  massage et, 117
  tai chi et, 110
  transpiration et, 107
  vapeur et, 113
  yoga et, 114
diffuseur de bambou, 139
diffuseurs, 139
dos
  douleur au, 125, 130, 251, 272
  levée et, 272
  massage du, 251
  muscles abdominaux, balancés par, 47
  yoga pour le, 130
douleur
  au cou, 63, 193
  au dos, 125, 130, 251, 272
  maux de tête, 125, 146
  soulagement de la, 122, 125

e

eau, 71
  après massage, 311
  minérale, 252
émotions
  aromathérapie et, 139
  couleurs et, 300
  libération par le yoga, 202
énergie
  activités extérieures et, 33
  chi, 244
  exercice et, 37
  maintiens, 208
massage et, 40
matin, 37-39
recharger, 27
réflexologie et, 44
tai chi et, 30
yoga et, 47
enfants, yoga avec les, 211
enveloppements
  cou, 247
  reposants, 286
équilibre, 156, 248
esprit, nettoyer l', 53, 61, 65, 114
étirement des poignets, 155
étirements, 91, 190
  cou, 193
  en vol, 161
  poignet, 155
eucalyptus, 43, 85
évasion, 177, 215
exercices
  activités extérieures pour, 33
  aromathérapie et, 85
  avec ballon d'entraînement, 303-305
  avec poids, 79, 87
  bénéfices de l', 37
  forme physique et, 22
  graisse et, 88
  introduire de nouveaux, 309
  marche, 279
  pour les bras, 87
  pour les jambes, 88
  pour les yeux, 143-145
  pour muscles profonds, 93-95
  sécurité et, 23
mise en forme, 22
  exercices pour, 87
  massage sportif pour, 126
exfoliation, 59
explorer, importance d', 290, 293, 309

f

facials, 271
fatigue, 27
  exercice et, 37
  maux de tête de, 146
flexibilité, 91
force
  des bras, 87
  des jambes, 88
  des muscles abdominaux, 81, 82
  des muscles profonds, 93-95
  du haut du corps, 91
  vertus de la, 79
frictions
  citron, 29
  huile d'amande douce, 135-137
  sucre, 59

g,

graisse, 88
grossesse, 23, 251
guérison, 208
gueules de bois, 109

h,

hamamélis, 155
hanches, 202
hormones
  sexe, 228
  stress, 162
huile d'amande douce, 135-137
huile d'amande, 135-137
huiles essentielles
  (voir aromathérapie)
huîtres, 239
humeur (s)
  aromathérapie et, 139
  couleurs et, 300
  sautes d', 140
  thérapie par le rire et, 312
hydratants, 43, 57
hydrates de carbone, 48
hydrothérapie, 252

j

jambes
  exercices pour les, 88
  massage sportif pour les, 129
jasmin, 286

l

labyrinthes, 295-297
lavande, 85, 183
lissage, 272
lotions pour le corps, 43

m

mains
  huile d'amande douce

pour les, 135-137
guérison, 208
manucures, 281
réflexologie, 44
mantra japa, 272
manucures, 281
marcher, 189, 279
masque à l'huile d'arbre à thé, 69
masques, nettoyage en profondeur, 69
massage du cuir chevelu, 146
massage, 19
  au coin du feu, 276
  chaise de, 260
  du cou, 193, 260
  croisé des fibres, 126, 311
  en vol, 161
  facial, 72
  fesses, 311
  gueules de bois, 109
  maintien de l'énergie, 208
  pieds, 133, 201
  pierres chaudes pour, 223
  poignet, 155
  pour le dos, 251
  pour les bras, 126
  pour les jambes, 129
  purifiant, 117
  réduction du stress par le, 186
  réflexologie, 44, 133, 201
  retraite profonde, 186
  revigorant, 40
  sécurité et, 23
  sensuel, 235
  sportif, 40, 126, 129
  tête, 146
  yeux, 45, 143
massages des fesses, 311
massages près du feu, 276
massages sur chaise, 260
maux de tête, 125, 143-145, 146
méditation, 20
  comme évasion, 215
  en marche, 189
  relaxation profonde, 263
  tai chi comme, 194
  visualisation, 61
métabolisme de base, 88
microtraumatisme, 155
moment tranquille, 211

muscles abdominaux, 47, 81, 82
muscles profonds, 93-95
muscles
  abdominaux, 47, 81, 82
  besoins caloriques et, 88
  bras, 87
  dos, 47
  jambe, 82, 88
  profonds, 93-95

n
nettoyage
  de la peau, 57
  eau pour, 71
  exfoliation et, 59
  masques pour, 69
  poses de yoga pour, 63
  signification de, 53
  tai chi pour, 65
nourriture (s)
  aphrodisiaques, 239
  confort, 216
  explorer de nouvelles, 299
  phytochimiques dans, 171
  (voir également recettes)
nutrition, 22
  antioxydants, 168, 173
  calcium, 98
  fer, 120
  hydrates de carbone, 48
  phytochimiques, 171
  potassium, 120, 288
  vitamine A, 29, 120
  vitamine B1, 29
  vitamine C, 29, 120, 173, 288

o,
œufs, 48
ongles, 137, 281
oxytoxine, 228

p,
paquets de boue, 105
parfums, 315
phéromones, 228
phytochimiques, 171
pieds
  hydrater lorsque secs, 283
  massage, 133, 201
  spa pour, 35, 133
  réflexologie, 133, 201
pierres, chaudes, 223

pilates, 20
  avec ballon d'entraînement, 303-305
  conscience de la posture, 158
  pour muscles profonds, 93-95
  routine du matin, 37-39
pissenlits, 120
poids,
  corps, 88
  s'entraîner avec des, 79, 87
points de pulsation, 315
polyphénols, 168
pot-pourri, 206
prévention, bienfaits de la, 153

r
radicaux libres, 173
recettes
  Asperges rôties, 75
  Soupe réconfortante au poulet, 148
  Huîtres pour les amoureux, 239
  Milk-shake vitamine C, 173
  Œufs au cari sur pain, 48
  Risotto Primavera, 264
  Sardines à l'huile de basilic, 98
  Saumon sauce au vin, 216
  Soupe froide à la rhubarbe, 288
  Tonique de pissenlit, 120
réflexologie
  main, 44
  pied, 133, 201
reins, 109
relaxation
  importance de la, 240, 243
  respiration et, 237, 259
  yoga et, 263
respiration,
  bienfaits de la respiration profonde, 259
  inspirer et expirer, 63
  respiration de l'abeille bourdonnante, 211
  respiration de la victoire, 97
  respiration par narine, 178
  respiration partagée, 237
  respiration yogique pleine, 259
  rythme de la, 259

sexe et, 237
retraite, importance de la, 177, 194, 215
rhubarbe, 288
rides, 72
rire, 312
RICE, 129
romance
  aphrodisiaques, 239
  aromathérapie de chambre, 275
  chandelles, 227
  chimie de la, 228
  massage au coin du feu, 276
  massage sensuel, 235
  rallumer la, 221
romarin, 85, 113
rougeurs, 69, 113
routine, secouer la, 290, 293, 309

s
sardines, 98
saumon, 216
savons, 57
se gâter, importance de, 266, 269
shampooing, 230
soin des cheveux,
  revitalisant en profondeur, 284
  shampooing, 230
soins de la peau,
  base des, 57
  citron pour les, 29
  exfoliation, 59
  facials, 271
  masques nettoyage en profondeur, 69
  pour la peau grasse, 69
  pour la prévention des rides, 72
  pour les mains, 135-137, 281
  pour les pieds, 283
  vapeur et, 113
  vitamine C pour les, 173
soleil, sensibilité au, 54
sommeil, 27, 180
soulagement des douleurs menstruelles, 140
souliers, 283
soupe au poulet, 148
sourire, 185
stress

index

douleur au cou et, 193
fatigue et, 27
maux de tête de, 146
réduction par le massage, 186
système immunitaire et, 162
système immunitaire
phytochimiques et, 171
stress et, 162
yoga et, 162
système lymphatique, 110

t,
tai chi, 20, 22
brossage du genou, 82
comme méditation mobile, 194
effets nettoyants du, 65
énergie et, 30
équilibre et, 156
Faisan doré, 156
Fouet simple, 65–67
Mains de nuages, 65–67
Pousser les mains, 225
Recueillir le chi, 244
Repousser le singe, 194
résultats de, 30, 82, 255
se faire des muscles avec, 82
Séparer la crinière du cheval, 110
Séquence d'ouverture, 30
Séquence de fermeture, 255-257

Travaux de navette, 213
thé, 168
thérapie par la couleur, 300
toniques, 57
traitements spa,
brossage sec du corps, 119
enveloppements, 247, 286
paquets de boue, 105
pour les pieds, 35, 133
vapeur, 113
traitements vapeur, 113
transpiration, 107
trucs de sécurité, 23
types de peau, 54

u,
union, signification du yoga, 20, 233

v, w, x
vaporisation, 140, 275
vieillissement
ostéoporose, 79, 98
perte du tonus musculaire, 79
prise de poids, 88
rides, 72
violet, pouvoir du, 300
visualisation, 61
vivacité, 85
voler, 161

y, z
yeux
exercices pour les, 143–45
fatigue, 143
oreillers pour les, 263
peau autour des, 57
yin et yang, 82, 194
yoga, 20
compétitivité en, 97
enfant et, 211
équilibre et, 248
hatha-, 20, 307
inspirer et expirer, 63
obliquité pelvienne, 130
Orbite microcosmique, 228
Pose Bercer le bébé, 202
Pose de l'arc, 47
Pose de l'enfant, 190
Pose de la corde tressée, 237
Pose de la montagne en prière, 248
Pose de la montagne, 248
Pose de la vache, 272
Pose des ailes repliées, 63
Pose des deux bateaux, 233
Pose des mains au cœur, 228
Pose du bateau, 233
Pose du chat, 272
Pose du cobra, 47
Pose du dauphin, 91

Pose du demi-lotus, 178
Pose du demi-pivot lombaire, 114
Pose du pigeon bas, 307
Pose du sceau yogique, 63
Poses du pigeon, 307
Position de la base du diamant, 81
pour deux, 228, 233, 237
pour le dos, 130
relaxation et, 263
renforcement abdominal, 81
Respiration de l'abeille bourdonnante, 211
Respiration de la victoire, 97
Respiration alternée, 178
Respiration partagée, 237
Respiration yogique pleine, 259
soulagement des douleurs menstruelles par le, 140
système immunitaire et, 162
Triple diamant ascendant, 180
Triple diamant descendant, 180
trucs énergétiques, 47
types de, 307

Remerciements

Nous tenons à remercier les personnes suivantes pour leur généreuse contribution à l'élaboration de ce livre : photographies additionnelles par Sheri Giblin, pages 41, 45, 63, 109, 126, 128, 141, 175, 187, 234-35, 250, 261, et 310 ; Quentin Bacon, pages 171 and 216 ; Maren Caruso, pages 264 and 291 ; Beatrice de Costa, page 48 ; Rhonda J. Kist, page 12 ; David Loftus, pages 170 and 288 ; Valerie Martin, page 148 ; William Meppem, pages 23, 70, 74, 99, 214, 247, et 298 ; Minh & Wass, pages 22 (haut à droite) et 70 ; Amy Neunsinger, page 238 ; et Caroline Schiff, page 313. Joanna Brown, gérante internationale - produit, pour les accessoires chez Body Shop, qui a été d'une aide formidable ; Jennie Laar, gérante internationale - produit, pour les cadeaux chez Body Shop ; Claudia Hackett, gérante d'approbation de copie pour Body Shop, qui a fait plusieurs interventions importantes ; Susie Flook, avocate générale de groupe pour Body Shop ; les assistants à la photographie Keith Hutter et Brandon McGanty ; Blue Sky Rental Studios ; la styliste Karen Young ; Robin Terra, de Terra Studios, pour son aide relativement aux concepts de design ; Jackie Mancuso et Efrat Rafaeli pour leur aide relativement au design ; Marc Ericksen pour les illustrations ; Kathy Schermerhorn pour la gestion des couleurs ; Laura Schlieske pour les consultations tai chi ; Kristine Ravn pour son aide relativement aux relations internationales ; Maria Behan pour la rédaction ; Julianne Balmain pour la copie marketing ; les mannequins Aubri Balk, Scott Blossom, Bree Blumstein, Rebecca Chang, Sarah Coleman, Helen Demuth, Jennifer «Lexi» Durst, Chandra Easton, Neha Gheewala, Timothy Floreen, Michelle Gagnon, Nicole Ganas, Elena Grassel, Rebecca Handler, Kristie Dahlia Home, Brandon McGanty, Alisha Meek, Lulu Monti, Ryan Mortensen, Athena Pappas, Mia Parler, Carmen Peirano, Justine Roddick, Maiya Roddick-Fuller, Monica Roseberry, Kristin Rostek, Rachel Ruperto, Laura Schlieske, Ramona Schwarz, Angella Sprauve, Randy Stanley, Heather Tomilin, Lea Watkins, Cynthia R. Wren, Crystal Wright, Liz Yee, Alicia Dunams Youngston, et Lake Ziwa-Rodriguez.